全国优秀教材二等奖

国家卫生和计划生育委员会"十三五"规划教材
全国高等学校教材

供**预防医学**类专业用

流行病学
Epidemiology

第 **8** 版

主　审　李立明

主　编　詹思延

副主编　叶冬青　谭红专

编　者（以姓氏笔画为序）

么鸿雁	中国疾病预防控制中心	陈　坤	浙江大学
王　蓓	东南大学	陈维清	中山大学
王素萍	山西医科大学	赵亚双	哈尔滨医科大学
叶冬青	安徽医科大学	胡志斌	南京医科大学
吕　筠	北京大学	贾存显	山东大学
齐秀英	天津医科大学	徐　飚	复旦大学
闫永平	第四军医大学	唐金陵	香港中文大学
关　鹏	中国医科大学	寇长贵	吉林大学
苏　虹	安徽医科大学	曾小云	广西医科大学
李立明	北京大学	詹思延	北京大学
李佳圆	四川大学	谭红专	中南大学
杨　翌	广东药科大学	缪小平	华中科技大学
张卫东	郑州大学	戴江红	新疆医科大学

编写秘书

吕　筠（兼）

高文静　北京大学

人民卫生出版社

图书在版编目（CIP）数据

流行病学/詹思延主编.—8 版.—北京：人民卫生出版社，2017
全国高等学校预防医学专业第八轮规划教材
ISBN 978-7-117-24557-9

Ⅰ.①流⋯　Ⅱ.①詹⋯　Ⅲ.①流行病学-医学院校-教材
Ⅳ.①R18

中国版本图书馆 CIP 数据核字（2017）第 130393 号

| 人卫智网 | www.ipmph.com | 医学教育、学术、考试、健康，购书智慧智能综合服务平台 |
| 人卫官网 | www.pmph.com | 人卫官方资讯发布平台 |

流 行 病 学
第 8 版

主　　编：詹思延
出版发行：人民卫生出版社　（中继线 010-59780011）
地　　址：北京市朝阳区潘家园南里 19 号
邮　　编：100021
E - mail：pmph @ pmph.com
购书热线：010-59787592　010-59787584　010-65264830
印　　刷：人卫印务（北京）有限公司
经　　销：新华书店
开　　本：850×1168　1/16　印张：31
字　　数：729 千字
版　　次：1981 年 8 月第 1 版　　2017 年 7 月第 8 版
　　　　　2024 年 11 月第 8 版第 15 次印刷（总第 68 次印刷）
标准书号：ISBN 978-7-117-24557-9/R·24558
定　　价：76.00 元

打击盗版举报电话：010-59787491　E-mail：WQ @ pmph.com
（凡属印装质量问题请与本社市场营销中心联系退换）

全国高等学校预防医学专业第八轮规划教材修订说明

我国的公共卫生与预防医学教育是现代医学教育的一个组成部分，并在教学实践中逐步形成了中国公共卫生与预防医学教育的特点。现代公共卫生与预防医学教育强调"干中学"（learning by doing）这一主动学习、终身学习的教育理念，因此公共卫生和预防医学教材的建设与发展也必须始终坚持和围绕这一理念。

1978 年，在原卫生部的指导下，人民卫生出版社启动了我国本科预防医学专业第一轮规划教材，组织了全国高等院校的知名专家和教师共同编写，于 1981 年全部出版。首轮教材共有 7 个品种，包括《卫生统计学》《流行病学》《分析化学》《劳动卫生与职业病学》《环境卫生学》《营养与食品卫生学》《儿童少年卫生学》，奠定了我国本科预防医学专业教育的规范化模式。

此后，随着预防医学专业的发展和人才培养需求的变化，进行了多轮教材的修订与出版工作，并于 1990 年成立了全国高等学校预防医学专业第一届教材评审委员会，至今已经是第四届。为了满足各院校教学的实际需求，规划教材的品种也随之进一步丰富。第二轮规划教材增加《卫生毒理学基础》《卫生微生物学》，第四轮增加《社会医学》，第五轮增加《卫生事业管理学》《卫生经济学》《卫生法规与监督学》《健康教育学》《卫生信息管理学》和《社会医疗保险学》，第六轮、第七轮延续了 16 种理论教材的框架。由此，经过 30 余年的不断完善和补充，基本形成了一套完整、科学的教材体系。

为了深入贯彻教育部《国家中长期教育改革和发展规划纲要（2010-2020 年）》和国家卫生和计划生育委员会《国家医药卫生中长期人才发展规划（2011-2020 年）》，通过对全国高等院校第七轮规划教材近四年来教学实际情况的调研和反馈，经研究决定，于 2015 年启动预防医学专业第八轮规划教材的修订，并作为国家卫生和计划生育委员会"十三五"规划教材的重点规划品种。本套教材在第四届教材评审委员会的指导下，增加《公共卫生与预防医学导论》，有助于学生了解学科历史，熟悉学科课程设置，明确专业研究方向，为专业课程的学习奠定基础。

预防医学专业第八轮规划教材的修订和编写特点如下：

1. **坚持教材顶层设计** 教材的修订工作是在教育部、国家卫生和计划生育委员会的领导和支持下，由全国高等学校预防医学专业教材评审委员会审定，专家、教授把关，全国各医学院校知名专家、教授编写，人民卫生出版社高质量出版的精品教材。

2. **坚持教材编写原则** 教材编写修订工作始终坚持按照教育部培养目标、国家卫生和计划生育委员会行业要求和社会用人需求，在全国进行科学调研的基础上，借鉴国内外医学培养模式和教材建设经验，充分研究论证本专业人才素质要求、学科体系构成、课程体系设置和教材体系规划后，制定科学、统一的编写原则。

3. 坚持教材编写要求 教材编写遵循教育模式的改革、教学方式的优化和教材体系的建设，坚持科学整合课程、淡化学科意识、实现整体优化、注重系统科学。本轮教材修订之初，在全国高等院校进行了广泛而深入的调研，总结和汲取了前七轮教材的编写经验和成果，对院校反馈意见和建议比较集中的教材进行了较大程度的修改和完善。在教材编写过程中，始终强调本科教材"三基""五性""三特定"的编写要求，进一步调整结构、优化图表、精炼文字，以确保教材编写质量，打造精品教材。

4. 坚持教材创新发展 本轮教材从启动编写伊始，采用了"融合教材"的编写模式，即将纸质教材内容与数字教材内容及智育内容、富媒体资源、智慧平台、智能服务相结合的，以纸质为基本载体，与互联网平台有机融合的立体教材和新兴服务，形成针对本专业和学科的终身教育解决方案。教师和学生都可以通过使用移动设备扫描"二维码"的方式，在平台上获得为每本教材量身创作的富媒体资源，包括教学课件、章末思考题解答思路、丰富的教学案例以及多种类型的富媒体资源，实现学生自主学习、终身学习、移动学习的教育目标。

5. 坚持教材立体建设 从第五轮教材修订开始，尝试编写和出版了服务于教学与考核的配套教材，之后每轮教材修订时根据需要不断扩充和完善。本轮教材共有 10 种理论教材配有《学习指导与习题集》、《实习指导》或《实验指导》类配套教材，供教师授课、学生学习和复习参考。

第八轮预防医学专业规划教材系列共 17 种，将于 2017 年 8 月全部出版发行，融合教材的全部数字资源也将同步上线，供秋季教学使用；其他配套教材将于 2018 年秋季陆续出版完成。

希望全国广大院校在使用过程中能够多提宝贵意见，反馈使用信息，以逐步修改和完善教材内容，提高教材质量，为第九轮教材的修订工作建言献策。

全国高等学校预防医学专业第八轮规划教材目录

10. 卫生微生物学　第 6 版
　　主编：曲章义　副主编：邱景富　王金桃　申元英

11. 社会医学　第 5 版
　　主编：李鲁　副主编：吴群红　郭清　邹宇华

12. 卫生事业管理学　第 4 版
　　主编：梁万年　副主编：胡志　王亚东

13. 卫生经济学　第 4 版
　　主编：陈文　副主编：刘国祥　江启成　李士雪

14. 卫生法律制度与监督学　第 4 版
　　主编：樊立华　副主编：刘金宝　张冬梅

15. 健康教育学　第 3 版
　　主编：傅华　副主编：施榕　张竞超　王丽敏

16. 卫生信息管理学　第 4 版
　　主编：罗爱静　副主编：王伟　胡西厚　马路

17. 医疗保险学　第 4 版
　　主编：卢祖洵　副主编：高广颖　郑建中

全国高等学校预防医学专业第四届教材评审委员会名单

主审简介

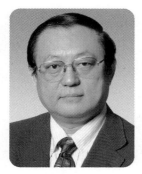

李立明

　　现任北京大学公共卫生学院教授、博士生导师，教育部国家督学。享受国务院政府特殊津贴。历任北京大学校长助理（2000—）、医学部副主任，中国预防医学科学院院长（2000—2002），中国疾病预防控制中心首任主任（2002—2004），中国医学科学院/北京协和医学院党委书记（2007—2016）、常务副院校长（2005—2016）。是中共十六大代表，全国政协十届、十一届、十二届委员，教科文卫体专业委员会委员。国务院学科评议组公共卫生与预防医学组负责人。教育部第三届全国医学专业学位研究生教育指导委员会副主任委员。全国医学本科教育指导委员会公共卫生与预防医学专业教学指导委员会主任委员。教育部临床医学专业认证工作委员会副主任委员。中华预防医学会副会长、流行病学分会主任委员。中华医学会医学教育分会候任主任委员。担任《中华流行病学杂志》和《中国公共卫生管理》杂志主编，《中国预防医学杂志》和《中国慢性病预防与控制》杂志副主编。

　　曾主编国家规划教材《流行病学》（第4~6版）、《老年保健流行病学》（第1、2版）、《临床流行病学》（8年制第1版），大型参考书《中国公共卫生的改革与思考》《中国公共卫生理论与实践》和《流行病学》（第3版）等著作。提供政协提案、大会发言和政策建议20余项，涉及医学教育、公共卫生、疾病预防控制、医改、乡村医生队伍建设、慢病防治、健康城市建设、控烟和医养结合养老等。自1986年以来，在国内外期刊杂志上发表论文380余篇。1997年美国EISENHOWER总统奖获得者，2006年美国约翰霍普金斯大学杰出校友奖得主，2010年当选英国皇家医学院公共卫生学院荣誉院士（HonFFPH），2017年当选欧亚科学院院士。现任亚太公共卫生科学理事会选举委员会主任委员，世界卫生组织慢性病防治专家委员会委员，西太区慢病顾问等。

主编简介

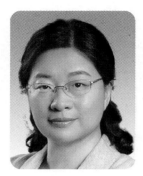

詹思延

　　博士，教授，博士生导师，北京大学公共卫生学院流行病与卫生统计学系主任，北京大学循证医学中心副主任，医学部药品上市后安全性研究中心主任。 中国药学会药物流行病学专委会主任委员；中华预防医学会流行病学分会副主任委员；中华预防医学会循证预防医学专业委员会副主任委员。《药物流行病学杂志》主编、《中华流行病学杂志》副主编等。

　　一直从事流行病学教学与科研工作，20 多年来培养研究生 50 余名，发表第一作者或责任作者论文 200 余篇，其中 SCI 收录 50 余篇，单篇引用高达 180 次。 先后担任《流行病学》规划教材第 6 版副主编和第 7 版主编，长学制《临床流行病学》第 2 版主编。 主译《循证医学实践和教学》和《药物流行病学教程》，主编《循证医学与循证保健》和《流行病学进展》第 12 卷，联合主编《流行病学研究实例》第 4 卷和《流行病学研究实例（英文版）》。 作为课题第一完成人获中华预防医学会科学技术奖三等奖（2013）、中国药学会科学技术三等奖（2013），北京市科技进步成果三等奖（2013）、华夏科技成果二等奖（2013）。2016 年获得吴杨奖。

副主编简介

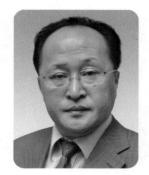

叶冬青

　　教授，博士生导师，现任安徽医科大学公共卫生学院流行病与卫生统计学系主任、《中华疾病控制杂志》主编、英国皇家内科医学院公共卫生学院院士、中华预防医学会常务理事、中华预防医学会流行病学分会常委、安徽预防医学会流行病学分会主委，《中华流行病学杂志》编委。

　　长期从事流行病学及相关课程教学，入选"万人计划"第一批教学名师、享受国务院政府特殊津贴、首批国家精品资源共享课程负责人。 研究方向为慢性病流行病学，在国内率先开展皮肤病流行病学研究，出版专著《皮肤病流行病学》。 获中华医学科技奖一等奖、国家科技进步奖二等奖、中华预防医学会科学技术奖二等奖、吴杨奖，获评原卫生部有突出贡献中青年专家。

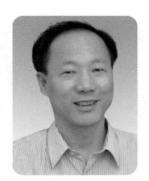

谭红专

　　医学博士，教授，博士生导师。 现为中南大学湘雅公共卫生学院院长，教育部高等学校公共卫生与预防医学专业教学指导委员会副主任委员，湖南省医学教育科技学会公共卫生与预防医学教育专业委员会主任委员。

　　一直从事本科生和研究生的流行病学教学。 目前主要研究方向为分子流行病学研究，主要研究环境因素、遗传因素及其交互作用与妊娠高血压和妊娠糖尿病的关系；同时，也关注流行病学方法的进展。先后承担研究课题 20 余项，发表论文 170 余篇，其中 SCI 收录论文 40余篇，省部级科研成果 6 项。 主编和参编著作 20 余部。 国家级精品课程"流行病学"负责人，教育部视频公开课"疾病预防与健康促进"主讲人。

前　言

　　过去的 5 年，信息科学迅猛发展，大数据、精准医学已经成为健康领域科技创新和模式变革的驱动力量。在这种大背景下，作为群体研究方法论的流行病学既面临挑战也迎来巨大的发展机遇。如何在"三基"、传承的基础上，适当引进新理念、新模式，编好国家卫生和计划生育委员会"十三五"规划教材《流行病学》（第 8 版），更好地服务于预防医学类、卫生事业管理类专业本科生教学，是我们组织编写本版教材首先考虑的问题。

　　在启动本版教材编写工作前，我们对第 7 版教材读者反馈意见和近 5 年国外英文版《流行病学》教材更新情况进行了分析，在此基础上经过充分讨论达成共识：①坚持总论为主，各论为辅。精练第 7 版教材的相关内容和文字，本版教材字数控制在 80 万字以内，以保证教学时数的安排。②在坚持"三基"的同时，适当介绍近 5 年流行病学新进展，如系统流行病学概念的提出，章节内容，尤其是数据、图表、部分实例更新等，以体现教材的与时俱进。③博采众长，尽可能与国际接轨；兼顾国情，突出国内的数据和实例。④总论部分系统介绍流行病学研究思路与方法；通过分支小总论介绍流行病学在疾病领域的应用或与其他学科的交叉融合，特别增加了慢性病流行病学一章；各论仍按照系统结合我国典型疾病的形式写作，但是代表性疾病一定是我国目前的主要公共卫生问题。⑤编写内容与难度应体现本科教学与研究生教学的差异，本科教学侧重概念及理论与实际应用的结合，因此去掉了偏倚及其控制一章。⑥继续构建流行病学立体化教材体系，包括流行病学实习教程、习题集，理论融合教材补充数字资源等。根据上述原则，本书在第 7 版教材基本框架不变的前提下适当进行局部调整，共分 26 章，其中第 1~11 章为总论，系统介绍流行病学的基本概念、原理和方法；第 12~19 章为分支小总论，包括传染病流行病学、慢性病流行病学、伤害流行病学、突发公共卫生事件流行病学、精神卫生流行病学、分子流行病学、药物流行病学、循证医学与系统综述；第 20~26 章为各论，包括慢性非传染性疾病 1 章，传染性疾病 5 章和地方病 1 章。

　　5 年前接任第 7 版主编时，编委基本上由富有经验的第 6 版教材编写团队组成，保证了教材的编写质量和延续性，特向所有为教材编写作出贡献的老编委致敬。而本版教材更新了三分之一的编委，并首次引入疾控一线的专家，如何兼顾传承和创新、理论与实践，也是编写之初面临的挑战。主审李立明教授严格把关，众多兄弟院校教授有力支持，在编委会的共同努力下，我们用 1 年的时间完成了本书的编写。在此，首先感谢主审李立明教授，是他统领全局、把握方向，关键时刻指点迷津，使本书的总体定位明确；细节决定成败，副主编叶冬青教授和谭红专教授在教材的编写、审稿和定稿中分担了大量工作，使本书的质量得以保证；唐金陵教授对总论各章的英文摘要进行了仔细修订；还要衷心感谢全体新老编委给予我的信任和支持，没有大家的共同努力和辛勤笔耕，是很难在短短一年时间内完成本书编写的。 为了保证新版教材的质量，我们还特别邀请了北京大学黄悦勤教授、中国疾病预防控制中心汪宁教授、中国医学科学院乔友林教授审阅了部分相关章节，他们丰富的专业知识和严谨的科学态度使书稿增色不少，在此一并表示感谢。 北京大学公共卫生学院、中山大学公共卫生学院在编写会和定稿会期间给予的大力支持和精心安排，也给编委们留下了深刻印象。 我还要特别感谢吕筠教授和高文静副教授，作为本版教材的秘书，她们在教材编写的组织协调，编委会、定稿会和统稿过程中付出了辛勤的劳动。

鉴于主编水平有限，本书难免有不尽如人意的地方和错误之处，诚恳希望各院校老师和同学提出宝贵意见。

主编　詹思延

2017 年 1 月

目　录

164 第九章 预防策略

177 第十章 公共卫生监测

190　第十一章　传染病流行病学

214　第十二章　慢性病流行病学

263　第十五章　精神卫生流行病学

第一章

绪论

Chapter 1　Introduction

The chapter starts with a brief history of epidemiology with a special mention of the recent epidemiological achievements in China. Section 2 defines what modern epidemiology is with an account of the evolution of the concept. Sections 3 and 4 describe at some length the scope, rationale, methods and applications of modern epidemiology. The two ending sections further discuss the features that characterize epidemiology, relate epidemiology to other related scientific disciplines, and look into possible future developments and challenges in the field.

　　流行病学(epidemiology)是人类与疾病斗争过程中逐渐发展起来的一门学科,它的思想萌发于2000多年前,但学科的基本形成不过百余年。在过去的一个世纪,流行病学在防制疾病和促进健康方面发挥了巨大作用。据美国疾病预防控制中心报告,20世纪十大公共卫生成就体现在免疫接种、机动车安全、工作场所安全、传染病控制、心脏病和卒中死亡的降低、更安全和健康的食物、母婴保健、计划生育、饮水加氟、控烟这十个领域。毋庸置疑,这些成就的取得都直接或间接地与流行病学研究有关。因此,流行病学是预防医学的骨干学科;随着流行病学研究方法的不断完善和应用领域的不断扩展,它也逐渐成为现代医学的基础学科。

第一节　流行病学简史

一、流行病学发展史

　　任何一门学科的出现,都会有其历史发展的需要与必然,流行病学学科也不例外。它是在与疾病(最初是传染病)的斗争中应运而生的。同时,作为一门科学,它是从观察开始,经过实践,上升为理论,进而找出规律性并采取相应办法予以改变。这也是流行病学学科发展的必然轨迹。在这条历史长河中,许多流行病学先驱功不可没,正是他们的创造性贡献推动了流行病学学科的形成和发展。梳理流行病学的发展史,可以帮助我们了解流行病学学科的特点及其在历史上的地位和作用。

　　(一)学科形成前期

　　学科形成前期是指人类自有文明史以来至18世纪的一个漫长历史时期。这一时期,科学的流行病学学科尚未形成,但与其密切相关的一些概念、观察的现象及采取的措施已构成流行病学学科的"雏形"。

1. 古希腊著名的医师希波克拉底(Hippocrates,公元前460—公元前377年),其著作涵盖领域极广,最著名的《空气、水及地点》是全世界最早的关于自然环境与健康和疾病关系的系统表述。而流行(epidemic)一词也是此时在他的著作中出现的。在我国,"疫""时疫""疫疠"作为疾病流行的文字记载,也几乎是同时代出现的。像《说文解字》中的"疫者,民皆病也"和《素问·刺法论》中的"五疫之至,皆相染易,无问大小,症状相似"。

2. 15世纪中叶,意大利威尼斯开始出现原始的海港检疫法规,要求外来船只必须先在港外停留检疫40天,成为最早的检疫(quarantine)。我国在隋朝就开设了"疠人坊"以隔离麻风病人,是传染病隔离的早期实践。

3. 1662年,英国的John Graunt首次利用英国伦敦一个教区的死亡数据进行了死亡分布及规律性研究,并创制了第一张寿命表,用生存概率和死亡概率来概括死亡经历。在研究死亡规律和死亡资料质量的同时提出了设立比较组的思想。他的贡献在于将统计学引入流行病学领域。

（二）学科形成期

学科形成期是指18世纪末至20世纪初,大约200年的时间。这时,西方开始了工业革命,资本主义社会出现并得到迅速发展。人们开始聚居于城市,为传染病的大面积流行提供了可能,而传染病的肆虐使流行病学学科的诞生成为必然。

1. 1747年,英国海军外科医生James Lind将12名患病海员分为6组进行对比治疗试验,结果证实坏血病是由于缺乏新鲜水果和蔬菜引起的,开创了流行病学临床试验的先河。

2. 1796年,英国医生Edward Jenner发明了牛痘接种以预防天花,从而使天花的烈性传染得到了有效的控制,为传染病的控制开创了主动免疫的先河。

3. 18世纪,法国革命对流行病学产生了深远的影响。其代表人物Pierre Charles Alexandre Louis被誉为现代流行病学的先驱之一。他通过对比观察,探索放血疗法对炎症性疾病的疗效;利用寿命表对结核病的遗传作用进行了研究。此后又与他的学生,英国统计总监William Farr在英国首创了人口和死亡的常规资料收集,并通过这些数据的分析提出了许多流行病学的重要概念,如标化死亡率、人年、剂量反应关系、患病率=发病率×病程等。这一系列工作不仅使他们成为生命统计领域的先驱,也为流行病学的定量研究、对比研究打下了坚实的理论基础。1850年,全世界第一个流行病学学会"英国伦敦流行病学学会"成立时,特别强调了Louis将统计学应用于流行病学中的历史贡献。同时,学会的成立也标志着流行病学学科的形成。同年,伦敦流行病学中心成立,负责霍乱流行的医学信息发布,这标志着以传染病控制为主的流行病学诞生了。

4. 1848—1854年,英国著名内科医生John Snow针对伦敦霍乱的流行,创造性地使用了病例分布的标点地图法,对伦敦宽街的霍乱流行及不同供水区居民霍乱的死亡率进行了调查分析。他首次提出了"霍乱是经水传播"的著名科学论断,并通过干预成功地控制了进一步的流行,成为流行病学现场调查、分析与控制的经典实例。

值得一提的是,当时的疾病病因有两大理论,即瘴气学说和细菌学说。Snow医师的霍乱研究彻底否定了瘴气学说,而霍乱弧菌的发现则是在29年后的1883年。这说明流行病学现场调查分析完全可以在病原不明的情况下开展,并实施有效的干预。1883 年,显微镜的问世使微生物学得到了长足的发展,细菌理论甚嚣尘上,使得 19 世纪末英国的流行病学研究进入了低谷时期。与此同时,美国的流行病学研究充分利用新的细菌学知识和方法开展环境中病原微生物的调查、移民筛查;并于 1887 年建立了国立卫生研究所的前身——卫生实验室,在传染病的控制方面做了大量工作。20 世纪 50 年代,美国流行病学情报所(Epidemiological Intelligence Service,EIS)成立,并开始系统地培训流行病学现场工作者。

（三）学科发展期

学科发展期大约从第二次世界大战后的 20 世纪四五十年代起至今,也可以称之为现代流行病学(modern epidemiology)时期。这一时期的主要特点是:①流行病学从研究传染病扩大为研究所有疾病和健康问题;②研究方法由传统的调查分析扩展为定量与定性相结合、宏观与微观相结合,分析方法不断完善,分析手段更加先进;③研究从"流行"发展为"分布",动静态结合,由三环节两因素扩展到社会行为因素;④流行病学的分支学科不断涌现,使流行病学的应用范围越来越广。按目前国际流行病学界比较公认的分类方法,现代流行病学又可分为三个阶段。

1. 第一阶段　为 20 世纪 40~50 年代,该阶段创造了对慢性非传染性疾病的研究方法,包括危险度的估计方法。具有代表性的经典实例当属英国的 Richard Doll 和 Austin Bradford Hill 关于吸烟与肺癌关系的研究,开创了生活方式的研究领域。该研究不仅证实了吸烟是肺癌的主要危险因素,同时,也通过队列研究开启了慢性病病因学研究的一片新天地。其次就是美国的弗明汉心血管病研究(Framingham Heart Study),通过对同一批人群的长期随访观察,研究心血管病及其影响因素。弗明汉心血管病研究经过三代(1948—、1971—和 2002—)研究者的努力,在过去的 60 余年发表了 1600 多篇科学论文,确定了心脏病、脑卒中和其他疾病的重要危险因素,为进一步的临床试验铺平了道路,并带来预防医学的革命,改变了医学界和公众对疾病起源的认识。这一阶段,流行病学方法及病因学研究也得到了长足发展。1951 年,Jerome Cornfield 提出了相对危险度、比值比等影响深远的测量指标。1959 年,Nathan Mantel 和 William Haenszel 提出了著名的分层分析法,成为迄今为止被引用最多的流行病学研究方法。此外,在传染病方面,1954 年,由 Jonas Edward Salk 组织开展的脊髓灰质炎疫苗现场试验涉及美国、加拿大和芬兰的 150 余万 1~3 年级儿童,不仅证实了疫苗的保护效果,也为人类最终实现消灭脊髓灰质炎的目标奠定了科学的基础。

2. 第二阶段　为 20 世纪 60~80 年代,该阶段是流行病学分析方法长足发展的时期,包括混杂和偏倚的区分、交互作用以及病例对照研究设计的实用性发展。如 1979 年,Sackett 总结了分析性研究中可能发生的 35 种偏倚。Miettinen 于 1985 年提出了一种偏倚分类,即比较(comparison)、选择(selection)、信息(information)偏倚三大类。第一个多变量模型由 Jerome Cornfield 在弗明汉心血管病研究中建立,Logistic 回归模型成为流行病学时髦的分析手段。在此期间,一批有代表性的流行病学教科书和专著问世,如 MacMahon(1970 年)、Lilienfeld(1980 年)和 Rothman(1986 年)的流行病学专著。1983 年,Last 出版了第一本《流行病学辞典》。

3. 第三阶段　为 20 世纪 90 年代至今,是流行病学与其他学科交叉融合、更新理念和模式、不断推出新的分支学科、扩大流行病学应用领域的时期。微观上,流行病学与分子生物学的交叉形成了分子流行病学,并且在 1993 年由 Schulte 出版了第一本专著《分子流行病学——原理和实践》。宏观上,强调从分子、个体和社会多个水平,以及历史、现在与未来多个维度研究疾病与健康的相关问题,提出了生态流行病学(eco-epidemiology)模式。随着大数据时代的到来和组学技术的迅猛发展,系统流行病学成为病因学研究的引领方向。

二、我国流行病学的成就

新中国成立前,我国的流行病学比较落后,工作不具规模也不够系统,但个别工作仍然是很卓越的。如伍连德博士(1879—1960年)参与了1910年和1920年开始的东北和华北两次鼠疫较大流行的调查防控工作。他带领防疫队查清了鼠疫首发地点和疫情蔓延情况,两次流行分别死亡6万人和1万人。他通过积极的防控实践发现了肺鼠疫是通过空气飞沫传播而在东北流行。并在中国首次发现旱獭是鼠疫的主要贮存宿主。他不仅对鼠疫流行病学有巨大贡献,还是20世纪初期我国霍乱防制工作的卓越领导者和组织者,尤其是对海港检疫工作贡献很大,堪称我国流行病学的先驱者和奠基人。1911年4月,在沈阳召开的有11国代表参加的国际鼠疫会议上,伍连德博士荣任主席。他还是1937年成立的中华医学会公共卫生学会的第一任会长。

新中国成立后,国家制定了预防为主的卫生工作方针,先后成立了各级卫生防疫、寄生虫病防制、地方病防制等机构;整顿发展了生物制品研究机构,大面积使用多种疫苗;颁布了"传染病管理办法";并相应地在医学院校设立了卫生系,还在全国范围内建立了流行病学的研究机构,大力培养各级流行病学专业人才。经过短短几年的努力,就在全国基本上消灭和控制了血吸虫病等五大寄生虫病。之后又消灭了天花和古典型霍乱,控制了人间鼠疫,还曾以防治与取缔娼妓相结合的措施一度在全国范围内基本消灭了性病。大力提倡新法接生,显著地降低了新生儿破伤风的发病率。以后的二三十年间,防疫战线在防制麻疹、脊髓灰质炎、白喉、百日咳、流行性脑脊髓膜炎、乙型脑炎、病毒性肝炎、肾综合征出血热等方面也取得了卓越的成绩。这些都是流行病学专家和广大防疫人员辛勤努力和艰苦奋斗的结果。

另外,值得一提的是作为我国流行病学先驱者和奠基人之一的苏德隆教授(1906—1985年),他毕生从事传染病与非传染性疾病的流行病学防治研究,积极参与了国家对血吸虫病和霍乱的防制研究,在血吸虫病等方面贡献卓著。1972年春,他亲自率队查明了上海一起不明原因的皮炎大流行是由桑毛虫引起。晚年,他将研究方向转向肝癌,提出肝癌很可能与饮用水质有关,在学术观点上"独树一帜",引起人们的重视。在生命的最后时刻,他仍十分关心多发病、常见病的防治技术和方法的改进。另一位流行病学先驱者和奠基人何观清教授(1911—1995年),早年通过调查发现中华白蛉是我国黑热病的传播媒介,之后在否定痢疾噬菌体对痢疾的预防作用、证明鼠脑制成的乙型脑炎疫苗有严重不良反应,以及20世纪70年代率先在原卫生部领导下建立以急性传染病为主的全国疾病监测网等工作中,作出了很大的贡献,足以为后继者之师。钱宇平教授则以敏锐的观察力和科学的预见性在我国率先开展了遗传流行病学研究和获得性免疫缺陷综合征(acquired immune deficiency syndrome, AIDS)的防制教学工作,为提高流行病学的教学水平,组织全国同道出版了《流行病学研究实例》《流行病学研究进展》等系列专著,有力地推动了学科的建设与发展。

20世纪70年代以后,我国实现改革开放,加强了国际合作与学术交流,吸收了先进的流行病学知识和方法,使我国流行病学研究呈现了前所未有的发展。30余年来,我国先后对多种慢性病及其相关危险因素开展了大规模的调查,如肿瘤、糖尿病、高血压、超重肥胖、结核病、神经精神疾病,以及吸烟、膳食营养等,取得了可观的基线数据资料,引起了国际上的重视。在此基础上,又开展了胃癌、食管癌、肝癌、宫颈癌和高血压等病的病因和防治研究,也取得了一定成绩,得到了国际上的好评。

1989 年 2 月,全国人大常委会通过并颁布了《中华人民共和国传染病防治法》,后经 2004 年第一次修订和 2014 年第二次修订,使我国传染病防治工作纳入了法制化轨道。20 世纪 80 年代初,原卫生部与联合国儿童基金会(UNICEF)合作,实行了儿童免疫扩大规划(EPI),城市和农村分两期达到 85% 的接种率。这一工作的效率空前,收效很大,使我国的免疫预防工作提高到一个崭新阶段,进一步完成了消灭和控制传染病的任务。

2003 年 5 月 9 日我国公布施行了《突发公共卫生事件应急条例》,标志着我国突发公共卫生事件的应急处理工作纳入法制轨道。目前我们面临的是既要完成以控制传染病为主的第一次卫生革命任务,又要进行以防治慢性病和促进健康为主要任务的第二次卫生革命,所以,流行病学工作者任重道远。

第二节 流行病学的定义

一、流行病学定义的演变

流行病学的英文来源于希腊字 epi(在……之中、之上)、demos(人群)和 logos(研究),直译即为"研究人群中发生的事情的学问"。在医学范畴中自然首先指的就是人群的疾病问题。由于不同时期人们面临的主要疾病和健康问题不同,流行病学的定义也具有鲜明的时代特点,并且与时俱进。

在传染病肆虐的 20 世纪上半叶,英国 Stallybrass(1931 年)把流行病学定义为"流行病学是关于传染病的主要原因、传播蔓延以及预防的学科"。前苏联出版的《流行病学总论教程》(1936 年)中定义:"流行病学是关于流行的科学,它研究流行发生的原因、规律及扑灭的条件,并研究与流行作斗争的措施。"可以看出,此时期流行病学是以防制传染病为主要任务的。

随着传染病发病率和死亡率的大幅下降,慢性非传染性疾病成为 20 世纪中后叶的主要卫生问题。与之相呼应,流行病学的定义也随之发展,从传染病扩大为非传染性疾病。较知名的定义有:苏德隆(1964 年)提出"流行病学是医学中的一门学科,它研究疾病的分布、生态学及防制对策"。Mac-Mahon(1970 年)提出"流行病学是研究人类疾病的分布及疾病频率决定因子的科学"。Lilienfeld(1980 年)提出"流行病学是研究人群群体中疾病表现形式(表型)及影响这些表型的因素"。这些定义都比较强调流行病学方法学的性质。

到 20 世纪 80 年代,随着社会经济的发展和医学模式的转变,人们在预防控制疾病的同时,也开始关注如何促进健康的问题。因此,Last 在 1983 年主编的《流行病学辞典》中将流行病学定义为:"流行病学研究在人群中与健康有关状态和事件的分布及决定因素,以及应用这些研究以维持和促进健康的问题。"

我国在《流行病学》统编教材第 3 版(连志浩,1992 年)和第 4 版(李立明,1999 年)中给出的定义均为"流行病学是研究人群中疾病与健康状况的分布及其影响因素,并研究防制疾病及促进健康的策略和措施的科学"。该定义与 Last 提出的定义一致,既适合目前我国的卫生实践又充分显示了学科的本质,因此本版仍沿用该定义。

二、现代流行病学定义的诠释

流行病学定义虽可简单概括为两句话,但展开来看却内涵丰富。

(一)流行病学研究内容的三个层次

流行病学是从以传染病为主的研究内容发展起来的,目前已扩大到全面的疾病和健康状态,包括了疾病、伤害和健康三个层次。疾病包括传染病、寄生虫病、地方病和非传染性疾病等所有疾病。伤害包括意外、残疾、智障和身心损害等。健康状态包括身体生理生化的各种功能状态、疾病前状态和长寿等,其内涵与世界卫生组织 1948 年提出的关于健康的概念,即"身体、精神和社会适应各方面均处于完好状态,而不只是无病或虚弱"是一致的。

(二)流行病学任务的三个阶段

第一阶段的任务是"揭示现象",即揭示流行(主要是传染病)或分布(其他疾病、伤害与健康)的现象,可通过描述性流行病学方法来实现。这个工作深度通常不能直接找出原因,仅能提供深入探讨原因的基础,对现象作初步分析。第二阶段为"找出原因",即从分析现象入手找出流行与分布的规律和原因,可以借助分析性流行病学方法来检验或验证所提出的病因假说。第三阶段为"提供措施",即合理利用前两阶段的结果,找出预防或控制的策略与措施,可用实验流行病学方法验证。一般来说,上述三个阶段的工作是由浅入深、循序渐进的,在科研工作中尤其如此,只有这样才有认识和解决问题的足够说服力。但在实际中,常是根据具体条件和情况着重或集中进行某一部分的工作。

(三)流行病学研究的三种基本方法

从方法学看,科学的方法不外历史法、观察法、实验法和数理法几大类。但流行病学以观察法、实验法和数理法为其基本,其中尤以观察法最为重要。思维的逻辑推理是任何学科及日常生活都离不开的,流行病学工作也不例外。

(四)流行病学学科中的三大要素

一门独立的学科必须具有自己独特的研究内容和任务,要有自己的原理和方法,应用学科还必须到特定范围内去发挥其推动生产力的作用。流行病学内涵则可概括成原理、方法和应用三部分。流行病学主要是一门应用科学,也是一门方法学,有别于理论科学。纯理论的内容在流行病学之中是比较少且不够成熟的,因此我们认为以原理代替理论二字为宜。

第三节　流行病学的原理和应用

一、基本原理

疾病在人群中不是随机分布的,而是表现出一定的时间、地区和社会人口学分布特征。这种分布上的差异又与危险因素的暴露或个体的易感性有关。对此进行测量并采取相应的控制措施是可以预防疾病的。基于这样的思路,现代流行病学中的基本原理包括:疾病与健康在人群中的分布,其中包括疾病的流行现象;疾病的发病过程,其中涵盖了机体的感染过程和传染病的流行过程;人与环境的关系,即疾病的生态学;病因论,特别是多因论;病因推断的原则;疾病防制的原则和策略,其中包括疾病的三级预防;疾病发展的数学模型等。这些原理都将分别在各章中予以进一步的阐述。

需要说明的是,现代流行病学的原理已经超越了以传染病为主要研究内容的传统流行病学。如疾病的人群状态就不仅只考虑到传染病的流行,而更多考虑到各种疾病的分布和非流行状态。考虑病因时,涉及一切自然和社会的外环境和人体生理、心理和精神方面的内环境因素,即以多因论作为指导,它与当今的大众生态健康的医学模式是同步的。

二、实际应用

随着流行病学原理的扩展和流行病学方法的迅速进步,流行病学的用途也越来越广泛。实际上,流行病学已深入到医药卫生领域的各个方面。我们将从五个方面予以概括。

(一)疾病预防和健康促进

流行病学的根本任务之一就是预防疾病。预防是广义的,包括无病时预防使其不发生,发生后使其得到控制或减少直至消除,这就是疾病三级预防的指导思想。这一用途在传染病和寄生虫病的预防上已显而易见。例如,通过接种麻疹疫苗来降低麻疹的发病,通过杀灭钉螺来消灭血吸虫病。在慢性非传染性疾病方面,对目前危害人们最严重的肿瘤、心脑血管病和糖尿病等,也都经过研究后采取了相应的预防措施。如对肺癌,提倡以戒烟作为主要措施;对冠心病,采取控制高血压、戒烟、限酒、合理膳食和积极的体育锻炼等综合措施来预防。

流行病学预防分为策略和措施两类。前者是防制方针,属于战略性和全局性的;后者是具体防制手段,是战术性和局部的。过去人们往往注重具体措施的提出与实现,认为只有这样才能体现学科的实践性与应用性,而忽略了流行病学在制定与提出策略方面的重要性与必要性。例如,提出"加强疾病监测、及时发现病人、对病人及时隔离治疗、并同时对周围人群有计划地接种牛痘(所谓环状种痘)"的策略,代替了过去长期过分依赖普种牛痘的做法,在全球实现了天花的消灭。

值得一提的是,我们以往过多地关注流行病学在疾病预防方面的用途,很少提到在健康促进方面的作用。为了更新这一观念,我们在这一段的标题上特意提出健康促进。事实上,学术界已有健康流行病学的出现。但在本教材中,我们仍以讲述疾病现象为主。一是因为健康的研究还处于兴起阶段,资料不多,也不够成熟;另外,也因为篇幅有限,不能面面俱到。相信读者能够举一反三,领悟现代流行病学向健康状态研究领域的扩展。有关预防策略的内容详见第九章。具体病种的防制策略与措施可参见第十一至十五章和第十九至二十六章。

(二)疾病的监测

疾病的监测是贯彻预防为主方针的一项有效的措施。监测地区可大可小,可以是一个地区或是整个国家,可以是长期也可以是短期,疾病可以是一种或多种,可以是传染病也可以是非传染性疾病或其他(如伤残或健康状态),既监测发生的疾病又监测已采取的措施。实际上,它是考察流行病学工作的一个动态过程,是一项主动的工作,一旦疾病暴发,便于及时采取行动,如用在天花的消灭上。

我国目前已建立全国传染病监测系统和死因监测系统,他们都正在发挥积极的作用。有关监测的内容详见第十章。

（三）疾病病因和危险因素的研究

这是为了达到预防疾病的目的而必须进行的工作。因为只有透彻地了解疾病发生、多发或流行的原因才能更好地防制乃至消灭某一疾病,也就是说流行病学必定要有寻找病因及疾病危险因素的工作。

有些疾病的病因是单一的,如传染病中的麻疹,利刃作用的割伤等。有些却不这样单纯,非传染性疾病就是由多种因素综合作用的结果。如高血压、高血脂、吸烟、肥胖等,这些都是冠心病的危险因素。其实,对于很多传染病也是如此。流行病学的主要用途之一就是尽量逐个澄清这些危险因素。有时,真正的病因尚未完全被阐明,而诸多危险因素已被发掘出来,据此防制疾病仍可收到很好的效果。如吸烟可致肺癌,但吸烟只是肺癌的一个危险因素,病因可能是烟草中的某个成分;尽管如此,控制吸烟仍能有效地预防肺癌。因此,流行病学工作不拘泥于非找到病因不可,若找到一些关键的危险因素,也能在很大程度上解决防病的问题。这是很实际的,是流行病学应用中的一大特点。

流行病学工作常常遇到"未明原因"（指一时原因不明,不意味着原因根本不能查明）疾病的调查。这些疾病是突然暴发或是短时期内多发的,而临床医务人员一时不能作出诊断。以流行病学观点,采取流行病学调查分析的方法,再配合临床检查和检验,从寻找危险因素入手,最终这类暴发大多都能找到原因。这种例子很多。如 1957 年,某市暴发了预防注射后引起的接种者四肢瘫痪,证明是由鼠脑制作的乙型脑炎疫苗所引起;1959 年,若干地区出现的"烧热病"系由长期进食生棉籽油引起;1972 年,上海大规模的皮炎流行由桑毛虫引起。有的暴发虽然原因未明,也能得到控制。如 1980 年,河南、湖北等省中学生中发生的"红斑性肢痛症",其原因尚未查明,但已得到了控制;20 世纪 50 年代发生的克山病,经数十年的研究,并未最终阐明病因,但疾病已大幅度下降。有关病因与因果推断的内容详见第八章。

（四）疾病的自然史

该应用是通过流行病学方法研究人类疾病和健康的发展规律,以进一步应用于疾病预防和健康促进。疾病在个体中有一个自然发展过程,如亚临床期、症状早期、症状明显期、症状缓解期、恢复期。在传染病中有潜伏期、前驱期、发病期、恢复期。这是个体的疾病自然史。疾病在人群中也有其自然发生的规律,称为人群的疾病自然史。如对慢性肝炎或迁延性肝炎病人进行定期随访,研究其转归状况和规律,有助于采取有效措施以促进恢复健康。再如,儿童血压轨迹的研究,定期随访儿童血压至成人,考查血压有无轨迹现象以及血压的变化是否受年龄、性别和其他因素的影响。类似的工作还有许多。自然史研究既有理论意义也有实际意义。如通过自然史观察,我们了解到乙型肝炎有很大可能通过孕妇垂直传播给新生儿,故采用接种疫苗来实现早期预防,收到了良好的效果。

（五）疾病防治的效果评价

这涉及防治疾病效果的最终判断。如观察儿童接种某种疫苗后,是否阻止了相应疾病的发生,可用实验流行病学的方法比较接种儿童和对照儿童的发病情况。又如考察一种新药是否安全有效,除在医院完成三期临床试验并上市后,仍需在大规模的社区人群中长期观察才能作出定论,尤其对药物不良反应的观察,更需要上市后的监测,此即药物流行病学（详见第十七章）。在社区中实行大规模干预,如饮水加氟以防龋齿,减少吸烟以降低肺癌等疾病,也需使用流行病学实验方法去评价。类似的评价也用于卫生工作或卫生措施效果的评价,这属于卫生事业管理流行病学。在评价人群有关疾病、健康诸问题时,个体测量是办法之一,实验室检验也是办法之一,但归根结底要看人群中的效果,看是否降低了人群发病率,是否提高了治愈率和增加了健康率等。只有人群中的结果才能最终说明人群中的问题。因而,只有流行病学才能承担此任务。

以上列举了五项流行病学的用途。第一、二项可看作是经常性的流行病学实践,直接参与防制疾病与促进健康;第三、四项可看作流行病学的深入研究,以期从根本上防制疾病与促进健康;第五项应用则是流行病学的特殊功能,用于评估防治疾病与促进健康以及卫生工作的最终效果。由上述可见流行病学用途之广泛,既涉及疾病又涉及健康,既解决现实问题又探讨病因问题,既考查局部的措施效果又评价决定全局的卫生工作,可谓广泛地触及公共卫生及保健工作的各个方面。

第四节 流行病学研究方法

流行病学既是一门应用学科,也是逻辑性很强的科学研究方法。它以医学为主的多学科知识为依据,利用观察和询问等手段来调查社会人群中的疾病和健康状况,描述频率和分布,通过归纳、综合和分析提出假说,进而采用分析性研究对假说进行检验,最终通过实验研究来证实。在对疾病的发生规律了解清楚之后,还可以上升到理论高度,用数学模型预测疾病。

前已述及,流行病学研究采用观察法、实验法和数理法,又以观察法和实验法为主。观察法按是否有事先设立的对照组又可进一步分为描述性研究和分析性研究。因此,流行病学研究按设计类型可分为描述流行病学、分析流行病学、实验流行病学和理论流行病学四类,每种类型又包括多种研究设计。描述流行病学主要是描述疾病或健康状态的分布,起到揭示现象、为病因研究提供线索的作用,即提出假设。而分析流行病学主要是检验或验证科研的假设。实验流行病学则用于证实或确证假设(图 1-1)。每种方法各有其适用性和优缺点,我们将在第三至六章中予以详细介绍。

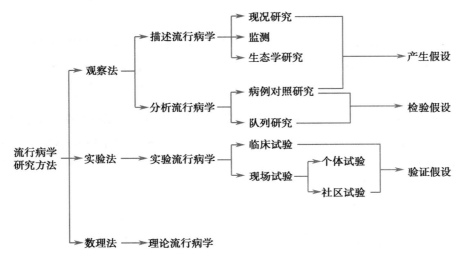

图 1-1

流行病学研究方法(按设计类型分类)

第五节　流行病学特征

流行病学作为一门医学科学的基础学科和方法学,在其学术体系中体现着如下一些特征。

（一）群体的特征

流行病学是研究人群中的疾病现象与健康状态,即从人群的各种分布现象入手,将分布作为研究一切问题的起点,而不仅是考虑个人的患病与治疗问题,更不是考虑它们如何反映在器官和分子水平上。我们的目光始终着眼于人群中的问题。

人群组成了社会,这是人与其他高等动物的根本不同点。人群的疾病与健康现象不可避免地被打上社会的烙印。如研究他们的分布,就少不了研究职业、宗教信仰、居住地点等社会特征的分布。分析资料时也要看生活习惯、社会经历、经济条件等社会因素的影响。流行病学方法也借用了社会学的研究方法,如调查中的非概率性抽样、问卷的设计及其技巧的使用、处理资料时的定性分析方法等。进行决策及采取措施时,更常运用社会手段,如加强宣传教育,改善生活与经济条件,改进卫生设施及医疗保健服务等。流行病学是医学中渗透或结合了诸多社会因素的一门学科。

（二）对比的特征

在流行病学研究中自始至终贯穿着对比的思想,对比是流行病学研究方法的核心。只有通过对比调查、对比分析,才能从中发现疾病发生的原因或线索。如对比高血压组和非高血压组的冠心病发病率,对比肝炎疫苗接种组和非接种组肝炎发病率的高低,比较素食者与非素食者寿命之长短等。流行病学工作常是疾病人群与正常人群或亚临床人群的某种概率的对比,这可能是流行病学工作中比较独特之处。

对比差异的同时,我们还可以看两个或两个以上的结果之间有无相关现象,即不是看二者之差异而是看二者之符合,这也是一种比较。例如,进行某项结果的一致性检验,看其有无剂量反应关系,计算相关系数,测定与某种曲线的拟合程度等,在流行病学中也是使用很多的。

（三）概率论和数理统计学的特征

流行病学极少用绝对数表示各种分布情况,多使用频率指标,因为绝对数不能显示人群中发病的强度或死亡的危险度。频率实际上就是一种概率,流行病学强调的是概率。概率必须有正确的分母数据才能求得,所以有人称流行病学是分母的学科,不算言之过分。此外,流行病学工作要求有数量,而且是足够的大数量,分布本身就要求群体和数量。所谓大数量不是越大越好,而是要足够的合理的大数量,过多则增加无谓的经济负担和工作上的难度,过少则难以正确地说明问题。合理的数量依靠统计学原则来决定,同时参照具体情况而有所变通。

（四）社会心理的特征

人群健康同环境有着密切的关系。疾病的发生不仅仅同人体的内环境有关,还必然受到自然环境和社会环境的影响和制约。在研究疾病的病因和流行因素时,我们应该全面考察研究对象的生物、心理和社会生活状况。

（五）预防为主的特征

作为公共卫生和预防医学的一门分支学科，流行病学始终坚持预防为主的方针并以此作为学科的研究内容之一。与临床医学不同的是，它面向整个人群，着眼于疾病的预防，特别是一级预防，保护人群健康。

（六）发展的特征

纵观流行病学的历史可以看出，针对不同时期的主要卫生问题，流行病学的定义、任务是不断发展的，研究方法在近年内也不断完善，尤其是流行病学学科不断从其他学科的发展中汲取养分，产生了许多新分支，这些都昭示着学科发展的特征。

第六节　流行病学与其他学科的关系及流行病学的展望

一、流行病学与其他学科的关系

流行病学应用广泛，涉及面宽，几乎涉及社会科学、自然科学和医学科学的各主要学科。历史发展中，它伴随着卫生统计学、微生物学和免疫学以及传染病学的发展而走过来的。现在，除了基础医学和临床医学，还与社会医学、心理学及一系列预防医学学科，也包括卫生管理学，建立了紧密联系。如在非传染性疾病的研究上，流行病学与病理学、生物化学、遗传学、分子生物学、临床医学相应各科及预防医学有关学科（例如环境卫生、营养等）关系密切。研究健康流行病学时，与生理学、生物化学、医学心理学、社会医学等尤为相关。当然，流行病学与卫生统计学形同姐妹，更是密不可分。

在现代流行病学时期出现了流行病学与相关学科定义相互渗透的现象。有几十种这样的名称出现，如分子流行病学、基因组流行病学、遗传流行病学、临床流行病学、肿瘤流行病学、心血管病流行病学、围生期流行病学、环境流行病学、生态流行病学、职业流行病学、营养流行病学、灾害流行病学、老年流行病学、健康流行病学、药物流行病学、（卫生事业）管理流行病学等。由此可见流行病学与诸多学科的广泛关系，也看出当今学科之间交互影响和相依存在的趋势。对以上名称有人称之为流行病学的"分支学科"，我们认为部分可称为交叉学科更妥。另一些则仅仅是流行病学在某方面（如老年、健康、灾害流行病学）或某些病种（如肿瘤流行病学）上的应用。目前还谈不上是流行病学的分支。

二、流行病学面临的挑战和展望

在过去的一个世纪，流行病学对防制疾病、促进健康做出了重大贡献，流行病学研究方法本身也有了长足的发展。但进入经济全球化、信息化、老龄化和贫富两极分化的 21 世纪，尤其是 2003 年传染性非典型肺炎（SARS）疫情的影响，流行病学面临着许多新的挑战，当然也充满了发展的机遇。

（一）宏观与微观并举

随着人类基因组计划的完成和后基因组时代的到来，流行病学应抓住这个机遇，充分利用分子生物学、人类基因组学的研究成果发展"微观"流行病学,从生物学机制上解读疾病的发生和发展。同时,必须重视学科的社会学特性,认识到无论疾病和健康都与复杂的社会、经济、文化和生态环境有关,重视"宏观"流行病学的发展,二者缺一不可。目前"系统流行病学"就是"宏观"流行病学与"微观"流行病学二者结合逐步形成的方向。

(二)传染病和非传染性疾病并重

虽然传染病的发病和死亡已经大幅度下降,但我们必须警惕新发传染病的流行,并防止某些古老传染病的死灰复燃。建立和加强疾病监测、全球疫情信息的及时交流和资料共享,是控制传染病发生的基本保证。同时,针对慢性非传染性疾病这个当前主要的公共卫生问题,要努力探索病因、寻找危险因素,尤其是病因中弱相关问题的研究,现有方法仍满足不了确切判断病因的需要,须在排除混杂和避免偏倚上进一步做出努力,这是一项任重道远有待突破的任务。

(三)健康保护与健康促进并存

自 1948 年世界卫生组织给出健康的全新定义,人们对健康的理解和追求逐渐发生了转变。现代流行病学的定义中也强调,流行病学研究应包括全面的疾病和健康状态,我们的任务既要防制疾病,又要促进健康。尽管如此,已有的流行病学研究仍以疾病为关注焦点。为了适应观念转变后随之而来的需求,我们应该有意识地开展人群健康保护与健康促进的研究。

(四)发展现场流行病学

近年来,突发事件越来越受到关注,人们已经逐渐意识到其对社会稳定、经济发展和人群健康的严重危害。以往对自然灾害、重大事故和疾病暴发等突发事件的研究仅限于就事论事,缺乏系统化。因此,发展应急流行病学势在必行。探索突发事件的发生原因、发展规律和危害特点,为突发事件的预防和应对提供科学依据,制定合适的预防策略、援救措施和应急预案等,流行病学方法在研究和处理突发事件中具有不可替代的作用。

(五)重视流行病学研究中的伦理学问题

流行病学研究虽主要以人群为研究对象,但方法以观察性研究为主,以往对涉及人体研究的伦理学问题的重视仅限于实验流行病学中。然而,随着生命科学的快速发展,尤其是人类基因组流行病学的兴起,越来越多的流行病学研究、监测活动会涉及个体的遗传信息。生物样本的采集和基因鉴定过程或许对受试者机体产生的危险性很小,但是个体遗传信息的暴露对个人、家庭和社会的不良影响将是巨大的。另外,在一些特殊疾病的公共卫生监测和疾病控制工作中,涉及了很多复杂的伦理学难题,艾滋病就是一个很好的例子。为此,流行病学工作者必须重视实践中涉及的伦理学问题。

(六)强化流行病学在循证浪潮中的作用

产生证据并进行科学评价是流行病学的两个重要作用。在当前的循证浪潮中,流行病学应该把握时机,进一步巩固和加强在循证实践过程中的作用和地位。一切卫生决策都必须基于当前最好的证据,以使有限的卫生资源得到最有效的利用。

(李立明　王天根)

思考题

1. 通过对流行病学历史的学习，你对流行病学科有什么样的认识？

2. 流行病学定义的发展说明了什么？ 其应用有哪些发展？

3. 流行病学的主要特征有哪些？

第二章

疾病的分布

Chapter 2 Distribution of Disease

Distribution of disease is referred to how a disease occurs in a population and addresses questions such as who develop the disease and where and when the disease occurs. To answer these questions it involves comparison of groups of populations defined according to geographic area, time, and characteristics of people. A disease may exhibit a particular pattern of distribution. This distribution is determined jointly by factors such as the characteristics of the population and natural and socio-economic environments where people live. Thus, it may change over time. Knowledge of the distribution by people, time and place (commonly known as three-dimension distribution in epidemiology) is usually the starting point of epidemiological investigation. Analysis of the distribution is particularly important for generating hypotheses about possible causal or preventive factors and for planning healthcare services and making public health decisions. This chapter mainly introduces frequency of disease, intensity of epidemics, and three dimension distributions.

疾病的分布是指疾病在不同人群、不同时间、不同地区的存在状态及其发生、发展规律。疾病分布的主要内容是描述疾病的发病、患病和死亡的群体现象及其特点和规律。了解疾病分布的特点是流行病学的首要任务，通过现场调查和资料收集，在科学归纳和分析比较的基础上，全面系统地描述疾病在不同人群、不同地区和不同时间的频率变化及其分布特征。掌握了疾病分布特点，才能探索流行规律及其影响因素，为形成病因假设及探索病因提供线索，为临床医学和卫生服务需求提供重要信息，为制订和评价防治疾病及促进健康的策略和措施提供科学依据。

第一节　疾病频率测量指标

定量的测量与分析，用数量（相对数）来反映群体的疾病现象，客观地描述疾病，发现差异，可以为寻找影响因素及提出病因学假设提供依据。频率测量是定量地研究疾病分布特征的有效方法，用相应的指标描述疾病在人群中出现的频率，以便深入了解和认识各种病因因素对人群健康的影响。常用疾病频率测量指标如下。

一、发病频率测量指标

（一）发病率

1. 定义　发病率（incidence rate）是指一定期间内，一定范围人群中某病新发生病例出现的频率。计算公式为：

$$发病率 = \frac{一定时期内某人群中某病新病例数}{同期该人群暴露人口数} \times K \qquad 式（2-1）$$

$K = 100\%, 1000‰, 10000/万, 100000/10 万 \cdots\cdots$

2. 计算发病率需考虑的因素

（1）新发病例数：观察时间内的新发病例数作为发病率计算公式的分子。若在观察期间内一个人多次发病时，则应计为多个新发病例数，如流感、腹泻等疾病在一年中可多次罹患。对难以确定发病时间的一些疾病可将初次诊断的时间作为发病时间，如恶性肿瘤、精神疾病等。

（2）暴露人口数：暴露人口是指在观察期内某地区人群中可能发生某种疾病的人，对那些因已患病而在观察期内不可能再成为新发病例者不应计入暴露人口，罹患疾病或预防接种获得持久免疫力者不应计入暴露人口，如在计算麻疹的发病率时，已患麻疹者不能计入分母，理论上接种麻疹疫苗且获得免疫力者不应计入分母，但实际工作中不易划分，当计算某地区人群某种疾病发病率时，分母多用该地区观察期间内的平均人口数。如观察时间以年为单位时，平均人口为年初人口与年末人口之和除以 2，或以当年年中的人口数表示。

（3）观察时间：可以确定一定的观察时间，多为 1 年，也可确定较短的时间或更长的时间。

发病率可按不同人口学特征（如年龄、性别、职业、民族、种族、婚姻状况等）分别计算，此即发病专率。由于发病率可受很多因素的影响，所以在对比不同地区人群的发病率时，考虑到年龄、性别等构成对发病率的影响，应进行发病率的标准化处理。

3. 应用　发病率是疾病流行强度的指标，反映疾病对人群健康影响的程度，发病率高对人群健康危害大。某些自然因素、社会因素的变化可使发病率升高，某些有效的防制措施的实施可使其下降。通过发病率的比较，可了解疾病流行特征，探讨病因因素，提出病因假说，评价防制措施的效果。

（二）罹患率

罹患率（attack rate）也是测量某人群某病新病例发生频率的指标，通常指在某一局限范围短时间内的发病率。其计算公式与发病率相同，但它的观察时间较短，可以日、周、旬、月为单位，使用比较灵活。它的优点是能根据暴露程度较精确地测量发病频率，在食物中毒、职业中毒或传染病的暴发及流行中，经常使用该指标。

$$罹患率 = \frac{观察期间某病新病例数}{同期暴露人口数} \times K \qquad 式（2-2）$$

K 的取值常为 100%，1000‰

（三）续发率

续发率（secondary attack rate，SAR）也称二代发病率，指某些传染病在最短潜伏期到最长潜伏期之间,易感接触者中发病人数占所有易感接触者总数的百分比。

$$续发率=\frac{潜伏期内易感接触者中发病人数}{易感接触者总人数}\times100\%$$ 式(2-3)

常用于传染病的流行病学调查。第一个病例发生后,在该病最短与最长潜伏期之间出现的病例称续发病例,又称二代病例。续发率可用于比较传染病传染力的强弱,分析传染病流行因素及评价卫生防疫措施的效果。

二、患病频率测量指标

(一)患病率

1. 定义   患病率(prevalence)也称现患率,是指某特定时间内总人口中某病新旧病例所占的比例。患病率可按观察时间的不同分为时点患病率和期间患病率。时点患病率的观察时间一般不超过一个月,而期间患病率所指的是特定的一段时间,通常为几个月,但调查时间应尽可能短,以免季节、温度等影响患病率的因素发生变化。

$$时点患病率=\frac{某一时点某人群中某病新旧病例数}{该时点人口数}\times K$$ 式(2-4)

$$期间患病率=\frac{某观察期间某人群中某病的新旧病例数}{同期的平均人口数}\times K$$ 式(2-5)

$K=100\%,1000\permil,10000/万,100000/10万\cdots\cdots$

2. 影响患病率的原因   患病率的变化可随人群发病情况及疾病结局的变化而变动,所有影响人群中新发病例和现患病例数量增减的因素均可影响患病率。引起患病率升高的主要因素:①新病例增加(即发病率增高);②治疗水平提高,病人免于死亡,但未痊愈,病程延长;③未治愈者的寿命延长;④病例迁入;⑤健康者迁出;⑥易感者迁入;⑦诊断水平提高;⑧报告率提高。引起患病率降低的主要因素:①新病例减少(发病率下降);②病死率增高;③病程缩短;④治愈率提高;⑤健康者迁入;⑥病例迁出。

3. 患病率与发病率、病程的关系   当某病的发病率和该病的病程在相当长时间内保持稳定时,患病率取决于两个因素,即发病率和病程。患病率、发病率和病程三者的关系是:

$$患病率=发病率\times病程$$ 式(2-6)

式(2-6)也可用于推算某些疾病的病程。如有学者经过调查得出美国明尼苏达州癫痫的患病率是376/10万,发病率为30.8/10万,则可估算癫痫的病程为12.2年。

4. 应用   患病率通常用来反映疾病的现患状况,对于病程较长的慢性病,可反映其流行情况。患病率用于估计某病对居民健康危害的严重程度,进行卫生经济学评价与分析,可为医疗设施规划,估计医院床位周转,卫生设施及人力的需要量,医疗质量的评估和医疗费用的投入等提供科学依据。

5. 患病率与发病率的比较   见表2-1。

表 2-1　患病率与发病率的比较

比较内容	患病率	发病率
资料来源	现况调查、筛检等	疾病报告、疾病监测、队列研究
计算分子	观察期间新发病例和现患病例数之和	观察期间新发病例数
计算分母	调查人数（时点患病率） 平均人口数（期间患病率）	暴露人口数或平均人口数
观察时间	较短，一般为 1 个月或几个月	一般为 1 年，或更长时间
适用疾病种类	慢性病或病程较长疾病	各种疾病
用途	疾病现患状况或慢性病流行情况	疾病流行强度
影响因素	较多，影响发病率变动的因素，病后结局及病人病程等	相对少，疾病流行情况、诊断水平、疾病报告质量等

（二）感染率

感染率（prevalence of infection）是指在某时间内被检人群中某病原体现有感染者人数所占的比例，通常用百分率表示。感染率的性质与患病率相似。

$$感染率 = \frac{受检者中感染人数}{受检人数} \times 100\%　　　　　　　式（2-7）$$

感染率在流行病学工作中应用较广泛，特别是对那些隐性感染、病原携带者及轻型和不典型病例的调查较为常用。可通过检出某病的病原体发现感染者，也可用血清学、分子生物学等方法检出感染者。感染率常用于研究某些传染病或寄生虫病的感染情况和评价防制工作的效果，为估计某病的流行态势和制定防制措施提供依据，也是评价人群健康状况的常用指标。

三、死亡与生存频率测量指标

（一）死亡率

1. 定义　死亡率（mortality rate）表示在一定期间内，某人群中总死亡人数在该人群中所占的比例，是测量人群死亡危险最常用的指标。其分子为死亡人数，分母为该人群同期平均人口数。观察时间常以年为单位。

$$死亡率 = \frac{某人群某年总死亡人数}{该人群同年平均人口数} \times K　　　　　　　式（2-8）$$

根据上式计算得出的死亡率也称粗死亡率（crude death rate）。不同地区死亡率进行比较时需将死亡率标化，标化后的死亡率称为标化死亡率或调整死亡率。同理，不同地区间的发病率、患病率等疾病频率的比较，也需要进行率的标化。

死亡率可按不同人口学特征（如年龄、性别、职业、民族、种族、婚姻状况等）分别计算，此即死亡专率。

2. 应用　死亡率是反映一个人群总死亡水平的指标，用于衡量某一时期，某一地区人群死亡危险性的大小。它既可反映一个地区不同时期人群的健康状况和卫生保健工作的水平，也可为该地区卫生保健工作的需求和规划提供科学依据。死亡专率可提供某病死亡在人群、时间、地区上变化的信息,用于探讨病因和评价防制措施。

死亡率还可作为疾病发生风险的指标,在病死率高和生存时间短共同存在的情况下死亡率可以反映人群的发病率,如胰腺癌,一经确诊后几个月死亡即可发生,长期存活很罕见,因此胰腺癌死亡率可以基本代替其发病率,反映人群该病的发病水平。

（二）病死率

1. 定义　病死率(case fatality rate)表示一定时期内因某病死亡者占该病病人的比例,表示某病病人因该病死亡的危险性。

$$病死率 = \frac{某时期内因某病死亡人数}{同期某病的病人数} \times 100\%$$ 式（2-9）

2. 应用　病死率表示确诊某病者的死亡概率,它可反映疾病的严重程度,也可反映医疗水平和诊治能力,常用于急性传染病,也可用于慢性病。一种疾病的病死率受疾病严重程度、诊断及治疗水平和病原体毒力的影响,随医疗水平、病因、环境和宿主等因素的变化而变化。用病死率作为评价不同医院的医疗水平时要注意医院间的可比性。

值得注意的是病死率与死亡率不同,死亡率计算时分母为平均人口数,包括了所研究疾病的病人和非病人,而病死率的计算只与所研究疾病的病人有关。使用病死率、死亡率及发病率可从不同侧面把握疾病的特征,正确分析发病与死亡的关系。

（三）婴儿死亡率

婴儿死亡率(infant mortality rate,IMR)是反映一周岁以内婴儿死亡水平的指标,是指婴儿出生后不满周岁死亡人数与出生人数的比率。一般以年度为计算单位,以千分比表示。可用公式(2-10)计算。

$$婴儿死亡率 = \frac{某年婴儿死亡总数}{同年活产总数} \times 1000‰$$ 式（2-10）

分子中某年婴儿死亡总数由两部分组成,即包括上一年出生本年死亡的未满周岁婴儿数和本年出生本年死亡的未满周岁婴儿数。

婴儿死亡率反映一个国家或地区医疗卫生条件、社会经济实力、人民生活水平以及科技发展水平的重要指标,也是衡量人口素质的重要依据之一。婴儿死亡人数在总的死亡人数中的比重是相当高的,尤其是在死亡率高的地区,比较不同地区的婴儿死亡率是十分有意义的,它不仅反映出某一地区的医疗卫生状况,同时也在一定程度上表明该地区人口的健康状况及生活质量,特别是妇幼保健水平。

（四）生存率

1. 定义　生存率(survival rate)指接受某种治疗的病人或某病病人中,经 n 年随访尚存活的病人数所占的比例。

$$生存率 = \frac{随访满 n 年尚存活的病例数}{随访满 n 年的病例数} \times 100\%$$ 式（2-11）

2. 应用　生存率反映疾病对生命的危害程度,可用于评价某些病程较长疾病的远期疗效,常用于癌症、心血管病、结核病等慢性疾病的研究。

四、疾病负担指标

（一）潜在减寿年数

1. 定义　潜在减寿年数（potential years of life lost，PYLL）是某病某年龄组人群死亡者的期望寿命与实际死亡年龄之差的总和，即死亡所造成的寿命损失。计算公式为：

$$PYLL = \sum_{i=1}^{e} a_i d_i \qquad\qquad 式（2-12）$$

式中：e 为预期寿命（岁），i 为年龄组（通常计算其年龄组中值），a_i 为剩余年龄，$a_i = e - (i + 0.5)$，其意义为：当死亡发生于某年龄（组）i 时，至活到 e 岁还剩余的年龄。由于死亡年龄通常以上一个生日计算，所以尚应加上一个平均值 0.5 岁，d_i 为某年龄组的死亡人数。

该指标不仅考虑到死亡率水平的高低，而且考虑到死亡发生时的年龄对预期寿命的影响。该项指标可用来计算不同疾病、不同年龄组死亡者总的减寿年数。

2. 应用　PYLL 是人群中疾病负担测量的一个直接指标，也是评价人群健康水平的一个重要指标，是在考虑死亡数量的基础上，以期望寿命为基准，进一步衡量死亡造成的寿命损失，强调了早死对人群健康的损害。

PYLL 可用于比较不同疾病所致的寿命减少年数，每种或每类疾病所致的寿命减少年数，衡量某种死因对人群的危害程度，确定重点疾病，明确重点卫生问题；可比较不同地区及不同时间潜在减寿年数的特点及变化趋势；用于综合估计导致某人群早死的各种死因的相对重要性，为确定不同年龄组重点疾病提供依据；用于防制措施效果的评价和卫生政策的分析。

表 2-2 示 2013 年洛阳市城乡居民主要死因的潜在寿命损失情况，其总人群 PYLL 排序前五位的疾病分别为伤害、恶性肿瘤、心脏病、脑血管病、围生期疾病，累计 PYLL 为 120 713.00 人年，占全死因 PYLL 的 82.39%。城市居民全死因 PYLL 为 35 216.50 人年，农村居民全死因 PYLL 为 111 302.00 人年，农村明显高于城市，城市地区 PYLL 排序前五位死因分别为恶性肿瘤、伤害、心脏病、脑血管病、呼吸系统疾病，而农村地区 PYLL 排序前五位死因分别为伤害、恶性肿瘤、心脏病、脑血管病、围生期疾病。

表 2-2　2013 年洛阳市城乡居民主要死因 PYLL

城市			农村		
死亡原因	PYLL	顺位	死亡原因	PYLL	顺位
恶性肿瘤	8428.50	1	伤害	37 559.00	1
伤害	7541.00	2	恶性肿瘤	20 284.50	2
心脏病	6192.50	3	心脏病	15 445.00	3
脑血管病	4977.50	4	脑血管病	14 965.00	4
呼吸系统疾病	1200.00	5	围生期疾病	4480.00	5

（改编自周建云、常颖，2016）

（二）伤残调整寿命年

1. 定义　伤残调整寿命年（disability adjusted life year，DALY）是指从发病到死亡所损失的全部健康寿命年,包括因早死所致的寿命损失年(years of life lost,YLL)和疾病所致伤残引起的健康寿命损失年(years lived with disability,YLD)两部分。DALY 是一个定量的指标,它将因各种疾病引起的早死(实际死亡年数与一般人群中该年龄的预期寿命之差)造成的寿命损失与因伤残造成的健康寿命损失二者结合起来加以测算,是反映疾病对人群寿命损失影响的综合指标。

　　疾病可给人类健康带来包括早死与残疾(暂时失能与永久残疾,即处于非健康状态)两方面的危害,这些危害的结果均可影响人类的健康寿命。定量地计算每种疾病对健康寿命所造成的损失,以便科学地分析危害健康的重点疾病和主要卫生问题,对发病、失能、残疾和死亡进行综合分析。

　　如图 2-1 示,抑郁症和焦虑症造成的健康寿命损失横跨各个年龄段的人群,在儿童期迅速蹿升,至青少年(10~19 岁)和青年期(20~29 岁)达到高峰,之后随着年龄的增大而逐渐下降。

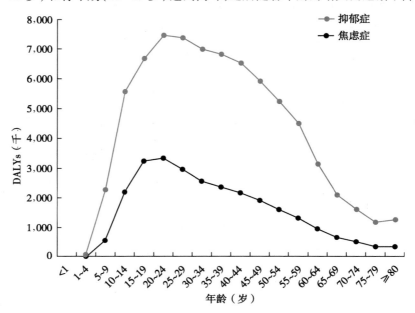

图 2-1
全球 2010 年抑郁症和焦虑症伤残调整寿命年(DALYs)
(改编自 Whiteford HA,2013)

　　2. 应用　　比较与评价地区间的卫生健康状况,通过应用 DALY 指标跟踪全球或国家及地区疾病负担的动态变化情况,了解干预措施的有效性;确定不同病种的疾病负担,分析不同人口学特征、不同地区、不同时间的危害程度及变化趋势;按 DALY 大小排序可对不同地区、不同人群(如不同性别、年龄)、不同病种进行分析,以确定危害人群健康的主要病种及重点人群和地区,为确定防制重点提供重要信息;进行卫生经济学评价,如成本-效用分析,比较不同干预策略和措施降低 DALY 的资金投入和效果,研究不同病种,不同干预措施降低 DALY 所需的成本,以求采用最佳干预措施来防制重点疾病,使有限的资源发挥更大作用。

　　PYLL 和 DALY 为测量疾病负担的常用指标,另外还有质量调整寿命年(quality adjusted life year,QALY)、无残疾期望寿命(life expectancy of free disability,LEFD)、活动期望寿命(activity life expectancy,ALE)、健康寿命年(healthy life year,HeaLY)等,可根据调查研究的目的选用适宜指标,在这里不再赘述。

第二节　疾病流行强度

疾病流行强度常用散发、暴发、流行及大流行表示,指在一定时期内疾病在某地区人群中发病率的变化及其病例间的联系程度。疾病流行强度以发病率描述某种疾病在某地区人群单位时间内新发病例数量的变化特征,以便确定采取常规防制对策还是启动应急预案。

一、散发

散发(sporadic)指发病率呈历年的一般水平,各病例间在发病时间和地点上无明显联系,表现为散在发生。散发一般是对于范围较大的地区而言。确定散发时多与当地近三年该病的发病率进行比较,如果当年发病率未明显超过既往平均水平称为散发。

当疾病预防与控制有效时,会呈现散发,常见于如下情况:

1. 病后免疫力持久的疾病,或因预防接种使人群维持一定免疫水平的疾病常呈散发,如麻疹。

2. 有些以隐性感染为主的疾病,常以散发形式存在,如脊髓灰质炎、乙型脑炎等。

3. 有些传播机制不容易实现的传染病也可出现散发,如斑疹伤寒、炭疽等。

4. 某些长潜伏期传染病也以散发形式存在,如麻风。

二、暴发

暴发(outbreak)是指局部地区或集体单位,短时间内突然发生很多症状相同病人的现象。这些人多有相同的传染源或传播途径。大多数病人常同时出现在该病的最短和最长潜伏期之间。如托幼机构的麻疹、手足口病、腮腺炎、甲型病毒性肝炎等疾病的暴发。

三、流行

流行(epidemic)是指在某地区某病的发病率显著超过该病历年发病率水平。相对于散发,流行出现时各病例之间呈现明显的时间和空间联系,如2009年甲型H1N1流感的流行表现出明显的人与人间的传播关系和地域间的播散特征。当某地出现某种疾病的流行时,提示当地可能存在共同的传播因素。

四、大流行

某病发病率显著超过该病历年发病率水平,疾病蔓延迅速,涉及地区广,在短期内跨越省界、国界甚至洲界形成世界性流行,称之为大流行(pandemic)。疾病世界大流行的危险始终存在,如流感、霍乱就有过多次世界性大流行。2009年甲型H1N1流感在某些国家和地区发生流行之后,在短短2个月时间,波及世界范围200余个国家和地区,形成时隔30年发生的世界大流行,其原因是甲型流感病毒变异。随着世界经济的快速发展,交通日益便捷,人群与物资流动的频度和速度是空前的,病原体和传染源的快速移动会使某种疾病短时间传遍全球,因而疾病大流行的危险始终存在。

第三节　疾病的分布

由于致病因子、人群特征以及自然、社会环境等多种因素综合作用的影响,疾病在不同人群、不同地区及不同时间的流行强度不一,存在状态也不完全相同。疾病的分布既反映了疾病本身的生物学特性,也集中体现了与疾病有关的各种内外环境因素的效应及其相互作用的特点。疾病的流行特征通过疾病在人群、地区、时间的分布得以表现。对于已知病因的疾病,流行特征是判断和解释病因的依据。对于病因未明的疾病,流行特征是病因的外在表现,是形成病因假设的重要线索,是探索流行因素和制定防制对策的前提。疾病分布是流行病学研究中重要的内容,是描述性研究的核心,是分析性研究的基础,是制定疾病防制策略和措施的依据。

一、人群分布

人群的一些固有特征或社会特征可构成疾病或健康状态的人群特征,这些特征包括:年龄、性别、职业、种族和民族、婚姻与家庭、行为生活方式、宗教信仰、人口流动等。研究这些相关特征,有助于探讨疾病或健康状态的影响因素或流行特征。

（一）年龄

年龄是人群最主要的人口学特征之一,几乎所有疾病的发生及发展均与年龄有相当密切的关系。研究疾病的年龄分布,有助于深入认识疾病的分布规律,探索流行因素,为病因研究和疾病的预防与控制提供基本线索。

一般来说,慢性病有随年龄增长发病率随之增加的趋势,急性传染病有随年龄的增加发病率下降的趋势。婴幼儿易患急性呼吸道传染病。出生6个月内的婴幼儿体内因具有从母体获得的抗体,一般不易患传染病,但随着年龄增长从母体获得的抗体逐渐减少或消失,易患某些急性呼吸道传染病如麻疹、百日咳、腮腺炎等。由于计划免疫的实施,急性传染病感染的年龄模式发生了变化。如麻疹发病高峰后延,可发生在大龄儿童、新入学的大学生、新入伍的士兵中,且症状往往比年幼者重或不典型。风疹常见于青年人,军团菌病多见于中老年人。随着致病因子的变化,疾病的年龄分布也在动态变化,某些恶性肿瘤有年轻化趋势,如肺癌、乳腺癌等,一些慢性病呈现发病年龄前移现象,如糖尿病和高血压等。不同年龄组某些疾病的发病与患病情况有所不同,不同恶性肿瘤年龄分布差异很大,如急性淋巴细胞性白血病以儿童多见,霍奇金淋巴瘤存在青年和老年两个高峰,子宫内膜癌和胃癌则以中老年发病率为高。

疾病年龄分布的分析方法有两种:横断面分析（cross-sectional analysis）和出生队列分析（birth cohort analysis）。

1. 横断面分析　这种方法主要分析同一时期不同年龄组或不同年代各年龄组的发病率、患病率或死亡率的变化,多用于某时期传染病或潜伏期较短疾病的年龄分布分析。对于慢性病,由于暴露时间距发病时间可能很长,致病因子在不同时间的强度也可能发生变化,而同一年代出生的群体对致病因素暴露的时间和强度具有一定的相似性。经典的年龄与肺癌发病关系的横断面分析如图

2-2。该图用美国国家癌症研究院监测流行病学与终末结果项目（Surveillance Epidemiology and End Results，SEER）的资料进行年龄与肺癌发病关系的横断面分析，其结果有两个特点：第一，不同年代相同年龄组人群的发病率不同。1975—1979 年各年龄组人群的发病率都较低，其后每 5 年的资料分析显示，同一年龄组人群的发病率均有不同程度的上升，增幅明显，提示病因作用在持续增强。第二，同一时期各年龄组人群肺癌的发病率不同。以 1985—1989 年结果为例，35~39 岁人群组的发病率最低，50~54 岁和 55~59 岁组明显增高，65~69 岁组继续上升，70~74 岁组达到高峰，以后随着年龄增大，肺癌的发病率呈明显降低态势。1975—1979 年、1980—1984 年、1985—1989 年、1990—1994 年及 1995—1999 年的调查结果呈同样趋势。如何分析年龄与肺癌的关系，如何合理解释 70~74 岁以上年龄组人群肺癌发病率降低的现象呢？

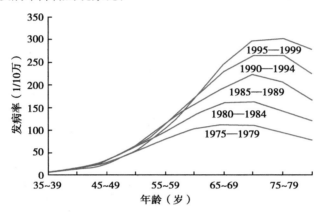

图 2-2
美国 1975—1999 年肺癌年龄别发病率（1/10 万）
（改编自 Tongzhang Zheng，2011）

可用下述出生队列分析了解不同年代出生人群各年龄组的发病趋势，正确揭示和合理解释不同年代出生人群年龄与疾病发生的关系。

2. 出生队列分析　同一时期出生的一组人群称为出生队列（birth cohort），对其随访若干年，以观察发病情况。这种利用出生队列资料将疾病年龄分布和时间分布结合起来描述的方法称出生队列分析。该方法在评价疾病的年龄分布长期变化趋势及提供病因线索等方面具有很大意义。它可以明确地呈现致病因子与年龄的关系，有助于探明年龄、所处时代暴露特点及经历在疾病的频率变化中的作用。

年龄与肺癌发病关系的出生队列分析见图 2-3，据美国 SEER 出生队列分析资料显示，以不同年代（分别为 1900 年、1905 年、1910 年、1915 年、1920 年及 1925 年）出生的人群作为出生队列，观察各出生队列人群肺癌的年龄调整发病率，结果显示，各出生队列人群肺癌的发病率均随年龄的增长而呈显著升高的趋势。与较早的出生队列相比，同一年龄组出生较晚队列的发病率高，发病高峰出现的时间早，发病年龄明显提前。但未出现图 2-2 所示的高年龄组人群发病率反而下降的现象。可见，不宜简单地推论认为肺癌的发病率在 70~74 岁以上人群中呈显著下降的趋势，事实上，由于70~74 岁以上人群组属于较早的出生队列，其早年各个时期的暴露经历不同于出生较晚的人群，早年出生者所暴露的肺癌致病因子作用可能较弱，如果分析年龄与肺癌发生的关系，从同一年代出生的人群进行分析才能够得出客观真实的结论,图 2-3 中所示 1900—1925 年间 6 个出生队列的肺癌发病率均随年龄增加呈上升趋势,合理地解释了年龄与肺癌发病的关系,而横断面分析呈现的 70~74 岁以上肺癌发病率降低是一个假象,不能正确反映年龄和肺癌发病的关系。因此,出生队列分析有助于正确分辨出年龄、时间、暴露经历对疾病的作用。

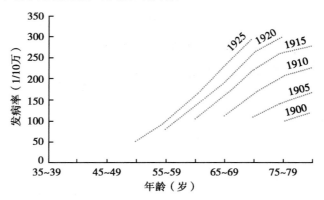

图 2-3

美国 1900—1925 年出生队列肺癌年龄别发病率(1/10 万)

(改编自 Tongzhang Zheng,2011)

(二)性别

某些疾病的死亡率与发病率存在着明显的性别差异,这种疾病的性别差异与男、女性的遗传特征、内分泌代谢、生理解剖特点和内在素质的不同以及致病因子暴露的特点有关。这些因素影响了人们对疾病的易感性,如在同年龄组中,绝经前女性患心脏病的概率低于男性,这与妇女具有较高的雌激素水平有关。而多数疾病发生率的性别差异与暴露机会和暴露水平有关,如肺癌,男女发病率不同可能是由于男性吸烟者所占比例高于女性所致。

一项研究描述了我国 1990 年与 2013 年肝癌死亡及变化情况,结果见表 2-3,1990 年及 2013 年中国人群肝癌标化死亡率分别为 32.80/10 万和 24.60/10 万,其中,继发于乙肝的肝癌、继发于丙肝的肝癌、继发于酒精性肝病的肝癌粗死亡率和标化死亡率男性均高于女性。2013 年中国男性人群肝癌粗死亡率为 37.40/10 万,女性人群肝癌死亡率为 13.43/10 万,男性标化死亡率是女性的 2.86 倍。2013 年中国人群肝癌总死亡率下降,但继发于丙肝的肝癌死亡率有所升高,男性更为明显,增加了 126.79%,女性增加了 62.85%。说明我国肝癌防治成效显著,但应特别加强针对性的防治措施,降低丙肝的发病率,进而降低继发于丙肝的肝癌发病率和死亡率。

(三)职业

某些疾病的发生与职业密切相关,由于机体所处职业环境中的致病因素,如职业性的精神紧张程度、物理因素、化学因素及生物因素的不同可导致疾病分布的职业差异。石棉工人中间皮瘤、肺癌及胃肠癌的发生率高于其他职业人群。生产联苯胺染料的工人易患膀胱癌。矿工、建筑工人及农民易发生意外伤害和死于外伤。医务人员罹患经血传播和呼吸道传播等疾病的危险性高于一般人群。2005—2009 年甘肃省天祝县布鲁菌病监测结果显示,屠宰工发病率最高,为 5.77%;其次是牧民,为 2.82%;其余依次为农民 2.19%,皮、肉、乳制品加工人员 0.80%,学生和其他职业均无发病。可以看出该病发病与其所从事的职业密切相关,即与牲畜及畜产品接触的密切程度相关。

表2-3　1990年与2013年中国人群肝癌死亡情况

疾病	年份	死亡率(/10万)			标化死亡率[a](/10万)		
		男性	女性	合计	男性	女性	合计
继发于乙肝的肝癌	1990年	17.20	4.93	11.26	24.31	6.79	15.55
	2013年	18.04	5.11	11.81	17.16	4.73	10.95
	变化率(%)	4.90	3.76	4.94	−29.41	−30.36	−29.59
继发于丙肝的肝癌	1990年	3.94	2.04	3.02	6.12	3.01	4.56
	2013年	14.01	5.05	9.69	13.89	4.91	9.39
	变化率(%)	255.86	147.13	220.96	126.79	62.85	106.18
继发于酒精性肝病的肝癌	1990年	5.86	1.83	3.91	9.57	2.76	6.02
	2013年	2.86	0.77	1.85	3.03	0.77	1.87
	变化率(%)	−51.26	−57.83	−52.62	−68.31	−72.08	−68.88
其他肝癌	1990年	5.23	4.33	4.79	7.21	5.99	6.68
	2013年	2.50	2.50	2.50	2.37	2.35	2.38
	变化率(%)	−52.22	−42.29	−47.87	−67.10	−60.83	−64.27
合计	1990年	32.22	13.13	22.98	47.22	18.56	32.80
	2013年	37.40	13.43	25.85	36.45	12.76	24.60
	变化率(%)	16.07	2.29	12.51	−22.79	−31.27	−25.00

注：[a] 标化人口为2013年全球疾病负担研究世界标准人口（改编自周脉耕，2016）

在研究职业与疾病的关系时应主要考虑的因素：

1. 职业是劳动者所处的作业环境、社会经济地位、卫生文化水平、体力劳动强度和精神紧张程度等因素的综合指标。

2. 疾病的职业分布与作业环境致病因子暴露有关。

3. 职业相关致病因子的暴露及其作用与劳动条件、防护设施有关。

4. 不同职业人群疾病种类不同,防制重点各异。

5. 职业暴露时间及既往职业史对疾病发生的影响。

（四）种族和民族

种族和民族是长期共同生活并具有共同生物学和社会学特征的相对稳定的群体。不同民族由于长期受一定自然环境、社会环境、遗传背景的影响,疾病分布也显示出了差异性,如社会经济状况、风俗和生活习惯、遗传易感性,以及医疗卫生水平的影响等。黑种人中镰状细胞贫血发病率高于其他人群,中国人的鼻咽癌发病率高于其他地区人群,提示遗传因素的作用不容忽视。日本人的胃癌高于美国人,但移居美国后发病率降低,表明行为生活方式发挥重要作用。不同种族疾病发病情况差异较大,图2-4显示美国白种人和黑种人睾丸癌年龄调整发病率,美国白种人1973年以来睾丸癌发病处于上升趋势,而美国黑种人该病发病率比较平稳。

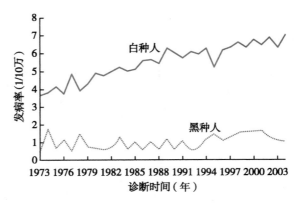

图 2-4

美国白种人和黑种人睾丸癌年龄调整发病率
（改编自 SEER）

（五）婚姻与家庭

婚姻与家庭状况对人群健康状况有明显影响,国内外的许多研究证实,离婚者全死因死亡率最高,丧偶及独身者次之,已婚者最低,可见离婚、丧偶对精神、心理和生活的影响明显,可能是导致高发病或高死亡的主要原因。婚姻状况对女性健康有明显影响。婚后的性生活、妊娠、分娩、哺乳等对女性健康均有较大的影响。已婚妇女宫颈癌发病率显著高于单身妇女,未婚女性和高龄分娩者易患乳腺癌,而初次足月妊娠的年龄越小,妇女乳腺癌的发病率越低。近亲婚配使先天性畸形及遗传性疾病增加,并可造成流产、早产和子女的夭折早亡,严重影响人口素质。婚姻状况对死亡率的影响存在差异,有学者对 1990 年第四次人口普查相关资料进行了整理,分析婚姻状况对死亡率的影响,并以全国年龄构成作为标准年龄构成计算不同婚姻状况的标准化死亡率,见表 2-4,结果显示不同婚姻状况人群标化死亡率间存在明显差异,顺位由低到高依次为配偶、离婚、未婚和丧偶。其中有配偶人群的死亡率明显低于其他三种婚姻状况的人群,反映出稳定的婚姻生活,有利于促进健康和降低死亡风险。

表 2-4　中国 1990 年 20 岁及以上人群婚姻状况与全死因死亡率

	粗死亡率				标化死亡率			
	未婚	有配偶	丧偶	离婚	未婚	有配偶	丧偶	离婚
男性	4.26	7.33	55.15	15.89	14.31	7.39	18.27	12.93
女性	1.67	4.10	41.98	7.98	16.99	5.36	14.87	8.48
合计	3.44	5.72	46.18	13.69	14.80	6.62	15.86	11.92

（改编自郝虹生,1995）

（六）行为生活方式

人类各种疾病的发生与其行为密切相关,健康行为有益于促进人群健康水平,吸烟、酗酒、吸毒、性乱等不良行为可增加某些疾病发生的危险。

国内外研究显示吸烟与多种疾病的发生有密切关系,吸烟者的肺癌、喉癌、咽癌、食管癌、膀胱癌等疾病的死亡率均高于不吸烟者,而且存在剂量反应关系。饮酒是肝硬化、高血压、脑出血等疾病的危险因素,有学者报道,每日饮酒量在 50g 以上者,发生脑出血的危险性是不饮酒者的 6.8 倍。同性恋、不良性行为是性传播疾病的主要传播途径,如不良性行为是艾滋病的重要传播途径之一。

（七）流动人口

我国处于城市化进程中,流动人口具有生活和卫生防病条件差、人群免疫水平低、预防医疗组织不健全、流动性强等特点,对传染病在城乡间的传播起着纽带作用,是疾病暴发的高危人群,如疟疾、霍乱、鼠疫等的暴发多发生在流动人口中。流动人口是传染病特别是性传播疾病的高危人群,是儿童计划免疫工作难于开展的特殊群体,故易形成儿童少年相关疾病高发态势,如麻疹、甲肝等疾病的暴发,应重点关注。

（八）宗教信仰

宗教信仰对人群生活方式会产生一定影响,不同人群因宗教信仰不同,其生活方式也有明显差异,疾病的分布频率也呈现显著的差别。某宗教人群咀嚼烟草的暴露率高于一般人群,此种烟草消耗暴露方式是否增加口腔癌等消化道癌的风险,值得研究。

二、地区分布

疾病的分布特征与一定地域空间的自然环境、社会环境等多种因素密切相关。如地理、地形、地貌、气温、风力、日照、雨量、植被、物产、微量元素等自然条件,以及社会环境中的政治、经济、文化、人口密度、生活习惯、遗传特征等。疾病在不同地区的分布特征反映出致病因子在这些地区作用的差别,根本的原因是由于疾病的危险因素的分布和致病条件不同所造成的。

疾病的地区分布可采用行政区划法（political boundaries）或自然景观法（natural boundaries）对资料进行归纳和分析。行政区划法简便易行,在世界范围内可按洲、区域、国家等为单位,在一个国家可按省、市、县、乡等行政区域来划分,行政区划法可行性好,但人为划定的行政区域与自然环境因素的分布往往并不吻合,可能掩盖自然环境条件与疾病分布的内在生态关系。而自然景观法则依山区、平原、湖泊、河流、草原及森林等自然边界或空间范围来收集和归纳资料,显然,这种方法能够比较好地揭示自然环境与疾病地区分布的关系,并能反映当地居民共同或独特的文化传统、风俗习惯和遗传背景的作用,以凸显致病因子的作用,但这种方法资料来源和调查实施的可行性较差。

疾病频率在国家间及国家内不同地区间和城乡之间的分布存在差别,某些疾病存在地区聚集性。

（一）国家间及国家内不同地区的分布

1. 疾病在不同国家间的分布　某些疾病呈世界范围流行,但不同国家间流行强度差异较大。传染病和慢性非传染性疾病均可呈现国家间分布的差异性。如艾滋病已在全球广泛流行,但撒哈拉南部非洲 HIV 感染者占全球感染人数的 2/3,霍乱多见于印度,病毒性肝炎在我国和亚裔人群高发。日本的胃癌及脑血管病的调整死亡率或年龄死亡专率居世界首位,而其乳腺癌、大肠癌及冠心病的调整死亡率或年龄死亡专率则最低。肝癌多见于亚洲、非洲,乳腺癌、肠癌多见于欧洲、北美洲。有些疾病只发生于世界某些地区,如黄热病只在非洲及南美洲流行。

在过去四十年间,睾丸癌的发病率呈现上升趋势,但是其发病率的报道在不同国家间存在着显著差异。图 2-5 为睾丸癌在不同国家间的分布情况,发病率差别较大,其中北欧国家发病率最高,而非洲国家和亚洲国家发病率则普遍较低,挪威的发病率是阿尔及利亚塞提夫省的40 倍以上;在亚洲地区,东亚国家的发病率低于西亚;在北欧地区,挪威和丹麦的发病率高于瑞典等国家。

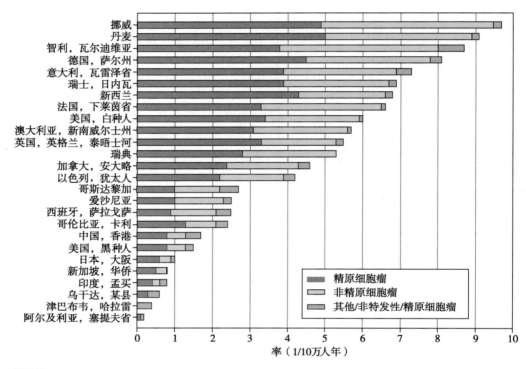

图 2-5

1998—2002 年世界不同国家人群睾丸癌年龄调整发病率

(改编自 Victoria,2010)

2. 疾病在同一国家内不同地区的分布   疾病在同一国家不同地区的分布存在明显差别。如鼻咽癌多见于广东,食管癌河南林州市高发,肝癌以江苏启东高发。中国慢性病前瞻性队列研究(CKB 项目)描述了该项目所覆盖的 10 个地区自然人群中高血压患病情况,见表 2-5,CKB 项目共调查 512 891 人,总人群高血压患病率为 35.2%,以 2000 年全国人口普查的年龄构成作为标准人口构成,直接标化法得到标化患病率 28.8%,将其城市项目地区及农村项目地区分别以城市名称及省份名称简化表述,高血压患病率以浙江(44.4%)和河南(40.2%)较高,海口(22.0%)较低,差异有统计学意义(P<0.001)。农村地区人群患病率(35.1%)高于城市(32.1%),北方地区人群(哈尔滨市、青岛市、甘肃省、河南省)高于南方地区(苏州市、柳州市、海口市、浙江省、四川省、湖南省)人群(以秦岭-淮河为界划分),差异有统计学意义。各地区高血压患病率均有随年龄增加而增加的趋势。

表 2-5　中国 10 个地区 30 ~79 岁人群高血压患病率（%）分布

变量	城市项目点					农村项目点					合计
	哈尔滨	青岛	苏州	柳州	海口	河南	甘肃	四川	浙江	湖南	
性别											
男	38.8	42.7	41.9	32.6	27.2	39.8	32.0	27.4	47.5	30.3	37.5
女	23.7	34.2	35.5	25.5	18.3	40.6	35.9	21.0	41.8	33.4	33.6
年龄组（岁）											
30~	12.0	16.0	14.8	7.8	5.2	18.6	11.4	8.0	21.3	10.0	12.7
40~	22.7	26.4	28.1	17.2	12.7	30.8	24.7	14.7	34.1	21.9	24.3
50~	36.8	44.7	43.4	35.2	28.4	45.5	41.4	29.3	50.5	38.6	40.0
60~	50.7	62.6	62.1	53.3	45.3	60.0	55.5	44.6	63.8	54.2	55.1
70~	58.9	71.1	70.4	62.4	53.3	66.0	61.8	51.6	72.1	62.8	62.7
合计	30.2	38.5	38.5	28.6	22.0	40.2	34.2	23.7	44.4	31.8	35.2

注：报告的率均对年龄和（或）性别进行调整；对年龄别患病率进行线性趋势检验，$P<0.001$

（改编自李立明,2016）

（二）城乡分布

由于生活条件、卫生状况、人口密度、交通条件、工业水平、动植物的分布等情况不同,在疾病的病种、死因顺位、发病率或死亡率等均表现出明显的城乡差异,了解城乡人群疾病频率变动趋势是制定预防和控制措施的依据,图 2-6 显示我国城乡人群脑血管疾病标化死亡率的变动趋势及年平均变化率,1990—2010 年我国成年人群脑血管病的标化死亡率变动趋势表明,脑血管疾病标化死亡率在城市人群中呈现波动下降的趋势,农村人群中脑血管疾病标化死亡率随时间变动趋势尚不明显;男性人群脑血管病的标化死亡率高于女性人群,且死亡率随时间变动的趋势相近,城市和农村情况相似;不同地区人群相比,脑血管疾病的死亡率 2000 年以前城市高于农村,自 2000 年开始农村高于城市,男性和女性的情况相近。

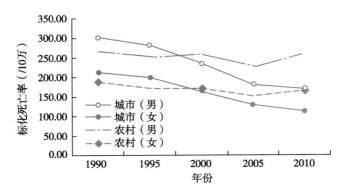

图 2-6

1990—2010 年我国城乡成年人群脑血管疾病死亡率的流行趋势

（改编自李立明, 2013 ）

1. 城市　城市人口的密度大、居住面积狭窄、人口流动性大和交通拥挤等,呼吸道传染病容易传播,如水痘、流行性脑脊髓膜炎和流行性感冒等常在大城市发生流行。城市的出生率相对稳定,青壮年所占比例较大,特别是大量农村人口涌入城市,使城市始终保持一定数量的某些传染病的易感人群,导致某些传染病可常年发生,并可形成暴发或流行,也常常呈现周期性流行的特点。

城市工业较集中,车辆多,空气、水、环境受到严重污染,慢性病患病率明显升高,如高血压、肺癌及其他肿瘤的发病率城市高于农村。与空气污染或噪声有联系的职业性因素所致的疾病也多见于城市。

城市的供水、排水设施完善,管理健全,饮用水的卫生水平较高,因此肠道传染病的流行受到限制。城市中医疗卫生水平高,设施集中,医疗保健制度较健全,所以肠道传染病发病率较低,且疫情容易得到及时的控制。

2. 农村　由于农村人口密度低,交通不便,与外界交往相对较少,呼吸道传染病不易流行,但一旦有传染病传入,便可迅速蔓延,引起暴发和流行。农村卫生条件较差,人群更接近自然环境,所以肠道传染病、虫媒传染病及自然疫源性疾病,如痢疾、疟疾、流行性出血热、钩端螺旋体病等较易流行。一些地方病如地方性甲状腺肿,氟骨症等在农村的发病率高于城市。

近些年农村经济和人群生活水平发生了很大的改变,乡镇企业得以迅速发展,但发展的同时也导致农村的环境污染加剧,使高血压、糖尿病和肿瘤发病率出现上升趋势。农村劳动强度大,劳动条件和防护条件较差,职业中毒和职业伤害时有发生。农村人口不断在城乡间的流动,一些传染病发病率在城乡间的差异减小或消失。

（三）地区聚集性

某地区发病及患病等疾病频率高于周围地区的情况,该地区疾病频率超过了随机概率,称为疾病的地区聚集性(endemic clustering)。若某疾病表现为地区聚集性,提示该地区特定的致病因子对人群健康产生了影响。研究疾病的地区聚集性对探讨病因、采取相应的防制措施并评价其效果具有十分重要的意义。

1. 地方性（endemic）　由于自然因素或社会因素的影响,某种疾病经常存在于某一地区或只在一定范围人群中发生,而不需自外地输入时称为地方性。一般可有三种类型。

（1）统计地方性:由于生活条件、卫生条件和宗教信仰等社会因素使某一地区某些疾病发病率长期显著高于其他地区,与该地自然环境关联甚微,称统计地方性。如痢疾等肠道传染病流行,常发生于卫生条件和经济条件差,人群卫生习惯不良的地区。

（2）自然地方性:某些疾病受自然环境的影响只在某一特定地区存在的情况称为自然地方性。包括两种情况,一类是该地区有适合于某种病原体生长发育和传播媒介生存的自然环境,使该病只在这一地区存在,如血吸虫病和丝虫病等。另一类是疾病与自然环境中的微量元素分布有关,如地方性甲状腺肿和氟中毒等。

（3）自然疫源性:某些疾病的病原体在繁衍种属过程中不依赖于人,而在野生动物或家畜中传播,人是偶尔介入该环节时受到感染,这种情况称为自然疫源性,这些疾病称为自然疫源性疾病,如鼠疫、流行性出血热和森林脑炎等。

2. 输入性疾病　又称外来性疾病,凡本国或本地区不存在或已消灭的传染病,从国外或其他地区传入时,称为输入性传染病,如艾滋病是在20世纪80年代初期由国外传入我国。

（四）地方性疾病

地方性疾病（endemic disease）是指局限于某些特定地区内相对稳定并经常发生的疾病，也称地方病。从广义上看，由各种原因所致的具有地区性发病特点的疾病均属地方病，这类疾病表现为经常存在于某一地区或人群，并有相对稳定的发病率。一般意义上讲是一类由于自然地理环境中人体正常代谢所需的某些微量元素过多或者缺乏所致的疾病。如地方性氟中毒、地方性砷中毒、碘缺乏病、大骨节病等。我国幅员辽阔，环境致病因素复杂，环境因素与人群行为生活方式、经济发展等方方面面因素交织存在，地方病种类繁多，疾病类型各异，防制任务仍十分艰巨。

判断一种疾病是否属于地方性疾病的依据是：①该地区的居民发病率高。②其他地区居住的人群发病率低，甚至不发病。③迁入该地区一段时间后，其发病率和当地居民一致。④迁出该地区后，发病率下降，患病症状减轻或自愈。⑤当地的易感动物也可发生同样的疾病。

三、时间分布

疾病频率随着时间的推移呈现出动态变化，这是由于随人群所处的自然环境、社会环境、生物学环境等因素的改变所致。通过疾病的时间分布可了解疾病的流行规律，为疾病的病因研究提供重要的线索，验证可疑的致病因素与疾病发生的关系，通过防制措施实施前后疾病频率的变化评价其效果。疾病的时间分布特征与变化规律可以从短期波动、季节性、周期性、长期趋势等几个方面进行归纳与描述。

（一）短期波动

短期波动（rapid fluctuation）一般是指持续几天、几周或几个月的疾病流行或疫情暴发，是疾病的特殊存在方式。其含义与暴发相近，区别在于暴发常用于少量人群，而短期波动常用于较大数量的人群。

短期波动一般具有比较确定的原因，多数情况下是由于大量人群同时或持续暴露于某共同致病因素，致使人群中疾病的病例数在短时间里迅速增多。如集体食堂的食物中毒，伤寒、痢疾和麻疹的暴发或流行，以及化学毒物中毒等。自然灾害、环境污染以及社会政治、经济文化因素等也可导致疾病的短期波动。

（二）季节性

疾病在一定季节内呈现发病率增高的现象称为季节性（seasonal variation, seasonality）。季节性是疾病非常重要的流行病学特征，许多疾病发病率呈现季节性升高和降低交替的特点。

季节性有以下两种表现形式：

1. 严格的季节性　在某些地区以虫媒传播的传染病发生有严格的季节性，发病多集中在少数几个月内，其余月份没有病例的发生，如我国北方地区流行性乙型脑炎发病高峰在夏秋季，北京和辽宁流行性乙型脑炎发病季节为夏秋季，湖南发病较前两地区提前，其他季节无病例出现，表现出乙脑流行严格的季节性特点，而福建则全年均有病例发生，只是在夏秋季发病频率出现季节性升高。

2. 季节性升高　一年四季均发病，但仅在一定月份发病率升高，如肠道传染病和呼吸道传染病，全年均有病例发生，但肠道传染病多见于夏秋季，而呼吸道传染病在冬春季高发。非传染病也有季节性升高的现象。如克山病在东北、西北病区,各型克山病病人多集中出现在11月至次年2月,占全年总发病人数的80%~90%,而西南病区却以6~8月为高峰,表现有明显的季节性。冠心病的发病和死亡均有季节性升高倾向,北京地区的急性心肌梗死死亡多发生于冬春季。出生缺陷也表现有季节性波动,国外报道,英、美、德、以色列无脑畸形冬季多见,而北京、天津地区研究报告中枢神经系统缺陷9~10月出现明显的高峰。但乙型病毒性肝炎、麻风、梅毒等传染病的季节性并不明显。

图2-7为2006—2009年流感相关儿童死亡按周的时间分布图,可以看出2006—2009年流感相关的儿童死亡多发生在每年的冬春季,呈现季节性升高的特点,而2009年21~33周有一个明显的高峰,与既往的季节性特点明显不同,为2009年甲型H1N1流感大流行所致,所以季节性特征的变化预示着流行因素发生变化,可能形成某种疾病的暴发或流行。

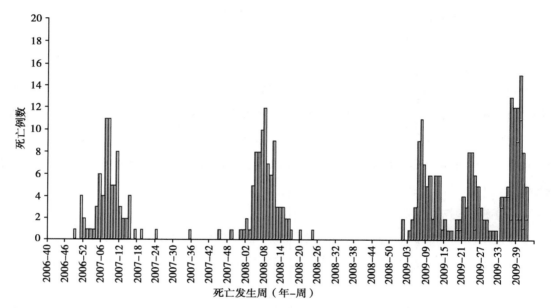

图 2-7
2006 年 7 月至 2009 年 10 月流感相关儿童死亡的时间分布(周)
(改编自 WHO,2009)

疾病季节性升高的原因较为复杂,不仅受自然环境、气候条件、媒介昆虫、野生动物的生活习性和家畜的生长繁殖等因素的影响,也受人的生活方式、生产、劳动条件、营养、风俗习惯、医疗卫生水平、暴露于致病因素的机会和人群易感性的影响。

（三）周期性

疾病的周期性(cyclic variation,periodicity)是指疾病频率按照一定的时间间隔,有规律地起伏波动,每隔若干年出现一个流行高峰的现象。

疾病周期性的变化多见于呼吸道传染病,流行性感冒、流行性脑脊髓膜炎、百日咳、水痘、白喉等有周期性现象。主要是由于易感者积累使人群易感性增加,形成发病率增高的现象,如麻疹,麻疹疫苗普遍使用以前,我国大中城市人群中每隔一年流行一次,但1965年对麻疹易感者实施了大面积疫苗接种,其周期性的流行规律基本不存在,但可观察到一定程度的周期性波动,甚至出现疫情暴发,这对麻疹免疫预防提出了更深层次的问题。图2-8描述了以色列及法国流感样病例发病率的周期性变化特点,在 1998—2009 年的 11 年间流感的流行呈现出周期性变化,每年冬季该病出现一次较小的发病高峰,而每隔 1~2 年会出现一次较大规模的流行。这是因为每一次大规模流行后人群中免疫人数比例升高,发病率降低,当易感者累积到一定数量时,新的发病高峰便会再次出现。

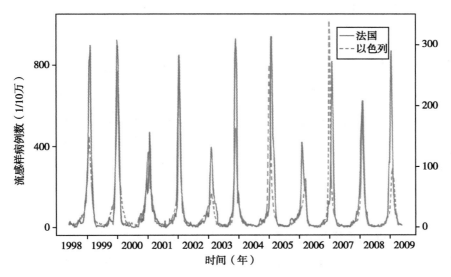

图 2-8

1998—2009 年以色列与法国流感样病例发病率

(改编自 Amit 等,2012)

了解并分析疾病的周期性变化规律,对探讨致病因素,预测流行趋势,制订防制对策具有重要的意义。影响疾病周期性及间隔时间的常见原因:

1. 人口密集、交通拥挤和卫生条件差等因素利于疾病的传播。当有传染源和足够数量的易感者存在,又无有效的预防措施时,其流行特征呈现一定的周期性。

2. 传播机制容易实现的疾病,当易感者积累到足够数量便可迅速传播。而疾病流行后,新的易感者积累的速度,特别是新生儿的增加,影响疾病周期间隔的时间,累积速度越快,间隔越短。

3. 病后可形成稳固免疫的疾病,一度流行后发病率可迅速下降,流行后人群免疫水平持续时间越久,周期间隔越长。

4. 周期性的发生还取决于病原体变异及其变异的速度,是影响疾病周期间隔时间的重要因素。

(四)长期趋势

长期趋势(secular trend,secular change)也称长期变异或长期变动,是指在一个比较长的时间内,通常为几年或几十年,疾病的临床特征、分布状态、流行强度等方面所发生的变化。有些疾病可表现出经过几年或几十年发病率持续上升或下降的趋势。一项对部分国家 50 年间胃癌死亡比的趋势性研究显示胃癌发病率低的国家如美国、新西兰,胃癌发病率下降早,但下降速度慢。胃癌发病率高的国家,如日本、智利和芬兰胃癌发病率下降晚,但下降速度快。Huang 等报道了中国台湾省 1979—2008 年间女性子宫癌和鼻咽癌调整发病率的长期趋势,发现子宫癌发病率呈持续上升趋势,而同时期女性鼻咽癌的发病率则缓慢下降(图 2-9)。

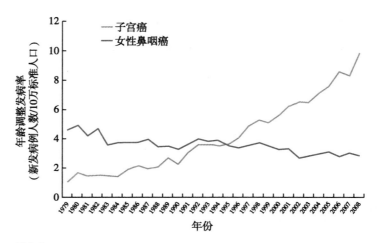

图 2-9
1979—2008 年中国台湾省女性子宫癌和鼻咽癌调整发病率
（改编自 Huang 等，2012）

　　近百年来,猩红热的发病率与死亡率均有明显下降,重症病人减少,近年来几乎未见有死亡病例。这种变化与病原体的菌种、毒力、致病力的变异、机体免疫状况有关,与防制工作的情况、是否采取有效的预防措施及应用新的治疗方法、手段等有关。半个世纪以来,我国疾病的死因顺位发生了巨大变化,慢性非传染性疾病占据了前三位,疾病死亡谱的长期变化趋势反映了疾病致病因素和防制对策综合作用的结果。长期变异的出现主要原因有:病因或致病因素的变化,病原体的变异,机体免疫状况的改变,医疗和防制水平的提高,报告及登记制度完善程度等。

四、疾病的人群、地区、时间分布的综合描述

　　在流行病学研究和疾病防制实践中,应对疾病人群、地区和时间分布资料进行综合分析,为全面获取有关病因线索、确定流行因素及制定防制对策提供依据。仅就疾病人群、地区及时间分布的某一个方面进行分析,尽管所述问题明确具体,但难以得出疾病流行状况的全貌,从而影响防制对策的制定。

　　在流行病学研究和疾病防制实践中,常需进行疾病的人群、地区和时间分布的综合分析。譬如在暴发疫情的调查过程中,为了判断暴露时间和流行因素,常将三间分布综合起来进行分析,从而掌握疫情全貌,为确定感染时间、流行因素、传播途径、播散范围等提供有力证据。近年来,随着我国工业化速度加快、环境污染严重、人口老龄化加剧等,肺癌死亡率已居所有恶性肿瘤之首,肺癌造成的疾病负担已成为我国重大的公共卫生问题之一。一项研究综合分析了 1990 年与 2013 年中国人群肺癌疾病负担及其变化情况,从区域分布来看,我国东北、华北地区,西南的四川、重庆及部分东中部地区 2013 年肺癌的标化死亡率明显高于其他地区,西部地区相对较低,其中标化死亡率辽宁省最高,西藏自治区最低。从肺癌的死亡和疾病负担变化情况来看,随时间及人群特征变化,其特点有所不同。如表 2-6 所示,男性和女性的肺癌死亡率均随年龄增加呈上升趋势,且每个年龄段的男性死亡率均明显高于女性,在不同年龄组中,不同性别肺癌死亡情况的变化有所不同,其中,与 1990 年相比,2013 年 15～岁组男性死亡率增加,女性下降,50～岁组仍表现为男性死亡率增加,女性下降的特点,≥70 岁组则表现为男女性死亡率均增加的特点。肺癌不同时间的伤残调整寿命年（DALY）的变

化有所不同,15~岁组男性增加,女性下降,50~岁组男女性均增加,男性增加明显,≥70 岁组男女性DALY 上升幅度最大。以上综合分析可以看出,与1990 年相比,2013 年中国人群肺癌死亡造成的疾病负担仍较为严重,不同地区和人群间死亡率和疾病负担有差异,应进行深入的研究并针对相关危险因素开展有效的预防与控制。

表2-6　1990 年与2013 年中国不同年龄和性别人群肺癌的疾病负担及变化

年龄组(岁)	死亡人数(万)		死亡率(/10 万)		DALY(万人年)	
	男性	女性	男性	女性	男性	女性
15~						
1990 年	2.09	1.35	6.31	4.41	97.71	63.29
2013 年	2.67	1.26	6.67	3.38	117.68	55.80
变化率(%)	27.75	-6.67	5.71	-23.36	20.44	-11.83
50~						
1990 年	9.64	4.11	128.41	58.60	262.06	112.37
2013 年	19.34	6.09	132.49	44.04	522.79	166.15
变化率(%)	100.62	48.18	3.18	-24.85	99.49	47.86
≥70						
1990 年	6.37	3.37	349.43	143.97	90.12	44.77
2013 年	17.59	7.66	477.19	184.73	226.93	86.80
变化率(%)	176.14	127.30	36.56	28.31	151.81	93.88

（改编自王黎君,2016）

移民流行病学(migrant epidemiology)是进行疾病人群、地区和时间分布综合描述的一个典型。移民是指居民由原来居住地区迁移到其他地区,包括国外或国内不同省、市、自治区的现象。由于居住地变迁,气候条件、地理环境等自然因素的变化,生活方式、风俗习惯等社会因素的差异,移民人群疾病频率会发生程度不同的变化。

移民流行病学是探讨疾病病因的一种方法。它是通过观察疾病在移民、移居地当地居民及原居地人群间的发病率或死亡率的差异,从而探讨疾病的发生与遗传因素或环境因素的关系。移民流行病学常用于肿瘤、慢性病及某些遗传病的病因和流行因素的探讨。

移民流行病学研究应遵循的原则:

1. 若某病发病率或死亡率的差别主要是环境因素作用的结果,则该病在移民人群中的发病率或死亡率与原住国(地区)人群不同,而接近移居国(地区)当地人群的发病率或死亡率。

2. 若该病发病率或死亡率的差别主要与遗传因素有关,则移民人群与原住国(地区)人群的发病率或死亡率近似,而不同于移居国(地区)当地人群。

对日本的胃癌移民流行病学调查研究显示,胃癌在日本高发,美国低发。在美国出生的第二代日本移民胃癌的死亡率高于美国人,但低于日本当地居民,说明环境因素对胃癌的发生有较大关系。

在进行移民流行病学分析与结果解释时应考虑移民生活条件和生活环境的改变程度、原居地及移居地的医疗卫生水平及移民移居的原因,还应考虑移民的人口学特征如年龄、职业、文化水平、社会经济状况、种族和其他人口学因素。若环境因素与某病发生的关系较大时,一般幼年迁移到新移居地后,更容易受新移居地环境的影响。移民的世代数与疾病的发病率也有关,移民在新环境居住的世代数越多,越接近移居国居民的发病水平。

在德国,前列腺癌是发病率较高的癌症,Winkler 通过收集 1990—2005 年德国两个州(威斯特伐尼亚和萨尔州)53 012 例死亡数据,分析发现前苏联移民前列腺癌死亡率明显低于德国当地居民(SMR 0. 57,95%CI:0. 38~0. 83),而更接近于原居住国人群死亡率水平(图 2-10)。同时,对该人群中进行纵向分析也并未发现生活方式差异是产生这种差别的原因,所以由此推测遗传因素可能在前列腺癌发病与死亡的过程中发挥了重要作用。

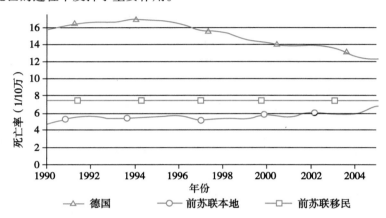

图 2-10

居住德国的前苏联移民前列腺癌年龄调整死亡率变化情况

(改编自 Volker Winkler,2012)

本章从疾病和健康状态的测量指标入手,介绍了发病与患病频率、死亡与生存频率、疾病负担评价指标等常用测量指标的概念及用途,讲述了散发、暴发、流行及大流行作为描述疾病流行强度的概念,阐述了研究疾病分布的意义,介绍了疾病的人群分布、地区分布和时间分布的内涵和描述方法,并以移民流行病学和应用实例讲述了疾病的人群、地区、时间分布综合分析的意义和在流行病学研究中的应用。

(王素萍)

思考题

1. 举例说明发病率与患病率的异同点。

2. 影响患病率的因素有哪些?

3. 描述疾病发病与患病情况以及死亡与生存情况的指标有哪些?

4. 简述 PYLL 和 DALY 的概念和用途。

5. 如何描述疾病的流行强度?

6. 疾病的人群分布、地区分布和时间分布包括哪些内容?

7. 疾病年龄分布的分析方法有几种?

8. 以某病流行病学特征研究为例说明如何进行疾病三间分布的综合描述。

第三章

描述性研究

Chapter 3 Descriptive Study

Descriptive epidemiologic studies describe the distribution of disease, health status and exposure in different groups defined by factors such as age, gender and race, and examine the pattern and trend of disease occurrence over time or by geographic area. These studies are mainly used to generate hypotheses for further investigations but cannot testify causal relations between disease and exposure. They are thus commonly known as hypothesis-generating studies. Descriptive studies mainly include case report, disease surveillance, cross-sectional studies, and ecological studies. The cross-sectional study measures disease and exposure status simultaneously in a population, in which the frequency and characteristics of a disease in the population at a particular point in time can be described. This type of data may be useful for assessing the prevalence of acute or chronic conditions but cannot tell whether the exposure proceeded or followed the disease. Ecologic studies, also known as correlation studies, relate the frequency of a disease to an exposure at the population or group level. Thus, the observational unit in ecological studies is groups or populations rather than individuals. Descriptive studies are mainly used for estimating the prevalence of disease or health status, probing into the natural history of disease, ascertaining high-risk individuals and generating hypotheses for further studies.

描述性研究(descriptive study),又称为描述流行病学(descriptive epidemiology),是流行病学研究方法中最基本的类型,主要用来描述人群中疾病或健康状况及暴露因素的分布情况,目的是提出病因假设,为进一步调查研究提供线索,该类研究还可用来确定高危人群,评价公共卫生措施的效果等,是分析性研究的基础。描述性研究常见的类型主要有:现况研究、生态学研究、病例报告、病例系列分析、个案研究、历史资料分析、随访研究等。本章主要介绍现况研究与生态学研究。

第一节 概述

一、描述性研究的概念

描述性研究是指利用常规监测记录或通过专门调查获得的数据资料(包括实验室检查结果),按照不同地区、不同时间及不同人群特征进行分组,描述人群中有关疾病或健康状态以及有关特征和暴露因素的分布状况,在此基础上进行比较分析,获得疾病三间(人群、地区和时间)分布的特征,进而获得病因线索,提出病因假设。

二、描述性研究的种类

1. 现况研究　　现况研究是在一个特定时点或时期内,在特定范围内的人群中,对某种(些)疾病或健康状况以及相关因素进行调查的一种方法。它通过描述所研究的疾病或健康状况以及相关因素在该调查人群中的分布,按不同暴露因素的特征或疾病状态进行比较分析,从而为建立病因假设提供证据。有关现况研究的介绍详见本章第二节。

2. 病例报告(case report)　　病例报告是对临床上某种罕见病的单个病例或少数病例的详细介绍,属于定性研究的范畴。研究涉及少数个案,通过对个案特征的把握得出结论,无须描述事物的集中趋势或离散程度,重点探求其产生的原因,为研究者提供分析和决策的线索。病例报告通常针对临床实践中某一个或几个特殊病例或个别现象进行探讨,判断一个病例是否为罕见病例则需要进行全面的文献检索。

3. 病例系列分析(case series analysis)　　病例系列分析是临床医生最熟悉的一类研究方法。它是对一组(几例、几十例、几百例或几千例等)相同疾病的病人临床资料进行整理、统计、分析、总结并得出结论。病例系列分析一般用来分析某种疾病的临床表现特征,评价预防、治疗措施的效果。病例系列分析可以发现以往工作中存在的问题,为进一步研究提供线索,并能显示某些病变的自然进程的规律性,提示研究的重点和方向。

4. 个案研究(case study)　　又称个案调查,是指到发病现场对新发病例的接触史、家属及周围人群的发病或健康状况以及可能与发病有关的环境因素进行调查,以达到查明所研究病例的发病原因和条件,控制疫情扩散及消灭疫源地,防止再发生类似疾病的目的。个案研究的对象一般为传染病病人,但也可以是非传染病病人或病因未明的病例等。个案研究是医疗卫生及疾病预防部门日常处理疾病报告登记工作的组成部分,调查内容由当地卫生部门具体规定。通过报告、登记和个案调查,可以得到有关疾病发病的第一手资料,既为地区疾病控制提供了分析基础,也为探索病因提供线索。

5. 历史资料分析　　历史资料即既有资料,是研究疾病的三间分布特征、疾病危险因素和评价疾病防制措施效果的重要资料和信息来源。它在研究者开展研究前便已客观存在,属于流行病学研究中的基础资料范畴。研究者需通过回顾性调查,提取和利用相关机构的日常工作的记录、登记、各类日常报告、统计表格、疾病记录档案等历史资料,进一步开展统计分析,最终获得研究结果,属于描述性流行病学研究的常规方法。

6. 随访研究(follow-up study)　　也称纵向研究,是通过定期随访,观察疾病、健康状况或卫生事件在一个固定人群中随着时间推移的动态变化情况。与现况研究只研究一个特定时点或特定时期内人群中暴露与疾病的分布不同,随访研究可以对研究对象进行连续观察。随访研究的随访间隔和方式根据具体的研究内容的不同而有所不同,可以是预定的时间段内(某季度、半年或一年内)执行的纵向调查,也可以是规律性实施的横断面研究(如以年为单位实施均匀的纵向研究)。在调查对象的文化程度允许的条件下,还可要求随访对象以日记的形式,记录急性病的发生与慢性非传染性疾病的变化情况,以提供更全面而准确的资料,避免了可能存在的回忆偏倚。随访研究也可用于疾病自然史的研究,为该疾病的病因研究提供线索,或用于提出或检验某些病因学假设。

7. 生态学研究　统计学上常称为相关性研究。生态学研究是在群体的水平上研究暴露与疾病之间的关系,观察和分析的单位是群体,因此是种粗线条的研究,仅能提供一定的病因线索。有关生态学研究的介绍详见本章第四节。

三、描述性研究的特点

描述性研究在揭示暴露和疾病因果关系的探索过程中是最基础的步骤。相对于其他类型的流行病学研究,它的主要特点包括:

1. 描述性研究以观察为主要研究手段,不对研究对象采取任何干预措施,仅通过观察、收集和分析相关数据,分析和总结研究对象或事件的特点。

2. 描述性研究中,其暴露因素的分配不是随机的,且在研究开始时一般不设立对照组。

3. 暴露与结局的时序关系无法确定,对于暴露与结局间关系的因果推断存在一定的局限性,仅可做一些初步的比较性分析,但可为后续的分析性或实验研究提供线索。

四、描述性研究的用途

通过开展描述性研究,一方面可以确定高危人群的特征,另一方面可以获得病因线索、提出病因假设,在此基础上,还可提出初步的防制对策及后续研究的方向。

1. 描述疾病或者健康状况的分布及发生发展的规律　描述流行病学从时间、空间(地区)和人间(人群)分布三个方面,对正在调查的或已有的资料进行描述,有助于阐明疾病或者健康事件的分布特征,揭示疾病或健康状态的分布及发生发展的规律。该类研究为疾病危险因素的发现,高危人群的确定,疾病病人的早发现、早诊断和早治疗,人群疾病防制策略措施的提出,卫生政策和医疗卫生计划的制订提供基础资料,具有启示性作用。

2. 获得病因线索,提出病因假设　疾病或健康状况在不同人群、时间和地区的分布差异可能是由于某些原因造成的。因此,比较疾病或健康状况在三间分布的差异,可以为后续研究提供线索,提出病因假设。

第二节　现况研究

一、现况研究概述

（一）概念

现况研究是通过对特定时点(或期间)和特定范围内人群中的疾病或健康状况和有关因素的分布状况的资料收集、描述,从而为进一步的研究提供病因线索。从时间上来说,现况研究收集的是某特定的时间断面的资料,故又称为横断面研究(cross-sectional study)。从观察分析指标来说,由于这种研究所得到的频率指标一般为特定时间内调查群体的患病率,故也称之为患病率研究(prevalence study)。

(二)特点

一项设计良好的现况研究不仅可以准确描述疾病或健康状况在某一人群中的分布,还可以同时探讨多个暴露因素与多种疾病之间的关系。

1. 现况研究一般在设计阶段不设对照组　病例对照研究在起始时就有病例组和对照组;队列研究在起始时则有暴露人群和非暴露人群;临床试验或社区试验在研究起始时即设有试验(干预)组和对照组等。而现况研究与此不同,在其开始时,根据研究目的确定研究对象,然后调查研究对象在某一特定时点上的暴露(特征)和疾病的状态,而不是根据暴露状态或疾病状态先进行分组,然后收集研究对象的资料。但是在资料处理与分析时,则可根据暴露(特征)的状态或是否患病的状态来分组比较。

2. 现况研究的特定时间　现况研究关注的是某一特定时点上或某一特定时期内某一群体中暴露与疾病的状况或联系。所谓特定时点,并不强调必须是某年某月的某一特定时间,对于该群体中的每一个个体,时点所指的具体时间可能不同。例如,在一个人群中调查高血压的患病情况,则对每个个体来说,特定时点是指测量血压、诊断是否为高血压的时间。同样地,特定时点也可以是病人入院的时间、出院的时间等,这些时间在日历年月日上都不是在同一个具体的时点上。如果这些不同的具体时间持续得太久,就会对调查结果产生影响;或者所调查的疾病是急性的,且随着时间的变化其发病率也有不同,此时结果就很难解释。理论上,时点患病率较期间患病率更为准确,因此这个时间应该越集中越好,如人口普查的时间点定在 11 月 1 日零点。

3. 现况研究在确定因果联系时受到限制　一般而言,现况研究所揭示的暴露与疾病之间的统计学联系,仅为建立因果联系提供线索,是分析性研究(病例对照研究和队列研究)的基础,而不能据此做出因果推断。理由如下:①在现况研究中,研究对象一般都是存活期较长的病人。而某些病程较短的疾病病人(如迅速痊愈或很快死亡),则很难包括在一个时点或一个短时期的研究中。但存活期长与存活期短的病人,在许多特点上可能会很不一样,这种情况下,就很可能将影响存活的因素当作影响发病的因素。②现况研究一般揭示的是某一时点或时期暴露(特征)与疾病的关系,而不能确定暴露(特征)与疾病的时间顺序关系。例如,一项现况研究发现,结直肠癌病人比非病人的血清胆固醇水平要低,且有统计学意义,但仍很难确定是低血清胆固醇水平增加了患结直肠癌的风险,还是结直肠癌降低了血清胆固醇水平。

4. 对研究对象固有的暴露因素可以作因果推断　诸如性别、种族、血型、基因型等因素,在疾病发生之前就存在,且不会因是否患病而发生改变,则在排除和控制了可能存在的偏倚的情况下,现况研究可以提供相对真实的暴露(特征)与疾病的时间先后顺序的联系,从而进行因果推断。

5. 现况研究用现在的暴露(特征)来替代或估计过去情况的条件　在现况研究的结果解释时,常常会以研究对象目前的暴露状态或特征来替代或估计其过去的暴露状况,以便对研究结果做出专业上更有意义的推论。对此,需符合如下前提条件:①现在的暴露或暴露水平与过去的情况存在着良好的相关关系,或已被证明变化不大。例如某些环境性或职业性的暴露因素在近若干年来或更长时间内稳定不变,则可用此来估计其与研究群体中个体是否患病的联系强度。又如,可通过测定头发中的汞含量来估计过去暴露于汞污染和所研究的某个疾病之间的联系等。②已知研究因素的暴露水平的变化趋势或规律,以此趋势或规律来估计过去的暴露水平。③回忆过去的暴露或暴露水平极不可靠,而现在的暴露资料可以用来估计过去的暴露情况。

6. 现况研究定期重复进行可以获得发病率资料　两次现况研究的现患率之差,除以两次现况研究之间的时间间隔,即是该时期的发病率。采用这种计算方法的要求是两次现况研究之间的时间间隔不能太长,在该时间范围内发病率的变化不大,且疾病的病程稳定。这种计算方法避免了需要长期随访监测研究对象来获得发病率资料的研究方法的弱点。

（三）类型

现况研究根据涉及研究对象的范围可分为普查和抽样调查。

1. 普查（census）　即全面调查,是指在特定时点或时期内、特定范围内的全部人群(总体)作为研究对象的调查。这个特定时点应该较短。特定范围是指某个地区或某种特征的人群,如对某地全部儿童(≤14 岁)进行体格检查。

普查的目的主要包括:①早期发现、早期诊断和早期治疗病人,如妇女的宫颈癌普查;②了解慢性病的患病及急性传染性疾病的疫情分布,如高血压普查和针对疫区开展的普查;③了解当地居民健康水平,如居民膳食与营养状况调查;④了解人体各类生理生化指标的正常值范围,如青少年身高、体重的测量等。

普查的优点有:①调查对象为全体目标人群,不存在抽样误差;②可以同时调查目标人群中多种疾病或健康状况的分布情况;③能发现目标人群中的全部病例,在实现"三早"(早期发现、早期诊断、早期治疗)预防的同时,全面地描述疾病的分布与特征,为病因分析研究提供线索。普查的缺点包括:①不适用于患病率低且无简便易行诊断手段的疾病;②工作量大,因此不易细致,难免存在漏查;③调查工作人员涉及面广,掌握调查技术和检查方法的熟练程度不一,对调查项目的理解往往很难统一和标准化,较难保证调查质量;④耗费的人力、物力资源一般较大,费用往往较高。

2. 抽样调查　抽样调查(sampling survey)是相对于普查的一种比较常用的现况研究方法,指通过随机抽样的方法,对特定时点、特定范围内人群的一个代表性样本进行调查,以样本的统计量来估计总体参数所在范围,即通过对样本中的研究对象的调查研究来推论其所在总体的情况。

与普查相比,抽样调查具有节省时间、人力和物力资源等优点,同时由于调查范围小,调查工作易于做得细致。但是抽样调查的设计、实施与资料分析均比普查要复杂;同时资料的重复或遗漏不易被发现;对于变异过大的研究对象或因素和需要普查普治的疾病则不适合用抽样调查;患病率太低的疾病也同样不适合用抽样调查,因为需要很大的样本量,如果抽样比大于 75%,则不如进行普查。抽样调查的基本要求是能将从样本获得的结果推论到整个群体(总体),为此,抽样必须随机化,样本量要足够。

（四）用途

现况研究除可用于掌握目前群体中疾病或健康状况的分布,提供疾病病因研究的线索外,现况研究的主要用途还包括：

1. 确定高危人群　确定高危人群是疾病预防控制中一项极其重要的措施,特别是慢性病的预防与控制,确定高危人群是早发现、早诊断、早治疗的首要步骤。例如,为了预防与控制冠心病和脑卒中的发生,需要将目标人群中这类疾病的高危人群鉴别出来。现有的知识认为高血压是这类疾病的一个重要危险因素。据此,可应用现况研究找出该目标人群中的全部高血压病病人,将其确定为高危人群。

2. 评价疾病监测、预防接种等防制措施的效果　在疾病监测、预防接种的实施过程中,通过在不同阶段重复开展现况调查,既可以获得开展其他类型流行病学研究的基线资料,也可以通过对不同阶段患病率差异的比较,对防制策略、措施的效果等进行评价。

二、现况研究的设计与实施

由于现况研究的规模一般都较大,涉及的工作人员和调查对象也很多,因此,良好的设计方案是保证研究成功实施的前提,也是研究项目获得成功的保障。在现况研究设计中要特别引起重视的是抽样调查中所选择的研究对象的代表性,这是将研究结果向总体推论时的必要前提。随机抽取足够的样本和避免选择偏倚的介入,是保证研究对象(样本)具有代表性的重要条件。

（一）确定研究目的

这是研究设计的重要步骤,应根据研究所期望解决的问题,明确该次调查所要达到的目的,如是为了了解某疾病或健康状况的人群分布情况还是开展群体健康检查;是考核防制措施的效果还是探索病因或危险因素;是为社区诊断提供基线资料还是为卫生决策提供科学参考。

（二）明确研究的类型

根据具体的研究目的来确定采用普查还是抽样调查,此时需要充分考虑两种研究类型的优缺点,以便在有限的资源下取得预期的研究结果。

（三）确定研究对象

确定合适的研究对象同样是顺利开展现况研究的关键环节,应根据研究目的对调查对象的人群分布特征、地域范围以及时间点有一个明确的规定,并结合实际情况明确在目标人群中开展调查的可行性。在设计时,研究对象可以为某个区域内的全部居民或其中的一部分,如研究儿童,既可选择区域内≤14岁者;也可以为某一时点上的流动人员所组成,如某年、月、日某医院的就诊个体;也可以采用某些特殊群体作为研究对象,如采用某种职业工作者来研究相应的职业病等。

（四）确定样本含量和抽样方法

1. 样本量　一般来说,由于抽样调查较普查有很多优越性,所以现况研究常采用抽样的办法。当然,也可以采用抽样与普查相结合的方法。例如,1989年全国进行了以县(区)为抽样单位的1/10人口的居民全死因调查。此项研究中,采用整群抽样技术,被抽到的县(区)则进行居民全死因的普查,而所有被抽取的县(区)则构成了一个全国居民的代表性样本。该抽样调查的抽样比为1/10。

决定现况研究的样本量大小的因素来自多个方面,主要包括:①预期现患率(p);②对调查结果精确性的要求:即容许误差(d)越大,所需样本量就越小;③要求的显著性水平(α):α值越小,即显著性水平要求越高,样本量要求越大。一般地,在做某病的现患率调查时,其样本量可用下式估计。

$$s_p = \sqrt{\frac{pq}{n}}$$ 式(3-1)

经转换,可改写成下式:

$$n = \frac{pq}{s_p^2}$$ 式(3-2)

令 $: s_p = \frac{d}{Z_{1-\alpha/2}}$,则有

$$n = \frac{pq}{\left(\frac{d}{Z_{1-\alpha/2}}\right)^2} = \frac{Z_{1-\alpha/2}^2 \times pq}{d^2}$$ 式(3-3)

式中 p 为预期的现患率,$q = 1-p$,d 为容许误差,$Z_{1-\alpha/2}$ 为显著性检验的统计量,n 为样本量。$\alpha = 0.05$ 时,$Z_{1-\alpha/2} = 1.96$;$\alpha = 0.01$ 时,$Z_{1-\alpha/2} = 2.58$。

设 $: d$ 为 p 的一个分数。当 $d = 0.1 \times p$,并且当 $\alpha = 0.05$ 时,$Z_{1-\alpha/2} = 1.96 \approx 2$

则式 3-3 可写成:

$$n = 400 \times \frac{q}{p}$$ 式(3-4)

若允许误差 $d = 0.15p$,则 $n = 178 \times q/p$;同理,$d = 0.2p$ 时,$n = 100 \times q/p$,以上计算显著性水平 α 均取 0.05。

以上样本量估计公式仅适用于 $n \times p > 5$ 的情况,如果 $n \times p \leqslant 5$ 则宜用 Poisson 分布的办法来估算样本量。表 3-1 为 Poisson 分布期望值的 0.90 和 0.95 可信限表,可用此表来估计调查的样本量。例:某县估计结直肠癌现患率为 30/10 万,问应抽样调查多少人?

表 3-1　Poisson 分布期望值的可信限简表

期望病例数	0.95		0.90	
	下限	上限	下限	上限
0	0.00	3.69	0.00	3.00
1	0.0253	5.57	0.0513	4.74
2	0.242	7.22	0.355	6.30
3	0.619	8.77	0.818	7.75
4	1.09	10.24	1.37	9.15
5	1.62	11.67	1.97	10.51
6	2.20	13.06	2.61	11.84
7	2.81	14.42	3.29	13.15
8	3.45	15.76	3.93	14.43
9	4.12	17.08	4.70	15.71
10	4.30	18.29	5.43	16.96
11	5.49	19.68	6.17	18.21

续表

期望病例数	0.95		0.90	
	下限	上限	下限	上限
12	6.20	20.96	6.92	19.44
13	6.92	22.23	7.69	20.67
14	7.65	23.49	8.46	21.89
15	8.40	24.74	9.25	23.10
16	9.15	25.98	10.04	24.30
17	9.90	27.22	10.83	25.50
18	10.67	28.45	11.63	26.69
19	11.44	29.67	12.44	27.88
20	12.22	30.89	13.25	29.06
21	13.00	32.10	14.07	30.24
22	13.79	33.31	14.89	31.42
23	14.58	34.51	15.72	32.59
24	15.38	35.71	16.55	33.75
25	16.18	36.90	17.38	34.92
26	16.98	38.10	18.22	36.08
27	17.79	39.28	19.06	37.23
28	18.61	40.47	19.90	38.39
29	19.42	41.65	20.75	39.54
30	20.24	42.83	21.59	40.69
35	24.38	48.68	25.87	46.40
40	28.58	54.47	30.20	54.07
45	32.82	60.21	34.56	57.69
50	37.11	65.92	38.96	63.29

该例子中,若随机抽取 1 万人作为调查对象,则按照 30/10 万的现患率估算,调查期望得到的病例数为 3 例。查表 3-1 可知,当期望病例数为 3 时,其 95% 可信限下限为 0.619,上限为 8.77;也就是说,若样本数为 1 万人时,调查结果中可能一个病例也不出现,使调查工作失去了意义。若要使调查结果至少有 1 例或 1 例以上的病例出现,查表 3-1 可知,95% 可信限下限为 1.09 时,期望病例数为 4 例。当调查结果中至少有 4 例结直肠癌病人出现时,则有 4:X=30:10 万的等式成立,故 X=4/30×10 万 =13 334 人,换言之,若要在 95% 可信限上获得该县结直肠癌现患率的样本估计数据,则至少应抽样调查 13 334 人。在实际操作时,可适当扩大一些样本量,以免估计的现患率(本例中为 30/10 万)与目标人群的现患率有误差而造成样本量不足。此外,上述方法一般适用于单纯随机抽样的方法,而实际工作中,诸如恶性肿瘤现患率调查等常采用整群抽样的方法,可在上述方法估算的样本量基础上再增加 1/2。

若抽样调查的分析指标为计量资料,则应按计量资料的样本估计公式来计算,公式如下:

$$n = \frac{4s^2}{d^2} \qquad \qquad 式（3-5）$$

上式中 n 为样本量，d 为容许误差，s 为总体标准差的估计值。从式（3-5）可看出，样本量大小与 s 的平方成正比，与 d 的平方成反比，故在实际应用中，若同时有几个数据可供参考时，s 宜取大一点的值，这样不至于使估计的样本量（n）偏小。

2. 抽样方法　抽样可分为非随机抽样和随机抽样，前者如典型调查。随机抽样的样本获得须遵循随机化原则，即保证总体中每一个对象都有已知的、非零的概率被选为研究对象，以保证样本的代表性。若样本量足够大、调查数据可靠、分析正确，则可以把调查结果推论到总体。

除上面例子中的整群抽样外，常见的随机抽样方法还有单纯随机抽样、系统抽样、分层抽样、整群抽样和多阶段抽样。

（1）单纯随机抽样（simple random sampling）：也称简单随机抽样，是最简单、最基本的抽样方法。从总体 N 个对象中，利用抽签或其他随机方法（如随机数字）抽取 n 个，构成一个样本。它的重要原则是总体中每个对象被抽到的概率相等（均为 n/N）。

在估算样本量时，该抽样方法既可根据总体率进行估算，也可根据总体均数进行估算。若已知总体率，则无限总体抽样公式如下（式 3-6），有限总体须在其基础上进行校正（式 3-7）。

$$n = \frac{Z_{1-\alpha/2}^2 \pi(1-\pi)}{\delta^2} \qquad \qquad 式（3-6）$$

$$n_c = \frac{n}{1+n/N} \qquad \qquad 式（3-7）$$

式（3-6）中：π 为总体率，δ 为容许误差；式（3-7）中：N 为有限总体包含的单位数。

若总体均数已知，则无限总体的样本量计算公式如下，而有限总体依旧需要用式（3-7）进行校正：

$$n = \left(\frac{Z_{1-\alpha/2}\sigma}{\delta} \right)^2 \qquad \qquad 式（3-8）$$

式中：σ 为总体均数，δ 为容许误差。

单纯随机抽样的标准误按资料性质根据式 3-9 和式 3-10 计算。

均数的标准误：

$$s_{\bar{x}} = \sqrt{\left(1-\frac{n}{N} \right)\frac{s^2}{n}} \qquad \qquad 式（3-9）$$

率的标准误：

$$s_p = \sqrt{\left(1-\frac{n}{N} \right)\frac{p(1-p)}{n-1}} \qquad \qquad 式（3-10）$$

式中：s 为样本标准差；p 为样本率；N 为总体含量；n 为样本量；n/N 为抽样比，若小于 5% 可以忽略不计。

在实际工作中，单纯随机抽样往往由于总体数量大，编号、抽样麻烦以及抽到个体分散而导致资料收集困难等原因而较少得到应用，但它是其他各种抽样方法的基础。

（2）系统抽样（systematic sampling）：又称机械抽样，是按照一定顺序，机械地每隔若干单位抽取一个单位的抽样方法。

具体抽样方法如下：设总体单位数为 N，需要调查的样本数为 n，则抽样比为 n/N，抽样间隔为 $K=N/n$。每 K 个单位为一组，然后用单纯随机方法在第一组中确定一个起始号，从此起始点开始，每隔 K 个单位抽取一个作为研究对象。

系统抽样的优点有：①可以在不知道总体单位数的情况下进行抽样。例如，想抽取一年中所有新生儿的一个样本，不必准确了解一年中新生儿数量，可以根据估计而确定抽样间隔（K）。②在现场人群中较易进行。例如，调查员可按户或按门牌号，每间隔 K 户调查一户，这比单纯随机抽样要容易操作。③样本是从分布在总体内部的各部分的单元中抽取的，分布比较均匀，代表性较好。

系统抽样的缺点主要是：假如总体各单位的分布有周期性趋势，而抽取的间隔恰好与此周期或其倍数吻合，则可能使样本产生偏性。例如疾病的时间分布有季节性，调查因素的周期性变化等，如果不能注意到这种规律，就会使结果产生偏倚。

系统抽样标准误的计算可用单纯随机抽样的公式代替。

（3）分层抽样（stratified sampling）：是指先将总体按某种特征分为若干次级总体（层），然后再从每一层内进行单纯随机抽样，组成一个样本。分层可以提高总体指标估计值的精确度，它可以将一个内部变异很大的总体分成一些内部变异较小的层（次总体）。每一层内个体变异越小越好，层间变异则越大越好。分层抽样比单纯随机抽样所得到的结果精确度更高，组织管理更方便，而且它能保证总体中每一层都有个体被抽到。这样除了能估计总体的参数值，还可以分别估计各个层内的情况，因此分层抽样技术常被采用。

分层抽样又分为两类：一类叫按比例分配（proportional allocation）分层随机抽样，即各层内抽样比例相同；另一类叫最优分配（optimum allocation）分层随机抽样，即各层抽样比例不同，内部变异小的层抽样比例小，内部变异大的层抽样比例大，此时获得的样本均数或样本率的方差最小。

若要估算总体率所需样本量，则计算公式如下：

$$n=\frac{(\sum W_i\sqrt{p_iq_i})^2}{v+\sum W_ip_iq_i/N} \tag{式（3-11）}$$

式中：$W_i=N_i/N$，N_i、p_i 及 q_i 分别为第 i 层的例数、阳性率及阴性率，N 为总例数，v 为估计总体率的方差，一般 $v=\left(\dfrac{\delta}{Z_{1-\alpha/2}}\right)^2$，其中 δ 为容许误差。

第 i 层的样本量为

$$n_i=\frac{nN_i\sqrt{p_iq_i}}{\sum N_i\sqrt{p_iq_i}} \tag{式（3-12）}$$

若要估算总体均数所需样本量，则计算公式如下：

$$n=\frac{\sum W_i^2S_i^2/w_i}{v+\sum W_iS_i^2/N} \tag{式（3-13）}$$

式中：$W_i=N_i/N$，$w_i=N_iS_i/\sum N_iS_i$，其中 N_i、S_i 分别为第 i 层的例数、标准差，N 为总例数，v 为估计

总体均数的方差，一般 $v = \left(\dfrac{\delta}{Z_{1-\alpha/2}} \right)^2$ ，其中 δ 为容许误差。

第 i 层的样本量为

$$n_i = \frac{nN_iS_i}{\sum N_iS_i} \qquad\qquad 式(3-14)$$

（4）整群抽样：整群抽样（cluster sampling）是将总体分成若干群组，抽取其中部分群组作为观察单位组成样本，这种抽样方法称为整群抽样。若被抽到的群组中的全部个体均作为调查对象，称为单纯整群抽样（simple cluster sampling）；若通过再次抽样后调查部分个体，称为二阶段抽样（two stages sampling）。

整群抽样的特点有：①易于组织、实施方便，可以节省人力、物力；②群间差异越小，抽取的群越多，则精确度越高；③抽样误差较大，故通常在单纯随机抽样样本量估算的基础上再增加 1/2。

（5）多阶段抽样：多阶段抽样（multistage sampling）是指将抽样过程分阶段进行，每个阶段使用的抽样方法往往不同，即将以上抽样方法结合使用，其在大型流行病学调查中常用。其实施过程为：先从总体中抽取范围较大的单元，称为一级抽样单位（primary sampling unit，PSU）（如省、自治区、直辖市），再从每个抽得的一级单元中抽取范围较小的二级单元（县、乡、镇、街道）……以此类推，最后抽取其中范围更小的单元（如村、居委会）作为调查单位。

每个阶段的抽样可以采用单纯随机抽样、系统抽样或其他抽样方法。多阶段抽样可以充分利用各种抽样方法的优势，克服各自的不足，并能节省人力、物力。多阶段抽样的缺点是在抽样之前要掌握各级调查单位的人口资料及特点。我国进行的慢性病大规模调查就是采用此方法。

（五）资料收集

在现况研究中，收集资料的方法一经确定，就不能变更，在整个研究过程中必须前后一致，以保证研究资料的同质性。资料收集过程中要注意，暴露（特征）的定义和疾病的标准均要明确和统一。所有参与检验或检测人员以及调查员都须经过培训，以统一调查和检测标准，避免测量偏倚的产生。

1. 确定拟收集资料的内容　现况研究最基本的内容是调查对象有无某种疾病或特征，并尽可能以分级或定量方法进行调查。此外，为了说明分布状况和相关因素的作用，需收集社会、环境因素等其他资料，一般包括以下几方面：

（1）个人的基本情况：年龄、出生日期、性别、民族、文化程度、婚姻状况、家庭人口数及结构组成、家庭经济状况等。

（2）职业情况：具体工作性质、种类、职务、从事该工作年限、与职业有关的特殊情况等。

（3）生活习惯及保健情况：饮食情况、吸烟史及量、饮酒史及量、个人对自我保健的重视程度及开展情况、医疗保健条件、体育锻炼情况等。

（4）妇女生育情况：月经史、生育史、使用避孕药物及激素的情况等。

（5）环境资料：生活环境和工作环境的某些数据，最好用客观的、数量化的指标表示。

（6）人口学资料：抽样总体的人口数、按不同人口学特征分组的人口数，以便计算各种率，如患病率、感染率等。

2. 调查员培训　在调查之前应对参加调查的人员按照标准的方法进行统一的培训,使其掌握调查的方法,保证收集资料方法和标准的一致性。这是保证收集的研究资料准确性的重要环节。

3. 资料的收集方法　在现况研究中,资料的收集一般有三种方法:第一种是通过实验室测定或检查的方法来获得,如血糖的检测、血脂的检测等。第二种是编制调查表后对研究对象进行调查,进而获得暴露或疾病的资料。第三种是利用常规资料。具体可以采用:①常规登记和报告:利用疾病报告登记、体检记录、医疗记录或其他现有有关记录的资料。②专题询问调查与信函调查:根据调查目的和疾病种类制订调查表。调查中应注意调查对象的"无应答"率,因为它是影响数据收集的重要因素。一般认为调查的"无应答"率不得超过 30%,否则样本的代表性差,可能会影响结果的真实性。③临床检查及其他特殊检查的有关资料:收集各种医学检查数据和为特殊目的进行的检查,例如就业、入学、入伍前体格检查等。

（六）数据整理与分析

现况研究所获得的资料,应先仔细检查这些原始资料的完整性和准确性,填补缺、漏项,对重复的予以删除,对错误的予以纠正;对疾病或某种健康状态按已明确规定好的标准进行归类、核实,然后可按不同空间、时间以及人群中的分布进行描述。现况研究通常只在某一特定时点或时期内对特定人群进行调查来收集该人群中每一个个体的暴露（特征）与疾病的资料,在资料分析时则可进一步将人群分为暴露和非暴露人群或不同暴露水平的人群,比较分析各组间疾病率或健康状况的差异;也可将调查对象分为患病组和非患病组,评价各因素（暴露）与疾病的联系。现况研究资料的整理步骤主要有:

1. 先仔细检查这些原始资料的完整性和准确性,对原始资料进行检查与核对,并进行逻辑检错,以提高原始资料的正确性。

2. 按照卫生统计学和流行病学的专业需要进行原始资料的整理,如划分组别、制订整理表和统计表等。

3. 对于连续变量的数据,了解数据的分布类型;非正态分布的数据,进行适当的数据转换以求转换后数据呈正态或近似正态分布。如果数据仍呈非正态分布,可以考虑将数据转换成分类变量进行统计分析,或者用非参数统计分析方法。

4. 计算各种率,常用现患率、阳性率、检出率等;定量资料还可计算平均数等。

5. 计算标化率,即分析结果时,为了便于不同地区的比较,常采用率的标准化方法。

6. 应用流行病学的原理与方法,采用分类、分析、综合、比较和各种归纳推理方法,通过单因素分析和多因素分析的技术来研究分析疾病或健康状况的规律性。其中,分析时可采用两种不同的思路:①以是否暴露为分组依据进行比较分析研究;②以是否患病为分组依据来进行比较分析研究。

三、现况研究的常见偏倚及其控制

（一）常见的偏倚

偏倚（bias）是指从研究设计与实施到数据处理和分析的各个环节中产生的系统误差,以及结果解释、推论中的片面性导致的研究结果与真实情况之间出现的倾向性的差异,进而导致对暴露与疾病之间联系的错误描述。现况研究中,偏倚产生的原因主要有:①主观选择研究对象,即选择研究对象具有随意性,将随机抽样当作随意抽样;②任意变换抽样方法,如原本根据出院号来随机选择(抽样),之后又改用入院号等其他方法来抽样;③调查对象因不愿合作或其他种种原因不能或不愿意参加调查从而降低了应答率,若应答率低于70%就难以用调查结果来估计整个研究总体的状况(称为无应答偏倚);④所调查到的对象均为幸存者,使得调查结果有一定的局限性和片面性,不能全面反映实际情况(称为幸存者偏倚);⑤询问调查对象有关问题时,由于种种原因回答不准确(称为报告偏倚)或调查对象对过去的暴露史或疾病史等回忆不清,特别是健康的调查对象由于没有疾病的经历,而容易将过去的暴露情况等遗忘(称为回忆偏倚);⑥调查员有意识地深入调查某些人的某些特征,而不重视或马虎对待其他人的这些特征(称为调查偏倚);⑦在资料收集过程中测量工具、检验方法不正确,化验操作不规范等(称为测量偏倚)。前4种情况最终导致研究样本缺乏代表性而使研究结果不能外推,均属于选择偏倚;此外,在数据分析中,混杂因素的存在也可以导致偏倚的发生。

（二）偏倚的控制

偏倚是可以避免或减小的,因而在现况研究或其他类型的研究中需要对调查资料进行质量控制,以便尽量减少偏倚的产生,从而能描述事物或事件的真实情况。有效的质量控制的前提是研究设计时要反复论证,尽量设计严密,并应考虑到调查中或调查结束时对资料进行质量评价的方法和指标。例如调查结束时,随机抽取一定数量的调查表进行重复调查,比较两次调查资料的一致性,或在调查过程中,对调查表中若干问题进行电话回访复查,均是非常有效的评价调查资料质量好坏的方法。在现况研究中,针对各种偏倚可能的来源,做好预防与控制,也是一个调查成功与否的重要环节。

具体而言,现况研究中应着重强调以下几个方面:①严格遵照抽样方法的要求,确保抽样过程中随机化原则的切实实施;②提高研究对象的依从性和受检率;③正确选择测量工具和检测方法,包括调查表的编制等;④组织好研究工作,调查员一定要经过培训,统一标准和认识;⑤做好资料的复查、复核等工作;⑥选择正确的统计分析方法,注意辨析混杂因素及其影响。

四、现况研究的优缺点

（一）优点

现况研究中常开展的是抽样调查。首先,抽样调查的样本一般来自人群,即从一个目标群体中,随机地选择一个代表性样本来进行暴露与患病状况的描述研究,故其研究结果有较强的推广意义,以样本估计总体的可信度较高。其次,现况研究是在资料收集完成之后,将样本按是否患病或是否暴露来分组比较的,即有来自同一群体自然形成的同期对照组,使结果具有可比性。最后,现况研究往往采用问卷调查或实验室检测等手段收集研究资料,故一次调查可同时观察多种因素,其在疾病病因探索过程中,为不可或缺的基础工作之一。

（二）缺点

现况研究与分析性研究的一个明显区别是其对特定时点即某一时间横断面和特定范围的规定，收集的信息通常只能反映调查当时个体的疾病与暴露状况，难以确定先因后果的时相关系。再者，现况研究调查得到的是某一时点是否患病的情况，故不能获得发病率资料，除非在一个稳定的群体中，连续进行同样的现况调查。另外，在一次现况研究中，如果研究对象中一些人正处在所研究疾病的潜伏期或者临床前期，则其极有可能会被误定为正常人，使研究结果发生偏倚，低估该研究群体的患病水平。

第三节 现况研究实例

已有研究表明，慢性病及死亡的重要危险因素是不健康的膳食结构。在我国，居民膳食习惯有着明显的地区差异，为了更详细地了解不同地区居民的膳食结构特征，为今后提出针对性的膳食建议提供依据。秦晨曦等［中华流行病学杂志，2015，36（9）：911-916］对我国10个地区内51万自然人群的膳食摄入信息进行了统计分析。

一、研究目的和类型

该研究的目的是"了解我国居民膳食结构的地区分布特征"，数据来源于2004—2008年开展的中国慢性病前瞻性研究项目的基线调查，此次调查拟对选定区域内符合入选标准的所有人展开。

二、研究对象

该研究的调查对象是我国10个项目地区所有符合入选标准的成年人，包括5个城市地区（山东省青岛市李沧区、黑龙江省哈尔滨市南岗区、海南省海口市美兰区、江苏省苏州市吴中区和广西壮族自治区柳州市）和5个农村地区（四川省彭州市、甘肃省天水市麦积区、河南省辉县市、浙江省桐乡市和湖南省浏阳市）。

三、研究内容和资料的收集、整理与分析

该研究采用的调查问卷包括一般人口社会信息（性别、年龄、受教育程度、家庭年收入水平）和膳食摄入状况（过去一年内各食物组平均摄入频率）。其中，食物组共计12组，分别为大米、面食、杂粮、肉类及其制品、家禽及其制品、水产/海鲜品、蛋类及其制品、新鲜蔬菜、豆制品、腌制蔬菜、新鲜水果、乳类及其制品。另外，摄入频率分为"每天都吃""每周有4~6天吃""每周有1~3天吃""每月吃数次"和"不吃/极少吃"五个档次。

该研究实际调查了512 891人，平均年龄为51.5岁，男性占41.0%，55.9%为农村人群。其中，926人在调查结束一年后被重复调查，两次调查的时间间隔平均为5.4个月。由于"每周有4~6天吃"组人群比例较低，结果分析时，将全部调查人群重新分成三类，即"7天/周""1~6天/周"和"<1天/周"。通过计算两次调查食物摄入频率的相关关系，了解该次调查的重复信度；通过计算、比较

各个地区人群食物摄入频率的构成比,得出不同地区间以及南北方地区间居民膳食结构的差异。

结果发现,在调整了年龄和性别后,该调查的重复信度较好。在膳食结构方面,经调整年龄和性别计算得到的谷类食物摄入频率的构成比显示,南方地区以大米为主("7 天/周"比例:城市为 99.0%,农村为 99.9%),而北方地区则以面食为主,除河南地区外,每日杂粮摄入比例普遍不足("7 天/周"比例低于 5.0%);蔬菜与水果摄入频率显示北方农村(尤其是甘肃地区)每日新鲜蔬菜摄入比例略低于其他地区("7 天/周"比例:南方城市为 95.5%,南方农村为 96.7%,北方城市为 98.1%),而城市地区每日新鲜水果摄入比例明显高于农村地区("7 天/周"比例:南方城市为 22.0%,北方城市为 32.5%,南方农村为 9.9%,北方农村为 3.8%);城市地区动物性食物每日摄入比例明显更高(图 3-1);北方城市地区每日摄入的乳类及其制品比例较其他地区高("7 天/周"比例:南方城市为 3.6%,北方城市为 9.0%,南方农村为 0.5%,北方农村为 1.8%)。

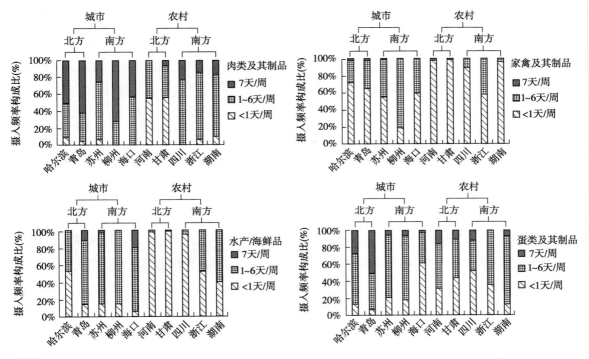

图 3-1
年龄、性别调整后 10 个项目地区人群动物性食物摄入频率(%)

四、研究结论

该研究显示,各地区人群每天摄入大米、面食的频率基本互补。随着城镇化进程推进,动物性食物摄入量也随之增加。另外,新鲜蔬菜摄入的地区差异不明显。由于该研究采用典型抽样,而未采用概率抽样选择研究对象,研究结果仅能反映调查地区的情况。

我国结核病流行病学抽样调查采用了概率抽样方法,以第五次全国调查为例,其步骤如下:①根据各省(自治区、直辖市)人口数确定其流调点数,保证每个省(自治区、直辖市)至少有 1 个流调点。根据省(自治区、直辖市)内各地(市)人口数确定各地(市)流调点数。将各地(市)人口以 1800 人(抽样人口为全人口)为一个抽样单位连续编号,使用随机数字表法确定应调查的县(区)。根据全国城乡人口比例确定城镇和乡村点数,按照分层抽样方法确定县(区)的城乡点数。②在抽中县(区)的城镇或乡村中,以1800人为一个抽样单位连续编号,随机抽样确定应调查的乡镇(街道)。③考虑到人口的流动及无应答的情况,将抽中乡镇(街道)按人口分为2500~3000人的村(居委会)级抽样单位,进行随机整群抽样,确定应调查的村(居委会)。如需具体了解,可参阅相关文献。

第四节　生态学研究

一、生态学研究的概述

(一)概念

生态学研究(ecological study)又称相关性研究(correlational study),是描述性研究的一种类型,它是在群体的水平上研究某种暴露因素与疾病之间的关系,以群体为观察和分析的单位,通过描述不同人群中某因素的暴露状况与疾病的频率,分析该暴露因素与疾病之间的关系。疾病测量的指标可以是发病率、死亡率等;暴露也可以用一定的指标来测量,如从烟草局等有关部门获得的不同地区人群的烟草消耗量。

(二)特点

生态学研究在收集疾病和健康状态以及某暴露因素的资料时,不是以个体为观察和分析的单位,而是以群体为单位的(如国家、城市、学校等),这是生态学研究的最基本特征。该类研究虽然能通过描述不同人群中某因素的暴露情况与疾病频率来分析该因素与疾病的关系,但无法得知个体的暴露与效应(疾病)间的因果关系,如城市机动车数量的增长与居民肺癌发病率之间的相关性分析。生态学研究是从许多因素中探索病因线索的一种常用方法,然而其提供的信息是不完全的,只是一种粗线条的描述性研究。

(三)用途

1. 提供病因线索,产生病因假设　生态学研究通过收集人群中某疾病的频率与某因素的暴露状态,分析该暴露因素与疾病之间分布上的关联,探索与疾病发生有关的线索,从而产生病因假设,故生态学研究常常被广泛应用于慢性病的病因学研究,或环境变量与人群疾病(健康)状态关系的研究,为研究假设的建立提供依据。

2. 评估人群干预措施的效果　通过描述人群中某种(些)干预措施的实施状况及某种(些)疾病的发病率或死亡率的变化,经比较和分析,对干预措施进行评价。此外,在疾病监测工作中,可应用生态学研究来估计监测疾病的发展趋势,为制定疾病预防与控制的策略和措施提供依据。

二、生态学研究的类型

(一)生态比较研究

生态比较研究(ecological comparison study)是生态学研究中应用较多的一种方法。生态比较研究中最为简单的方法是观察不同人群或地区某种疾病的分布,然后根据疾病分布的差异,提出病因假设。一般情况下,这种研究不需要暴露情况的资料,也不需要复杂的资料分析方法。如描述胃癌在全国各地区的分布,发现沿海地区的胃癌死亡率较其他地区高,从而提出沿海地区环境或饮食结构等可能是胃癌的危险因素之一。

生态比较研究更常用来比较在不同人群中某因素的平均暴露水平和某疾病频率之间的关系,即比较不同暴露水平的人群中疾病的发病率或死亡率的差别,了解这些人群中暴露因素的频率或水平,并与疾病的发病率或死亡率作对比分析,从而为病因探索提供线索。例如,有人根据由世界粮农组织提供的129个国家的食品消耗种类及数量和由世界卫生组织提供的该129个国家的胃癌和乳腺癌死亡率的资料,以人均食物种类的消耗量为暴露变量,分别与胃癌和乳腺癌的死亡率作了比较分析,发现以淀粉类食物为主的国家,胃癌高发,而平均脂肪消耗量高的国家,则乳腺癌高发,从而提出了这两种癌症与饮食因素之间病因假设的线索。环境流行病学研究中常采用生态比较研究的方法。此法也可应用于评价社会设施、人群干预以及在政策、法令的实施等方面的效果。

(二)生态趋势研究

生态趋势研究(ecological trend study)是连续观察人群中某因素平均暴露水平的改变与某种疾病的发病率、死亡率变化的关系,了解其变动趋势;通过比较暴露水平变化前后疾病频率的变化情况,来判断某因素与某疾病的联系。例如,心血管疾病的 MONICA 方案实施结果发现,人群的吸烟率、血压平均水平、血清胆固醇水平等的变化与心血管疾病的发病率和死亡率的变化有显著的相关关系。又如,某地在实施了结直肠癌序贯筛检等综合防治措施后,10 余年的结直肠癌死亡率曲线有一个明显的下降趋势,提示这一综合措施在降低大肠癌死亡率方面是有效的。

生态学研究方法在实施中也常常将上述比较研究与趋势研究混合使用。生态学研究资料不需要特别的分析方法,可以将各群体(组)的研究因素的平均暴露水平与疾病频率之间作相关分析,也可以以各群体(组)的暴露作为自变量,以疾病的频率作为应变量,进行回归分析。由于在生态学研究中,一般可获得疾病的发病率,故在生态学研究资料分析中也可引入相对危险度(RR)、人群归因危险度(PAR)等评价指标来进行分析。

三、生态学研究的资料收集(来源)

随着科技的进步和多学科交叉研究的开展,生态学研究资料的来源也越来越广泛,以下两种便是当今较为热门的生态学资料来源。

(一)地理信息系统的应用

随着我国信息科学和数字卫生领域的发展,越来越多的数据汇总到相关的管理部门。为了充分利用这些数据的信息来揭示科学问题,生态学研究方法在这方面能够发挥其重要作用。其中地理信息系统(geographic information system,GIS)近年来在生态学研究中得到了广泛的应用。

作为一类以计算机软硬件为支持平台,综合了空间科学、信息学、地理学和地图学等多个学科与理论的技术,地理信息系统可实现对空间数据的获取、存储、处理、分析与输出等操作,通过对地理空间数据进行科学管理和综合分析,从而为各类生态学研究提供具有参考价值的科学信息。例如,通过地理信息系统,可分析疾病流行的空间特征和分布模式,探索其病因及可能的影响因素,为疾病流行的预警、监控、防制效果评价等提供策略与措施制定的参考依据；还可对各类环境有害因素进行监测，通过进行空间分析和模型估计，对环境污染状况进行形象与直观的展示等。

（二）大数据的应用

大数据是社会信息化发展的产物。健康大数据来源广泛，主要包括：基因组学、蛋白质组学数据，电子病历、电子健康档案数据，网络健康数据等。通过对疾病（健康）相关大数据的比较分析，可以对流行病的病因学进行有效地探讨，既可以帮助卫生行政部门做好卫生政策的制定，又可以辅助临床医护人员进行临床治疗与决策，为促进人类的健康做出贡献。

在公共卫生领域，健康大数据应用的核心在于预测，它给流行病学寻找病因线索提供了新的途径。通过对健康档案和电子病历中的数据进行挖掘，可以有效评价干预措施、药物疗效，进而改善医疗行为；通过对大型队列数据进行分析，可以有力揭示疾病，尤其是罕见疾病与暴露的相关关系。但不可否认的是，目前大数据的利用还存在很多问题，比如部分数据分析导向的流行病学研究颠倒了提出问题-数据分析的研究思路，先通过数据分析技术寻找相关关系，再来解释这种关联，使得结果为虚假关联的可能性很大。另外，要让大数据更好地服务于公共卫生研究，还需要依靠跨领域人才的合作，尽快解决"信息孤岛"问题。

四、生态学研究的优缺点

（一）优点

生态学研究主要具有以下优点：

1. 生态学研究常可应用常规资料或现成资料（如数据库）来进行研究，因而节省时间、人力和物力，且可以较快得到结果。

2. 生态学研究对病因未明的疾病可提供病因线索供深入研究，这是生态学研究最显著的特点。

3. 对于个体的暴露剂量无法测量的情况，生态学研究是唯一可供选择的研究方法。例如，空气污染与肺癌的关系，由于个体的暴露剂量目前尚无有效的方法测量，故一般只能采用生态学研究方法。

4. 当研究的暴露因素在一个人群中变异范围很小时，很难测量其与疾病的关系。这种情况下，更适合采用多个人群比较的生态学研究，如饮食结构与若干癌症的关系研究等。

5. 生态学研究适合于对人群干预措施的评价。在某些情况下，如果不是直接的个体水平上的危险因素的控制，而是通过综合方式（如健康教育与健康促进等）减少人群对危险因素的暴露，对此干预措施的评价只需在人群水平上进行，则生态学研究更为适合。

6. 在疾病监测工作中，应用生态趋势研究可估计某种疾病发展的趋势。

（二）缺点

1. 生态学谬误（ecological fallacy）　在生态学研究中，生态学谬误是此类研究最主要的缺点。它是由于生态学研究以各个不同情况的个体"集合"而成的群体（组）为观察和分析的单位，以及存在的混杂因素等原因而造成研究结果与真实情况不符。例如，前述各个国家的淀粉类、脂肪类食物的消耗量并不等于实际摄入量，如果在群体水平上分析食物种类消耗量与乳腺癌、胃癌的关系，由此推论为"不同种类食物的消耗量不同会影响个体发生这两类恶性肿瘤的发病或死亡的概率"，就可能会出现生态学谬误。因此，生态学研究发现的某因素与某疾病分布上的一致性，可能是两者存在真正的因果联系，也可能两者毫无关系。在对生态学研究的结果作结论时应慎重。

生态学谬误是生态学研究的最主要缺陷。生态学研究提示的病因线索既可能是疾病（或其他卫生事件）与某因素之间真实的联系，也可能是由个体到群体观察后所造成的一种虚假联系，反之亦然。当在群体水平上的生态学研究提示的联系线索与该人群中个体的真实情况不符时，就发生了"生态学谬误"。由于生态学研究是把高层次的群体水平上的信息、经验或发现直接推论到群体包含的低层次的个体水平，因此生态学谬误在生态学研究中常难以避免。

生态学谬误的产生主要有以下几种原因：①缺乏暴露与结局联合分布的资料。研究者只知道每个研究人群内的暴露和非暴露人群量，发生研究结局和未发生数，但不知暴露、非暴露人群中各有多少个体发生了研究结局，即无法在个体水平确定暴露与研究结局联合分布的信息。②无法控制可疑的混杂因素。由于它是在群体水平上进行观察分析的研究，因此无法对个体水平上混杂因素的分布不均进行控制。③相关资料中的暴露水平只是近似值或平均水平，并不是个体的真实暴露情况，无法精确评价暴露与疾病的关系，造成对暴露与研究结局之间联系的一种曲解。

2. 混杂因素往往难以控制　生态学研究主要是利用暴露资料和疾病资料之间的相关分析来解释两者之间的关联性，因此不可能在这样的研究方法中将潜在的混杂因素的影响分离出来。人群中某些变量，特别是有关社会人口学及环境方面的一些变量，易于彼此相关，即存在多重共线性问题，这将影响对暴露因素与疾病之间关系的正确分析。

3. 难以确定两变量之间的因果联系　生态学研究在进行两变量之间的相关或回归分析时，采用的观察单位为群体（组），暴露水平或疾病的测量准确性相对较低，且暴露或疾病因素是非时间趋势设计的，其时序关系不易确定，故其研究结果不可作为因果关系的有力证据。

鉴于生态学研究的特点及其局限性，应用时应注意尽可能集中研究目的，不要在一个研究中设置过多的研究问题；选择研究人群时，应尽可能使组间可比；观察分析的单位尽可能地多，每单位内人数尽可能少；资料分析时尽可能用生态学回归分析（不只用相关分析）；分析模型中尽可能多纳入一些变量；在对研究结果进行解释时，应尽量与其他非生态学研究结果相比较，并结合与研究问题有关的专业知识进行综合的分析和判断。

五、生态学研究实例

既往研究表明，微细颗粒空气污染物的暴露与增加的发病率和死亡率有关，下面是一个具体研究实例。

在我国，某研究为了分析人群死亡风险与空气中微细颗粒污染物浓度的关系，收集整理了 2013 年 1 月初至 2014 年 12 月底广州市 12 个行政区（县级市）每日的气象数据（温度、湿度）、居民死亡（包括总非意外死亡、心血管系统疾病死亡和呼吸系统疾病死亡）数据以及 31 个大气监测站点的 $PM_{2.5}$（24 小时）平均浓度数据。死因编码按照国际疾病分类（第 10 版）ICD-10：总非意外死亡（ICD-10：A00-R99），心血管系统疾病死亡（ICD-10：I00-I99），呼吸系统疾病死亡（ICD -10：J00-J98）。

为了更为精确地评估人群 PM$_{2.5}$ 浓度的暴露水平,该研究基于已知监测点的大气 PM$_{2.5}$ 浓度数据,采用克里格插值模型估计未采样点的浓度。最后,该研究通过时间序列分析方法,运用分布滞后非线性模型分析大气污染物和居民死亡的关系,并估算出各个区域 PM$_{2.5}$ 的滞后累积最大效应。

研究结果发现,广州市 PM$_{2.5}$ 污染在中心城区十分严重,在西、南区域也不容乐观。在冬季,PM$_{2.5}$ 的最高浓度区域覆盖了整个中心城区和西、南部。污染涉及范围之广,浓度之高,接近国家二级标准。全市范围 PM$_{2.5}$ 暴露与每日总非意外死亡的滞后累积最大效应 RR 为 1.017(95% CI:1.001~1.034),并且发现不同区域 PM$_{2.5}$ 暴露对当地居民每日死亡的影响各有不同,比如总非意外死亡的空间分布特征为人口密集、交通拥挤的区域风险较高,其他区域风险不明显(图 3-2)。

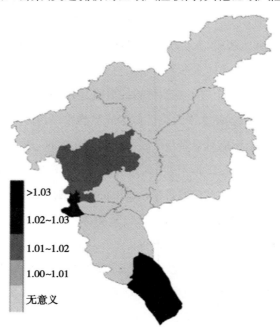

图 3-2

广州市 PM$_{2.5}$ 浓度与居民每日总非意外死亡 RR 值的空间分布

(冯文如等,2015)

（陈　坤）

思考题	1. 现况研究与生态学研究的异同点及优缺点比较。
	2. 普查与抽样调查的优缺点比较。

第四章

队列研究

Chapter 4 Cohort study

Cohort study is one of the most important analytical epidemiologic methods, which identifies and studies a subset of human subjects from a defined population. These subjects have been unexposed, or exposed, or exposed in varying intensities, to a factor or factors suspected of influencing the probability of occurrence of a disease or other health outcomes such as death. The subjects are then followed up for a sufficiently long period of time to collect data on the outcomes. The incidence rates can then be estimated and compared in groups that differ in exposure status; the results are used to test the relationship between a risk factor and an outcome. As opposed to case-control and cross-sectional studies, cohort study starts from causes and observes the occurrence of outcome prospectively in time. Thus, cohort studies provide stronger evidence than other observational studies for the temporal order for a cause-effect association and are deemed the most rigorous epidemiological method for studying causes of disease. The cohort study is also used to investigate the natural history of disease, the ability of a diagnostic technique in predicting prognosis, and long-term rare adverse effects of drugs. Cohort study is also commonly known as prospective study, incidence rate study, follow-up study, and longitudinal study.

队列研究（cohort study）属于分析流行病学（analytical epidemiology）研究，它通过直接观察某因素不同暴露状况人群的结局来探讨该因素与所观察结局的关系。与之相关的名称还有前瞻性研究（prospective study）、发生率研究（incidence study）、随访研究（follow-up study）及纵向研究（longitudinal study）等。队列研究因其检验病因假设的能力较强而在流行病学病因研究中被广泛应用。

第一节　概述

一、概念

队列研究是将人群按是否暴露于某可疑因素及其暴露程度分为不同组，追踪其各组的结局，比较不同组之间结局频率的差异，从而判定暴露因素与结局之间有无因果关联及关联大小的一种观察性研究（observational study）方法。这里观察的结局主要是与暴露因素可能有关的结局。

暴露（exposure）是指研究对象接触过某种待研究的物质（如重金属）或具有某种待研究的特征

（如年龄、性别及遗传性状等）或行为（如吸烟），同时，暴露一定是本研究需要探讨的因素，是与特定的研究目的密切相关的。如在甲研究中的暴露（吸烟在吸烟与肺癌关系的研究中是暴露）在乙研究中可能就不是暴露（吸烟在酒精与慢性肝病关系的研究中就不是暴露）。暴露可以是有害的，也可以是有益的。

队列（cohort）原意是指古罗马军团中的一个分队，流行病学家加以借用，表示一个特定的研究人群。如在某特定时期内出生的一组人群，叫出生队列（birth cohort），具有某种共同暴露或特征的一组人群，可称为某暴露队列（exposure cohort），如某个时期进入某工厂工作的一组人群，某一特定范围内的人群亦可称为一个队列。流行病学家认可的队列都有一个共同特征，就是这些人群都将被随访观察。对一个或多个队列（必须包括有不同暴露特征的人群）进行随访，追踪他们的结局，并分析暴露与这些结局的关系，就是队列研究。

根据人群进出队列的时间不同，队列又可分为两种：一种叫固定队列（人群）（fixed cohort），是指人群都在某一固定时间或一个短时期之内进入队列，之后对他们进行随访观察，直至观察期终止，不再加入新的成员。队列规模会因为成员死亡、失访或发生研究的结局事件而逐渐变小。另一种叫动态队列（人群）（dynamic cohort），即在某队列确定之后，原有的队列成员可以不断退出，新的观察对象可以随时加入，即在研究期内，队列成员是动态变化的。

危险因素（risk factor），又称为危险因子，泛指能引起某特定不良结局（outcome）（如疾病）发生，或使其发生的概率增加的因子，包括个人行为、生活方式、环境和遗传等多方面的因素。危险因素的反面称为保护因素（protective factor），两者都可作为研究因素，可统称为决定因素（determinant factor）或影响因素。

二、基本原理

队列研究的基本原理是在一个特定人群中选择所需的研究对象，根据目前或过去某个时期是否暴露于某个待研究因素（危险因素或保护因素），或其不同的暴露水平而将研究对象分成不同的组，如暴露组和非暴露组，高剂量暴露组和低剂量暴露组等，随访观察一段时间，检查并登记各组人群待研究的预期结局的发生情况（如疾病、死亡、或其他健康状况），比较各组结局的发生率，从而评价和检验研究因素与结局的关系。如果暴露组某结局的发生率明显高于或低于非暴露组，则可推测暴露与结局之间可能存在因果关系，暴露是影响该结局发生的决定因素。其结构模式见图 4-1。在队列研究中，所选研究对象在随访开始时必须是没有出现所研究的结局，但在随访期内有可能出现该结局（如疾病）的人群。暴露组与非暴露组必须有可比性，非暴露组应该是除了未暴露于某因素之外，其余各方面都尽可能与暴露组相同的一组人群。根据队列研究的基本原理可以分析出队列研究的一些基本特点。

1. 属于观察法　队列研究中的暴露不是人为给予的，不是随机分配的，而是在研究之前已客观存在的，不受研究者意志决定的，这是队列研究区别于实验研究的一个重要方面。

2. 设立对照组　队列研究通常会在研究设计阶段就设立对照组，当然也可以在资料分析阶段根据需要设置对照组。对照组可与暴露组来自同一人群，也可以来自不同的人群。

3. 由"因"及"果" 在队列研究中,一开始(疾病发生之前)就确立了研究对象的暴露状况,而后探求暴露因素与疾病的关系,即先确知其因,再纵向观察其果,这一点与实验研究方法是一致的。

4. 检验暴露与结局的因果联系能力较强 由于研究者掌握了研究对象的暴露状况并随访了结局的发生,且结局是发生在确切数目的暴露人群中,所以能据此准确地计算出结局的发生率,估计暴露人群发生某结局的危险程度,因而判断因果关系的能力较强。

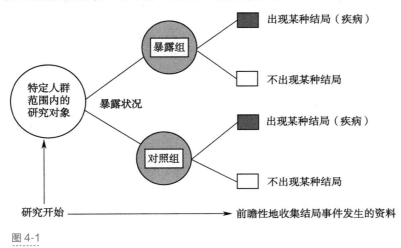

图 4-1
前瞻性队列研究结构模式图

三、研究目的

1. 检验病因假设 由于队列研究检验病因假设的能力较强,因此深入检验病因假设是队列研究的主要用途和目的。一般来说,一次队列研究可以只检验一种暴露与一种疾病之间的因果关联(如吸烟与肺癌),或同时检验一种暴露与多种结局之间的关联(如可同时检验吸烟与肺癌、心脏病、慢性支气管炎等的关联)。

2. 评价预防措施效果 当某些可能的预防措施(暴露)不是人为给予的,而是研究对象的自发行为时,对这种预防措施的效果评估即可采用队列研究。如大量的蔬菜摄入可预防肠癌的发生,戒烟可减少吸烟者发生肺癌的危险等,对蔬菜摄入多者和少者、戒烟者和未戒烟者进行随访研究,可评价这些"暴露"的预防效果。这种现象也被称为"人群自然实验"(population natural experiment)。

3. 研究疾病的自然史 临床上观察疾病的自然史(natural history of disease)只能观察单个病人从起病到痊愈或死亡的过程;而队列研究可以观察人群从暴露于某因素后,疾病逐渐发生、发展,直至结局的全过程,包括亚临床阶段的变化与表现,从人群的角度研究疾病发生和发展的自然规律。

4. 新药的上市后监测 新药上市前虽然经过了三期临床试验,但由于三期临床试验的样本量和观察时间总是有限的,且观察人群是特定的,有些药物的不良反应可能没有被发现。在药物应用于临床以后的一段时间内,进行严格的新药上市后监测可认为是较三期临床试验样本量更大和观察时间更长的队列研究。在这类研究中,暴露是某新药的应用,研究结局多为各种不良反应。注意,这里的新药应用不是研究者选择性给予的,是暴露者自己选择的,用与不用是非随机的。

四、研究类型

队列研究依据研究对象进入队列时间及终止观察的时间不同,分为前瞻性队列研究(prospective cohort study)、历史性队列研究(historical cohort study)和双向性队列研究(ambispective cohort study)三种。三种队列研究方法示意图见图4-2。

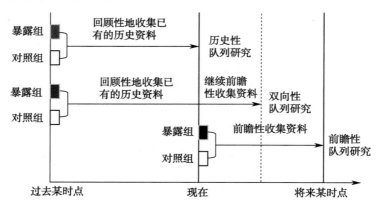

图4-2
队列研究类型示意图

（一）前瞻性队列研究

前瞻性队列研究是队列研究的基本形式。研究对象的分组是根据研究对象现时的暴露状况而定的,此时研究的结局还没有出现,需要前瞻观察一段时间才能得到。这样的设计模式即称为前瞻性或即时性(concurrent)队列研究。在前瞻性队列研究中,由于研究者可以按设计要求直接获取关于暴露与结局的第一手资料,因而资料的偏倚较小,结果可信;其缺点是所需观察的人群样本很大,观察时间长、花费大。

（二）历史性队列研究

研究对象的分组是根据研究开始时研究者已掌握的有关研究对象在过去某个时点的暴露状况的历史材料做出的;研究开始时研究的结局已经出现,不需要前瞻性观察,这样的设计模式称为历史性或非即时性(non-concurrent)队列研究,或回顾性队列研究(retrospective cohort study)。在历史性队列研究中,虽然研究是现在开始的,但研究对象是在过去某个时点进入队列的,暴露与结局的资料是过去累积的;暴露与结局虽然跨时较长,但资料搜集及分析却可以在较短时期内完成;尽管搜集暴露与结局资料的方法是回顾性的,但究其性质而言仍是从因到果的。因此,该法是一种深受欢迎的快速的队列研究方法,具有省时、省力、出结果快的特点。缺点是因资料积累时未受到研究者的控制,所以内容上未必符合要求。

（三）双向性队列研究

也称混合型队列研究,即在历史性队列研究的基础上,继续前瞻性观察一段时间,它是将前瞻性队列研究与历史性队列研究结合起来的一种设计模式,因此兼有上述两类的优点,且相对地在一定程度上弥补了各自的不足。

（四）不同研究类型的选用原则

考虑到上述不同类型队列研究的优缺点，在实施队列研究前，应根据具体情况审慎选择。

1. 前瞻性队列研究 选择前瞻性队列研究时，应重点考虑：①应有明确的检验假设，检验的暴露因素必须找准；②所研究疾病的发病率或死亡率应较高，如不低于 5‰；③应明确规定暴露因素的测量，并且应有把握获得观察人群的暴露资料；④应明确规定结局变量，如发病或死亡，并且要有确定结局的简便而可靠的手段；⑤应有把握获得足够的观察人群，并将其清楚地分成暴露组与非暴露组；⑥大部分观察人群应能被随访到研究结束，并取得完整可靠的资料；⑦应有足够的人力、财力、物力支持该项工作。

2. 历史性队列研究 选择历史性队列研究时，除应考虑前瞻性队列研究中的①~⑤点外，还应考虑在过去某段时间内是否有足够数量的、完整可靠的、有关研究对象的暴露和结局的历史记录或档案材料。如医院的病历、个人的医疗档案及工厂和车间的各种记录等。只有在具备上述条件的情况下，历史性队列研究才是可行的。

3. 双向性队列研究 当基本具备进行历史性队列研究的条件下，如果从暴露到现在的观察时间还不能满足研究的要求，如结局事件还没有发生或没有完全发生，还需继续前瞻性观察一段时间时，则选用双向性队列研究。

第二节 研究设计与实施

设计与实施是一项研究成败的关键。本节以一项乙肝病毒感染与原发性肝细胞癌（PHCC）的队列研究为例（以下简称实例），来说明队列研究的设计与实施要点。

一、确定研究因素

由于队列研究是一项费时、费力、费钱的研究，因此，队列研究中研究因素的确定是至关重要的。研究因素（暴露因素）通常是在描述性研究和病例对照研究的基础上确定的。在研究中要考虑如何选择、定义和测量暴露因素。一般应对暴露因素进行定量，除了暴露水平以外，还应考虑暴露的时间，以估计累积暴露剂量。同时还要考虑暴露的方式，如间歇暴露或连续暴露、直接暴露或间接暴露、一次暴露或长期暴露等。暴露的测量应采用敏感、精确、简单和可靠的方法。

除了要确定主要的暴露因素外，还应同时确定需要收集的其他相关因素，包括各种可疑的混杂因素及研究对象的人口学特征，以利于在后续阶段对研究结果作深入分析。

如实例中确定的研究因素是乙肝病毒感染。乙肝病毒感染作为 PHCC 的危险因素已在大量的描述性研究和病例对照研究中得到确认，接下来需要队列研究验证。本研究以 HBsAg 阳性作为乙肝病毒感染指标，我们已具有敏感、简单和可靠的 HBsAg 检测方法。另外，我们还收集了研究对象的社会人口学资料和生活方式的信息（如饮酒等）。

二、确定研究结局

结局变量（outcome variable）也叫结果变量，简称为结局，是指随访观察中将出现的预期结果事件,也即研究者希望追踪观察的事件。结局就是队列研究观察的自然终点(natural endpoint)。

研究结局的确定应全面、具体、客观。结局不仅限于发病、死亡,也有健康状况和生命质量的变化;既可是终极的结果(如发病或死亡),也可是中间结局(如分子或血清的变化);结局变量既可是定性的,也可是定量的,如血清抗体的滴度、尿糖及血脂等;结局变量既可是负面的(如疾病发生),也可是正面的(如疾病康复)。

结局变量的测定,应给出明确统一的标准,并在研究的全过程中严格遵守。考虑疾病的诊断标准时要注意一种疾病往往有多种表现,轻型和重型,不典型和典型,急性和慢性等区别。因此,妥善的解决办法是,既按国际或国内统一的标准判断结局,又按自定标准判断,准确记录下其他可疑症状或现象供以后分析时参考。

队列研究的优点之一是一次可以同时收集到多种结局资料,以研究一因多果的关系,故在队列研究中除确定主要研究结局外,还可考虑同时收集多种可能与暴露有关的结局,提高一次研究的效率。

由于PHCC的病程短,病死率高,诊断明确,很少漏诊,因此,本实例选择的研究结局是PHCC死亡。

三、确定研究现场与研究人群

(一)研究现场

由于队列研究的随访时间长,因此,队列研究的现场选择除要求有足够数量的符合条件的研究对象外,还要求当地的领导重视,群众理解和支持,最好是当地的文化教育水平较高,医疗卫生条件较好,交通较便利。能选择符合这些条件的现场,将使随访调查更加顺利,所获资料将更加可靠。当然,也要考虑现场的代表性。

本实例选择的研究现场是江苏省海门市,这里是PHCC的高发区,人口稠密,当地的领导重视,群众支持,文化教育水平较高,医疗卫生条件较好,交通便利,是开展队列研究的理想场所。

(二)研究人群

研究人群包括暴露组和对照组,暴露组中有时还有不同暴露水平的亚组。根据研究目的和研究条件的不同,研究人群的选择有不同的方法。

1. 暴露人群(exposure population)的选择　暴露人群即暴露于待研究因素的人群。根据研究的方便与可能,通常有下列四种选择。

(1)职业人群:如果要研究某种可疑的职业暴露因素与疾病或健康的关系,必须选择相关职业人群作为暴露人群。另外,由于职业人群有关暴露与疾病的历史记录往往较为全面、真实和可靠,故在历史性队列研究中,所选择的暴露人群常为职业人群。

(2)特殊暴露人群:特殊暴露人群是研究某些罕见的特殊暴露的唯一选择,如选择原子弹爆炸的受害者,接受过放射线治疗的人,以研究射线与白血病的关系。

由于对某些职业暴露和某些特殊暴露的危险多半不是一开始就认识到的,一旦认识到了,大多都采取了防护措施以减少暴露,所以一般不易或不允许进行前瞻性队列研究,而常使用历史性队列研究。

（3）一般人群：即某一区域范围内的全体人群，选择其中暴露于欲研究因素的人做暴露组。在一般人群中选择暴露组，通常考虑两点：①不打算观察特殊人群发病的情况，而着眼于一般人群及今后在一般人群中的防治，使研究结果具有普遍意义；②所研究的因素和疾病都是一般人群中常见的，不必要选择特殊人群或没有特殊人群可寻，特别是在研究一般人群的生活习惯或环境因素时。美国弗明汉（Framingham）地区的心血管疾病队列研究就是一个很好的例子。

（4）有组织的人群团体：该类人群可看作是一般人群的特殊形式，如医学会会员，工会会员，机关、社会团体、学校或部队成员等。选择这样的人群的主要目的是利用他们的组织系统，便于有效地收集随访资料。而且他们的职业和经历往往是相同的，可增加其可比性。如 Doll 和 Hill 选择英国医师协会会员以研究吸烟与肺癌的关系，就是一个例证。

2. 对照人群（control population）的选择　设立对照是分析流行病学的基本特征之一，其目的是为了比较，为了更好地分析暴露的作用。因此，选择对照组的基本要求是尽可能保证其与暴露组的可比性，即对照人群除未暴露于所研究的因素外，其他各种影响因素或人群特征（年龄、性别、民族、职业、文化程度等）都应尽可能地与暴露组相同或相近。做到对照组与暴露组有良好的可比性是很不容易的，关键在于选择恰当的对照人群。对照人群的常用形式有下列四种：

（1）内对照（internal control）：即先选择一组研究人群，将其中暴露于所研究因素的对象作为暴露组，其余非暴露者即为对照组。也就是说在选定的一群研究对象内部既包含了暴露组，又包含了对照组。这样做的好处是，选取对照比较省事，并可以无误地从总体上了解研究对象的发病率情况，并且可比性较好。

当研究的暴露变量不是定性变量，而是定量变量时，可按暴露剂量分成若干等级。如果高剂量暴露可增加疾病危险性，则以最低暴露水平的人群为对照组。例如饮用水中的氟、蔬菜中的硝酸盐、人的血压值等，均可以这样做。

（2）外对照（external control）：当选择职业人群或特殊暴露人群作为暴露人群时，往往不能从这些人群中选出对照，而常需在该人群之外去寻找对照组，故称之为外对照。如以放射科医生为研究射线致病作用的暴露对象时，可以不接触射线或接触射线极少的五官科医生为外对照。选用外对照的优点是随访观察时可免受暴露组的影响，即暴露组的"污染"，缺点是需要费力去另外组织一项人群工作。

（3）总人口对照（total population control）：这种对照可认为是外对照的一种，是利用整个地区的现成的发病或死亡统计资料，即以全人群为对照，而不是与暴露组平行地设立一个对照组进行调查。它的优点是，对比资料容易得到，缺点是资料比较粗糙，往往不十分精确或缺乏欲比较的详细资料，可比性差。另外，对照中可能包含有暴露人群。总人口对照一般用于总人群中暴露者的比例很小的情形，如在研究某种职业危害因素时，如果从事该职业的人很少，则可考虑采用总人口对照。

当采用总人口做对照时，并不以暴露组和总人口的发病率直接作比较，而是采用标化比，如标化死亡比（SMR），即用暴露组的发病或死亡人数与用总人口率算出的期望发病或死亡数字求标化比（详见本章第三节）。在用特殊暴露人群或职业人群做暴露组时，常采用总人口做对照。另外，在利用总人口作对照时,尽量应用与暴露人群在时间、地区及人群构成上相近的总人群为对照,以减少偏倚。

（4）多重对照(multiple control)：或叫多种对照,即同时用上述两种或两种以上的形式选择多组人群作对照,以减少只用一种对照所带来的偏倚,增强结果的可靠性。但多重对照无疑增加了研究的工作量。

本实例是从一般人群中选择研究对象。整群抽取当地符合条件的居民 90 236 人为研究对象,通过两次检测 HBsAg,发现 14 338 人 HBsAg 阳性为暴露组,75 898 人 HBsAg 阴性为对照组,此为内对照。

四、确定样本量

（一）计算样本量时需考虑的问题

1. 暴露组与对照组的比例   一般说来,对照组的样本量不宜少于暴露组的样本量,通常是等量的。只有当暴露组样本不够时,为了达到统计学要求,可考虑增加对照组样本。

2. 失访率   队列研究通常要追踪观察相当长一段时间,这期间内研究对象的失访几乎是难免的。因此在计算样本量时,需要预先估计一下失访率,适当扩大样本量,防止在研究的最后阶段因失访导致样本量不足而影响结果的分析。假设失访率为 10%,则可按计算出来的样本量再加 10% 作为实际样本量。

（二）影响样本量的因素

1. 一般人群（对照人群）中所研究疾病的发病率（p_0）

2. 暴露组与对照组人群发病率之差（d） d 值越大,所需样本量越小。如果暴露组人群发病率 p_1 不能获得,可设法取得其相对危险度(RR)的估计值,由式 $p_1 = RR \times p_0$ 可求得 p_1。

3. 要求的显著性水平   即检验假设时的第 I 类错误(假阳性错误)α 值。要求假阳性错误出现的概率越小,所需样本量越大。通常取 $\alpha = 0.05$ 或 0.01,取 0.01 时所需样本量较取 0.05 时大。

4. 效力   效力(power)又称把握度($1-\beta$),β 为检验假设时出现第 II 类错误(假阴性错误)的概率,而 $1-\beta$ 为检验假设时能够避免假阴性的能力,即效力。若要求效力($1-\beta$)越大,即 β 值越小,则所需样本量越大。通常取 β 为 0.10,有时用 0.20。

（三）样本量的计算

在暴露组与对照组样本量相等的情况下,可用下式计算出各组所需的样本量。

$$n = \frac{\left(Z_{1-\alpha/2}\sqrt{2\,\overline{pq}} + Z_{\beta}\sqrt{p_0 q_0 + p_1 q_1}\right)^2}{(p_1 - p_0)^2} \qquad \text{式(4-1)}$$

式中 p_1 与 p_0 分别代表暴露组与对照组的预期发病率,$\overline{p}$ 为两个发病率的平均值,$q = 1-p$,$Z_{1-\alpha/2}$ 和 Z_{β} 为标准正态分布下的面积,可查表求得。

实例中假设 HBsAg 阴性者的 PHCC 发病率（p_0）为 0.003,HBsAg 阳性者发生 PHCC 的 RR 为 2.5,设 $\alpha = 0.05$（双侧）,$\beta = 0.10$,求调查所需的最小样本量。

$$Z_{1-\alpha/2} = 1.96, \qquad Z_\beta = 1.282, \qquad p_0 = 0.003, \qquad q_0 = 0.997$$

$$p_1 = RR \cdot p_0 = 2.5 \times 0.003 = 0.0075, \qquad q_1 = 0.9925$$

$$\bar{p} = \frac{1}{2}(0.003 + 0.0075) = 0.00525, \qquad \bar{q} = 0.99475$$

将上述数据代入式 4-1：

$$n = \frac{\left(1.96\sqrt{2 \times 0.00525 \times 0.99475} + 1.282\sqrt{0.0075 \times 0.9925 + 0.003 \times 0.997}\right)^2}{(0.0075 - 0.003)^2} = 5420$$

即 HBsAg 阳性组与阴性组各需 5420 人。

目前,普遍使用的是比较便捷的方法来确定样本量,包括查表法或简易的计算机程序,一般只要已知 α、β、p_0 和 RR 四个基本数据,即可查(算)出。

五、资料的收集与随访

(一)基线资料的收集

在研究对象选定之后,必须详细收集每个研究对象在研究开始时详细的基本情况,包括暴露的资料及个体的其他信息,这些资料一般称为基线资料或基线信息(baseline information)。这些信息一方面可作为判定暴露组与非暴露组的依据,也为今后仔细分析和调整其他影响研究结局的因素提供保证。基线资料一般包括待研究的暴露因素的暴露状况,疾病与健康状况,年龄、性别、职业、文化、婚姻等个人状况,家庭环境、个人生活习惯及家族疾病史等。获取基线资料的方式一般有下列四种:①查阅医院、工厂、单位及个人健康保险的记录或档案;②访问研究对象或其他能够提供信息的人;③对研究对象进行体格检查和实验室检查;④环境调查与检测。

实例对研究对象的基线资料的收集包括:血清 HBsAg,同时还收集了肝炎史、PHCC 家族史、职业、吸烟、饮茶、饮酒、水源类型、主食类型等其他可疑危险因素及年龄、性别等人口学特征资料。用酶标法半年内连续两次检测 HBsAg 阳性才判断为阳性,其他资料通过问卷调查获得。

(二)随访

研究对象的随访(follow up)是队列研究中一项十分艰巨和重要的工作,随访的对象、内容、方法、时间、随访者等都直接与研究工作的质量相关,因此,应事先计划、严格实施。

1. 随访对象与方法　所有被选定的研究对象,不论是暴露组或对照组都应采用相同的方法同等地进行随访,并坚持追踪到观察终止期。对失访者需要进行补访,未能追访到的,应尽量了解其原因,以便进行失访原因分析。同时可比较失访者与继续观察者的基线资料,以估计可能导致的偏差。

随访方法包括对研究对象的直接面对面访问、电话访问、自填问卷、定期体检,环境与疾病的监测,医院医疗与工作单位的出勤记录的收集等。随访方法的确定应根据随访内容、随访对象及投入研究的人力、物力等条件来考虑。应该强调的是,对暴露组和对照组采取相同的随访方法,且在整个随访过程中,随访方法应保持不变。

2. 随访内容　一般与基线资料内容一致,但随访收集的重点是结局变量,其具体项目视研究目的与研究设计而不同。将各种随访内容制成调查表在随访中使用,并贯彻始终。有关暴露状况的资料也要不断收集,以便及时了解其变化。

3. 观察终点　观察终点(end-point)就是指研究对象出现了预期的结果,达到了这个观察终点,就不再对该研究对象继续随访。这里强调的是出现预期结果,如观察的预期结果是冠心病,但某对象患了高血压,不应视为已达到观察终点,而应继续当作对象进行追踪。如果某对象猝死于脑卒中,尽管已不能对其随访,但仍不作为到达终点对待,而应当看作是一种失访,在资料分析时作为失访处理。

一般情况下,观察终点可以是疾病或死亡,但也可是某些指标的变化,如血清抗体的出现,血脂升高或其他生物标志的出现等,根据研究的要求不同而不同。对观察终点的判断应在设计中定出明确的标准,规定明确的判断方法,这种规定自始至终不能改变,即使是实际医疗工作中已有所改变,但在本研究中也不能改变,以免造成疾病错分的误差。发现终点的方法要敏感、可靠、简单、易被接受。

4. 观察终止时间　观察终止时间是指整个研究工作截止的时间,也即预期可以得到结果的时间。终止时间直接决定了观察期的长短,而观察期长短是以暴露因素作用于人体至产生疾病结局的时间,即潜伏期(或潜隐期)为依据的;另外,还应考虑所需的观察人年数。要在考虑上述两个因素的基础上尽量缩短观察期,以节约人力、物力,减少失访。观察时间过短,可能得不出预期的结果;但追踪时间越长,失访率越高,消耗越大,结果可能也受影响。

5. 随访间隔　如果观察时间较短,在观察终止时一次搜集资料即可。但如果观察时间较长,则需多次随访,其随访间隔与次数将视研究结局的变化速度、研究的人力、物力等条件而定。一般慢性病的随访间隔期可定为 1~2 年。如 Framingham 心血管病研究每 2 年随访一次,至今已历时 68 年。

6. 随访者　根据随访内容的不同,调查员可以是普通的询问调查者,也可以是实验室的技术人员、临床医生等,但随访调查员必须认真进行培训。研究者可以参加随访,但最好是不亲自参与,因为研究者随访易于带来主观的偏倚,而不知情的局外人士反而能够获取更客观的信息。

本实例的所有研究对象(包括 HBsAg 阳性者和阴性者)均在 1992 年进入队列,从 1993 年起到 2003 年止每年随访一次,观察终点是 PHCC 死亡,PHCC 的诊断依据临床表现、影像学和病理学检查结果。

六、质量控制

队列研究费时、费力、消耗大,加强实施过程,特别是资料收集过程中的质量控制显得特别重要,一般的质量控制措施包括下列几点:

1. 调查员的选择　调查员应有严谨的工作作风和科学态度,诚实可靠是调查员应具备的基本品质,一般应具有高中或大学毕业文化程度,并具有调查所需的专业知识。另外,调查员的年龄、性别、种族、语言、社会经济地位等最好与研究对象相匹配,这样的调查员更具有亲和力,使调查易于进行。

2. 调查员培训　调查员的工作作风、科学态度、调查技巧与技术,临床和实验室工作的经验等都将直接影响调查结果的真实性和可靠性。因此,在资料收集前,应对所有参加调查者进行严格的培训,掌握统一的方法和技巧,并要进行考核。

3. 制定调查员手册　由于队列研究所涉及的调查员多、跨时长,因此详细编写一本调查员手册,内列全部操作程序、注意事项及调查问卷的完整说明等是十分必要的。

4. 监督　常规的监督措施包括:①由另一名调查员作抽样重复调查;②人工或用计算机及时进行数值检查或逻辑检错;③定期观察每个调查员的工作;④对不同调查员所收集的变量分布进行比较;⑤对变量的时间趋势进行分析;⑥在访谈时使用录音,或使用其他多媒体技术等。应注意将监督结果及时反馈给调查员。

第三节　资料的整理与分析

资料分析前,首先应对资料进行审查,了解资料的正确性与完整性。对有明显错误的资料应进行重新调查、修正或剔除;对不完整的资料要设法补齐。在此基础上,先对资料做描述性统计,即描述研究对象的组成、人口学特征、随访时间及失访情况等,分析两组的可比性及资料的可靠性;如果为了质量控制做了抽样重复调查,则还需要比较重复调查的符合率;然后才作推断性分析,分析两组率的差异,推断暴露的效应及其大小。

一、资料整理模式

根据统计分析的要求和资料性质,队列研究的资料一般整理成表 4-1 的模式(对累积发病率资料)或表 4-2 的模式(对发病密度资料)。实例研究的基本资料依次整理成表 4-3 和表 4-4。

表 4-1　固定队列研究资料归纳整理表

	病例	非病例	合计	累积发病率
暴露组	a	b	$a+b=n_1$	a/n_1
对照组	c	d	$c+d=n_0$	c/n_0
合计	$a+c=m_1$	$b+d=m_0$	$a+b+c+d=t$	

表 4-2　动态队列研究资料归纳整理表

	病例数	人时数	发病密度
暴露组	A_1	T_1	A_1/T_1
对照组	A_0	T_0	A_0/T_0
合计	M	T	M/T

表 4-3   乙肝病毒感染与 PHCC 关系的队列研究资料归纳整理表（累积发病率）

	病例	非病例	合计	累积发病率（‰）
暴露组	1079	13 259	14 338	75.25
对照组	387	75 511	75 898	5.10
合计	1466	88 770	90 236	16.25

（根据王兰萍资料编写，南通大学学报，2005）

表 4-4   乙肝病毒感染与 PHCC 关系的队列研究资料归纳整理表（发病密度）

	病例数	人年数	发病密度（1/10 万人年）
暴露组	1079	139 238.27	774.93
对照组	387	780 562.01	49.58
合计	1466	919 800.28	159.38

（根据王兰萍资料编写，南通大学学报，2005）

二、人时的计算

队列研究由于时间跨度较长，观察对象经常处于动态之中，队列内对象被观察的时间可能很不一致，此时以人为单位计算率就不合理。较合理的办法是加入时间因素，引入人时（person time）的概念来描述观察对象的暴露经历，人时即观察人数与观察时间的乘积，常用的人时单位是人年（person year）。常用的人年计算方法有下列三种。

1. 以个人为单位计算人年（精确法）   即将每个人的精确的观察时间（精确到天）相加，最后折算成年。该法结果精确，手工计算时资料处理麻烦，通常使用计算机程序处理。

2. 用近似法计算人年   如果不知道每个队列成员进入与退出队列的具体时间（精确到天），就不能用上述方法直接计算人年数；另外，如果样本量很大，对人年计算的精确性要求不高时，也没有必要应用精确法计算。此时，都可应用近似法计算人年。近似法即用每年观察的平均人数（一般取相邻两年的年初人口的平均数或年中人口数）作为该年的观察人年数，然后将各年的观察人年数相加即得到观察的总人年数。该法计算简单，但精确性较差。

3. 用寿命表法计算人年   利用简易寿命表方法也可以计算人年。该法计算简单，并有一定的精确度。常用的计算方法是规定观察当年内进入队列的个人均作 1/2 人年计算，失访或出现终点结局的个人也作 1/2 人年计算。具体计算方法可参阅相关统计学教材。

三、率的计算

结局事件的发生率的计算是队列研究资料分析的关键，根据观察资料的特点，可选择计算不同的指标。

（一）常用指标

1. 累积发病率（cumulative incidence）   如果研究人群的数量较大且比较稳定，则无论其发病强度大小和观察时间长短,均可用观察开始时的人口数作分母,以整个观察期内的发病(或死亡)人数为分子,计算某病的累积发病率(或累积死亡率)。累积发病率反映的是特定时间内的发病风险(risk),累积发病率的量值变化范围为0~1,报告累积发病率时必须说明累积时间的长短,否则,其流行病学意义不明。本实例得到的10年累积发病率暴露组为75.25‰,对照组为5.10‰(见表4-3)。

$$累积发病率(CI)=观察期内的发病人数/观察开始时的人数 \qquad 式(4-2)$$

2. 发病密度(incidence density)　　如果队列研究观察的时间比较长,就很难做到研究人口的稳定。如研究对象进入队列的时间可能先后不一;在观察截止前,可能由于迁移,竞争性死亡或其他原因退出,造成各种失访;研究对象出现终点结局的时间不同等原因均可造成每个对象被观察的时间不一样。此时以总人数为单位计算发病(死亡)率是不合理的,因为提早退出研究者若能坚持到随访期结束,仍有发病可能。此时需以观察人时为分母计算发病率,用人时为单位计算出来的率带有瞬时频率性质称为发病密度,反映的是速率(rapidity)。理论上,发病密度的量值变化范围是从0到无穷大。本实例得到的发病密度暴露组为774.93/10万人年,对照组为49.58/10万人年(见表4-4)。

$$发病密度(ID)=观察期内的发病人数/观察总人时数 \qquad 式(4-3)$$

3. 标化比　　当研究对象数目较少,结局事件的发生率比较低时,无论观察的时间长或短,都不宜直接计算率,而是以全人口发病(死亡)率作为标准,算出该观察人群的理论发病(死亡)人数,即预期发病(死亡)人数,再求观察人群实际发病(死亡)人数与此预期发病(死亡)人数之比,得到标化发病(死亡)比。最常用的指标为标化死亡比(standardized mortality ratio,SMR),这一指标在职业流行病学研究中常用。标化比虽然是在特殊情况下用来替代率的指标,但实际上不是率,而是以全人口的发病(死亡)率作为对照组计算出来的比,其流行病学意义与效应指标(RR)类似。

例如,某厂30~40岁组工人有500名,某年内有2人死于肺癌,已知该年全人口30~40岁组肺癌的死亡率2‰,求其SMR。

$$SMR=\frac{研究人群中的观察死亡数(O)}{以标准人口死亡率计算出的预期死亡数(E)} \qquad 式(4-4)$$

已知O=2,E=500×2‰=1

$$SMR=\frac{2}{1}=2$$

即某厂30~40岁年龄组工人死于肺癌的危险达到相应一般人群的2倍。

如果某单位的历年人口资料不能得到,而仅有死亡人数、原因、日期和年龄,则可改算标化比例死亡比(standardized proportional mortality ratio,SPMR)。其计算方法是以全人口中某病因死亡占全部死亡的比例乘以某单位实际全部死亡数而得出某病因的预期死亡数,然后计算实际死亡数与预期死亡数之比。

例如,某厂某年30~40岁年龄组工人死亡总数为100人,其中因肺癌死亡5人,全人口中该年30~40岁组肺癌死亡占全死因死亡的比例为2.2%,则

$$SPMR=\frac{5}{100×2.2\%}=\frac{5}{2.2}=2.27$$

即某厂 30~40 岁年龄组肺癌死亡的危险为一般人群的 2.27 倍。

（二）显著性检验

由于队列研究多为抽样研究，当发现两组率有差别时，首先要考虑抽样误差的可能性，需要进行统计学显著性检验。

1. U 检验   当研究样本量较大，p 和 $1-p$ 都不太小，如 np 和 $n(1-p)$ 均大于 5 时，样本率的频数分布近似正态分布，此时可应用正态分布的原理来检验率的差异是否有显著性，即用 U 检验法来检验暴露组与对照组之间率的差异。

$$u = \frac{p_1 - p_0}{\sqrt{p_C(1-p_C)(1/n_1 + 1/n_0)}}$$ 式（4-5）

式中 p_1 为暴露组的率，p_0 为对照组的率，n_1 为暴露组观察人数，n_0 为对照组的观察人数，p_C 为合并样本率，$p_C = \dfrac{X_1 + X_0}{n_1 + n_0}$，其中 X_1 和 X_0 分别为暴露组和对照组结局事件的发生数。求出 u 值后，查 u 界值表得 P 值，按所取的检验水准即可作出判断。

对实例中的累积发病率的检验，得 $u = 60.93$，$P < 0.001$，提示暴露组和对照组的 PHCC 死亡率差异有统计学意义（表 4-3）。

2. 其他检验方法   如果率比较低，样本较小时，可改用直接概率法、二项分布检验或泊松（Poisson）分布检验；当率稍大和样本稍大时，率的显著性检验可以利用大家熟悉的四格表资料的卡方检验；对 SMR 或 SPMR 的检验，实际是对所得结果值偏离 1 的检验，其检验方法可用 χ^2 检验或计分检验（score test），详细方法可参阅有关统计学书籍。

四、效应的估计

队列研究的主要效应测量指标是相对危险度（relative risk，RR）与归因危险度（attributable risk，AR），即暴露组与对照组之间的危险度比和危险度差。队列研究的最大优点就在于它可以直接计算出研究对象的结局的发生率，因而也就能够直接计算出 RR 和 AR，从而可直接评价暴露的效应。

1. 相对危险度（RR）   这里的相对危险度通常包括了危险度比（risk ratio，RR）或率比（rate ratio，RR）。危险度比是暴露组的危险度（测量指标是累积发病率）与对照组的危险度之比。率比是暴露组与对照组的发病密度之比。危险度比和率比都是反映暴露与发病（死亡）关联强度的最有用的指标，有相同的表达方式和流行病学意义，但同一研究的危险度比和率比的数值是不同的，因为累积发病率和发病密度是不相等的。

$$RR = \frac{I_e}{I_0}$$ 式（4-6）

式中 I_e 和 I_0 分别代表暴露组和对照组的率。RR 表明暴露组发病或死亡的危险是对照组的多少倍。实例算出的危险度比 RR = 14.75，率比 RR = 15.63，两者接近。RR 值越大，表明暴露的效应越大，暴露与结局关联的强度越大。表 4-5 列出了一个常用的判断关联强度的标准。

表 4-5　相对危险度与关联的强度

RR		关联的强度
0.9~1.0	1.0~1.1	无
0.7~0.8	1.2~1.4	弱
0.4~0.6	1.5~2.9	中
0.1~0.3	3.0~9.9	强
<0.1	10~	很强

(Monson,1980)

式(4-6)算出的相对危险度是 RR 的一个点估计值,是一个样本值。若用来推论总体参数水平,应考虑到抽样误差的存在,需计算其可信区间,通常用 95%CI。计算相对危险度 95%可信区间的方法很多,常用的有 Woolf 法和 Miettinen 法,此处主张用 Woolf 法计算。Woolf 法是建立在 RR 方差基础上的简单易行的方法。

$$Var(ln\text{RR}) = \frac{1}{a} + \frac{1}{b} + \frac{1}{c} + \frac{1}{d} \qquad 式(4\text{-}7)$$

lnRR 的 95%可信区间 $=\ln RR \pm 1.96\sqrt{Var(\ln RR)}$,其反自然对数即为 RR 的 95%可信区间。从实例算出的危险度比(RR)的 95%CI 是:13.12~16.60(见表 4-3)。

2. 归因危险度(AR)　　又叫特异危险度、危险度差(risk difference,RD)和超额危险度(excess risk),是暴露组发病率与对照组发病率相差的绝对值,它表示危险特异地归因于暴露因素的程度。从实例算出的归因危险度 AR=70.15‰。

$$AR = I_e - I_0 = \frac{a}{n_1} - \frac{c}{n_0} \qquad 式(4\text{-}8)$$

由于 $\qquad RR = \frac{I_e}{I_0}, \qquad I_e = RR \times I_0$

所以 $\qquad AR = RR \times I_0 - I_0 = I_0(RR-1) \qquad 式(4\text{-}9)$

RR 与 AR 都是表示关联强度的重要指标,彼此密切相关,但其流行病学意义却不同。RR 说明暴露者发生相应疾病的危险是非暴露者的多少倍;AR 则是指暴露人群与非暴露人群比较,所增加的疾病发生数量,如果暴露因素消除,就可减少这个数量的疾病发生。前者具有病因学的意义,后者更具有疾病预防和公共卫生学上的意义。以表 4-6 为例说明两者的区别,从 RR 看,吸烟对肺癌的作用较大,病因联系较强;但从 AR 看,吸烟对心血管疾病的作用较大,预防所取得的社会效果将更大。

表 4-6　吸烟与肺癌和心血管疾病的 RR 与 AR 比较

疾病	吸烟者 (1/10 万人年)	非吸烟者 (1/10 万人年)	RR	AR (1/10 万人年)
肺癌	50.12	4.69	10.7	45.43
心血管疾病	296.75	170.32	1.7	126.43

3. 归因危险度百分比（AR%） 又称为病因分值（etiologic fraction，EF），是指暴露人群中的发病或死亡归因于暴露的部分占全部发病或死亡的百分比。

$$AR\% = \frac{I_e - I_0}{I_e} \times 100\%$$ 式（4-10）

或

$$AR\% = \frac{RR-1}{RR} \times 100\%$$ 式（4-11）

从实例计算出 PHCC 的 $AR\% = \frac{75.25 - 5.10}{75.25} \times 100\% = 93.2\%$。说明 HBV 感染者中发生的 PHCC 有 93.2%可归因于 HBV 感染。

4. 人群归因危险度（population attributable risk，PAR）与人群归因危险度百分比（PAR%） 人群归因危险度百分比也叫人群病因分值（population etiologic fraction，PEF）。PAR 是指总人群发病率中归因于暴露的部分，而 PAR%是指 PAR 占总人群全部发病（或死亡）的百分比。

RR 和 AR 是通过比较暴露组与对照组的率算出的，说明暴露的生物学效应，即暴露的致病作用有多大；而 PAR 和 PAR%则是通过比较全人群与对照组的率算出的，说明暴露对全人群的危害程度，以及消除这个因素后该人群中的发病率或死亡率可能降低的程度。它们既与 RR 和 AR 有关，又与人群中暴露者的比例有关。PAR 和 PAR%的计算公式如下：

$$PAR = I_t - I_0$$ 式（4-12）

I_t 代表全人群的率，I_0 为非暴露组的率

$$PAR\% = \frac{I_t - I_0}{I_t} \times 100\%$$ 式（4-13）

另外，PAR%亦可由下式计算：

$$PAR\% = \frac{P_e(RR-1)}{P_e(RR-1)+1} \times 100\%$$

式中 P_e 表示人群中有某种暴露者的比例，从该式可看出 PAR%与相对危险度及人群中暴露者的比例的关系。根据表 4-3 的资料，已知对照组的 PHCC 死亡率为 5.10‰（I_0），全人群的 PHCC 死亡率为 16.25‰（I_t），则：

①$PAR = I_t - I_0 = 16.25‰ - 5.10‰ = 11.15‰$

②$PAR\% = \frac{I_t - I_0}{I_t} \times 100\% = \frac{11.15}{16.25} \times 100\% = 68.6\%$

结果提示，在全人群的 PHCC 死亡中，有 68.6%归因于 HBV 感染。虽然 HBV 导致 PHCC 的 AR%达 93.2%，但因人群中只有部分人感染了 HBV，故其 PAR%仅为 68.6%。

5. 剂量效应关系的分析 如果某种暴露存在剂量-效应关系（dose-effect relationship），即暴露的剂量越大，其效应越大，则该种暴露作为病因的可能性就越大。如果我们收集了研究对象的暴露剂量的信息，就可以做剂量效应关系的分析。具体的分析方法是先列出不同暴露水平下的发病率，然后以最低暴露水平组为对照，计算其他各暴露水平组的相对危险度和归因危险度。必要时，应对危险度（或率）的变化作趋势性检验。表 4-7 就是一个剂量效应关系的例子，随着血清胆固醇水平的升

高,个体患冠心病的 RR 增大,说明存在剂量效应关系。

表 4-7 40~59 岁男子按基线血清胆固醇水平分组的冠心病 6 年发生情况

血清胆固醇(mg/dl)	人数	病例数	危险度	平均年发病率	RR	AR
<210	454	16	0.0352	0.0059	1.00	0.0000
210~	455	29	0.0637	0.0106	1.81	0.0285
>245	424	51	0.1203	0.0200	3.39	0.0851
合计	1333	96	0.0720	0.0120		

(Feinleib 和 Detels,1985)

第四节 常见偏倚及其控制

偏倚(bias)即错误,是一种系统误差,队列研究在设计、实施和资料分析等各个环节都可能产生偏倚。常见的偏倚包括选择偏倚、信息偏倚和混杂偏倚。

一、选择偏倚

选择偏倚(selection bias)是由于研究对象的选择不当,如缺乏代表性(暴露组不能代表暴露人群,对照组不能代表非暴露人群)和暴露组与对照组没有可比性等,而导致的研究结果偏离真实的情况。队列研究中选择偏倚常发生于:最初选定参加研究的对象中有人拒绝参加;在进行历史性队列研究时,有些人的档案丢失了或记录不全;研究对象由志愿者组成,他们往往或是较健康的,或是有某种特殊倾向或习惯的;早期病人,在研究开始时未能发现等,都可造成研究对象的选择偏倚,后者又可称为错误分类偏倚。这些都是在抽样方法正确的基础上仍可能出现的偏倚。如果抽样方法不正确,或者执行不严格,则将导致严重的选择偏倚。

队列研究的特点之一就是需要随访不同暴露组的全部成员,但要做到这一点是非常困难的。在一个长的随访期间,暴露组和对照组成员中总会有些人或对参加该研究不感兴趣,或因身体不适不便继续参加研究,或移居外地,或其他原因死亡等原因而退出研究。我们称这种退出为失访(loss of follow-up)。由于队列研究的随访时间长,失访往往是难以避免的。如果暴露组和对照组的失访人数相等,而且各组中失访者和未失访者的发病率相同,则可认为失访对研究结果没有大的影响;否则,暴露与结果之间的关系可能因失访而被歪曲,这种歪曲被称为失访偏倚(follow-up bias)。失访偏倚本质上也属于选择性偏倚。如果暴露组失访者的发病率高于未失访者,则从继续观察者获得的发病率要低于全部研究对象的实际发病率,使暴露与结局的联系被低估;如果暴露组失访者的发病率低于未失访者,则其偏倚效应相反。

对选择偏倚的程度很难精确估计,也不能有效处理,因此,重在预防。选择偏倚的预防首先要有一个正确的抽样方法,尽可能遵守随机化的原则;严格按规定的标准选择对象。另外,就是要尽量提高研究对象的应答率和依从性。在进行历史性队列研究时,要求目标人群的档案资料齐全,丢失或不全的记录必须在一定的限度之内,否则应谨慎选用。如果有志愿者加入或有选定的研究对象拒绝参加,则应了解他们的基本情况后,与正常选择参加的人群进行比较,如果两者之间在一些基本特征上没有差异,则可认为导致的选择偏倚可能很小,否则,将引起的选择偏倚不能忽视。

对于失访偏倚,可供选择的补救办法有2种:①查询失访者是否已经死亡及其死亡原因。如果失访者与未失访者所研究疾病的死亡率相同,则可推测他们之间的发病率可能也相近。②比较失访者和未失访者基线调查时获得的某些特征的资料,两者的基线特征越相似,则出现不同疾病发病率的可能性越小。应该注意的是,上述两种方法只是对失访者和未失访者间发病率差异的一种推测,而不是测量。控制失访偏倚的最好方法还是尽可能地减少失访。

对失访偏倚的防止,主要靠尽可能提高研究对象的依从性。在研究现场和研究对象的选择中就要考虑此问题,如果失访率达到20%以上,则本次研究的真实性值得怀疑。

二、信息偏倚

在获取暴露、结局或其他信息时所出现的系统误差或偏差叫信息偏倚(information bias)。信息偏倚又称为错分偏倚(misclassification bias),如判断有病为无病,判断有暴露为无暴露等。信息偏倚常是由于使用的仪器不精确、测量方法不稳定、询问技巧不佳、检验技术不熟练、医生诊断水平不高或标准不明确等。另外,信息偏倚也可来源于记录错误,甚至造假等。

错分偏倚若以同样的程度发生于观察的各组,则结果只会影响诊断的准确性而不太影响两组或多组之间的相对关系,它们的相对危险度一般会比实际情况更趋近于1。错分偏倚若发生于一组而不发生于另一组,或两组错分的程度不同,则结果可能比实际的相对危险度高或低。通常将前者称为非特异性错分,将后者称为特异性错分。

信息偏倚一旦产生,往往既难发现,也难估计与处理,因此,重点是要预防。常用的预防信息偏倚的方法包括:选择精确稳定的测量方法、调准仪器、严格实验操作规程、同等地对待每个研究对象、提高临床诊断技术、明确各项标准、严格按规定执行等。此外,还应认真做好调查员培训,提高询问调查技巧,统一标准,并进行有关责任心和诚信度的教育。估计信息偏倚的常用办法是通过对一个随机样本进行重复的调查与检测,将两次检测的结果进行比较,以估计信息偏倚的可能与大小。

三、混杂偏倚

混杂偏倚(confounding bias)是指由于某个第三变量的作用,致使研究因素与结果的联系被歪曲,这个第三变量就叫混杂变量或混杂因子。混杂因子一定是疾病的一个影响因素,又与所研究的因素有联系,它在暴露组与对照组的分布是不均衡的。在流行病学研究中,性别、年龄是最常见的混杂因素。

在研究设计阶段可对研究对象作某种限制(如某一年龄层,某性别),以便获得同质的研究样本;在对照选择中可采用匹配的办法,以保证两组在一些重要变量上的可比性。

在资料分析阶段,首先应根据混杂的判断标准来判断混杂存在的可能性,比较分层调整前后的两个效应测量值的大小以估计混杂作用的大小。有关混杂偏倚的处理一般可采用分层分析、标准化或多因素分析的方法。

第五节　优缺点及其他实践类型

一、优点

1. 由于研究对象的暴露资料是在结局发生之前收集的,并且都是按照设计由研究者亲自观察得到的,所以资料完整可靠,信息偏倚相对较小。

2. 可以直接获得暴露组和对照组人群的发病或死亡率,可直接计算出 RR 和 AR 等反映疾病危险强度的指标,可以充分而直接地分析暴露的病因作用。

3. 由于病因发生在前,疾病发生在后,因果现象发生的时间顺序是合理的,加之偏倚较少,又可直接计算各项测量疾病危险强度的指标,故其检验病因假说的能力较强,一般可证实病因联系。

4. 有助于了解人群疾病的自然史,有时还可能获得多种预期以外的疾病的结局资料,可分析一因与多种疾病的关系。

二、局限性

1. 不适于发病率很低的疾病的病因研究,因为在这种情况下需要的研究对象数量太大,前瞻性队列研究一般难以达到。

2. 由于随访时间较长,对象不易保持依从性,容易产生失访偏倚。

3. 在随访过程中,未知变量引入人群(如环境的变化,其他干预措施的引进等),或人群中已知变量的变化(如原有吸烟者戒烟了)等,都可使结局受到影响,使分析复杂化。

4. 研究耗费的人力、物力、财力和时间较多,其组织与后勤工作亦相当艰巨。

三、其他实践类型

由于队列研究的显而易见的优点和局限性,在长期的流行病学研究实践中,为了提高研究效率,出现了一些极富创造性的和具有很高适用价值的设计模式。

1. 基于一个综合队列的队列研究　传统的队列研究在开始时先要明确一个暴露因素,然后根据暴露有无分为暴露组和对照组,这种设计的特点是一次只能研究一个因素,因而限制了研究效率。如果研究者在研究开始时不按某一暴露因素选择对象,而是选择一定范围内符合某种条件(如长期居住、同意参加等)的全部人群组成一个综合队列(没有分组),收集队列人群多种可疑因素的暴露情况(可包括遗传、环境、行为、生活方式及卫生服务等),并检查其健康状况;然后前瞻性观察,观察内容包括各种可疑因素暴露的变化及多种健康结局的发生情况;研究结束后,再按队列成员在研究开始时对某种可疑因素(研究者有兴趣,前面已经收集了相关信息)的暴露情况分为不同的暴露组和对照组,然后按队列研究方法分析该暴露与可能的相关结局的关系。这类研究设计的特点是:在研究开始时没有明确特定的研究因素,没有分组,但收集了大量的可疑因素信息;最终分析时,研究者按照自己的兴趣,每次选择一个研究因素,按照基线调查时该研究因素的有无将队列人群分为暴露组和对照组,比较各组的结局发生率。该类研究,虽然在研究开始时没有选择一个特异的研究(暴露)因素,并根据该因素分出明确的暴露组和对照组;但在研究后期,针对每一个研究因素的分析报告,都是按研究开始时该因素有无分为暴露组和对照组,是前瞻性的,是从因求果的,暴露也是自然发生的,因而,本质上还是队列研究。一个如此设计的综合队列研究可理解为多个队列研究(针对每个因素的分析都构成一个经典的队列研究)的综合体。正是由于这种综合,非常适合于对某一类疾病进行综合病因研究,特别是当病因还不十分明确时,各种疾病可能有一些共同病因或复杂关系时更适用;这种设计非常适合于研究多因多病的关系,能降低单个研究的成本,提高了研究效率,有效地克服了传统队列研究的某些局限性。如美国弗明汉的心血管病研究(Framingham Heart Study)和中国慢性病前瞻性研究(China Kadoorie Biobank,CKB)就是典型的该类型研究。

2. 基于大数据的队列研究   目前,世界各国均已进入大数据时代,我国也在加速推进大数据建设。目前在某些局域范围内,已实现居民健康信息的全程覆盖(从怀孕、出生到死亡)和全区域共享;而且,这些居民健康数据还可以与区域内的环境数据、气象数据、医保数据、药品销售数据等互联。这些互融互通的数据将非常方便地促进队列研究的发展。我们可以利用这些数据开展我们感兴趣的队列研究。基本的思路是:①先提出研究问题(如肥胖与高血压的关系);②从大数据中找出暴露组和对照组(如10年前血压正常有肥胖者为暴露组,同期血压和体重均正常者为对照组);③查阅两组人群目前的结局(血压)信息;④分析暴露与结局的关系。这种研究本质上是以大数据为基础的历史性队列研究。可以相信,一个覆盖全国的全民健康信息平台将很快建成,届时,我们将可以非常方便、快速地开展我们感兴趣的任何的队列研究,而且,完全克服了人力、物力、财力和时间的限制。

(谭红专)

思考题	1. 队列研究的基本原理是什么?
	2. 队列研究与病例对照研究比较有何异同? 与实验性研究比较有何异同?
	3. 队列研究的主要用途是什么?
	4. 队列研究中的"暴露"包括哪些?

病例对照研究

Chapter 5　Case-Control Studies

A cohort study generally needs to identify a large group of people and follow them for a very long time before quite a few people developed the disease we concerned. If the latent time of the outcome disease is very long, the follow-up has to last for quite long time, and if the disease is very rare, the sample size must be very large. In these situations, a case-control design may be applied. Case-control study starts with the identification of a case group of persons with the disease of interest and a control group of persons without this disease, then measures the past exposure to certain risk factors among both cases and controls, and compares to assess the relationship between the exposure and disease. If the proportion of cases with the exposure is significantly greater than the proportion of controls with the exposure, and all other factors being equal, it might be the positive association between the exposure and the disease. In a well-designed case-control study, cases are selected from a clearly defined population, which is sometimes called the source population, and controls selected from the same population that yielded the cases. Compared with cohort study, case-control study is relatively less expensive and less time consuming. Thus, case-control study is commonly used to explore the possible causes or risk factors of the disease, including environmental and genetic factors, to test the causal hypothesis, to investigate the causes of adverse effects due to drugs, and to study the impact of a diagnosis on the prognosis of disease. Because the assessment of exposure is retrospective, case-control study may provide less strong evidence for the temporal order of a causal relation than cohort study.

病例对照研究(case-control study)是最常用的分析流行病学研究方法,主要用于探索疾病的病因或危险因素和检验病因假设。与队列研究相比较,病例对照研究具有省时、省力、出结果快的优点,特别适用于罕见病的病因或危险因素研究,在实际工作中应用更为广泛。

第一节　概述

一、基本原理

病例对照研究的基本原理是以当前已经确诊的患有某特定疾病的一组病人作为病例组,以不患有该病但具有可比性的一组个体作为对照组,通过询问、实验室检查或复查病史,搜集研究对象既往对各种可能的危险因素的暴露史,测量并采用统计学检验,比较病例组与对照组各因素暴露比例的差异是否具有统计学意义,如果病例组的暴露比例高于对照组,说明该暴露可能会增加疾病发生的危险,反之,病例组的暴露比例低于对照组,则该暴露可能会降低疾病发生的危险。然后评估各种偏倚对研究结果的影响,并借助病因推断技术,判断某个或某些暴露因素是否为疾病的危险因素,从而达到探索和检验病因假说的目的。该方法是一种由果及因的分析性研究方法,是在疾病发生之后去追溯假定的病因因素的方法,可在一定程度上检验病因假说。其基本原理见图 5-1。

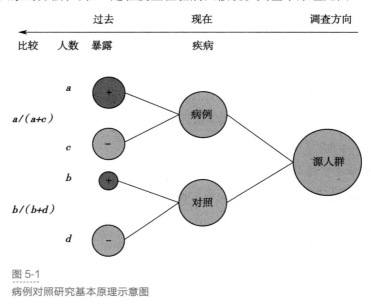

图 5-1

病例对照研究基本原理示意图

二、基本特点

病例对照研究的基本特点可概括如下。

1. 观察性研究　研究对象的暴露情况是自然存在而非人为控制的,故病例对照研究属于观察性研究。

2. 研究对象分为病例组和对照组　研究对象是按是否具有研究的结局分成病例组与对照组。

3. 由"果"溯"因"　病例对照研究是在结局(疾病或事件)发生之后追溯可能原因的方法。

4. 因果联系的论证强度相对较弱　病例对照研究不能观察到由因到果的发展过程,故因果联系的论证强度不及队列研究。

三、研究类型

病例对照研究有多种分类方法。实际工作中通常根据选择对照是否有某些限制可将病例对照研究分为非匹配病例对照研究和匹配病例对照研究两种基本类型。随着流行病学研究的发展,又产生了多种改进的、非上述传统意义的病例对照研究的衍生类型。

（一）非匹配病例对照研究

非匹配病例对照研究又称为成组病例对照研究,即在设计所规定的病例和对照人群中,分别抽取一定数量的研究对象进行组间比较,对照的选择没有其他任何限制与规定。一般对照的人数应等于或多于病例人数,但病例与对照的数量不需呈严格的比例关系。这种方法较匹配法更容易实施,但方法本身控制混杂因素的能力较弱,应在统计分析中予以弥补。

(二)匹配病例对照研究

匹配病例对照研究即要求选择的对照在某些因素或特征上与病例保持一致,目的是使匹配因素在病例组与对照组之间保持均衡,从而排除这些因素对结果的干扰。这种方法可增加分析时的统计学检验能力,提高研究效率,但也增加了选择对照的难度,并且资料整理与统计分析较麻烦。具体选择对照的方法请详见本章第二节。

(三)衍生的几种主要研究类型

1. 巢式病例对照研究(nested case-control study) 是一种在队列研究基础上的病例对照研究,是队列研究与病例对照研究结合的设计形式。其基本设计方法是在队列研究的基础上,在一定的观察期中,当所研究疾病的新发病例累积到一定数量,则可将全部病例集中组成"病例组";在每个病例发病当时,从同一队列的未发病者中,按一定匹配条件随机选择对照,集中组成"对照组";然后,抽取病例与对照的基线资料,并检测收集的生物学标本,按匹配病例对照研究的方法进行资料的统计分析。"巢式"即病例、对照均来自同一特定队列,犹如出自一巢之鸟之意。

2. 病例-队列研究(case-cohort study) 也是一种队列研究与病例对照研究结合的设计形式。其基本设计方法是队列研究开始时,在队列中按一定比例随机抽样选出一个有代表性的样本作为对照组;观察结束时,将队列中出现的所研究疾病的全部病例作为病例组,与上述随机抽取的对照组进行比较。病例-队列研究与巢式病例对照研究的不同之处在于:①前者的对照是从基线纳入的全部队列成员中随机选取;而后者的对照是与病例按个体匹配的。②前者的对照组可作为多种疾病结局的共用对照组;而在后者中,不同疾病结局的研究,对照组不同。

3. 病例-病例研究(case-case study) 在病例对照研究中,有时选择合适的对照颇为不易,特别是在分子流行病学研究中,从无疾病的对照中去获取某种生物标本也受到医学伦理方面的制约。如果对一种疾病的两个亚型进行对比研究,例如出血性脑卒中与缺血性脑卒中、p53突变阳性基因型的食管癌与p53突变阴性基因型的食管癌或者食管癌的鳞癌与腺癌的比较研究,可以不另外设对照组,而采取两个亚组的直接比较。由于比较的两组均为病例,故称为病例-病例研究,也称为单纯病例研究(case only study)。这种设计适用于研究两组病因的差异部分,而其相同或近似的危险因素则将被掩盖或低估。病例-病例研究方法也可用于研究遗传与环境因素之间的交互作用。

4. 病例交叉研究(case crossover study) 临床上有许多诱发因素可导致突发事件如脑梗死、脑出血、心肌梗死、消化道出血等。对于这些事件诱发因素的研究,可采用病例交叉研究,即以每个病例发病之前的一个或多个时间段作为"对照"时间段,疾病发生时的暴露情况和同一个个体"对照"时间段的暴露情况进行比较。适用于研究暴露的瞬时效应,即暴露对发生急性事件的影响。此为自身对照,个体不同时间点上的可比性较好。只有少数情况适合病例交叉研究。首先,整个时间里个体的暴露必须是变化的,而不是恒定的;其次,暴露的诱导期和效应期都必须短暂,否则最近疾病发作可能是由遥远的过去的暴露造成。

四、用途

病例对照研究是一种应用颇为广泛的分析性研究方法。"病例"可以是患有所研究疾病的病人,也可以是发生某事件(如车祸、自杀等)或具有某特征(如肥胖)的个体,这就在很大程度上扩大了病例对照研究的应用范围。该方法不仅可用于疾病的研究,还可用于某种健康状态或社会问题的研究。病例对照研究现已广泛应用于探索病因、公共卫生和医学实践中的暴发调查、干预措施的评价以及项目评价等。

(一)用于疾病病因或危险因素的研究

病例对照研究最常被用于疾病病因或危险因素的研究,特别适合于研究某些潜伏期长以及罕见的疾病。可以广泛探索病因或危险因素,也可在描述性研究或探索性病例对照研究初步形成病因假说的基础上检验某个或某几个病因假说。

(二)用于健康相关事件影响因素的研究

可采用病例对照研究方法对与健康相关的医学事件或公共卫生问题的影响因素进行研究,为制定相应卫生决策提供依据。如进行意外伤害、老年人生活质量、长寿、肥胖与超重等相关因素研究。

(三)用于疾病预后因素的研究

病例对照研究也可用于筛选和评价影响疾病预后的因素。以同一疾病的不同结局,如死亡与痊愈或并发症的有无,分为"病例组"和"对照组",作回顾性调查,追溯产生某种结局的有关因素,如曾经接受的各种治疗方法以及其他诸如病期、病情及年龄、社会经济水平等因素,通过对比分析发现影响疾病预后的主要因素,指导临床实践。

(四)用于临床疗效影响因素的研究

将发生和未发生某种临床疗效者分别作为病例组和对照组进行病例对照研究,可以分析不同疗效的影响因素。

第二节　研究设计与实施

在病例对照研究的设计与实施中,要特别关注以下内容。

一、确定研究目的

确定研究目的是制定整个研究计划的核心和指导思想。在开展研究之前必须查阅相关文献资料,了解本课题的研究现状,结合既往的研究结果以及临床或卫生工作中需要解决的问题,提出病因假设,确定研究目的,即本次研究要解决哪些具体问题。

二、明确研究类型

主要根据研究目的确定适宜的研究类型。如果研究目的是广泛地探索疾病的危险因素,可以采用非匹配或频数匹配的病例对照研究方法;如果研究目的是检验病因假设,尤其对于小样本研究或者因为病例的年龄、性别等构成特殊,随机抽取的对照组很难与病例组均衡可比时,可以采用个体匹配的病例对照研究,以保证对照与病例在某些重要方面的可比性。

三、确定研究对象

病例与对照的选择,尤其是对照的选择是病例对照研究成败的关键之一。

(一)病例的选择

1. 病例的定义　首先,病例应符合统一、明确的疾病诊断标准。尽量使用国际通用或国内统一的诊断标准,以便与他人的研究结果比较,并尽可能使用金标准,例如癌症病例,尽可能应用病理诊断。对于尚无明确诊断标准的疾病,可根据研究的需要自定标准,此时要注意均衡诊断标准的假阳性率及假阴性率,使诊断标准宽严适度。其次,若研究者为了某个特殊的研究目的,可以对研究对象的某些特征作出规定或限制,如老年病例、女性病例、重症病例、某城市的病例等。

2. 病例的类型　通常有三种类型的病例(即新发病例、现患病例和死亡病例)可供选择。这三种类型的病例各有优缺点。在病例对照研究中,首选的病例类型是新发病例,其优点在于:新发病例包括不同病情和预后的病人,代表性好,另外,病人确诊不久即被调查,对有关暴露的回忆信息较为准确可靠,不受各种预后因素的影响,且病历资料容易获得。但是,其缺点是在一定范围或一定时间内较难得到预期的病例数,对于罕见疾病更是如此。应用现患病例则可能弥补上述缺陷,在较小范围或较短时间内得到足够的病例数。但是,现患病例患病时间较长,对暴露史回忆的可靠程度要比新发病例差,难以区分暴露与疾病发生的时间顺序。因此,在应用现患病例时,要尽量选择诊断时间距离进行调查的时间间隔较短的病例。死亡病例的暴露信息主要由其家属提供,准确性较差,但对那些主要靠亲友提供资料的疾病如儿童白血病的研究,也不排除应用死亡病例,只是在资料整理和分析时要充分考虑到可能的偏倚。

3. 病例的来源　病例的来源主要有两种:一类是从医院选择病例,即从一所或几所医院甚至某个地理区域内全部医院的住院或门诊确诊的病例中选择一个时期内符合要求的连续病例。医院来源的病例可节省费用,合作性好,资料容易得到,而且信息较完整、准确,但不同医院接收的病人具有不同的特征,如果仅从一所医院选择病例,代表性较差,为减少偏倚,病例应尽量选自不同水平、不同种类的医院。另一类是从社区人群中选择病例,即以某一地区某一时期内某种疾病的全部病例或其中的一个随机样本作为研究对象。可以利用疾病监测资料或居民健康档案选择合格的病例或从现况调查资料中获得,也可以选自人群队列中发生的某种疾病的病人。其优点是病例的代表性好,结果推及到该人群的可信程度较高。但调查工作比较困难,且耗费人力物力较多。

(二)对照的选择

在病例对照研究中,对照的选择往往比病例的选择更复杂、更困难。

1. 选择对照的原则　对照必须是以与病例相同的诊断标准确认为不患所研究疾病的人。另外,对照应该能够代表产生病例的源人群(source population);换句话讲,对照的暴露分布应该与病例源人群的暴露分布一致。

2. 对照的来源　从病例的源人群中抽取对照,或者获取对照的人群的暴露分布与病例源人群的暴露分布一致。主要的对照来源及其优缺点如下：

（1）同一个或多个医疗机构中诊断的其他疾病的病人：其优点为易于选取，比较合作，且可利用档案资料，因此实际工作中经常采用这种对照。但是这种来源的对照的暴露分布常常不同于病例的源人群。例如，具有研究暴露的个体更有可能生病来医院就诊，进而成为对照组；这就导致医院对照的暴露水平高于病例源人群的暴露水平。为避免这种选择偏倚，选择医院对照时应遵循以下原则：①因已知与所研究的暴露因素有关的病种入院的病人不能作为对照。这种排除标准是针对此次就诊的疾病而非疾病史。例如，研究吸烟与白血病之间的关联，当使用医院对照时，因心血管疾病、呼吸系统疾病等与吸烟有关的病种入院的病人不能作为对照；但是，对于有心血管疾病或呼吸系统疾病史、但本次因为外伤入院者，仍为合格的对照。②对照应由尽可能多的病种的病人组成，以避免因过多地代表某一类病人，而该病种恰与所研究疾病具有共同的危险因素，从而影响研究结果的真实性。

（2）社区人群或团体人群中非该病病例或健康人：不易出现上述医院对照可能面临的选择偏倚问题，但实施难度大，费用高，所选对照不易配合。

（3）病例的邻居或同一住宅区内的健康人或非该病病例：有助于控制社会经济地位的混杂作用，用于匹配设计。

（4）病例的配偶、同胞、亲戚、同学或同事等：有助于排除某些环境或遗传因素对结果的影响，用于匹配设计。

在实际工作中，可以选择多个对照，以弥补各自的不足。也应注意各种不同来源的对照可解决的问题不同，在下结论时一定要综合考虑。

3. 选择对照的方法　主要采取匹配（matching）与非匹配两种方法选择对照。非匹配设计时，选择对照时没有任何限制和要求。匹配或称配比，是要求对照在某些特征或因素上与病例保持一致，保证对照与病例具有可比性（comparability），以便对两组进行比较时排除匹配因素的干扰。匹配的目的主要是提高研究效率，其次是控制混杂因素的干扰。

匹配变量必须是已知的混杂因素，或有充分的理由怀疑为混杂因素，否则不应匹配。疾病因果链上的中间变量不应匹配。例如，吸烟对血脂有影响，而血脂与心血管疾病有因果关系，在研究吸烟与心血管疾病关系的病例对照研究中，按血脂水平对病例和对照进行匹配，则吸烟与疾病的关联可能消失。另外，只与可疑病因有关而与疾病无关的因素不应匹配。例如，避孕药的使用与宗教信仰有关，但宗教信仰与研究的疾病并无关系，因此不应将宗教信仰作为匹配因素。这两种情况下用来匹配的因素都不符合混杂因素的特征，所以不应用来匹配。在一个研究中，不应该选择很多的匹配因素，因为匹配变量越多，选择合格的对照就越困难；而且，把不起混杂作用的因素作为匹配变量进行匹配，试图使对照组与病例组在多方面都一致，结果导致所研究的因素也趋于一致，结果反而降低了研究效率。这种情况称为匹配过度（overmatching）。一般除性别、年龄之外，对其他因素是否进行匹配，须持慎重态度，以防止匹配过度，且徒增费用和难度。一定不能将研究者感兴趣的研究变量作为匹配因素，因为一旦病例与对照按照这些因素匹配，就使得病例与对照在这些变量方面一致，也就不能分析这些因素与疾病的关系了。

匹配的变量应当一致到什么程度,取决于变量的性质、必要性与可操作性。离散变量可以完全匹配;连续变量可以首先划分为若干组,再按组匹配,如按 5 岁一个年龄组进行年龄匹配。

根据匹配的方式不同,可分为频数匹配(frequency matching)和个体匹配(individual matching)两种形式。频数匹配是指对照组具有某种或某些因素或特征者所占的比例与病例组一致或相近。个体匹配是以对照与病例个体为单位进行匹配。1 个病例可以匹配 1 个对照,这种情况叫配对(pair matching),也可以 1 个病例匹配多个对照,如 1∶2、1∶3……1∶r 匹配。病例与对照的比例要根据研究的具体情况而定。一般情况下,总样本量一定时,如果病例和对照的来源都较充足,病例与对照之比为 1∶1 时的统计学效率最高。但如果所研究的是罕见病或所能获得的合格病例数很少,为了达到较满意的研究功效,可以增加匹配的对照数,即采用 1∶r 匹配。随着 r 值的增加,效率逐渐增加,但增加的幅度越来越小,而工作量却显著增大,尤其超过 1∶4 时。因此,实际应用时要权衡利弊选择匹配的比例。

四、确定样本量

(一)影响样本量的因素

病例对照研究的样本含量与下列四个条件有关。①研究因素在对照组或人群中的暴露率(P_0)。②研究因素与疾病关联强度的估计值,即比值比(OR)。③希望达到的统计学检验假设的显著性水平,即第 I 类错误(假阳性)概率(α),一般取 $\alpha = 0.05$。④希望达到的统计学检验假设的效能或称把握度($1-\beta$),β 为第 II 类错误(即假阴性)概率,一般取 $\beta = 0.1$。

非匹配和不同匹配方式的样本量计算方法不同,如果采取匹配设计,估计样本量时还要考虑病例和对照的比例。样本量可利用公式计算,也有现成的表可查。

(二)非匹配病例对照研究样本量估计

非匹配病例对照研究的病例组样本含量(n)可按下式计算。

$$n = \frac{\left[Z_{1-\alpha/2}\sqrt{2\,\overline{P}(1-\overline{P})} + Z_{\beta}\sqrt{P_1(1-P_1)+P_0(1-P_0)} \right]^2}{(P_1-P_0)^2} \qquad 式(5-1)$$

其中,$Z_{1-\alpha/2}$、Z_{β} 分别为 α 与 $1-\beta$ 对应的标准正态分布临界值,可查表得出;P_1 和 P_0 分别为病例组和对照组的暴露率;$\overline{P} = (P_1+P_0)/2$。$P_1$ 可根据 P_0 与 OR 推算,即:

$$P_1 = (OR \times P_0)/(1-P_0+OR \times P_0) \qquad 式(5-2)$$

【例 5-1】拟进行一项吸烟与肺癌关系的病例对照研究,通过查阅文献得到人群吸烟率为 20%,即 $P_0 = 0.20$,预期吸烟者的比值比(OR)为 2,要求 $\alpha = 0.05$(双侧检验),$\beta = 0.10$,按病例和对照等数量设计,求样本含量 n。利用上述公式计算结果如下:

$$P_1 = (2\times0.20)/(1-0.20+2\times0.20) = 0.333$$

$$1-P_1 = 1-0.333 = 0.667$$

$$1-P_0 = 1-0.20 = 0.80$$

$$\overline{P} = (0.20+0.333)/2 = 0.267$$

$$1-\overline{P}=1-0.267=0.733$$

查表得 $Z_{0.975}=1.96$；$Z_{0.10}=1.28$。

将上述各项数值代入公式(5-1)，求得：

$$n=\frac{(1.96\sqrt{2\times0.267\times0.733}+1.28\sqrt{0.20\times0.80+0.333\times0.667})^2}{(0.333-0.20)^2}=230.1\approx230$$

即病例组与对照组至少各需调查 230 人。

（三）1:1 配对病例对照研究样本量估计

个体配对时，病例与对照暴露状态不一致的对子对于所研究的问题才有意义，故样本含量也就建立在这个基础之上。Schlesselman 曾提出了 1:1 配对设计的病例对照研究样本含量的估计公式，具体做法是先求病例与对照暴露状态不一致的对子数(m)：

$$m=\frac{[Z_{1-\alpha/2}/2+Z_{\beta}\sqrt{P(1-P)}]^2}{(P-0.5)^2} \tag{式(5-3)}$$

式中，
$$P=OR/(1+OR)\approx RR/(1+RR) \tag{式(5-4)}$$

再按下式求需要调查的总对子数(M)：

$$M=\frac{m}{P_0(1-P_1)+P_1(1-P_0)} \tag{式(5-5)}$$

P_0、P_1 分别代表源人群中对照组和病例组的估计暴露率。

如式 5-2：
$$P_1=(OR\times P_0)/(1-P_0+OR\times P_0)$$

【例 5-2】欲研究口服避孕药与先天性心脏病的关系。已知人群中口服避孕药的暴露率为 30%，暴露造成的 OR 为 2。若进行 1:1 配对病例对照研究，$\alpha=0.05$，$\beta=0.10$，双侧检验，试问病例和对照各需观察多少例？

本例为双侧检验，查表得 $Z_{0.975}=1.96$；$Z_{0.10}=1.28$。又 OR=2，$P_0=0.3$，利用公式(5-4)及公式(5-3)分别求得：

$$P=2/(1+2)=0.667;$$

$$m=\frac{(1.96/2+1.28\sqrt{0.667\times0.333})^2}{(0.667-0.5)^2}=89.88\approx90$$

利用公式(5-2)，求得：

$$P_1=(2\times0.3)/(1-0.3+2\times0.3)=0.46$$

再按公式(5-5)求得：

$$M=\frac{90}{0.3\times(1-0.46)+0.46\times(1-0.3)}=185.95\approx186$$

即需要调查的对子数至少为 186 对，即病例和对照至少各需调查 186 例。

（四）1:r 匹配病例对照研究样本量估计

可用以下公式计算病例数与对照数不等时病例对照研究所需的病例数(n)，对照数为 r×n。

$$n=\left[Z_{1-\alpha/2}\sqrt{(1+1/r)\overline{P}(1-\overline{P})}+Z_{\beta}\sqrt{P_1(1-P_1)/r+P_0(1-P_0)}\right]^2/(P_1-P_0)^2 \tag{式(5-6)}$$

$$P_1 = (OR \times P_0) / (1 - P_0 + OR \times P_0)$$

$$\overline{P} = (P_1 + rP_0) / (1 + r) \hspace{4cm} 式(5-7)$$

【例5-3】某学者欲研究再生障碍性贫血的危险因素,以1∶4配比进行病例对照研究,假设对照组某种危险因素暴露率为20.1%,$OR=5$,$\alpha=0.05$,$\beta=0.10$,单侧检验,试问病例与对照各需多少例?

本例:查表得单侧检验时 $Z_{0.95}=1.64$,$Z_{0.10}=1.28$,$r=4$,$OR=5$,$P_0=0.201$,则:

$$P_1 = (5 \times 0.201) / (1 - 0.201 + 5 \times 0.201) = 0.5571$$

$$\overline{P} = (0.5571 + 4 \times 0.201) / (1 + 4) = 0.2722$$

代入公式(5-6)得:

$$n = \left[1.64 \sqrt{(1 + 1/4) \times 0.2722(1 - 0.2722)} + 1.28 \sqrt{0.5571(1 - 0.5571)/4 + 0.201(1 - 0.201)} \right]^2 / (0.5571 - 0.201)^2 = 15.89 \approx 16$$

即病例需16例,对照例数为64例。

以上样本含量估计只有相对意义,并非绝对精确的数值。因为样本含量估计是有条件的,而这种条件在重复研究中不是一成不变的。实际研究中往往需要同时探索几个因素与所研究疾病的关系,而每个因素都有其各自的 OR 及 P_0,因此,需要根据每个因素的参数估算所需样本量,然后选择最大的样本量,以便使所有的因素都能获得较高的检验效率。样本量越大,结果的精确度越好,但是样本量过大,常会影响调查工作的质量,增加负担和费用,实际工作中应当权衡利弊。

五、确定研究因素

应根据研究目的,确定研究因素(或暴露)。暴露因素可以多种多样,可以是宏观因素,如社会经济地位、生活方式等,也可以是微观的,如易感基因。可通过描述性研究、不同地区和人群中进行的病例对照研究、临床观察或其他学科领域提出的研究线索帮助确定研究因素,并且尽可能采取国际或国内统一的标准对每项研究因素的暴露与否或暴露水平作出明确而具体的规定,以便交流和比较。

可以从暴露的数量和暴露持续时间评价暴露水平。暴露持续时间长和(或)暴露的剂量大,发生某疾病的危险会增高,因此累积的总暴露情况很重要,最好由适宜的变量加以评价。对于隐匿期长的发病过程,暴露的时间非常重要,例如,在肿瘤研究中,近期的暴露可能与肿瘤无关,因为现在发现的肿瘤可能是在很多年之前就已经产生了,因此,要明确规定测量在疾病发生之前哪个时间窗的暴露情况。另外,除了包括与病因假设有关的暴露外,还需包括可能的混杂因素,以便在资料分析时排除其对结果的干扰。

测量指标尽量选用定量或半定量指标,也可按明确的标准进行定性测定,如规定吸烟者为每天吸烟至少一支而且持续一年以上者,否则即视为不吸烟;在此基础上最好结合每日吸烟量和吸烟年限进一步将吸烟者的吸烟程度半定量或定量。将所确定的研究因素及其测量标准归纳于调查表中,便于收集资料。

　　研究因素并不是越多越好,应以满足研究目的的需要为原则,即与研究目的有关的变量不可缺少,而且应当尽量细致和深入,如吸烟与肺癌关系的研究中,有关调查对象吸烟或不吸烟的信息必不可少,而且还应调查开始吸烟的年龄、吸烟的年限、每日吸烟量、烟吸入的深度、烟的种类、戒烟的时间等,即从多个侧面反映该变量的特点,以获得较多的信息;反之,与研究目的无关的内容则不要列入。

六、资料收集方法

　　对于病例对照研究来说,信息的收集主要靠询问调查对象并填写问卷,包括面访、信访、电话访问、网络调查、自填问卷等方式;有时需辅以查阅档案,如疾病、死亡登记资料和医疗档案(门诊病历、住院病历)等;有时需要现场观察和实际测量某些指标,如体格检查或环境因素的测量、血液或其他生物标本的实验室检查等。应根据研究目的和实际情况,恰当选择资料收集方法。收集的资料是否准确可靠关系到研究结果和结论的真实性,因此,无论什么方法,都应实行质量控制,对调查员要进行培训,对调查工作要做好监督和检查,尽量减少调查和测量偏倚,以保证调查质量。特别要注意应采用可比的方法对病例和对照进行信息收集,这一点很重要。在临床实践中我们往往希望有关病人疾病状态的信息越准确越好,但是流行病学研究更关键的问题是要保证比较的不同组别之间信息应该具有相似的质量,即要求病例和对照收集信息的方式、资料来源、暴露测量时间和标准应一致,资料的准确性要可比,以便减少偏倚。

第三节　资料的整理与分析

　　病例对照研究资料分析的中心内容是比较病例与对照中暴露的比例,并由此估计暴露与疾病之间是否有关联及其关联强度;也可进一步分析暴露与疾病的剂量反应关系等;可通过分层分析、多因素分析控制混杂偏倚对研究结果的影响。

一、资料的整理

　　首先要对所收集的原始资料进行全面检查与核实,确保资料尽可能完整和准确,然后,对原始资料进行分组、归纳或编码后输入计算机,建立数据库。目前大多采用双录入的方法和录入后进行逻辑查错。在此基础上进一步分析暴露与疾病的关联及其关联强度。

二、资料的分析

(一)描述性统计

1. 一般特征描述　　即对研究对象的一般特征,如年龄、性别、职业、居住地等及病例的临床分型等的分布频率进行描述。如果为某人群的随机抽样病例,则需要与相应时间和地区的全部病例特征进行比较。

2. 均衡性检验　　即比较病例组与对照组某些基本特征是否相似或齐同,目的是检验两组的可比性。如果两组在某些基本特征方面的差异有统计学意义,则在推断性分析时应考虑到其对研究结果的可能影响并加以控制。

（二）推断性分析

即通过比较病例组与对照组对某些研究因素暴露率的差异,分析暴露与疾病有无关联,如果暴露与疾病有关联,则进一步分析关联的强度。

1. 非匹配设计资料的分析　病例对照研究中,对每一个暴露因素的资料均可整理成如下四格表（即 2×2 表）形式（表 5-1）。

表 5-1　非匹配病例对照研究资料归纳表

暴露史	病例	对照	合计
有	a	b	$a+b=m_1$
无	c	d	$c+d=m_0$
合计	$a+c=n_1$	$b+d=n_0$	$N=a+b+c+d$

【例 5-4】一项关于口服避孕药与心肌梗死关系的病例对照研究资料见表 5-2。以此为例,介绍具体分析步骤。

表 5-2　心肌梗死病例与对照口服避孕药服用史的比较

口服避孕药服用史	病例	对照	合计
有	39	24	63
无	114	154	268
合计	153	178	331

（1）暴露与疾病关联性分析:检验病例组某因素的暴露率或暴露比例$\left(\dfrac{a}{a+c}\right)$与对照组$\left(\dfrac{b}{b+d}\right)$之间的差异是否具有统计学意义。如果两组某因素暴露率差异有统计学意义,说明该暴露与疾病存在统计学关联。两组暴露率差异的统计学检验可用四格表的χ^2检验（式 5-8）。

$$\chi^2 = \frac{(ad-bc)^2 N}{(a+b)(c+d)(a+c)(b+d)} \qquad 式（5-8）$$

当四格表中一个格子的理论数≥1 但<5,总例数>40 时,则使用χ^2检验的连续校正公式（式 5-9）。

$$\chi^2_{校正} = \frac{(|ad-bc|-N/2)^2 N}{(a+b)(c+d)(a+c)(b+d)} \qquad 式（5-9）$$

例 5-4:病例组口服避孕药的暴露率为$\dfrac{39}{39+114} \times 100\% = 25.5\%$

对照组口服避孕药的暴露率为$\dfrac{24}{24+154} \times 100\% = 13.5\%$

$$\chi^2 = \frac{(39 \times 154 - 24 \times 114)^2 \times 331}{63 \times 268 \times 153 \times 178} = 7.70$$

根据计算出的χ^2值,查χ^2界值表,可获知P值,$\nu = (2-1)(2-1) = 1$。因为$\nu = 1$时,$\chi^2_{0.01} = 6.63$。

本例, χ^2 值为 7.70>6.63, 则 $P<0.01$, 说明病例组与对照组口服避孕药暴露率的差异有统计学意义, 提示口服避孕药与心肌梗死有关联。

（2）关联强度分析：描述暴露与疾病联系强度的指标是相对危险度（RR），在队列研究中可求得。但是，一般情况下，病例对照研究中没有暴露组和非暴露组的观察人数，不能计算发病率，因此不能直接计算 RR，但可用比值比（odds ratio，OR）来近似估计 RR。比值比又称比数比、优势比，为病例组与对照组两组暴露比值之比。所谓比值或比数（odds）是指某事物发生的可能性与不发生的可能性之比。病例组和对照组的暴露比值分别为：

$$\frac{a}{a+c}\bigg/\frac{c}{a+c}\text{和}\frac{b}{b+d}\bigg/\frac{d}{b+d}$$

因此，比值比

$$OR=\left(\frac{a}{a+c}\bigg/\frac{c}{a+c}\right)\bigg/\left(\frac{b}{b+d}\bigg/\frac{d}{b+d}\right)=\frac{ad}{bc}$$

即：

$$OR=\frac{ad}{bc} \tag{式（5-10）}$$

OR 恰好是四格表中两条对角线上的四个数字的交叉乘积 ad 与 bc 之比，故 OR 又称为交叉乘积比。OR 的含义与 RR 相同，均指暴露者疾病的危险性是非暴露者的多少倍。OR>1 说明暴露与疾病呈"正"关联，即暴露可增加疾病的危险性，暴露因素是疾病的危险因素；OR<1 说明暴露与疾病呈"负"关联，即暴露可降低疾病的危险性，暴露因素是保护因素；OR=1，则表明暴露因素与疾病之间无统计学联系。

例 5-4：

$$OR=\frac{39\times154}{24\times114}=2.20$$

结果表明服用口服避孕药者发生心肌梗死的危险性为不服用口服避孕药者的 2.20 倍，提示服用口服避孕药与心肌梗死呈正相关关系，服用口服避孕药是心肌梗死的一个危险因素。

（3）计算 OR 的 95% 可信区间：上面的 OR 值是用一次病例对照研究资料（样本人群）计算而来。由于存在抽样误差，应按一定概率（称为可信度）来估计总体人群或源人群的 OR 范围，即 OR 的可信区间（confidence interval，CI）。OR 可信区间的估计方法有 2 种：

1）Miettinen 法：主要利用计算的 χ^2 值来估计 OR 的 95% 可信区间，其估算采用以下公式：

$$OR \text{ 的 } 95\%CI=OR^{(1\pm1.96/\sqrt{\chi^2})} \tag{式（5-11）}$$

式中一般用不校正的 χ^2 值。

例 5-4：OR 的 95%CI=$2.20^{(1\pm1.96/\sqrt{7.70})}$=（1.26,3.84），表明服用口服避孕药者发生心肌梗死 OR 的 95% 可信范围是在 1.26~3.84 之间。

2）Woolf 法：即自然对数转换法，是建立在方差基础上的。

lnOR 的方差为：

$$Var(\ln OR)=\frac{1}{a}+\frac{1}{b}+\frac{1}{c}+\frac{1}{d} \tag{式（5-12）}$$

当四格表中某一格的数值为 0 时，可在每格的数值上各加 0.5，再求出它的倒数之和。

lnOR 的 95% 可信区间为：

$$\ln OR\ 95\%CI = \ln OR \pm 1.96 \times \sqrt{Var(\ln OR)} \qquad \text{式}(5\text{-}13)$$

OR 的 95%可信区间是其反自然对数,即

$$\exp\left[\ln OR \pm 1.96 \sqrt{Var(\ln OR)}\right] \qquad \text{式}(5\text{-}14)$$

例 5-4: $Var(\ln OR) = \dfrac{1}{39} + \dfrac{1}{24} + \dfrac{1}{114} + \dfrac{1}{154} = 0.0826$,

$\ln OR\ 95\%CI = \ln 2.20 \pm 1.96 \sqrt{0.0826} = (0.2252, 1.3218)$

$\exp(0.2252, 1.3218) = (1.25, 3.75)$

即 OR 的 95%可信区间为 $1.25 \sim 3.75$。

可见上述两种方法计算结果基本一致,Miettinen 法计算方法简单,较常用。

OR 可信区间除了用于估计总体 OR 的范围外,也可根据 OR 的可信区间是否包括 1 来推断暴露因素与疾病间有无关联。如果 OR 95%CI 不包括 1,说明如果进行多次病例对照研究,有 95%的可能 OR 不等于 1,该项研究 OR 不等于 1 并非抽样误差所致,可认为研究因素与研究疾病有关联;如果 OR 95%CI 包括 1,说明如果进行多次病例对照研究,可能有 95%的研究其 OR 值等于 1 或接近 1,即研究因素与研究疾病无关联。本例,两种方法所得 OR 95%CI 均不包括 1,且大于 1,提示该项研究 OR = 2.20 不是抽样误差造成,服用口服避孕药是发生心肌梗死的危险因素。

(4)估计归因危险度百分比(AR%)和人群归因危险度百分比(PAR%):在一定条件下,病例对照研究也可计算出这两个指标。

在病例对照研究中一般不能获得发病率和 RR,只能获得 OR,当所研究疾病的发病率很低(如小于 5%)时,$OR \approx RR$,故可用 OR 来代替 RR 估计 AR%,其计算公式可写成:

$$AR\% = \frac{OR-1}{OR} \times 100\% \qquad \text{式}(5\text{-}15)$$

如果对照组的暴露率可以代表病例源人群的状况,则可用对照组的暴露率代表人群暴露率 P_e,则:

$$PAR\% = \frac{P_e(OR-1)}{P_e(OR-1)+1} \times 100\% \qquad \text{式}(5\text{-}16)$$

例 5-4: $AR\% = \dfrac{2.20-1}{2.20} \times 100\% = 54.5\%$,表示在服用口服避孕药人群中由于服用口服避孕药引起的心肌梗死发病占全部心肌梗死发病的 54.5%。对照组口服避孕药的暴露率为 $\left(\dfrac{24}{178} \times 100\%\right) = 13.5\%$,因此,$PAR\% = \dfrac{0.135 \times (2.20-1)}{0.135 \times (2.20-1)+1} \times 100\% = 13.9\%$,表示在一般人群中由于服用口服避孕药引起的心肌梗死发病占全部心肌梗死发病的 13.9%。

2. 1:1 配对资料的分析 病例对照研究中,1:1 配对资料可整理成表 5-3 的形式。注意表内的数字 a、b、c、d 是病例与对照的对子数。

表 5-3　1∶1 配对病例对照研究资料归纳表

对照	病例		合计
	有暴露史	无暴露史	
有暴露史	a	b	$a+b$
无暴露史	c	d	$c+d$
合计	$a+c$	$b+d$	$N=a+b+c+d$

【例 5-5】1976 年 Mack 等报告的外源性雌激素与子宫内膜癌关系的病例对照研究资料见表 5-4。以此为例,介绍配对病例对照研究资料分析步骤。

表 5-4　外源性雌激素与子宫内膜癌关系的配对病例对照研究资料

对照	病例		合计
	有暴露史	无暴露史	
有暴露史	27	3	30
无暴露史	29	4	33
合计	56	7	63

（1）暴露与疾病关联分析:可用 McNemar χ^2 检验,公式如下:

$$\chi^2 = \frac{(b-c)^2}{(b+c)} \qquad 式（5-17）$$

此公式适用于较大样本。当（$b+c$）<40 时,用以下连续性校正公式计算校正的 χ^2 值。

$$校正 \chi^2 = \frac{(\,|b-c|-1)^2}{b+c} \qquad 式（5-18）$$

【例 5-5】按式（5-18）计算得,校正 $\chi^2 = \frac{(\,|3-29|-1)^2}{3+29} = 19.53$

$\nu=1$,$P<0.005$,说明外源性雌激素与子宫内膜癌之间有关联。

（2）计算 OR:用以下公式计算。

$$OR = \frac{c}{b} \quad (b \neq 0) \qquad 式（5-19）$$

例 5-5:OR = 29/3 = 9.67

（3）计算 OR 95%CI:仍用 Miettinen 法,即:

OR 的 95%CI = OR$^{(1\pm1.96/\sqrt{\chi^2})}$,式中一般用不校正的 χ^2 值。

例 5-5:OR 的 95%CI = 9.67$^{(1\pm1.96/\sqrt{21.13})}$ = （3.67,25.44）,即 OR 的 95%CI 为 3.67~25.44,结果表明:外源性雌激素的使用是子宫内膜癌发生的危险因素。

（三）非匹配资料的分层分析

病例对照研究中的混杂因素可以用配比设计加以控制,但未被配比的混杂因素,需用分层分析（stratification analysis）的方法去识别,并估计和控制其作用。分层分析是根据潜在混杂因素的有无或程度将研究对象分为不同的层,然后在各层中比较病例组和对照组暴露因素的分布。如可按某一混杂因素分成若干亚层（如 i 层，见表 5-5）后，分别计算各层的 OR_i，并进行齐性检验（homogeneity test），如果齐性检验结果显示各层的 OR 值的差别没有统计学意义，说明各层资料是同质的，可按照 1959 年由 Mantel 和 Heanszel 提出的方法，计算总的 OR 即 Mantel-Haenszel OR（简称 OR_{MH}），这是对混杂因素校正（或调整）后的合并 OR。如果齐性检验结果显示各层的 OR 值的差异有统计学意义，提示各层资料不属于同质资料，不宜再计算合并 OR 值，而应进一步分析分层因素与暴露因素之间的交互作用（interaction）。

表 5-5　病例对照研究分层资料（第 i 层）的四格表

暴露	病例组	对照组	合计
有	a_i	b_i	m_{1i}
无	c_i	d_i	m_{0i}
合计	n_{1i}	n_{0i}	N_i

【例 5-6】对例 5-4 的资料做进一步分析，如表 5-6 所示。

表 5-6　在无口服避孕药服用史者中年龄与心肌梗死的关联

年龄（岁）	心肌梗死	对照	合计
≥40	88	95	183
<40	26	59	85
合计	114	154	268

在无口服避孕药服用史者中年龄与心肌梗死 $OR=2.10$，$\chi^2=7.27$，说明年龄与心肌梗死的发生有联系，即年龄越大，发生心肌梗死的危险性越高。

再分析对照组中年龄与口服避孕药的关联（表 5-7）。

表 5-7　对照组中年龄与服用口服避孕药史的关联

口服避孕药服用史	<40 岁	≥40 岁	合计
有	17	7	24
无	59	95	154
合计	76	102	178

$OR=3.91$，$\chi^2=8.98$，说明年龄与服用口服避孕药也有联系。

另外，年龄也不是服用口服避孕药与心肌梗死联系的中间环节，故可以认为年龄是研究口服避孕药与心肌梗死关系时的混杂因素。这种情况下可以用分层分析方法控制年龄的混杂作用。

仍以表 5-2 的数据为例，说明分层分析的一般步骤及方法。考虑到年龄与服用口服避孕药的行为有关，也与心肌梗死的发生有关，可能是个混杂因素，故按年龄将研究对象分为<40 岁和≥40 岁两层，见表 5-8。

表 5-8 口服避孕药与心肌梗死关系的病例对照研究资料

口服避孕药服用史	<40 岁			≥40 岁			合计		
	病例	对照	小计	病例	对照	小计	病例	对照	总计
有	21	26	47	18	88	106	39	114	153
无	17	59	76	7	95	102	24	154	178
总计	38	85	123	25	183	208	63	268	331

分层分析的步骤：

（1）计算各层资料的 OR：利用式 5-8 计算各层的比值比 OR_i：

不考虑年龄的影响时，$OR = \dfrac{39 \times 154}{114 \times 24} = 2.20$。

按年龄分层后，

<40 岁：$OR_1 = \dfrac{21 \times 59}{26 \times 17} = 2.80$

≥40 岁：$OR_2 = \dfrac{18 \times 95}{88 \times 7} = 2.78$

可见，两层的 OR_i 均较不分层时的 OR 大，说明年龄起了一定的混杂作用。按年龄分层后，两层 OR_i 的齐性检验常用 Woolf 齐性检验法，具体计算方法请参照有关书籍。本例齐性检验结果显示两层 OR 的差异无统计学意义，说明两层资料是同质的，可计算总 χ^2 和总 OR，常用 Mantel-Haenszel 提出的计算公式，分别以 χ^2_{MH} 和 OR_{MH} 表示。

（2）计算 χ^2_{MH}：用以下公式计算 χ^2_{MH}：

$$\chi^2_{MH} = \frac{\left[\sum_{i=1}^{I} a_i - \sum_{i=1}^{I} E(a_i) \right]^2}{\sum_{i=1}^{I} Var(a_i)} \qquad \text{式（5-20）}$$

式中，$E(a_i)$ 为 a_i 的期望值；$Var(a_i)$ 为 a_i 的方差。

$$\sum_{i=1}^{I} E(a_i) = \sum_{i=1}^{I} \frac{m_{1i} n_{1i}}{n_i} \qquad \text{式（5-21）}$$

$$\sum_{i=1}^{I} Var(a_i) = \sum_{i=1}^{I} \frac{m_{1i} m_{0i} n_{1i} n_{0i}}{n_i^2 (n_i - 1)} \qquad \text{式（5-22）}$$

如果四格表中某一格子的理论数小于 5，则用下列校正公式：

$$\text{校正} \chi^2_{MH} = \frac{\left[\left| \sum_{i=1}^{I} a_i - \sum_{i=1}^{I} E(a_i) \right| - 0.5 \right]^2}{\sum_{i=1}^{I} Var(a_i)} \qquad \text{式（5-23）}$$

表 5-8：
$$\sum_{i=1}^{2} E(a_i) = \frac{47 \times 38}{123} + \frac{106 \times 25}{208} = 27.26$$

$$\sum_{i=1}^{2} Var(a_i) = \frac{47 \times 76 \times 38 \times 85}{123^2 (123 - 1)} + \frac{106 \times 102 \times 25 \times 183}{208^2 (208 - 1)} = 11.77$$

$$\chi^2_{MH} = \frac{(39-27.26)^2}{11.77} = 11.71$$

$\nu = i - 1 = 2 - 1 = 1$，查 χ^2 界值表得 $P < 0.01$。

（3）计算 OR_{MH} 及其 95%CI：应用 Mantel-Haenszel 提出的公式：

$$OR_{MH} = \frac{\sum_{i=1}^{I}(a_i d_i/n_i)}{\sum_{i=1}^{I}(b_i c_i/n_i)} \qquad \text{式(5-24)}$$

表 5-8：$OR_{MH} = \dfrac{(21 \times 59/123) + (18 \times 95/208)}{(26 \times 17/123) + (88 \times 7/208)} = 2.79$

OR_{MH} 的 95% CI 可用 Miettinen 法计算，即：

$$OR_{MH}^{(1 \pm 1.96/\sqrt{\chi^2_{MH}})} = 2.79^{(1 \pm 1.96/\sqrt{11.71})} = (1.55, 5.02)$$

即 OR_{MH} 的 95%CI 为 $1.55 \sim 5.02$。

综上，调整年龄的可能混杂作用后，$OR_{MH} = 2.79$ 高于不分层时的 $OR = 2.20$，说明由于年龄这个混杂因素的作用，减弱了口服避孕药与心肌梗死的联系强度。

虽然能按照一个以上混杂因素分层进行分层分析，但当混杂因素很多时，分层较多，每层内研究样本可能会很少，不能满足统计分析的需要，故应用上受到一定限制。随着计算机技术及流行病学理论与方法的发展，目前许多多因素分析模型如多元线性回归、Logistic 回归等被广泛应用于病例对照研究的资料分析，以探讨多个因素与疾病间的关系以及控制混杂因素，操作简单、结果可靠。

（四）剂量反应关系的分析

前述分析方法都是建立在 2×2 表的基础上。虽然可以同时调整几个混杂因素，每个混杂因素也可分为若干个水平，但暴露因素只分为两个水平。在病例对照研究中，如果能够获得某些暴露因素不同暴露水平的资料（也称分级资料），可将不同暴露水平的资料由小到大或由大到小分成多个有序的暴露等级，不同暴露等级分别与无暴露或最低水平的暴露作比较，以分析这些暴露与疾病之间的剂量-反应关系（dose-response relationship），增加因果关系推断的依据。分级暴露资料的分析方法如下：

（1）将资料整理归纳成 R×C 列联表形式：见表 5-9。

表 5-9 病例对照研究分级资料整理表

组别	暴露分级						合计
	x_0	x_1	x_2	x_3	x_4	...	
病例	$a_0(c)$	a_1	a_2	a_3	a_4	...	n_1
对照	$b_0(d)$	b_1	b_2	b_3	b_4	...	n_0
合计	m_0	m_1	m_2	m_3	m_4	...	N

可见，表 5-9 中的 a_0 和 b_0 分别相当于前面四格表中的 c 和 d。

【例 5-7】1956 年 Doll 和 Hill 发表的男性吸烟与肺癌关系的病例对照研究资料见表 5-10。

表 5-10　男性每日吸烟的支数与肺癌的关系

组别	每日吸烟支数				合计
	0	1 ~	5 ~	15 ~	
病例	2(c)	33(a_1)	250(a_2)	364(a_3)	649(n_1)
对照	27(d)	55(b_1)	293(b_2)	274(b_3)	649(n_0)
合计	29(m_0)	88(m_1)	543(m_2)	638(m_3)	1298(N)

（2）进行 R×C 列联表资料的 χ^2 检验：用下面的卡方检验公式计算 χ^2 值。

即

$$\chi^2 = N\left(\sum_{i=1}^{I} \frac{A_i^2}{n_i m_i} - 1 \right)$$ 式（5-25）

表 5-10 中的 a_i、b_i、c 和 d 即为实际值（A_i），则：

$$\chi^2 = 1298 \times \left(\frac{2^2}{649 \times 29} + \frac{33^2}{649 \times 88} + \frac{250^2}{649 \times 543} + \frac{364^2}{649 \times 638} + \frac{27^2}{649 \times 29} + \frac{55^2}{649 \times 88} \right.$$
$$\left. + \frac{293^2}{649 \times 543} + \frac{274^2}{649 \times 638} - 1 \right) = 43.15$$

$\nu = (R-1)(C-1) = (2-1)(4-1) = 3$，$P < 0.001$，说明男性肺癌组和对照组吸烟量分布的差别有统计学意义。

（3）计算各暴露水平的 OR 值：通常以不暴露或最低水平的暴露组为参照组，其余暴露水平各组分别与参照组进行比较，计算各组的 OR 值。本例以不吸烟组为参照组，每日吸烟支数为 1 ~、5 ~、15 ~ 三组的 OR 值分别为 8.10、11.52 和 17.93，即随着吸烟量的增加而递增，呈现明显的剂量反应关系。但还需经 χ^2 趋势检验来判明该剂量反应关系是否有统计学意义。

（4）χ^2 趋势检验：用下列公式计算 χ^2 值。

$$\chi^2 = [T_1 - (n_1 T_2 / N)]^2 / Var$$ 式（5-26）

式中 Var 为方差，其计算公式为：

$$Var = n_1 n_0 (NT_3 - T_2^2) / [N^2(N-1)]$$ 式（5-27）

式中 T_1、T_2、T_3 的计算公式分别为：

$$T_1 = \sum_{i=0}^{i} a_i x_i$$ 式（5-28）

$$T_2 = \sum_{i=0}^{i} m_i x_i$$ 式（5-29）

$$T_3 = \sum_{i=0}^{i} m_i x_i^2$$ 式（5-30）

式中第 i 暴露水平的 $x_i = i$，参照组为 $x_0 = 0$。

例 5-7：$T_1 = \sum_{i=0}^{i} a_i x_i = 33 \times 1 + 250 \times 2 + 364 \times 3 = 1625$

$T_2 = \sum_{i=0}^{i} m_i x_i = 88 \times 1 + 543 \times 2 + 638 \times 3 = 3088$

$T_3 = \sum_{i=0}^{i} m_i x_i^2 = 88 \times 1^2 + 543 \times 2^2 + 638 \times 3^2 = 8002$

则：$Var = 649 \times 649 \times (1298 \times 8002 - 3088^2) / [1298^2 \times (1298 - 1)] = 164.00$

$\chi^2 = [1625 - (649 \times 3088 / 1298)]^2 / 164.00 = 40.01$

这是线性趋势检验，$\nu = 1$，$P < 0.001$

上述结果说明吸烟量与肺癌危险性之间存在明显的剂量反应关系，即随着吸烟量的增加发生肺癌危险性（OR）递增，并且该剂量反应关系有统计学意义。

（五）研究功效

研究功效（power）也叫做把握度，可以解释为拒绝无效假设的能力，即当无效假设不成立时，该假设被拒绝的概率。

例如，假定人群中暴露于所研究的危险因素的比例 $P_0 = 0.30$，统计学双侧检验的显著性水平 $\alpha = 0.05$，如果采用非匹配病例对照研究，病例和对照各 50 例，则该研究有多大的功效发现 OR = 2 的关联。

首先，计算 Z_β 值：

$$Z_\beta = \sqrt{\frac{n(P_1 - P_0)^2}{2\bar{P}(1 - \bar{P})}} - Z_{1-\alpha/2} \qquad \text{式(5-31)}$$

功效 = $1 - \beta = P(Z \leqslant Z_\beta)$（$P$ 为概率）。

计算出 Z_β 之后，根据标准正态分布查出小于 Z_β 时的概率，P_1 的计算公式与计算样本量时的式（5-2）相同。

$$P_1 = \frac{OR \times P_0}{1 - P_0 + OR \times P_0} = \frac{2 \times 0.3}{1 - 0.3 + 2 \times 0.3} = 0.4615$$

本例中，$n = 50$，$P_0 = 0.30$，$\alpha = 0.05$（双侧检验），$Z_{1-\alpha} = 1.96$，OR = 2，则：

$$\bar{P} = \frac{P_0 + P_1}{2} = \frac{0.3 + 0.4615}{2} = 0.3808$$

$$Z_\beta = \sqrt{\frac{50 \times (0.4615 - 0.3)^2}{2 \times 0.3808 \times (1 - 0.3808)}} - 1.96 = -0.297 \approx -0.30$$

查正态分布表，当 $Z_\beta = -0.30$ 时，$\beta = 0.62$，功效 = $1 - \beta = 38\%$。

结论：如果该研究选用病例和对照各 50 例，在给定的条件下，该研究能检出 OR = 2 的概率为 38%，如果 OR 确实等于 2，则该研究成功的希望不大，因为 38% 的功效太低。一般认为一项研究的功效（power）应在 80% 以上。

以上计算方法没有考虑控制混杂因素和评价交互作用的情况，因此所计算的研究功效只是一个粗略的估计，计算的结果可供设计阶段参考。

对于一项已完成的配对病例对照研究，如果病例和对照对某一因素暴露状况不一致的对子数为 m，则研究功效可用下式计算：

$$Z_\beta = \frac{\left| P - \frac{1}{2} \right| \sqrt{m} - \dfrac{Z_{1-\alpha/2}}{2}}{\sqrt{P(1 - P)}} \qquad \text{式(5-32)}$$

公式中的 $P=OR/(1+OR)$。公式 5-32 可检验已完成的配对病例对照研究的研究功效,因为这里已经有了不一致对子数 m。

第四节　偏倚及其控制

病例对照研究是一种回顾性的观察性研究,比较容易产生偏倚,常见的偏倚有选择偏倚、信息偏倚和混杂偏倚。这些偏倚可以通过严谨的设计和细致的分析加以识别和控制。

一、选择偏倚

一项病例对照研究所选择的研究对象只是源人群的一个样本,由于选入的研究对象与未选入者在某些特征上存在差异而引起的系统误差称为选择偏倚。病例对照研究中常见的选择偏倚包括入院率偏倚、现患病例-新发病例偏倚等。

（一）入院率偏倚

入院率偏倚(admission rate bias)也称伯克森偏倚(Berkson's bias),在以医院为基础的病例对照研究中常发生这种偏倚,即当选择医院病人作为病例和对照时,病例只是该医院或某些医院的特定病例而不是全体病人的随机样本,对照是医院的某一部分病人而不是全体目标人群的一个随机样本,由于医院的医疗条件、病人的居住地区及社会经济文化等多方面因素的影响,病人对医院以及医院对病人都有一定的选择性,特别是因为各种疾病的入院率不同可导致病例组与对照组在某些特征上的系统误差。因此,尽可能在社区人群中选择病例和对照,保证较好的代表性。如进行以医院为基础的病例对照研究,最好能在多个不同级别、不同种类的医院选择一定期间内连续观察的某种疾病的全部病例或其随机样本,在与病例相同的多个医院的多个科室、多病种的病人中选择对照,因已知与所研究的暴露因素有关的病种就诊的病人不宜作为对照,以便避免或减少入院率偏倚。

（二）现患病例-新发病例偏倚

现患病例-新发病例偏倚(prevalence-incidence bias)也称奈曼偏倚(Neyman bias),即如果调查对象选自现患病例,即存活病例,特别是病程较长的现患病例,得到的一些暴露信息可能只与存活有关,而未必与该病的发病有关,从而错误地估计这些因素的病因作用;另一种情况是,某病的幸存者由于疾病而改变了原有的一些暴露特征(如生活习惯),当他们被调查时容易误将这些改变了的暴露特征当作疾病前的状况,从而导致这些因素与疾病的关联误差。因此,选择新发病例作为研究对象可避免或减少此类偏倚。

（三）检出症候偏倚

检出症候偏倚(detection signal bias)也称暴露偏倚(unmasking bias)。某因素虽然不是所研究疾病的病因,但有该因素的个体容易出现某些症状或体征,并常因此而就医,从而提高了所研究疾病早期病例的检出率。如果病例对照研究中病例组包括了较多的这种早期病例,致使过高地估计了病例组的暴露程度,而产生的系统误差即为检出症候偏倚。因此,在医院中收集病例时,最好包括不同来源的早、中、晚期病人,以便减少这种偏倚。

二、信息偏倚

信息偏倚又称观察偏倚或测量偏倚,是在收集整理信息过程中由于测量暴露与结局的方法有缺陷造成的系统误差。在病例对照研究中常见的信息偏倚包括回忆偏倚、调查偏倚等。

(一)回忆偏倚

回忆偏倚(recall bias)是由于研究对象对暴露史或既往史回忆的准确性和完整性存在系统误差而引起的偏倚。由于病例对照研究主要是调查研究对象既往的暴露情况,因此回忆偏倚是病例对照研究中最常见的信息偏倚。回忆偏倚的产生与调查时间和事件发生时间的间隔长短、事件的重要性、被调查者的构成以及询问技术有关。充分利用客观记录资料,问卷调查时重视提问方式,适当采用一些调查技巧,如选择一个与暴露史有联系的、不易被人们所忘记的重要指标进行调查来帮助研究对象联想回忆,有助于减少回忆偏倚。选择新发病例作为调查对象也可减少回忆偏倚的发生。

(二)调查偏倚

调查偏倚(investigation bias)可能来自于调查者或调查对象。病例与对照的调查环境与条件不同,或者调查者对病例与对照采取不同的询问方式,或者对暴露测量方法、采用的仪器设备或试剂不统一、不准确等均可产生调查偏倚。做好调查员的培训,统一对病例和对照的提问方式和调查技术,尽可能使用量化或等级化的客观指标,由同一调查员调查病例和对照,调查环境尽量一致,可减少调查偏倚。调查员向被调查者讲清调查的目的,尽量取得他们的信任与合作,可以减少报告偏倚。此外,使用的检查仪器、试剂应精良、统一,使用前应校准,并在使用过程中要经常进行检查,以减少测量偏倚。

三、混杂偏倚

当我们研究某个因素与某种疾病的关联时,由于某个既与疾病有关系,又与所研究的暴露因素有联系的外来因素的影响,掩盖或夸大了所研究的暴露因素与疾病的联系,造成的偏倚叫混杂偏倚(confounding bias)。该外来因素叫混杂因素(confounding factor)。位于研究的暴露与疾病病因通路上的因素不是混杂因素。在研究设计阶段可以对研究对象采取限制、配比等方法控制混杂偏倚;在资料分析阶段,可采取分层分析或多因素分析的方法控制混杂偏倚。

第五节 与队列研究优点和局限性的比较

表 5-11 中展示了传统病例对照研究与队列研究优点和局限性的比较。而前文中介绍的衍生类型的病例对照研究,如巢式病例对照研究与病例-队列研究,都是按队列研究设计进行,资料收集与生物标本采集均在发病前,故因果关系的时间顺序清楚,资料可靠,论证强度高;选择较小样本进行生物标本的检测,节省费用和人力、物力,但所获结果与全队列研究结果无重要差异,兼有病例对照研究与队列研究两者之优点,特别适合于所需费用高的分子流行病学研究。

表 5-11   传统病例对照研究与队列研究优点和局限性的比较

病例对照研究	队列研究
优点 1. 特别适用于罕见病、潜伏期长疾病的病因研究,有时往往是罕见病病因研究的唯一选择 2. 相对更节省人力、物力、财力和时间,并且较易于组织实施 3. 可以同时研究多个暴露与某种疾病的联系,特别适合于探索性病因研究 4. 该方法应用范围广,不仅应用于病因的探讨,而且广泛应用于其他健康事件的原因分析	1. 由于研究对象暴露资料的收集在结局发生之前,并且都是由研究者亲自观察得到的,所以资料可靠,一般不存在回忆偏倚 2. 可以直接获得暴露组和对照组的发病率或死亡率,可直接计算 RR 和 AR 等反映暴露与疾病关联强度的指标,可以充分而直接地分析暴露的病因作用 3. 由于暴露在前,疾病发生在后,因果时间顺序明确,加之偏倚较少,故其检验病因假说的能力较强,一般可证实病因联系 4. 在随访观察过程中,有助于了解人群疾病的自然史 5. 能对一种暴露因素所致的多种疾病同时进行观察,分析一种暴露与多种疾病的关系
局限性 1. 不适于研究人群中暴露比例很低的因素 2. 选择研究对象时,难以避免选择偏倚 3. 获取既往信息时,难以避免回忆偏倚 4. 暴露与疾病的时间先后常难以判断,论证因果关系的能力没有队列研究强 5. 不能测定暴露组和非暴露组疾病的发病率,不能直接分析 RR,只能用 OR 来估计 RR	1. 不适于发病率很低的疾病的病因研究 2. 由于随访时间较长,研究对象不易保持依从性,容易产生失访偏倚 3. 研究耗费的人力、物力、财力和时间较多,其组织与后勤工作亦相当艰巨,不易实施 4. 在随访过程中,未知变量引入人群,或人群中已知变量的变化等,都可使结局受到影响,使资料的收集和分析复杂化

（齐秀英）

思考题

1. 病例对照研究的基本原理是什么?

2. 简述病例对照研究的用途。

3. 病例对照研究中,如何选择病例组和对照组?

4. 影响病例对照研究样本量的因素有哪些?

5. 病例对照研究中匹配的目的是什么?

6. 何谓 OR? 估计 OR 95% 可信区间的意义是什么?

7. 病例对照研究中常见的偏倚有哪些? 如何控制?

8. 简述病例对照研究的优点和局限性。

第六章

实验流行病学

Chapter 6　Experimental Epidemiology

Experimental epidemiology is an experiment in which the intervention is applied to individuals(patients or healthy people) and its effects are evaluated. The essential features are prospective, in which the intervention is compared with a control and the allocation to treatment or control is randomized. Experimental studies include clinical trials, field trials and community trials. A randomized clinical trial is to evaluate the potential efficacy of a treatment on disease, in which the patients with disease are the subjects. Field trials are useful in the evaluation of preventive measures and usually organized in such as the communities and schools. The subjects in the field trials are often free of interested clinical outcome but at risk for that one. In the community trial, groups of people rather than individuals are allocated to receive an intervention or not. Well-conducted randomized controlled trial is the most robust and reliable experimental methodology for comparing preventive and therapeutic interventions. However, ethical consideration is important.

第一节　概述

观察与实验是医学科学研究的基本方法。所谓"观察"(observation)是在不干预、自然的情况下认识自然现象的本来面目,描述现状,分析规律;而"实验"(experiment)则是在研究者的控制下,对研究对象人为施加或去除某种因素,进一步观察研究对象发生的改变,由此评价这些人为措施的效果。流行病学研究方法也可以分为观察性流行病学和实验性流行病学。实验流行病学(experimental epidemiology)有时又被称作流行病学实验(epidemiological experiment)、干预实验(intervention trial)等。

一、历史回顾

早在1917年,英国的Topley首先提出"实验流行病学方法",差不多同时期英国的Wilson和Greenwood、德国的Neufeld以及美国的Webster等都曾先后以实验流行病学为题报告了动物群感染模型,他们发现疾病流行与易感动物所占比例和动物间接触程度有关。但这些"实验流行病学"主要是利用动物在实验室模拟传染病流行规律的研究。由于种属的差异,实验受控程度的不同,完全用动物实验的结果外推人群是行不通的。然而他们强调严格控制条件、人为采取措施、前瞻性观察措施效果的实验流行病学学术思想给人们留下了有益的启迪。

　　在人群中开展的实验流行病学研究,最早采用平行对照的实例可以追溯到 1747 年 James Lind 的抗维生素 C 缺乏症研究。1799 年 Haygarth 意识到安慰剂效应问题,1863 年 Gull 首次证实安慰剂治疗在评估疾病自然病程和自发痊愈中的重要性。随机化概念于 1923 年由 Fisher 最早引入农业实验研究,随后于 1931 年 Amberson 首次在临床研究中采用随机化方法分配治疗措施。第一篇多中心临床试验的报告发表于 1944 年,是关于棒曲霉素(patulin)治疗感冒的研究。但第一个真正意义上利用随机控制偏倚的随机对照临床试验是由英国 Austin B. Hill 爵士设计的链霉素治疗肺结核的研究,1948 年发表于英国医学杂志(BMJ)。通过接种疫苗预防传染性疾病的现场试验早期的如 1946—1950 年 Taylor 开展的百日咳疫苗预防试验,1953 年 Salk 关于脊髓灰质炎减毒疫苗预防试验。而对慢性非传染性疾病的多中心试验最早发起于 20 世纪 60 年代。1962 年 Hill 爵士的《临床和预防医学中的统计方法》一书问世,可以作为临床试验研究发展的一个重要的里程碑。同年,美国立法要求新药必须经临床试验评价后由食品药品监督管理局(FDA)批准才能上市,由此,极大促进了临床试验的开展。1979 年国际临床试验协会成立,1980 年 *Controlled Clinical Trial* 杂志首期发行。20 世纪 70 年代末期和 80 年代初期开始出现社区试验,较著名的如美国国立肿瘤研究所资助的戒烟社区干预试验(COMMIT)等。过去的几十年,在人群中开展的实验流行病学研究进入了蓬勃发展时期,被广泛用于各种干预措施的评价和因果关系的确证。

二、定义

　　实验流行病学是指研究者根据研究目的,按照预先确定的研究方案将研究对象随机分配到实验组和对照组,人为地施加或减少某种处理因素,然后追踪观察处理因素的作用结果,比较和分析两组人群的结局,从而判断处理因素的效果。为了确保研究结果的真实性和可靠性,研究者必须预先做好实验设计,以保证研究过程和研究结果的科学性。

三、基本特征和用途

　　在实验流行病学研究中,研究对象被分为两组或多组,分别接受不同的干预(处理或对照)措施,随访观察一段时间,然后比较各组的某(些)结局(outcome)或效应(effect)(图 6-1)。因此,实验流行病学研究具有以下基本特征:

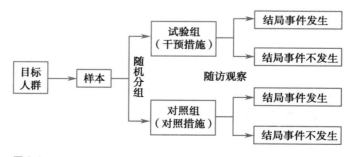

图 6-1
实验流行病学研究原理示意图

1. 它是前瞻性研究,即必须直接跟踪研究对象,这些对象虽不一定从同一天开始,但必须从一个确定的起点开始跟踪。

2. 必须施加一种或多种干预处理,作为处理因素可以是预防某种疾病的疫苗、治疗某病的药物或干预的方法措施等。

3. 研究对象是来自一个总体的符合纳入排除标准并签署知情同意的人群,通过随机分配形成实验组和对照组,从而保证实验开始时,两组在有关各方面相当近似或可比,这样实验结果的组间差别才能归之于干预处理的效应。如果不能保证严格的随机分组,就属于类实验(具体见本章第四节)。

根据上述特征可以看出,实验流行病学不同于描述性和分析性流行病学,后者在研究实施中只是描述或分析人群中的某些现象,从中找出规律性的结论,这在科学方法分类中称之为观察法。而实验流行病学则属于实验法,即有人为给予的干预措施,并强调随机分配。

由于实验流行病学中的干预措施由研究者所控制,实验现象由实验者亲自观察,研究人群又随机分组,从而对结局作解释时能够较好地排除那些外部因素的干扰作用,因此其检验因果关系假设的能力强于分析性研究,可以作为确证因果关系的最终手段。但在实践过程中,出于伦理学的考虑,不可能迫使人群暴露于某种危险因素,因此很少采用实验流行病学设计来确证危险因素的病因作用。除非动物实验或去除有害因素的研究,如多危险因素干预试验(Multiple Risk Factor Intervention Trial, MRFIT)就是一项研究戒烟、降血压、降血脂对降低冠心病死亡危险的随机化的一级预防试验。实验流行病学研究主要还是用于评价疾病的防治效果。在疾病预防或保健研究中可以评价单一干预措施,如疫苗预防传染病的效果;或综合干预措施,如饮食调节、适当运动、戒烟限酒等措施预防慢性非传染病的效果;以及评价保健策略和政策实施的效果。在疾病治疗研究中可以评价单独一种药物、联合用药、手术或治疗方案的效果。

四、主要类型

如前所述,实验流行病学主要用于评价各种干预措施的效果。在人群中开展实验性研究,对实验条件的控制不可能像实验室和动物研究那么严格,因此把它称为试验(trial),而不是实验(experiment)。根据研究目的和研究对象的不同,通常把实验流行病学研究分为临床试验、现场试验和社区试验三类。

1. 临床试验(clinical trial) 临床试验是随机对照试验或随机临床试验(randomized controlled trial, randomized clinical trial, RCT)的简称,强调以病人个体为单位进行试验分组和施加干预措施,病人可以是住院和未住院的病人。通常用来对某种药物或治疗方法的效果进行检验和评价。其原理模式见图6-2。

临床试验通常具有如下特点:①以病人作为研究对象。②研究多在医院进行。③多为治疗性试验。④研究对象应尽可能在基线特征方面一致。⑤随机分配治疗措施,并尽可能做到分配方案的隐藏。对分配的治疗不依从,应当测量其程度与原因。⑥尽可能采用盲法。⑦如果对于所研究的疾病没有接受的疗法,可以应用安慰剂作为比较。例如,由我国学者主持进行的"氯吡格雷联合阿司匹

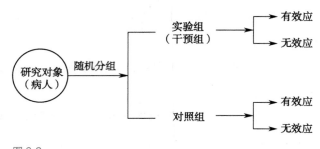

图 6-2
临床试验研究的原理模式示意图

林与阿司匹林单独治疗急性非致残性脑血管事件高危人群研究"（Clopidogrel in High-risk patients with Acute Non-disabling Cerebrovascular Events,简称 CHANCE 研究）就是典型的随机临床试验。

在新药的研制和开发中,临床试验进一步还可以分为四期:

Ⅰ期:通过耐受性试验与药代动力学研究,以确定新药的安全有效剂量范围及药物在人体内的吸收、代谢和排泄的规律。通常在 20~80 个志愿者身上进行。

Ⅱ期:在一小部分特定病例中,在有对照的情况下进行严密的随机盲法临床试验,以进一步确定此药的安全性与有效性。通常不超过 200 人。

Ⅲ期:在更多数量的病例中进行,是随机化多中心临床试验。目的在于评价药物的安全性、有效性及最佳剂量。一般需要几百或几千人。

Ⅳ期(上市后监测):进一步观察疗效,监测副作用。

上述Ⅰ~Ⅲ期一般在药物上市前完成,因此又统称为上市前临床试验（premarketing clinical trial）。因为上市前临床试验存在许多局限性,如观察对象样本量有限,观察时间短,病种单一,多数情况下排除老人、孕妇和儿童,因此一些罕见的不良反应、迟发反应和发生在某些特殊人群的不良反应难以发现;此外,药物在临床实际使用的效果也需要进一步研究,所以新药上市后仍需开展监测和药物流行病学研究,此即Ⅳ期,又叫上市后临床试验（postmarketing clinical trial）。

2. 现场试验（field trial）　也叫人群预防试验（prevention trial）,是以尚未患病的人作为研究对象。与临床试验一样,现场试验中接受处理或某种预防措施的基本单位是个体,而不是亚人群。现场试验的原理模式见图 6-3。

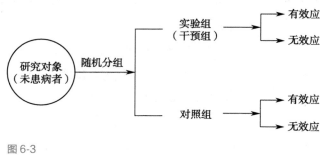

图 6-3
现场试验研究的原理模式示意图

现场试验通常具有如下特点:①研究对象通常为非病人;②研究地点为社区、学校、工厂等现场;③多为预防性试验;④通常需要较多的研究对象;⑤需以个体为单位随机分配措施;⑥对分配的措施的不依从,应当测量其程度与原因;⑦尽可能应用盲法。从上述的特点可见,现场试验与临床试验相比,需要较多的研究对象和较高的花费,因此多用于极常见和极严重的疾病的预防研究,如大剂量维生素 C 预防普通感冒的效果评价,预防脊髓灰质炎的 Salk 疫苗试验。当疾病的结局很少发生时,在高危人群中研究更为有效,如在纽约男性同性恋中进行的乙肝疫苗试验。我国近年来开展的甲型 H1N1 流感疫苗试验、EV71 疫苗 Ⅱ 期和 Ⅲ 期临床试验等均是现场试验的优秀范例。

3. 社区试验(community trial) 也叫社区干预项目(community intervention program,CIP),是以人群作为整体进行试验观察,常用于对某种预防措施或方法进行考核或评价。整体可以是一个社区,或某一人群的各个亚人群,如某学校的班级、某工厂的车间或某城市的街道等。如食盐中统一加碘,请整个研究地区的人群食用,来预防地方性甲状腺肿就属于此类研究。

社区试验的特点如下:①研究场所为社区;②以社区人群或某类人群组/亚组为单位分配干预措施;③常用于对某种预防措施或方法进行考核或评价;④一般采用整群随机分配措施的方法保证比较组之间应尽可能具有可比性;⑤如果研究只包含两个社区则要求,干预社区与对照社区间基线特征有类似的分布。

社区干预项目近年来日益受到重视,主要是伴随疾病模式的转变,人们越来越意识到疾病预防的全人群策略更为经济有效,改善社区的自然或人文社会环境比自愿者的行为改变更加有效,社区干预也更接近人们的自然生活状况,因此也更易推广实施。

第二节 研究设计与实施

实验流行病学是以人为研究对象并施与某种干预措施,因此伦理学的考虑十分重要,必须制定一份详细的设计书(protocol),提交医学伦理委员会批准。设计和实施通常要考虑以下要素。

一、明确研究问题

实验流行病学主要用于评估干预措施的效果,在进行研究设计时首先要根据临床需要和系统的文献复习,提出明确具体的研究问题。研究问题应根据 PICO 的框架进行构建,即对实际临床或公共卫生决策中所涉及的病人(patient)或人群(population)、干预(intervention)、对照(control)、结局(outcome)四个方面分别进行明确的定义。例如:前面提到的 CHANCE 研究,研究对象是急性非致残性脑血管事件(急性小卒中或短暂性脑缺血发作)高危人群,待评价的干预措施是氯吡格雷与阿司匹林联合使用,对照是阿司匹林单用,结局是卒中复发风险。

在构建问题以后,还要对问题框架的四个方面进行非常详细的定义。病人的定义不仅应包括疾病的诊断标准,还应考虑年龄、性别、病程、既往史、治疗史等方面的信息。干预和对照应考虑治疗的强度、频率、途径等。结局方面要定义测量的方法和时间。详细的定义不仅可以使研究问题变得清晰,而且有助于决策者评价研究结果的外推性。

二、确定试验现场

根据不同实验目的选择具备一定条件的试验现场。现场试验和社区试验在选择试验现场时通常应考虑以下几个方面：

1. 试验现场人口相对稳定,流动性小,并要有足够的数量。

2. 试验研究的疾病在该地区有较高而稳定的发病率,以期在试验结束时,能有足够的发病人数达到有效的统计分析。

3. 评价疫苗的免疫学效果时,应选择近期内未发生该疾病流行的地区。

4. 试验地区有较好的医疗卫生条件,卫生防疫保健机构比较健全,登记报告制度较完善,医疗机构及诊断水平较好等。

5. 试验地区(单位)领导重视,群众愿意接受,有较好的协作配合的条件等。

三、选择研究对象

根据研究目的的不同,受试人群(即研究对象)选择的标准也不同,应制订出严格的入选和排除标准,避免某些外来因素的影响。选择研究对象的主要原则有以下几点：

1. 选择对干预措施有效的人群　如在现场试验中,对某疫苗的预防效果进行评价,应选择某病的易感人群为研究对象,要防止将病人或非易感者选入。在临床试验中,选择病例要有统一的、公认的诊断标准,而且最好利用客观的诊断指标,避免把未患病者选入而影响研究的真实效果。另一方面要注意研究对象的代表性,样本应具备总体的某些基本特征,如性别、年龄、疾病类型、病情轻重及有无合并症等,其比例要能代表总体;还要注意轻型病例固然能取得较好的药物治疗效果,但有自然康复的趋向,且即使设立了严格的对照组,并得到阳性结果,也仅说明对轻型病人有效,还不能说明对各类病人都有效。

2. 选择预期发病率较高的人群　如评价疫苗的预防效果,应选择在疾病高发区人群中进行。药物疗效试验亦多选择高危人群。如平喘解痉药物的疗效试验,最好选择近期频繁发作过支气管哮喘的病人作为研究对象。

3. 选择干预对其无害的人群　若干预对其有害,不应选作研究对象。因此,在新药临床试验时,往往将老年人、儿童、孕妇除外,因为这些人对药物易产生不良反应。又如,有胃出血史者不应选作抗炎药物试验的研究对象。

4. 选择能将试验坚持到底的人群　预计在试验过程中就有可能被剔除者不应作为研究对象。例如用一种新药治疗脑出血后肢体瘫痪的临床试验研究,常将伴有癌症者、有严重肝肾功能异常者除外,因为这些人可能在研究尚未结束前即死亡或因病情严重而被迫停止试验。

5. 选择依从性好的人群　所谓依从性是指研究对象能服从试验设计安排并能密切配合到底。

四、估计样本含量

实验组与对照组应有足够的数量,以保证研究结束时有足够的把握度拒绝无效假设。但不是研究对象越多越好,样本量过大不仅导致人力、物力、财力和时间的浪费,而且给试验的质量控制带来许多困难。

1. 影响样本量大小的主要因素

(1)实验组和对照组结局事件指标的数值差异大小:差异越小,所需的样本量越大。

(2)显著性水平:即检验假设时的第Ⅰ类错误 α 值。

(3)把握度(power),即 $1-\beta$,为拒绝无效假设的能力或避免假阴性的能力。

(4)单侧检验或双侧检验:单侧检验比双侧检验所需样本量小。如果肯定实验组的效果好于对照组或只检验当实验组效果优于对照组时,就用单侧检验;当不能肯定是实验组和对照组哪一组效果好时,即可能实验组优于对照组或对照组优于实验组时,则用双侧检验。

(5)研究对象分组数量:分组数量越多,则所需样本量越大。

2. 试验样本大小的计算

(1)计数资料:如发病率、感染率、死亡率、病死率、治愈率等,实验组和对照组之间比较时可按下列公式计算样本大小:

$$N=\frac{[Z_{1-\alpha/2}\sqrt{2\bar{p}(1-\bar{p})}+Z_{\beta}\sqrt{p_1(1-p_1)+p_2(1-p_2)}]^2}{(p_1-p_2)^2} \qquad 式(6-1)$$

p_1:对照组发生率

p_2:实验组发生率

$\bar{p}$:$(p_1+p_2)/2$

$Z_{1-\alpha/2}$:为 α 水平相应的标准正态差

Z_{β}:为 $1-\beta$ 水平相应的标准正态差

N:为计算所得一个组的样本大小

先确定 α 和 β 后,可查表6-1确定相应的标准正态差。

表6-1 标准正态差分布的分位数表

α 或 β	检验效力(1-β)	$Z_{1-\alpha}$(单侧检验) Z_{β}(单双侧检验)	$Z_{1-\alpha/2}$(双侧检验)
0.001	0.999	3.090	3.290
0.002	0.998	2.878	3.090
0.005	0.995	2.576	2.807
0.010	0.990	2.326	2.576
0.020	0.980	2.058	2.326
0.025	0.975	1.960	2.242
0.050	0.950	1.645	1.960
0.100	0.900	1.282	1.645
0.200	0.800	0.842	1.282

举例:假设对照组某病的发病率为40%,通过干预措施发病率下降到20%才有推广使用价值,规定 α 水平为0.01,β 水平为5%,把握度(1-β)为95%,本研究为双侧检验,问两组要观察多少人?

$p_1 = 40\%$，$p_2 = 20\%$，双侧检验时 $Z_{1-\alpha/2}$ 为 2.58，Z_β 为 1.64，$\bar{p} = (0.4+0.2)/2 = 0.3$

代入公式：

$$N = \frac{\left[2.58\sqrt{2(0.3)(0.7)} + 1.64\sqrt{0.4(0.6)+0.2(0.8)}\right]^2}{(0.4-0.2)^2}$$

$$= \frac{\left[1.67+1.04\right]^2}{0.04} = \frac{7.34}{0.04} = 184$$

即每组需观察 184 例。

（2）计量资料：如身高、体重、血压、血脂和胆固醇等，若按样本均数比较，当两组样本量相等时，可按下列公式计算样本大小：

$$N = \frac{2(Z_{1-\alpha/2}+Z_\beta)^2\sigma^2}{d^2} \qquad\qquad 式（6-2）$$

σ：为估计的标准差

d：为两组均值之差

$Z_{1-\alpha/2}$、Z_β 和 N 所示意义同上述计数资料的计算公式

以上公式适用于 $N \geqslant 30$ 时。

举例：用某种药治疗硅沉着病（矽肺）病人，可使病人尿矽排出量平均增加到 1.8mg/100ml（$\overline{Xc}$），常规治疗平均为 1.2mg/100ml（$\overline{Xt}$），标准差（S）为 1mg/100ml，$\alpha = 0.05$、$\beta = 0.05$，双侧检验欲使两组差别显著，问两组各需观察多少人？

本例 σ 为 1.0，d 为 0.6，$Z_{1-\alpha/2}$ 为 1.96，Z_β 为 1.64，代入公式：

$$N = \frac{2\times(1.96+1.64)^2\times1.0^2}{(1.8-1.2)^2} = 72$$

即每组需观察 72 例。

五、随机化分组与分组隐匿

在实验研究中，随机化是一项极为重要的原则，即将研究对象随机分配到实验组和对照组，使每个研究对象都有同等的机会被分配到各组去，以平衡实验组和对照组各种已知和未知的混杂因素，从而提高两组的可比性，避免造成偏倚。

（一）随机化分组的方法

1. 简单随机分组（simple randomization）　研究对象以个体为单位用掷硬币（正、反两面分别指定为实验组和对照组）、抽签、随机数字表等方法进行分组。

假如要把 10 个病人随机分为 A、B 两组，并希望两组人数相等。具体做法是首先将病人按入选顺序编号；然后查阅随机数字表或利用随机数字生成器，取得与需分配的病人数相等的随机数字，例如这些数字依次是 61、28、98、94、61、47、03、10、67、80；将这些数字按照预先制定好的排列顺序，依次分给病人；进一步按奇偶数将这 10 个随机数字分成两组，奇数对应的病人（编号 1、5、6、7、9）分入 A 组，偶数对应的病人（编号 2、3、4、8、10）分入 B 组，由此完成简单随机分组的过程（表 6-2）。

表 6-2　10 例病人的随机分组情况

病人编号	1	2	3	4	5	6	7	8	9	10
随机数字	61	28	98	94	61	47	03	10	67	80
所属组别	A	B	B	B	A	A	A	B	A	B

2. 区组随机分组（block randomization）　当研究对象人数较少，而影响实验结果的因素又较多，简单随机分组不易使两组具有较好的可比性时，可以采用区组随机化法进行分组。其基本方法是将条件相近的一组受试对象（如年龄、性别、病情相近）作为一个区组，每一区组内的研究对象（通常 4~6 例）数量相等，然后应用单纯随机分配方法将每个区组内的研究对象进行分组。该法的优点是在分组过程中，任何时刻治疗组与对照组病例数保持相对一致，并可根据试验要求设计不同的区组。该法适用于样本量小的研究。

3. 分层随机分组（stratified randomization）　简单随机分组有时无法保证影响预后的重要因素在组间可比，这时就需要考虑分层随机分组。基本方法是按研究对象特征，即可能产生混杂作用的某些重要因素（如年龄、性别、病程、病情等）先进行分层，然后在每一层内进行简单随机分组，最后再合并成实验组和对照组。例如，某种疾病男性和女性的预后有较大差别，当评价一种干预措施的效果时，如果采用简单随机分组，两组男女比例可能不同，这样一来，试验结束时即使两组结局不同，也无法完全归因于干预措施的作用。这种情况下，可以先按性别分层，再在各层内随机分组，从而保证两组在性别分布上完全一致。

4. 整群随机分组（cluster randomization）　按社区或团体分配，即以一个家庭、一个学校、一个医院、一个村庄或居民区等为单位随机分组。这种方法比较方便，但必须保证两组资料的可比性。

（二）分组隐匿

虽然制定了完善的随机分组方案，但如果负责入组病人的研究者预先知道下一个（随机数字所对应的）病人的治疗方案时，研究者可能会根据下一个病人的特征和自己对不同治疗方案的好恶，人为地决定入选或排除该病人；病人也会因此人为地决定是否参与研究，由此会带来选择偏倚。

为了防止征募病人的研究者和病人在分组前知道随机分组的方案，一种防止随机分组方案提前解密的方法叫随机分组治疗方案的隐匿，或简称分组隐匿（allocation concealment），采用分组隐匿的随机分组叫隐匿随机分组（concealed random allocation）。简单的分组隐匿可以采用信封法，就是将每个分组方案装入一个不透光的信封，信封外写上编码，密封好交给研究者。待有对象进入研究后，将调查对象逐一编号，再打开相应编号的信封，按照信封中的分配方案进行分组，并采取相应的干预措施。当然，也可以采用中央随机化语音交互系统实现分组隐匿。

没有分组隐匿的随机分组，是有缺陷的，不能起到预防选择偏倚的作用。研究表明，与采用隐匿分组的随机临床试验比较，没有采用隐匿分组的随机对照试验会高估疗效达 40%。随机分组联合分组隐匿，才是真正意义上的随机分组，否则，随机分组很可能成为随意分组。因此，进行随机分组时，必须特别注意以下 4 个原则：①随机数字的分配必须在确定纳入一个病人后才能进行；②随机分配方案必须隐匿;③一个病人随机数字的分配必须一次完成,一旦确定绝对不能更换;④一个病人的分组时间应尽可能接近其治疗开始的时间。

六、设立对照

(一)设立对照的必要性

在研究干预措施的效果时,直接观察到的往往是多种因素的效应交织在一起的综合作用,合理的对照能成功地将干预措施的真实效应客观地、充分地暴露或识别出来,使研究者有可能作出正确评价。通常干预实验的效应受以下几方面因素的影响:

1. 不能预知的结局(unpredictable outcome)　若疾病的临床病程非常容易预测,如狂犬病病人几乎百分之百死亡,如果某种疗法可以治愈该病,则不需要对照便可以下结论。但是,大部分治疗决策所面对的临床结局都不那么容易预测。由于个体生物学差异的客观存在,往往导致同一种疾病在不同个体中表现出来的疾病特征不一致,也就是疾病的发生、发展和结局的自然史不一致。不同病型或病情的病人,对治疗的反应可能也不同,如接受同一种有效药物治疗的一组病人的疗效好,可能与该组病人中轻型病例占的比例大有关。对于一些疾病自然史不清楚的疾病,其"疗效"也许是疾病发展的自然结果,不设立可比的对照组,则很难与治疗措施的真实疗效区分开来,如某单位观察应用一种中草药治疗慢性胃炎,经随访 12 个月,发现 60 例慢性胃炎病人控制率高达 55%,由于没有对照组,对其疗效难以下结论。

2. 向均数回归(regression to the mean)　这是临床上经常见到的一种现象,即一些极端的临床症状或体征,有向均数回归的现象。例如血压水平处于特别高的 5% 的人,即使不治疗,过一段时间再测量血压时,可能会降低一些。

3. 霍桑效应(Hawthorne effect)　在实验研究(干预研究)中,被研究者由于知道自己成为了特殊被关注的对象后,所出现的改变自己行为或状态的一种倾向,与他们接受的干预措施的特异性作用无关,是病人渴望取悦于他们的医师,使医师感到其医疗活动是成功的。这是病人的一种心理、生理效应,对疗效产生正向效应的影响。当然,有时因厌恶某医生或不信任某医院也会产生负向效应。

4. 安慰剂效应(placebo effect)　某些疾病病人由于依赖医药而表现的一种正向心理效应。因此,当以主观症状的改善情况作为疗效评价指标时,其"效应"中可能包括有安慰剂效应在内。

安慰剂(placebo)是一种无论在外观、颜色、味觉、嗅觉上均与积极治疗的药品无从辨别的物品,但没有特定已知的治疗成分。常用的安慰剂有甜药片或注射生理盐水等。目前已知的安慰剂可使三分之一的病人增强信心、减轻病情、减少不适症状(如术后疼痛、呕吐或瘙痒等),此一现象称为安慰剂效应。

安慰剂效应对研究者与医师有不同的意义。研究者更有兴趣确定特异并符合现有病因理论的效果,他们以安慰剂效应为测量特定治疗效果的基值。相反,临床医师会欢迎安慰剂效应,并愿意增强这一效果或任何有助于病人的方法。

5. 潜在的未知因素的影响　人类的知识总是有局限性的,很可能还有一些影响干预效应的因素,但目前尚未被我们所认识。

（二）对照类型

鉴于上述情况,为了避免偏倚,在设置实验组和对照组时,要求除了实验组接受的干预措施外,两组在其他方面都必须是相似的。设立对照的方式主要有以下几种:

1. 根据对照措施来区分

（1）标准疗法对照（有效对照）:是临床试验中最常用的一种对照方式,是以常规或现行的最好疗法（药物或手术）作对照。适用于已知有肯定疗效的治疗方法的疾病。

（2）安慰剂对照:在所研究的疾病尚无有效的治疗药物或使用安慰剂后对研究对象的病情无影响时才使用。

2. 根据研究对象接受单一对照措施还是交替接受干预和对照措施

（1）平行对照:在实验过程中将研究对象随机分为 A 和 B 两组,分别给予干预措施和对照措施,中间不更换干预措施。

（2）交叉对照:即在实验过程中将研究对象随机分为 A 和 B 两组,在第一阶段,A 组人群给予干预措施,B 组人群为对照组,经一段时间的干预后,两组对换,B 组接受干预措施,而 A 组成为对照。这样一来,每个研究对象均兼作实验组和对照组成员,干预措施的效果可以汇总个体内的差异而得出。由于个体内的变异通常小于个体间的差异,因此,要达到相同的精确度,交叉对照设计所需要的样本量小于平行对照。但这种对照必须有一个前提,即第一阶段的干预一定不能对第二阶段的干预效应有影响,这在许多试验中难以保证;而且由于每个对象要经历两段时期,需要的时间就比较长,反而易造成研究对象的退出;数据的分析也比较复杂,因此,这种对照的应用受到一定限制。

3. 其他　自身对照是指试验前后以同一人群作对比。如评价某预防规划实施效果,在试验前需要规定一个足够的观察期限,然后将预防规划实施前后人群的疾病和健康状况进行对比。

此外,尚有历史对照、空白对照等非均衡对照,由于这类对照缺乏可比性,除某些特殊情况外,一般不宜采用。

七、盲法的应用

实验流行病学研究中也容易出现选择偏倚和信息偏倚。这些偏倚可以来自研究对象和研究者本人,可产生于设计阶段,也可来自资料收集或分析阶段。为避免偏倚可采用盲法（blinding 或 masking）,根据盲法程度过去经常分为单盲（single blind）、双盲（double blind）和三盲（triple blind）。单盲指研究对象不知道自己是实验组还是对照组。双盲指研究对象和研究实施人员都不了解试验分组情况,而是由研究设计者来安排和控制全部试验。三盲指不但研究实施者和研究对象不了解分组情况,负责资料收集和分析的人员也不了解分组情况,从而较好地避免了偏倚。

目前在临床试验中认为盲法至少分为如下四个层次,而不是单纯使用单盲（病人）和双盲（病人及研究实施者）等字眼来描述。

1.负责分配病人到治疗组的人不知道病人接受什么治疗,才不会依照自己的意愿而是按顺序将病人选入试验。

2.病人本身不知道自己接受什么治疗,才不会改变自己的依从性或对症状的报告。

3.在研究中照顾病人的医师不知道每个病人接受什么治疗,才不会对他们(可能是潜意识地)作不同的处理。

4.研究实施者在评价结果时无法区别谁是治疗组,这样才不会影响测量。

未用盲法的试验,称为开放性试验(open trial),即研究对象和研究实施者均知道实验组和对照组的分组情况,试验公开进行。这多适用于有客观观察指标或难以实施盲法的临床试验,例如,关于外科手术、改变生活习惯(包括饮食、锻炼、吸烟等)的干预效果的观察。其优点是易设计和实施,研究实施者了解分组情况,便于对研究对象及时作出处理,其主要缺点是容易产生偏倚。

八、确定结局变量及其测量方法

实验流行病学研究的效应是以结局变量(outcome variable)来衡量的,在研究设计时就要明确主要结局(primary outcome)和次要结局(secondary outcome)的具体测量指标。主要结局指标最好选择能够预测(疾病)临床结局的主要终点(primary endpoint),比如脑卒中临床试验的主要终点是致残率、死亡率,这样可以更好地评价干预措施的效果。但主要终点的获得通常需要更长的观察时间,更大的样本量和更多的耗费,故临床研究也会考虑一些替代/次要终点(surrogate endpoint,secondary endpoint),如神经功能缺损程度评分等。结局变量的选择要视研究目的和研究阶段而定,主要结局指标1~2个,次要结局指标可以多一些,尤其要包括安全性评价的指标。但样本量的估算要以主要结局指标为准。选择结局变量时还要规定测量的方法和判断的标准,否则将导致测量偏倚,造成结果的误差。

九、确定试验观察期限

根据试验目的、干预时间和效应(结局事件)出现的周期等,规定研究对象开始观察、终止观察的日期。一般而言,传染病观察期限较短,慢性病观察期限较长。如评价疫苗预防某传染病的效果,可从接受干预措施日为开始观察时间,以该传染病的最长潜伏期为最短观察期限,如果为了观察保护时间的长短,可根据实际情况延长观察期限。对肿瘤、心血管疾病等慢性病的干预效果则须观察较长时间,甚至可长达数十年。原则上观察期限不宜过长,以能出结果的最短时间为限。

十、收集资料

实验流行病学研究作为前瞻性的研究,通常采用专门设计的病例报告表(case report form)收集研究对象的基线、随访和结局资料。基线资料一般包括研究对象的基本人口特征、结局指标的基线水平、其他可能影响研究结果的因素等。有了基线数据,结局变量的评价相对比较容易。调查开始和结束时确定基线数据的方法必须相同,以便正确评价干预效果。为了获得基线数据,如果是现场试验和社区试验,还应该获得社区的支持,社区各方面领导的支持不但有利于所需监测系统的建立,还将有利于使用社区已有的相关系统为监测服务。所用的监测系统,可以是当地生命和健康统计系统、医院诊断结果或社区调查。监测系统必须有相对低的成本和较高的灵敏度。

在实验流行病学研究中,对所有研究对象,不论是实验组或对照组,都要同等地进行随访(follow-up),并要求对所有研究对象都坚持随访到终止期,不可中途放弃或遗漏。

如果观察期限较短,在随访终止时一次搜集资料即可,否则,往往需要在整个观察期内分几次随访,随访间隔周期的长短和次数主要视干预时间、结局变量出现时间和变异情况而定。

随访观察的内容,主要有 3 方面:①干预措施的执行状况;②有关影响因素(预后影响因素)的信息;③结局变量。

随访调查人员需要接受统一培训,经过考核合格后方可参加随访工作。随访资料的收集方法主要有:①访问研究对象或知情人;②通过对研究对象体检或采样检测;③到有关单位获取,多为档案、记录,如气象和环境监测资料、医院的病案、户籍出生、死亡登记、工厂企业就业和工种档案、工作日志等;④对环境的调查,如居住及环境卫生情况、饮用水源、水质如何、工作环境如何等。

第三节　资料整理和分析

实验流行病学研究资料的整理和分析与其他研究资料的处理一样,首先对研究资料进行核对、整理,然后对资料的基本情况进行统计学描述和分析,进一步计算各组结局指标并进行统计学分析。在资料的整理和分析过程中还要注意防止偏倚的发生。

一、资料的整理

资料整理是资料分析的首要步骤,要依据研究目的和设计对研究资料的完整性、规范性和真实性进行核实,并进一步录入、归类,使其系统化、条理化,便于进一步分析。需要注意的是,要整理全部入组对象,尤其在随机分组后未完成试验者的资料。研究对象在随机分组前或后离开试验所带来的影响是不同的。

(一)排除

排除(exclusions)是指在随机分组前研究对象因各种原因没有被纳入。排除对研究结果的内部真实性不会产生影响,但可能影响研究结果的外推(extrapolation),被排除的研究对象愈多,结果推广的面愈小。因此,从评估潜在的受试者到真正随机分组研究对象的过程中,被排除者及其排除原因的资料需要整理。为了观察并筛选出真正符合纳入标准的受试对象,研究者可在研究设计中加入试运行期(run-in period)。该方法是指在随机分组之前,通过短期的试验了解研究对象的合作、依从、不能耐受的不良反应等情况,从而排除不符合标准或可能无法坚持试验的研究对象,如对干预措施有禁忌者、无法追踪者、可能失访者、拒绝参加试验者。并在随后的试验中只选取能够参加试验者进行随机分组。医师健康研究(The Physicians' Health Study)是第一个应用试运行期方法的大规模 RCT,用以观察阿司匹林和 β 胡萝卜素在预防冠心病和肿瘤方面的作用。通过 18 个月的试运行期,试验排除了 33%不能坚持试验者,在随后五年的随访观察中,发现阿司匹林预防冠心病的相对危险度是 0.56(95%可信限为 0.45~0.70)。如果将排除者全部纳入试验,并假设排除者在两组分布均衡且无治疗效果,那么再计算的 RR 值为 0.71,与 0.56 相比差 25%。换言之,加入排除者后,很可能低估或掩盖真实的疗效。所以在未应用试运行期方法的 RCT 中,即使阴性结果也应引起人们高度重视。

(二)退出

退出(withdrawal)指研究对象在随机分配后从实验组或对照组退出。这不仅会造成原定的样本量不足,使研究功效(或把握度)降低,且易产生选择偏倚。退出的原因可能有以下几种:

1. 不合格(ineligibility)的研究对象   在资料整理时,一般要把不合格的研究对象剔除,包括不符合纳入标准者、一次也没有接受干预措施或没有任何数据者。但须注意的是,在试验研究时,研究者对实验组往往观察仔细,因此实验组中的不合格者比较容易发现,结果造成因不合格而被剔除的人数多于对照组。另外,研究者对某些研究对象的反应的观察与判断可能有倾向性,如对效果差者可能特别注意,造成更易于从中发现其不符合标准并将其剔除,而留在组内的往往是效果较好的研究对象,由此而得出的结论往往比实际的效果要好。为了防止因对研究对象的剔除造成偏倚,有的学者主张在随机分配后发现不符合标准者,可根据入选标准将研究对象分为"合格者"和"不合格者"两个亚组分别进行分析,如果两者结果不一致,则在下结论时应慎重。另外,对不合格者也可以保留在原组采用意向治疗分析(intention-to-treat analysis,ITT)。

2. 不依从(noncompliance)的研究对象   是指研究对象在随机分组后,不遵守试验所规定的要求。实验组成员不遵守干预规程,相当于退出或脱落(withdrawal,drop-out)实验组,对照组成员不遵守对照规程而私下接受干预规程,相当于加入(drop-in)实验组。研究对象不遵守试验规程的原因一般有以下几种:①试验或对照措施有副作用;②研究对象对试验不感兴趣;③研究对象的情况发生改变,如病情加重等。

为了防止和减少不依从者的出现,对研究对象要进行宣传教育,讲清试验目的、意义和依从性的重要性;要注意设计的合理性,试验期限不宜过长;要简化干预措施等,以便取得研究对象的支持与合作。对不依从者不能剔除,应采用 ITT 分析。此外,还要调查不依从的原因与程度并详细记录。不依从率的高低与不依从的原因应当是资料分析的重要内容之一。

3. 失访(loss to follow-up)   是指研究对象因迁移或与本病无关的其他疾病死亡等而造成失访。在实验流行病学研究中应尽量设法减少失访,一般要求失访率不超过 10%,在试验中出现失访时,尽量用电话、通信或专门访视进行调查。调查失访的原因,详细记录失访发生的时间。资料分析时须对失访者的特征进行分析,还可采用生存分析的方法,充分利用资料。

二、资料的分析

(一)意向治疗分析

1. 概念   意向治疗分析(ITT)(也叫实用试验或者项目效应分析)首次应用是在 1961 年,它是指所有病人被随机分入 RCT 中的任意一组,不管他们是否完成试验,或者是否真正接受了该组治疗,都保留在原组进行结果分析。ITT 的目的在于避免选择偏倚,并使各治疗组之间保持可比性。RCT 的简单分组如图 6-4 所示。在 ITT 中,随机化不仅决定治疗的分配,而且决定病人数据的分析。

由图 6-4 可见,试验结束时将有四组病人。ITT 是比较①+②组和③+④组。除了 ITT 外,还有其

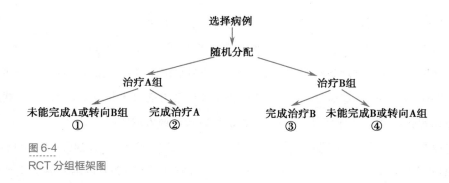

图6-4
RCT分组框架图

他一些分析方法。效力分析(也就是依从者分析,又叫解释性试验或生物效力试验)是比较②组和③组,而忽略①组和④组。接受治疗分析是比较(①中转组者)+③组和②+(④中转组者)组。三种分析方法各有用途,但在评价项目的真实性时,ITT是最有效的方法,详见下述实例。

2. 分析方法实例　在一项冠状动脉旁路手术的两年随访研究中,将手术治疗看作新方法,内科治疗作为对照。表6-3显示的是两年临床转归数据,表6-4显示的是上述三种方法的分析结果。ITT分析得到内科治疗组死亡率是7.8%,手术治疗组病人的死亡率是5.3%,$P=0.17$,两组治疗效果相当。而在其他分析方法中,如果只对依从者进行分析,则内科治疗组死亡率(8.4%)高于手术治疗组(4.1%),$P=0.018$;接受治疗分析与依从者分析的结果相似,内科治疗组死亡率(9.5%)高于手术治疗组(4.1%),$P=0.003$。

表6-3　RCT转归

人数	分配至内科治疗		分配至手术治疗	
	接受手术治疗	接受内科治疗	接受手术治疗	接受内科治疗
随访2年人数	48	296	354	20
死亡人数	2	27	15	6
合计	50	323	369	26

表6-4　三种分析方法比较

分析方法	分配组		x^2	P
	内科治疗	手术治疗		
意向治疗分析	29/373(7.8%)	21/395(5.3%)	1.9	0.17
依从者分析	27/323(8.4%)	15/369(4.1%)	5.6	0.018
治疗分析	33/349(9.5%)	17/419(4.1%)	9.1	0.003

可见,三种分析方法所得的结果并不一致。ITT分析反映了两种治疗实际临床应用后的效果,包括病人在试验过程中的各种转归;但在评价治疗方法的真正疗效方面,如果试验方法确实有效,应用ITT分析会低估该试验的治疗效果。依从者分析是只对试验依从的人进行分析,并未完全遵循最初的随机分组。在上述实例中,分配至手术治疗的病人中,转为内科治疗的26人,死亡6人,死亡率为23%,这些人可能是预后不良者,或者在等待手术过程中就已死亡;而分配至内科治疗的病人中,后转向手术治疗者死亡率仅为4%。这种不依从在两组间是不均衡的。因此在用依从者分析时,会

高估手术治疗的效果。同理,用治疗者分析时也高估了手术治疗的效果。

3. 应用及局限性　RCT 的两个基本目标是获得试验的效力(efficacy)和效果(effectiveness)。试验的效力反映的是在一种理想状态下的治疗效果,即参加试验者真正接受并完成了该种治疗。试验的效果是指在一般的临床状态下治疗的实际效果,参加者可能会不依从、改变治疗方式或间断治疗等,ITT 分析评价的就是这种结果,即给予某种治疗方式后病人的实际结局。

对于试验的效力来说,如果试验中失访、不依从的情况很少,或者各组之间的失访和不依从是均衡的,那么 ITT 分析可以得到试验效力的有效信息。但若不均衡,ITT 分析不能够完全评价试验效力,如果试验方法确实有效,ITT 可能会低估治疗效果,而依从者分析和治疗者分析将高估治疗效果。因此,在评价试验的效力时,建议同时使用上述三种分析,以获得更全面的信息,使 RCT 结果的解释更为合理。

（二）统计分析数据集

基于前述的意向治疗分析和依从者分析原则,统计分析数据可以形成如下的数据集。

1. FAS 集　基于意向性原则,全部随机化(对于单组研究则是筛选合格)的受试者都应该纳入分析,称作全分析集(full analysis set,FAS),有些方案将该集合的人群称为 ITT 人群。根据 ITT 原则,我们需要完整地随访所有随机化对象的研究结果。FAS 集是从所有随机化的受试者中,以最少的和合理的方法剔除受试者后得出的。

2. PPS 集　基于符合方案原则,全部随机化的受试者中,完全按方案设计进行研究的那一部分才能纳入分析,称作符合方案集(per-protocol set,PPS)。一般研究中把没有重要违背方案的受试者都认为是符合方案。这样的数据集经过统计分析得出结果,被认为可以尽可能接近按药品说明书使用的病人能取得的疗效。

3. SAS 集　对于安全性分析,不使用意向性原则和符合方案原则,而是"暴露"(exposure)原则,即所有至少使用过一剂研究药物的受试者,都必须观察安全性指标,由此形成安全性分析集(safety analysis set,SAS)。

三、评价指标

试验效果评价指标的选择应视试验目的而定,但基本原则是:①不但用定性指标并尽可能用客观的定量指标;②测定方法有较高的真实性(效度)和可靠性(信度);③要易于观察和测量,且易为受试者所接受。具体指标如下:

1. 评价治疗措施效果的主要指标

（1）有效率:有效率 $= \dfrac{治疗有效例数}{治疗的总例数} \times 100\%$（治疗有效例数包括治愈人数和好转人数）

（2）治愈率:治愈率 $= \dfrac{治愈人数}{治疗人数} \times 100\%$

（3）N 年生存率:N 年生存率 $= \dfrac{N 年存活的病例数}{随访满 N 年的病例数} \times 100\%$

这是直接法计算生存率的公式。当观察期较长,观察对象加入观察的时间不一致,观察期间因其他原因死亡或失访,为了充分合理利用研究的资料信息,可用寿命表法进行分析。

2. 评价预防措施效果的主要指标

(1)保护率(protective rate,PR)

$$保护率 = \frac{对照组发病(或死亡)率 - 实验组发病(或死亡)率}{对照组发病(或死亡)率} \times 100\%$$

$$PR95\%CI = PR \pm 1.96 \sqrt{\frac{1}{P_1^2} \times \frac{P_2 Q_2}{n_2} + \frac{P_2^2}{P_1^4} \times \frac{P_1 Q_1}{n_1}} \times 100\%$$

P_1、P_2 分别为对照组、实验组发病率

Q_1、Q_2 分别为对照组、实验组未发病率

n_1、n_2 分别为对照组、实验组人数

(2)效果指数(index of effectiveness,IE)

$$效果指数 = \frac{对照组发病(或死亡)率}{实验组发病(或死亡)率}$$

此外,治疗措施效果的考核还可用病死率、病程长短、病情轻重及病后携带病原状态、后遗症发生率、复发率等指标评价;预防措施效果考核可用抗体阳转率、抗体滴度几何平均数、病情轻重变化等指标评价;考核病因预防可用疾病发病率、感染率等指标评价。

3. 需治疗人数(number needed to treat,NNT) RCT 数据首先应进行统计学检验,如果差异有显著性,仍需结合专业知识,进一步判断措施效果之间是否真正存在差别。但是仅有这种定性的研究结论还不足以指导具体的临床实践。因此,选择恰当的指标定量表述疗效十分必要。1988 年 Laupacis 等人提出的一个新指标:需治疗人数 NNT,具有直观易懂,操作方便,可指导个体病人的临床决策等优点而日益受到重视。

NNT 指为预防 1 例不良事件发生,临床医师在一段时间内应用某一疗法需治疗的病人数,从数学关系上讲,NNT 等于绝对危险度的倒数。

假定一个 RCT,病人被随机分为治疗组和安慰剂对照组,追踪观察一段时间,看两组有害事件发生的情况。设治疗组事件发生率(experimental event rate)为 EER,对照组事件发生率(control event rate)为 CER,则危险度指标计算公式见表 6-5。

表 6-5 危险度评价指标

指标	公式
相对危险度(RR)	EER / CER
效果指数(IE)	CER / EER
保护率(PR)	|CER−EER|/CER
绝对危险度(AR)	|CER−EER|
需治疗人数(NNT)	1/|CER−EER|

4. NNT 与其他指标的比较 Cook 等人以一篇对轻、中度高血压进行降压治疗的论文为例说明 NNT 相对于其他指标的优点。该研究根据进入试验时的舒张压水平将病人分为轻度高血压(舒张

压≤110mmHg)和中度高血压(舒张压≤115mmHg)两层。每层病人又随机分为降压药和安慰剂治疗两组。以脑卒中发生作为观察的终点。随访 5 年发现,中度高血压病人中对照组与降压治疗组的脑卒中发生率分别为 0.2%和 0.12%;轻度高血压病人中两组该率分别为 0.015%和 0.009%(表 6-6)。

表 6-6　高血压病人降压治疗的疗效分析

| 高血压分型 | 脑卒中发生率(%) | | RR | PR | AR | NNT |
	对照组(CER)	治疗组(EER)				
中度	0.20	0.12	0.60	0.40	0.08	13
轻度	0.015	0.009	0.60	0.40	0.006	167

该研究中度高血压病人未治疗时的脑卒中发病危险,又叫基线危险(baseline risk)是轻度病人的 13 倍,但两型病人的 RR 均为 0.60,PR 均为 0.40。可见相对危险度指标不考虑病人既往病史,亦不能反映未治疗的危险,而在临床实践中,作出治疗决定之前考虑这些因素是非常重要的。例如,对于中重度高血压病人,服用某种降压药物可以使脑卒中的发病率降低 40%,即保护率为 40%,将具有统计学意义和临床重要性。但对于轻度高血压病人而言,降低 40%的危险度可能还不足以抵消治疗的副作用和费用消耗。因此当有害事件的基线危险很低或很高时,仅用相对危险度指标会高估或低估治疗的绝对影响。

绝对危险度指标则考虑了病人基线危险的不同,如本例中度和轻度高血压病人的 AR 分别为 0.08%和 0.006%,二者相比也是 13 倍。但该指标以小数或分数的形式表示,不易被医生和病人所理解,难以用于临床实践。而 AR 的倒数,即 NNT 约为 13,它说明为预防 1 例脑卒中发生,医生需对 13 个中度高血压病人治疗 5 年,这较之 AR=0.08 直观易懂、易被接受。此外,NNT 比相对效应评价指标优越之处还可以从轻、中度高血压病人的比较中看出。降压治疗对两型病人的保护率均为 40%,似乎表明两组病人应该以同样的力量来治疗。然而为预防 1 例脑卒中发生,对中度高血压病人只需治疗 13 人,对轻度高血压病人却需要治疗 167 人,显然这将导致不同的治疗决策。

第四节　实验流行病学研究的优缺点和应注意的问题

一、主要优点

1. 研究者根据试验目的,预先制定试验设计,能够对选择的研究对象、干预因素和结果的分析判断进行标准化。

2. 按照随机化的方法,将研究对象分为实验组和对照组,做到了各组具有相似的基本特征,提高了可比性,减少了混杂偏倚。

3. 试验为前瞻性研究,在整个试验过程中,通过随访将每个研究对象的反应和结局自始至终观察到底,实验组和对照组同步进行比较,最终能作出肯定性的结论。

二、存在缺点

1. 整个试验设计和实施条件要求高、控制严、难度较大,在实际工作中有时难以做到。

2. 受干预措施适用范围的约束,所选择的研究对象代表性不够,以致会不同程度地影响试验结果推论到总体。

3. 研究人群数量较大,试验计划实施要求严格,随访时间长,因此依从性不易做得很好,影响试验效应的评价。

三、应注意的问题

（一）类实验

一个完全的实验流行病学研究必须具备随机、对照、干预、前瞻四个基本特征,如果一项实验研究缺少其中一个或几个特征,这种实验就叫类实验（quasi-experiment）,或自然实验（natural experiment）。根据类实验是否设立对照组可分为两类:

1. 不设平行对照组 其对比是通过下列两种方式进行的:一是自身前后对照,即同一受试者在接受干预措施前后比较。例如观察某种药物降血压的效果,可比较高血压病人服用该药物前后的血压水平。二是与已知的不给该项干预措施的结果比较。例如已知我国携带 HBsAg 的母亲发生乙型肝炎病毒（HBV）母婴传播的概率平均为 40%~50%,在现阶段欲观察乙型肝炎疫苗阻断母婴传播的效果,不一定要设对照组。

2. 设对照组 虽然设立了平行对照组,但研究对象的分组不是随机的。如在社区试验中,并不是总能获得随机对照的,如果只能对整个居民区人群实行预防,随机分组就不可能进行,可选择具有可比性的另一个社区人群作为对照组。如某疫苗预防效果的评价,甲校为实验组注射某种疫苗,乙校为对照组不注射疫苗,然后对比两组血清学和流行病学观察指标的差异,最后对某疫苗的预防效果进行评价。类实验常用于研究对象数量大、范围广而实际情况不允许对研究对象作随机分组的情况。

（二）伦理道德问题

实验流行病学研究以人作为对象开展研究是一项十分严肃谨慎的工作,为了确保研究对象的人身安全,防止在试验中自觉或不自觉地发生不道德行为,必须在试验中遵循伦理道德,在开始人群试验前,必要时应先做动物实验,初步验证此种实验方法合理、效果良好、无危害性。特别是设置对照时,必须以不损害受试者身心健康为前提。在一般情况下,研究者应将试验目的、方法、预期效果以及危险告知受试者及其家属,征得他们的同意,此即知情同意（informed consent）。

（三）预试验

在正式试验前,应先在小范围作一次少量人群的预试验（pilot study）,其目的是检验试验设计的科学性和可行性,以免由于设计不周,盲目开展试验而造成人力、物力和财力的浪费。以往的经验证明,预试验也必须像正式试验一样地认真进行才具有科学的意义,如果随便选择一个地方和人群作预试验,不具备试验设计方案中的基本条件,是不可行的。反之,若给预试验以多种特殊条件,使之得天独厚,以证明试验设计的正确可行,则更是错误的。只有在避免了各种主观因素干扰,经过认真的预试验后,如果取得成功,才能按设计方案进行正式的大规模试验。

（四）研究注册问题

临床试验注册制度，是指在临床试验实施前就在公共数据库公开试验设计信息，并跟踪和报告试验结果。这不仅可以增加试验信息的透明度、减少发表偏倚，而且有利于保障试验质量、增加试验的规范性和结果的可信度，已经成为当今临床试验发展的主流趋势。目前国际上有十余个注册平台，ClinicalTrials. gov 是美国国立医学图书馆（NML）与美国食品与药物管理局（FDA）在 1997 年开发，于 2002 年 2 月正式运行的数据库。作为世界上最重要的临床试验注册机构之一，其注册和查询临床试验均为免费，被誉为公开化、国际化临床试验注册的典范。中国循证医学中心也建立了我国临床试验注册平台，可以提交中文的注册信息。

（五）结果报告的完整透明问题

近年来，如何有效报告随机对照试验备受重视，现在很多杂志都要求试验报告应遵循试验报告统一标准（Consolidated Standards of Reporting Trials，CONSORT）指南，以提高试验报告质量，使报告能反映研究真实实施过程。1995 年，为了改进随机平行对照试验报告的质量，一个由临床试验学者、统计学家、流行病学家和生物医学编辑组成的国际小组制定了 CONSORT 声明，即临床试验报告的统一标准。1999 年，CONSORT 组织根据最新的偏倚研究证据对 CONSORT 声明进行了修订。修订后的声明包括一个由 22 个条目组成的清单和一个流程图。2010 年，基于新的方法学证据和累积的经验，CONSORT 组织再次更新了清单和流程图，以及解释文件，更新后的清单由 25 个条目组成。针对每个条目，解释文件提供了纳入清单的理由、方法学背景和已发表的报告实例。在 CONSORT 的基础上，近年来针对各种试验设计类型，又有多种扩展版的 CONSORT 报告规范被制定发布。目前国际上绝大部分的医学期刊明确规定，投稿作者须按照 CONSORT 或者扩展版本组织临床试验论文的撰写，方可进入审稿程序。

第五节　研究实例

肠道病毒 71 型（EV71）是人类肠道病毒的一种。EV71 感染可引起多种疾病，其中以手足口病最为常见。2007 年以来，EV71 感染相关手足口病在我国婴幼儿人群中持续流行，发病率高，并导致一定比例的患儿死亡。2008—2015 年，我国共报告手足口病约 1380 万例，平均年发病率为 147/10万，报告重症病例约 13 万例，死亡 3300 多人；有实验室病原学诊断结果的手足口病病例中，EV71、柯萨奇 A 组 16 型（CV-A16）和其他肠道病毒阳性比例分别为 44%、25% 和 31%，其中，重症病例中 EV71 阳性占 74%，死亡病例中 EV71 阳性占 93%。因此，研发 EV71 疫苗并评价其安全性和有效性的任务迫在眉睫。

2014 年 2 月新英格兰医学杂志同期刊发了我国学者分别进行的两项 EV71 灭活疫苗的流行病学实验（现场试验），结果显示该疫苗具有良好的免疫原性和保护效力，且具有良好的安全性。EV71疫苗在人群中的应用将为预防 EV71 感染和手足口病提供重要手段（表 6-7）。

表 6-7　我国开展的 EV71 疫苗的两项 Ⅲ 期试验

	江苏研究	广西研究
研究目的	评价 EV71 疫苗的有效性、安全性和免疫原性	评价 EV71 疫苗的安全性和有效性
研究设计	随机双盲安慰剂对照的多中心试验（Ⅲ期试验）	随机双盲安慰剂对照的多中心试验（Ⅲ期试验）
研究现场	江苏省赣榆、泰兴、射阳县的 35 个项目点	广西壮族自治区
研究对象	共纳入了 10 077 名 6~35 月龄的健康儿童	共纳入 12 000 名 6~77 月龄的健康婴幼儿
干预措施和随机分配	按 0，28 天的免疫程序，采用区组（10 人）随机，1∶1 分配研究对象接种 EV71 疫苗或安慰剂	按 0，28 天的免疫程序，采用区组（8 人）随机，1∶1 分配研究对象接种 EV71 疫苗或安慰剂
随访监测期	12 个月	12 个月
结局指标	主要终点是 EV71 相关的手足口病或咽峡炎发病率	主要终点是 EV71 相关的手足口病发病率
结果	EV71 疫苗对手足口病/疱疹性咽峡炎的保护率高达 94.8% 不良反应的发生率与安慰剂相比无明显差异	疫苗对 EV71 感染所致手足口病的保护率为 97.4% 疫苗接种组的不良反应的发生率如发热高于安慰剂接种组
结论	EV71 疫苗可有效预防婴幼儿相关手足口病或咽峡炎	EV71 疫苗可有效预防婴幼儿相关手足口病

（詹思延）

思考题

1. 实验流行病学研究的基本特征是什么？

2. 社区干预项目的特点和用途是什么？

3. 为什么要在实验流行病学研究中设立对照？

4. 临床试验中，盲法至少要分为四个层次，各是什么？

5. 意向治疗分析（intention-to-treat analysis，ITT）的目的是什么？ 如何将其应用于实验流行病学研究的分析？

第七章

筛检

Chapter 7　Screening

The aim of screening is to detect a chronic disease at its asymptomatic stage, so that treatment can start early with a hope for better prognosis. The type of screening includes mass screening, selective screening, single-disease screening, multiple-disease screening, and case finding. The validity or accuracy of the screening test can be measured by sensitivity, specificity, and likelihood ratios. The reliability of the screening test is affected by subject variability, observer variability and laboratory conditions. Positive and negative predictive values which are determined both by the test accuracy and the pre-test probability in the screened population can be used to interpret the test results. Screening programme, as a public health strategy, should be assessed in the aspects of yield, the biological, clinical and economic benefits throughout the whole period of implementation. In additional, safety issue, ethic problem and programme sustainability should be concerted as well. Biases such as lead time bias, length bias and volunteer bias in such evaluations can be avoided in a cluster randomized controlled trial.

根据疾病自然史大致可将疾病的进展分为易感期、临床前期、临床期和结局四个阶段(图 7-1)。人们希望在疾病发生之前就开展针对病因的干预,阻止疾病的发生。但由于许多慢性疾病(如恶性肿瘤)的病因复杂,这一目标往往难以实现。随着医学技术的发展,人们已经可以在某些疾病的临床前期或早期,通过适当的检测技术,将机体出现的一些异常特征(如肿瘤的早期标志物、血压升高、血脂升高等)及早检测出来,并采取适当治疗,最终可以明显提高疾病的治愈率和病人的生存质量,降低人群死亡风险。据此,人们提出在表面健康的人群中开展筛查,这也是抗击慢性疾病,保障人群健康的重要公共卫生措施。

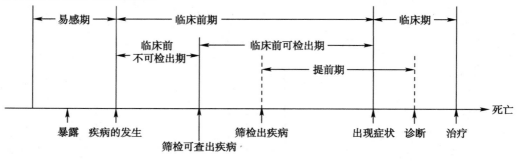

图 7-1

疾病自然史与筛检示意图

(沈福民,2001)

　　疾病筛查起源于19世纪,最初应用在结核病的早诊早治上。20世纪早期,美国医学联合会(American Medical Association)推广了面向人群的定期体检,扩展了筛检的病种和覆盖面。近年来,筛查的应用范围不断扩大,不仅用于发现人群中多种慢性病早期病人,还用于识别可能发生疾病的高危个体。

第一节　概述

一、筛检的概念

　　筛检或筛查(screening)是针对临床前期(pre-clinical stage)或早期的疾病阶段,运用快速、简便的试验、检查或其他方法,将未察觉或未诊断疾病的人群中那些可能有病或缺陷、但表面健康的个体,同那些可能无病者鉴别开来的一系列医疗卫生服务措施。筛检程序如图7-2所示:首先应用筛检试验将受检人群分为两部分,结果阴性者和阳性者;结果阳性者作进一步的诊断,确诊病人接受治疗;非病人与筛检试验阴性者进入随访和下一轮的筛检。

　　筛检一般是由国家或地区政府主导,动员全社会参与的系统工程,又称为"三早"预防,包括对目标疾病的早期发现、早期诊断、对各阶段阳性者的处理(早期治疗)及阴性者医学随访的一系列医疗和卫生服务实践活动。

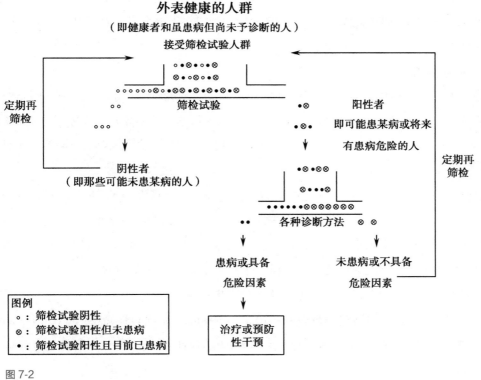

图 7-2
筛检流程图

二、筛检的目的及类型

（一）筛检的目的

1. 发现隐匿的病例　在表面健康的人群中筛检出可能患有某病的个体，并进一步进行确诊和早期治疗，实现二级预防。例如，由于糖尿病发病隐匿，在健康人群中存在大量未诊断的糖尿病病人。开展糖尿病筛检可尽早发现这部分病人，达到早期诊断、早期治疗，预防和延缓并发症的发生和发展的目的。

2. 发现高危人群　通过筛检发现人群中某些疾病的高危个体，并从病因学的角度采取措施，以减少疾病的发生，降低疾病的发病率，达到一级预防的目的。如筛检高血压预防脑卒中，筛检高胆固醇血症预防冠心病。

3. 了解疾病的自然史，揭示疾病的"冰山现象"　例如人乳头瘤病毒（human papillomavirus，HPV）持续感染可引起宫颈上皮内瘤样病变（cervical intraepithelial neoplasia，CIN）Ⅰ～Ⅲ期变化，若不能有效控制，会逐渐演化为宫颈原位癌，浸润癌，直至死亡。自 2009 年以来，我国持续开展了覆盖千万人群的农村女性子宫颈癌筛检，通过这样的大人群筛查，可以得出不同年龄段人群的各阶段宫颈病变的现患率及转换概率，从而勾画出中国女性宫颈癌的自然演进历程和年龄别风险，这对确定筛查的起始年龄，筛查间隔，筛检及治疗方案有重要意义。

4. 指导合理分配有限的卫生资源　如利用高危评分的方法，筛检出孕妇中的高危产妇，将其安排到条件较好的县市级医院分娩，而危险性低的产妇则留在当地乡卫生院或村卫生室分娩，以降低产妇死亡率。

（二）筛检的类型

按照筛检对象的范围分为整群筛检（mass screening）和选择性筛检（selective screening）。整群筛检指在疾病患（发）病率很高的情况下，对一定范围内人群的全体对象进行无差异普遍筛检。选择性筛检又称为高危人群筛检（high risk screening），是指选择疾病的高危人群进行筛检。如对 60 岁以上吸烟者每年一次的肺癌筛查，对矿工进行硅沉着病筛检。

依照筛检项目的多少分为单项筛检（single screening）、多项筛检（multiple screening）和多病种筛检（multiphasic screening）。单项筛检指用一种筛检试验筛查一种疾病；多项筛检是指用多个筛检试验筛查一种疾病，如同时应用胸透、查血沉、痰中结核杆菌等检测可疑的肺结核病人，可增加病人的发现概率。多病种筛检则是同时在一个人群中开展多种疾病筛查，如在我国农村女性中开展的"两癌（乳腺癌和宫颈癌）筛查"，可以最大程度上节约卫生资源。

依照筛检的目的分为治疗性筛检（therapeutic screening）和预防性筛检（preventive screening）。如大肠癌或乳腺癌的筛检，可发现和治疗早期病人，为治疗性筛检；而高血压的筛检可预防脑卒中，为预防性筛检。

按筛检组织的方式分为主动性筛检（active screening）和机会性筛检（opportunistic screening）。前者是采取"主动出击"，通过有组织的宣传介绍，动员群众到筛检服务地点进行检查。例如新生儿疾病筛查一般是妇幼保健机构组织所有社区所有新生儿接受相关疾病的筛检。后者属于一种被动性筛检,是将日常性的医疗服务与筛检结合起来,在病人就医过程中,对非专科就诊的人群进行筛检。如要求各级医院在非高血压门诊开展"首诊病人测血压"项目,目的就是发现血压升高者或隐匿的高血压病人,该筛检方案的优点是能扩大筛检的覆盖面,同时增加参加者的参与度。

三、筛检的实施原则

一项筛检计划应包括:①选择筛查疾病的依据;②明确的目标人群;③合理的筛查程序,包括起始筛查年龄,筛查间隔,不同阶段的筛检试验和确诊试验;④干预和随访方案。Wilson 和 Junger 在 1968 年提出了实施筛检计划的 10 条标准;在此基础上世界卫生组织(WHO)提出了筛检的 7 条标准;2002 年,WHO 中提出肿瘤筛查需考虑的 7 项基本原则;2008 年,WHO 总结了 40 年来各国的筛查工作的经验,重新制定了开展筛查项目 10 条标准。总结起来,制定筛检计划时,应该考虑以下 4 个方面的原则。

1. 筛检的疾病 首先,所筛检疾病或相关健康状态应是该地区现阶段的重大公共卫生问题,能对人群健康和生命造成严重危害,现患率或死亡率较高,是人群的主要死因之一。例如高血压,中国患病率一般在 10%~20%,可引起脑卒中和心肌梗死,被认为是导致我国城乡居民死亡的"隐形杀手"。其次,目标疾病的自然史清晰,有足够长的临床前期(detectable preclinical phase,DPCP)和可被识别的疾病标识(detectable preclinical marker),有早诊断的方法,且早期干预能显著降低死亡率。例如,从 HPV 感染至发生不可逆的宫颈浸润癌平均要经历 30 年,阴道镜检,液基细胞学和 HPV-DNA 检测等多项技术可应用于发现宫颈病变的各个阶段。再次,对疾病不同阶段的干预效果及其不良反应有清楚的认识。

2. 筛检试验 选择合适的筛检试验是整个筛查程序设计的关键部分。首先,筛检试验应准确、简单、经济、安全、且容易被受检者接受。其次,应有符合不同经济发展和卫生资源水平的筛检方法可供选择。如宫颈癌的筛查,在发达地区,可选择准确度较高的细胞学检查或 HPV-DNA 检测技术作为筛查方法;在不发达地区,可尝试采用简便易行的宫颈醋酸和碘染色(VIA/VILI)的检查手段。

3. 疾病治疗 对筛查出的不同阶段结局均有行之有效的干预方案,且确保早期治疗的效果应优于晚期治疗。如在宫颈癌的筛查中(图 7-3),careHPV 检查联合阴道镜检可发现阴性、CIN Ⅰ~Ⅲ或原位癌,直至浸润癌的多个宫颈病变阶段,对应各阶段的阳性和阴性发现,均有明确的干预方案。

4. 筛检项目实施计划及评价 WHO 制定的新的 10 条标准中,特别强调了应从项目最初即开始项目的评价。评价内容包括:目标人群是否明确;筛查-治疗程序是否有效,是否有卫生经济学价值,是否符合公平性、可及性以及伦理学原则,人群获益是否超过伤害。此外,还需对筛查的质控、经费保障及项目风险应对机制等方面进行评估。

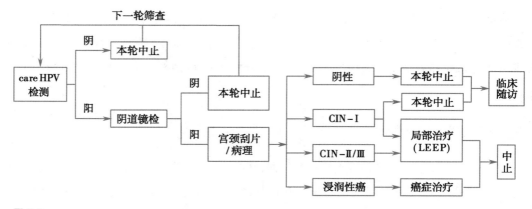

图 7-3

宫颈癌筛查项目的流程图

（Shi JF，2011）

第二节 筛检试验的评价

一、筛检试验的定义

筛检试验（screening test）是用于识别外表健康的人群中那些可能患病个体或具有患病风险个体的方法。它既可是问卷、体格检查、内镜与 X 线等物理学检查，也可是细胞学或生物大分子标志物检测技术。一项好的筛检试验应具备良好的真实性、可靠性和预测度，此外，还应具有以下五个特征：①简单性：指易学习、易操作，即便是非专业人员经过适当的培训也会操作。②廉价性：原则上在健康收益一定的情况下，筛检试验的费用越低越好。③快速性：指能很快得到结果。④安全性：指不会给受试者带来创伤。原则上初筛方法不宜采用可能造成创伤的检查手段（如组织活检、内镜等）。⑤可接受性：指易于被目标人群接受。

筛检试验和诊断试验（diagnostic test）的目的、对象、结果判读及后续处理都不相同，应用时应注意二者的区别（表 7-1）。总之，由于筛检目标人群是表面健康的人，因此筛查试验的准确性要求不如诊断性试验那么高，允许存在一定比例的错判（假阳性或假阴性）。

表 7-1 筛检试验与诊断试验的区别

	筛检试验	诊断试验
目的	区分可能患病的个体与可能未患病者	区分病人与可疑有病但实际无病的人
对象	表面健康的人或无症状的病人	病人或筛检阳性者
要求	快速、简便，无创易于接受，有高灵敏度，尽可能地发现所有可能的病人	复杂、灵敏度和特异度高，结果具有更高的准确性和权威性
结果	阳性（疑似病例）/阴性（可能无病）	病例/非病例
费用	经济、廉价	一般花费较高
处理	阳性者须进一步应作诊断试验以确诊	阳性者要随之以严密观察和及时治疗

二、筛检试验的评价方法及指标

筛检试验方法是否有效是开展筛查项目的基础,评价内容包含:真实性、可靠性和预测概率。

(一)真实性

真实性(validity),亦称效度,指测量值与实际值相符合的程度,故又称准确性(accuracy)。

1. 研究设计　真实性评价采用对比研究的思路,比较筛检试验与疾病的标准方法,即"金标准"判断结果的一致程度。研究设计一般有以下两种:①以医院为研究现场的病例-非病例(对照)设计,即先用"金标准"确定某病的患病和非患病人群;随机选择病例组和非病例组,再用待评价的筛检试验盲法检测两组对象;②以社区为研究现场的横断面设计,即抽取一个目标人群的代表性样本,同时用金标准和筛检试验盲法检测所有研究对象,事后根据金标准检测判断病例组和非病例组。两种研究设计最终均可计算一系列真实性指标,来评价筛检试验对目标疾病的预判价值。

以社区为现场的研究,样本对筛检的目标人群更有代表性,还可直接估计预测值指标。但要筛查出足够的病例,往往所需的样本量较大,研究成本较高。病例-非病例设计较为经济、操作简便,且适用范围较宽,但需特别注意病例组和非病例组对筛检目标人群的代表性。此外,病例-非病例设计不能直接计算预测值。下面说明病例-非病例方法的设计要点:

(1)确定金标准(gold standard):"金标准"是指当前临床医学界公认的诊断疾病的最准确可靠的方法。使用金标准的目的就是准确区分受试对象是否为某病病人。最佳的金标准有病理诊断、活检、手术发现、微生物培养、尸检或特殊检查。但由于筛检试验的对象(尤其是非病例组)包含健康人,难以对所有研究对象进行上述检查,因此金标准也可以是准确性较高的影像诊断、临床综合判断,结合短时间内重复测量或随访,尽量减少确诊方法的误诊和漏诊。

(2)选择研究对象:受试对象应能代表筛检试验可能应用的目标人群,并尽量满足随机化抽样原则。筛查的目的是发现临床前期或早期的病人,病例选择应包括早期病症状轻微的病例,还应考虑疾病的各种临床类型(不同病情程度、不同病程、典型和不典型、有无并发症、是否治疗过)。非病例组为金标准证实未患有目标疾病者,包括非病人和(或)与目标疾病易产生混淆的疾病病人。

(3)样本量计算:与研究样本量有关的参数有:①筛检试验的灵敏度;②筛检试验的特异度;③显著性检验水平 α;④容许误差 δ。当灵敏度和特异度在 20%~80% 区间变化时,可用近似公式(7-1)。

$$n=\left(\frac{Z_{1-\alpha/2}}{\delta}\right)^2(1-p)p \qquad\qquad 式(7-1)$$

式中 n 为所需样本量。$Z_{1-\alpha/2}$ 为正态分布中累积概率等于 $\alpha/2$ 时的 z 值,如 $\alpha=0.05$ 时,$z_{0.975}=1.96$ 或 $\alpha=0.01$ 时,$z_{0.995}=2.58$。δ 为容许误差,一般定在 $0.05\sim0.10$。p 为待评价的筛检方法的灵敏度或特异度,灵敏度用于估计病例组的样本量,特异度用于估计非病例组的样本量。

当待评价的筛检试验的灵敏度或特异度小于 20% 或大于 80% 时,样本率的分布呈偏态,需要对率的平方根做反正弦转换,函数所得的弧度值转换为角度值,再代入式(7-2)进行样本量计算。

$$n=\left[\frac{57.3\times Z_{1-\alpha/2}}{\arcsin(\delta/\sqrt{p(1-p)})}\right]^2 \qquad\qquad 式(7-2)$$

例如,灵敏度 $=0.8$,$\delta=0.09$,$\alpha=0.05$,$Z_{0.975}=1.96$,$\arcsin(0.05/\sqrt{0.8(1-0.8)})=0.125$,对应的角度 $=0.125/3.14\times180=7.184$,代入式(7-2),$n\approx244$。以上参数代入式(7-1),$n\approx246$。

(4)确定筛查结局分类标准或截断值:筛检试验的结果需明确的、有明显区分度的阳性和阴性判断标准。对筛检试验为分类或等级指标的,可根据专业知识判断阳性或阴性;对检测值为连续性指标的,如蛋白、氨基酸、抗体水平或者筛查问卷得分,需确定判断阳性结果具体取值,即截断值(cut-off value),具体方法见后。

(5)盲法测量:保证病例和对照在整个检查流程,包括建档、生物材料采集、检测程序,结果分析报告中各环节所得到的处理一致。一般采用盲法来控制信息偏倚。

2. 资料整理及真实性评价指标

(1)资料整理:经金标准诊断的病人,被筛检试验判断阳性者,称为真阳性(true positive,TP);判断为阴性者,称为假阴性(false negative,FN)。非病人被筛检试验判断为阳性者,称为假阳性(false positive,FP);判断为阴性,称为真阴性(true negative,TN)。结果见表7-2。

表7-2　某筛检试验评价结果整理

筛检试验	金标准	
	病人	非病人
阳性	真阳性(TP)	假阳性(FP)
阴性	假阴性(FN)	真阴性(TN)
合计	C_1	C_2

(2)真实性评价指标:评价真实性的指标有灵敏度与假阴性率、特异度与假阳性率、正确指数和似然比。

①灵敏度与假阴性率:灵敏度(sensitivity),又称真阳性率(true positive rate),即实际患病且被筛检试验标准判断为阳性的百分比,它反映了筛检试验发现病人的能力。

$$灵敏度=\frac{TP}{TP+FN}\times100\%　　　　式(7-3)$$

假阴性率(false negative rate),又称漏诊率,指实际患病但被筛检试验确定为阴性的百分比,它反映的是筛检试验漏诊病人的情况。

$$假阴性率=\frac{FN}{TP+FN}\times100\%　　　　式(7-4)$$

灵敏度与假阴性率之间为互补关系,灵敏度=1-假阴性率。

②特异度与假阳性率:特异度(specificity),又称真阴性率(true negative rate),即实际无病且被筛检试验标准判断为阴性的百分比。它反映了筛检试验鉴别排除病人的能力。

$$特异度=\frac{TN}{FP+TN}\times100\%　　　　式(7-5)$$

假阳性率(false positive rate),又称误诊率,即实际无病,但被筛检试验判断为阳性的百分比。它反映的是筛检试验误诊病人的情况。

$$假阳性率 = \frac{FP}{FP+TN} \times 100\%$$ 式(7-6)

特异度与假阳性率之间为互补关系,特异度=1-假阳性率。

③正确指数:正确指数也称约登指数(Youden's index),是灵敏度与特异度之和减去1,表示筛检方法识别真正病人与非病人的总能力。正确指数的范围在0~1之间。指数越大,真实性越高。

$$正确指数 = (灵敏度+特异度) - 1$$ 式(7-7)

④似然比(likelihood ratio,LR):是同时反映灵敏度和特异度的综合指标,根据筛检结果阳性与阴性,可计算阳性似然比(positive likelihood ratio,+LR)和阴性似然比(negative likelihood ratio,−LR)。

阳性似然比是筛检结果的真阳性率与假阳性率之比。比值越大,试验结果阳性时为真阳性的概率越大。

$$+LR = \frac{真阳性率}{假阳性率} = \frac{灵敏度}{1-特异度}$$ 式(7-8)

阴性似然比是筛检结果的假阴性率与真阴性率之比。比值越小,试验结果阴性时为真阴性的概率越大。

$$-LR = \frac{假阴性率}{真阴性率} = \frac{1-灵敏度}{特异度}$$ 式(7-9)

在选择筛检试验时应选择阳性似然比高,阴性似然比较低的方法,此时试验的准确性最佳。

（二）可靠性

可靠性(reliability),也称信度、精确度(precision)或可重复性(repeatability),是指在相同条件下用某测量工具(如筛检试验)重复测量同一受试者时结果的一致程度。值得注意的是,可信度评价与金标准诊断是否患病的结果无关。

可靠性评价研究通常的做法是与真实性评价同时开展。由两名或多名检查者采取同样的检查程序对研究人群进行同时盲法检查,例如,多人同时读一批X线片;或者对同一人群用相同方法多次检测,如血压重复测量三次,再比较重复检查结果的一致情况。在样本量计算方面,Bland-Altman法推荐对连续性变量(如癌蛋白、代谢产物等)进行一致性评价,所需的样本量应不少于100例。如果真实性研究的样本量较大(1000以上),可随机抽取5%~10%样本进行重复检测。

1. 信度指标 信度评价应根据资料类型来选择指标和分析方法,重测资料总的说来可以看作配对(定量、定性)资料。

（1）连续性测量的资料:①对同一样品或一组同质性样品(个体差异较小的样品)进行多次重复测量,可用标准差和变异系数来反映可靠性,两个指标的值越小,表示方法的精密度越高。②对一批不同质样品(对象)进行两次重复测量,可用两次测量值的相关系数(r)来评价一致程度。一般地,r≥90%,可认为筛查方法的一致性较好。此外,也可以用配对t检验分析重复测量结果的一致性,若两组差异无统计学显著性也可以认为重复测量的一致性较好。

（2）分类测量的资料:一般整理成配对四格表形式(表7-3),注意是格子内的数字表示两次检测结果一致/不一致的频数。评价指标有符合率和kappa指标;分布差异检验可用配对χ^2检验。

表 7-3　某筛检试验一致性结果整理

第二次检测	第一次检测		合计
	阳性	阴性	
阳性	A	B	R_1
阴性	C	D	R_2
合计	N_1	N_2	N

符合率(agreement/consistency rate),又称一致率,计算式为式(7-10)。

$$符合率=\frac{A+D}{A+B+C+D}\times100\%$$ 式(7-10)

Kappa 值常用来评价两次检测结果的一致性,该指标的计算考虑机遇因素的影响,是更为客观的指标。其定义式为式(7-11)。*Kappa* 值的取值范围介于-1 和+1 之间。一般认为 *Kappa* 值≥0.75 为一致性极好;在 0.4~0.75 为中、高度一致,*Kappa* 值≤0.40 时为一致性差。

$$Kappa=\frac{实际观察一致率-机遇一致率}{1-机遇一致率}$$ 式(7-11)

根据表 7-3,*Kappa* 值的计算可用下式:

$$Kappa=\frac{N(A+D)-(R_1N_1+R_2N_2)}{N^2-(R_1N_1+R_2N_2)}$$ 式(7-12)

2. 影响筛查试验可靠性的因素

(1)受试对象生物学变异:由于个体生物周期等生物学变异,使得同一受试对象在不同时间获得的临床测量值有所波动。例如,血压在一天内不同时间的测量值存在变异。

(2)观察者:由于测量者之间、同一测量者在不同时间的技术水平不一,判断尺寸掌握差异,预期偏倚等均可导致重复测量的结果不一致,如不同的阅片者报告的 X 线片检查结果不同。

(3)实验室条件:重复测量时,测量仪器不稳定,试验方法本身不稳定,不同厂家、同一厂家生产的不同批号的试剂盒的纯度、有效成分的含量、试剂的稳定性等均有不同,由此可能引起测量误差。

(三)预测值

预测值(predictive value)是应用筛检结果的阳性和阴性来估计受检者为病人和非病人可能性的指标。该类指标反映了筛检试验实际应用到人群筛查后,获得的收益大小。

预测值估计分为直接计算和间接计算法。

1. 直接计算法　在社区开展的,基于横断面设计的筛查试验评价,样本人群的疾病现患率与目标人群的现患率一致,如前所述,经金标准和筛检试验同时盲法判断的结果有:真阳性(TP),假阴性(FN),假阳性(FP)或真阴性(TN)。

(1)阳性预测值(positive predictive value,Pr+):筛检发现的阳性者中患目标疾病的人所占的比例。计算式为式(7-13)。

$$阳性预测值=\frac{TP}{TP+FP}\times100\%$$ 式(7-13)

（2）阴性预测值（negative predictive value, Pr-）：筛检发现的阴性者不患目标疾病的人所占的比例。计算式为式（7-14）。

$$阴性预测值=\frac{TN}{TN+FN}\times100\%$$ 式（7-14）

2. 间接计算法 在医院开展的，基于病例-非病例设计的筛查试验研究，病例组和非病例组的构成比不能代表目标人群的现患与未患比例，因此不能直接计算预测值。此时，可以根据灵敏度、特异度、现患率与预测值的关系式（Bayes 公式）来估算预测值。

$$阳性预测值=\frac{灵敏度\times患病率}{灵敏度\times患病率+（1-患病率）（1-特异度）}$$ 式（7-15）

$$阴性预测值=\frac{特异度\times（1-患病率）}{特异度\times（1-患病率）+（1-灵敏度）\times患病率}$$ 式（7-16）

3. 预测值与真实性指标、现患率的关系 筛检试验的灵敏度、特异度和目标人群的疾病患病率都会影响预测值的大小。表 7-4 说明了人群在不同患病率、灵敏度与特异度的情况下，阳性预测值与阴性预测值的变化。

（1）现患率对预测值的影响：表 7-4 组合①和组合②所示结果，当灵敏度与特异度一定，疾病患病率降低，阳性预测值降低，阴性预测值升高。

（2）灵敏度、特异度对预测值的影响：当人群患病率不变时，灵敏度升高，特异度降低，此时，由于自然人群中非病人群的基数总是远远大于患病人群，其中假阳性人数增加幅度会远远大于真阳性人数（图 7-4b）。因此，式 7-13 中，分母较分子增大更显著，则阳性预测值下降，阴性预测值升高。同理，筛检试验的灵敏度降低，特异度升高，则阳性预测值升高，阴性预测值降低（表 7-4 组合③与组合④）。

表 7-4 在灵敏度、特异度和患病率不同水平时某人群糖尿病筛检的结果

组合	患病率（%）	灵敏度（%）	特异度（%）	筛检结果	金标准 病人	金标准 非病人	合计	阳性预测值（%）	阴性预测值（%）
①	50	50	50	+	250	250	500	50	
				−	250	250	500		50
				合计	500	500	1000		
②	30	50	50	+	150	350	500	30	
				−	150	350	500		70
				合计	300	700	1000		
③	20	90	50	+	180	400	580	31	
				−	20	400	420		95
				合计	200	800	1000		
④	20	50	90	+	100	80	180	56	
				−	100	720	820		88
				合计	200	800	1000		

（Gordis，2000，数据略有改动）

（四）确定连续性测量指标的阳性截断值

筛查试验的结果是连续性指标时，需要确定阳性/阴性结果的判定标准——截断值（cut-off

value)。假设病人的测量值总体上大于非病人,H 为病人的最低值,X 为非病人的最高值。两组人群测量值分布可能呈现三种状态:①独立双峰分布(图 7-4a);②部分重叠双峰分布(图 7-4b);③单峰连续分布(图 7-4c)。

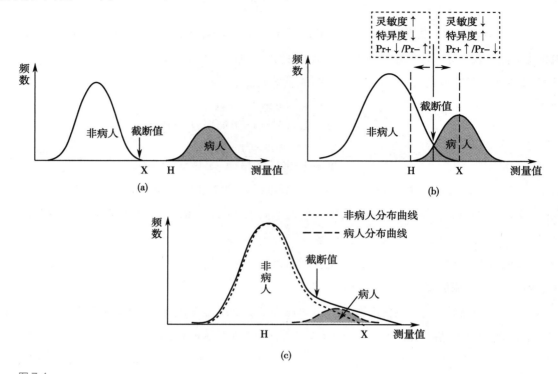

图 7-4
病人与非病人测量值分布类型及截断值变化的影响
(改编自曾光,2002 年)

(1)独立双峰分布(图 7-4a):总人群分布呈独立分布的双峰型,病人和非病人分布曲线完全无重叠。原则上把截断值选在病人中的最小值 H 处,筛检试验的判断准确度可达 100%,但在实际检测中,人们是很难穷尽病人的最小值的。通常的做法是根据非病人检测值的 99%~99.9%CI 上限来确定截断值。具体可信限值取决于疾病的发生率的大小。对发病率极低(<10/10 万)的疾病,可选择 99.9%上限值,这样既可保证灵敏度达 100%,又避免过高的假阳性检出率。如用苯丙氨酸(Phe)筛查新生儿苯丙酮尿症(PKU),PKU 发病率仅为 9/10 万,正常新生儿的 PKU 分布范围为 23~120μmol/L;患儿的分布范围为:128~3281μmol/L;二者分布无交叉,因此将新生儿 Phe 的 99.9%上限(120μmol/L)作为判断苯丙酮尿症的截断值。

(2)部分重叠双峰分布(图 7-4b):总人群分布呈双峰型,病人和非病人分布曲线小部分重叠。此时,在 H 和 X 之间既有病人又有非病人,形成一个重叠区。在 H 至 X 之间,当截断值向非病人的最高值方向(X)移动,特异度升高,灵敏度降低;反之,当截断值向病人的最低值方向(H)移动时,灵敏度增大,特异度降低。

筛检试验阳性结果的截断值选择在何处,可从以下几方面进行考虑:

1)如疾病的预后差,漏诊病人可能带来严重后果,且目前又有可靠的治疗方法,则截断值应向提高灵敏度的方向移动,尽可能多地发现可疑病人,但会使假阳性增多。

2)如疾病后续诊疗方法不理想,则截断值应向提高特异度的方向移动,尽可能将非病人鉴别出来,减少假阳性对参加者造成的心理压力,如肝癌的筛检。

3)一般而言,筛检试验应综合考虑灵敏度和特异度达到平衡,此时将临界点定在非病人与病人的分布曲线的交界处。实际操作时一般采用受试者工作特征曲线(receiver operator characteristic curve,ROC)来决定最佳截断值。

ROC曲线基本原理:将病人和非病人的测量值从小至大排序,即可划分一系列截断值。对应每个截断值可计算相应的灵敏度和特异度。绘制1-特异度为横坐标,灵敏度为纵坐标的坐标轴,每个截断值对应的灵敏度和1-特异度值构成坐标点,多个坐标点相连即ROC曲线。距离坐标轴左上角最近的坐标点,可同时满足筛检试验的灵敏度和特异度相对最优,它所对应的取值即最佳截断值。如图7-5所示,图中的A点(110mg/100ml)可定为血糖筛检试验判断糖尿病的最佳阳性临界点,该点对应的灵敏度为85%,特异度为88%。另外,也可以根据筛检试验的目的,结合各灵敏度、特异度、阳性及阴性预测值的意义来确定最佳截断值。

ROC曲线下面积(area under the curve,AUC)也可以反映检测方法的真实性,AUC越接近1.0,检测方法真实性越高;等于0.5时,则真实性最低,无应用价值;此外,还可以利用AUC曲线下面积直接比较两种以上筛检试验的真实性的优劣。

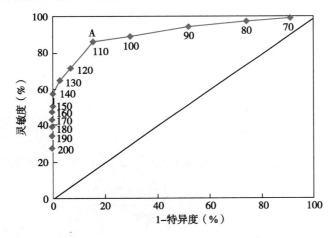

图 7-5

糖尿病血糖试验(mg/100ml)的 ROC 曲线

(李立明, 2002)

(3)单峰连续分布(图7-4c):总人群分布呈单峰型,病人和非病人的分布相互交错,区分度较差,此时无论截断值如何选取都可能有较大的误判率。这类指标通常用作初筛方法,截断值可选择图形中的拐点,此时尽管误诊率较高,但可尽量避免漏诊。如果病人的测量值完全包含于非病人的范围内且分布较宽,则不宜采用该类型指标开展疾病筛检。

(五)筛检试验评价案例

【例7-1】某医院开展了评价一项糖化血红蛋白筛查糖尿病的新方法的研究,拟采用病例-非病例的设计,估计该方法的灵敏度为75%,估计特异度55%,请估计研究的样本量。并根据研究的实际数据,计算该试验方法的真实性、可靠性和预测值指标。

1. 样本量　假定灵敏度为75%,估计特异度55%,设 $\alpha=0.05$,允许误差 $\delta=0.05$,根据式(7-1),计算两组样本量为:

病例组 $n1=(1.96/0.05)^2\times(1-0.75)\times0.75=288.1\approx289$

对照组 $n2=(1.96/0.05)^2\times(1-0.55)\times0.55=380.3\approx381$

2. 真实性评价　实际研究中,选择了经确诊的糖尿病病人300名,非糖尿病病人385名。用待评价的方法对两组对象进行糖化血红蛋白检测,整理结果见表7-5。

表7-5　糖化血红蛋白新方法真实性评价结果整理

筛检试验	糖尿病临床诊断	
	病人	非病人
阳性	250(TP)	125(FP)
阴性	50(FN)	260(TN)
合计	300(C_1)	385(C_2)

根据式(7-3)~式(7-9),计算系列真实性指标,得:

灵敏度 $=250/(250+50)\times100\%=83.3\%$

假阴性率 $=50/(250+50)\times100\%=100\%-83.3\%=16.7\%$

特异度 $=260/(125+260)\times100\%=67.5\%$

假阳性率 $=125/(125+260)\times100\%=100\%-67.5\%=32.5\%$

正确指数 $=0.833+0.675-1=0.51$

阳性似然比 $=0.833/0.325=2.56$

阴性似然比 $=0.167/0.675=0.25$

3. 可靠性分析　同时,研究者对所有685名对象的血样进行了两次重复检测,结果整理见表7-6。

表7-6　糖化血红蛋白两次重测结果整理

第二次检测	第一次检测		合计
	阳性	阴性	
阳性	300(A)	20(B)	320(R1)
阴性	75(C)	290(D)	365(R2)
合计	375(N_1)	310(N_2)	685(N)

根据式(7-10)和式(7-12)计算符合率和 Kappa 值,得:

$$符合率=\frac{300+290}{685}\times100\%=86.13\%$$

$$Kappa=\frac{685\times(300+290)-(320\times375+365\times310)}{685^2-(320\times375+365\times310)}=0.72$$

4. 预测值分析　已知该地区50岁以上中老年人糖尿病患病率估计为10%,根据式(7-15)和式

(7-16),计算该筛检方法的阳性预测值和阴性预测值,得:

阳性预测值=(0.833×0.1)/[0.833×0.1+(1-0.1)×(1-0.675)]=22.2%

阴性预测值=[0.675×(1-0.1)/[0.675×(1-0.1)+(1-0.833)×0.1]=97.3%

第三节　筛检效果的评价

一、筛检效果评价阶段及研究方法

根据筛检实施的不同阶段可能获得的成效,可将筛查效果评价分为近期收益(yield)、早中期疾病中间结局改善,以及长远期人群终末结局风险(死亡)降低这三个人群获益阶段。相应地,一项筛检项目开展之初就应该计划在人群基础上逐级深入地开展以下研究:局部范围精细化设计的现场干预研究→扩大区域的社区干预研究→推广应用后的验证研究。值得提出的是,筛查作为政府主导的一项公共卫生服务措施,在上述各阶段除了观察生物学效果指标外,还应同期开展安全性、卫生经济和项目可持续性评价(也称为社会适应性评价)。

1. 第一阶段(现场干预研究)　一般采用设计严谨的随机对照试验,将研究对象以个体或整群随机的方式分为两组,干预组需要接受连续周期性(continuous-screen design)的筛查,对照组则接受常规的医疗服务。理想的筛检项目试验研究往往需要庞大的样本量和较长的随访期,可获得筛查项目的近期至长远期的一系列效果指标。1988年美国开展了全球第一个大人群筛查的随机对照试验研究,用来评价大纽约健康保险计划(Health Insurance Plan of Greater New York, HIP)的乳腺癌筛查项目。但是,少有国家能支持开展如此大人群的长期筛查和随访,因此RCT研究多用来评价筛查方法的收益、中间结局改善情况、筛查成本及人群可接受度等近期效果指标。近年来,人们也发展了一系列改进的RCT的研究设计,如多组筛查、多种干预-对照、短期筛查后终止和分半筛查等,这些方法有助于利用有限资源提高研究效率。

2. 第二阶段(筛检示范区建设阶段)　这一阶段采用多中心的社区类实验研究,连续观察筛查的中、远期效果生物学指标、卫生经济学效果指标及筛查和治疗的不良反应事件发生情况等,探索筛检在实际环境中的运作机制。具体指标见本节"二、筛查项目评价内容及指标"。

3. 第三阶段(验证和应用阶段)　该阶段多采用观察性的研究方法,进一步验证真实条件下筛查所取得的远期生物学效果、卫生经济学效益以及项目的可持续性。开展这类研究的前提是:筛查项目已经在某些地区广泛推广,地区全人群健康档案齐全,有连续多年的、完整准确的筛查和疾病登记信息。常用的流行病学方法如下。

(1)回顾性队列研究。该方法在已推广筛查的地区,通过比较既往参与筛查人群和不接受筛查人群的随访一段时间后的归因死亡率、生存率的差异来说明筛查项目的效果。

(2)病例对照研究。研究假设是:如果筛查项目能够降低疾病死亡率,则在同一人群中,死亡病人中曾接受筛查的比例应低于存活病人。病例是在实施了筛查项目的地区人群的所有死亡病例的随机样本;对照是同一源人群(包括病人)的存活者的随机样本。分析病例和对照既往参与筛查率是否存在差异。

（3）生态学研究。筛查推广较长时间后，可应用生态学研究方法比较开展地区和未开展地区，或者项目地区开展前后人群肿瘤归因死亡率的变化，以此说明筛查项目的长远效果。

总之，筛查项目是否能在人群中推广，需要经历有计划且漫长的研究过程，最终应在循证公共卫生的思想指导下，系统评价所获得的证据等级，由科学家团队共同制定出筛查指南。2001 年，美国预防医学服务工作组（U. S. Preventive Services Task Force，USPSTF）制定了具有操作性的筛检生物学效果的评估框架，该框架由直接证据链和间接证据链构成，直接证据链核心是指有大样本 RCT 研究结果证明筛查能降低肿瘤的归因死亡风险；间接证据链是备选证据链，是一系列证明筛检改变疾病中间结局的证据串联起来构成的链条。

二、筛查项目评价内容及指标

筛查效果评价内容包括①收益；②生物学效果指标；③卫生经济学评价；④安全性和伦理学评价；⑤项目可持续性评价。

（一）收益

1. 收益（yield）   收益也称收获量，指经筛检后能使多少原来未发现的病人（或临床前期病人、高危人群）得到诊断和治疗。该类指标反映人群在短期内因筛查得以早诊早治的获益情况。常用的指标有：①阳性预测值，这是最常用的收益指标。该指标高，说明筛查出的阳性者中，真病人的比例高，筛查具有较高的效率。②转诊率或筛查阳性率，即筛查阳性人数占筛查目标人群数的比例。转诊率与筛检试验的灵敏度高或特异度低有关，如果目标人群基数较大，该指标不宜太高，否则不符合卫生经济学原则。③早诊/早治率，即早期病例在筛查所发现的全部病例中所占的比例，如果筛查的早诊率显著高于正常医疗程序发现的早诊率，则可认为筛查收益较好。

2. 提高筛检收益的方法

（1）高危人群策略：疾病在某些年龄、性别、种族及主要危险因素暴露特征人群中有较高的患病率，在这些高危人群中开展筛检，可提高阳性预测值，也更符合低成本高效益的原则。如将 50 岁以上且具有一级亲属患肠癌家族史、有肠息肉病史、慢性结直肠病史者定义为高危人群，在该人群中开展肠道镜检筛查结直肠癌，可获得较高的检出率。

（2）选择合理的筛查方案：包括选择高灵敏度筛检试验，应用联合试验和设置合理的筛查起始及间隔时间。

1）选择高灵敏度方法。如果所筛查的疾病早期诊断意义重大，筛查的目的是尽可能不漏诊病例，应尽量选择高灵敏度的方法。

2）采用联合试验。在实施筛检时，可采用两种或两种以上筛检试验检查同一受试对象，以提高筛检的灵敏度或特异度，增加筛检的收益，这种方式称为联合试验。根据联合的形式，分为串联试验与并联试验。

串联试验（serial test），也称系列试验，即一组筛检试验按一定的顺序相连，初筛阳性者进入下一轮筛检，全部筛检试验结果均为阳性者才定为阳性。该法可以提高特异度，但会使灵敏度降低。因此,初筛的方法尽量选择灵敏度高的方法,第二轮的筛查则尽可能选择特异度较高的方法。例如筛检糖尿病先作尿糖检查,阳性者再查餐后2小时血糖。只有两者都阳性时才作为筛检阳性,以便进一步用糖耐量确诊。

并联试验(parallel test),也称平行试验,即全部筛检试验同时平行开展,任何一项筛检试验结果阳性就可判定为阳性。该方法的优点是可以弥补两种方法灵敏度都不足的问题,提高筛查整体的灵敏度,但会降低特异度。在设计并联筛查方案时,应充分考虑筛查方法的成本-效益比。

【例7-2】某次试验采用粪便隐血试验(OB)和粪便隐白蛋白试验(OA)对大肠癌进行联合筛检。结果见表7-7。

表7-7 OB和OA联合试验筛检大肠癌结果

| 试验结果 | | 大肠癌病人 | 非大肠癌病人 |
OB	OA		
+	−	19	3
−	+	23	16
+	+	27	2
−	−	6	69
合计		75	90

粪便隐血试验(OB)的灵敏度=61.33%,特异度=94.44%;粪便隐白蛋白试验(OA)的灵敏度=66.67%,特异度=80%。

串联试验:灵敏度=27/75×100%=36%;特异度=(3+16+69)/90×100%=97.78%

并联试验:灵敏度=(19+23+27)/75×100%=92%;特异度=69/90×100%=76.67%

3)筛查起始年龄和时间间隔。筛查的起始年龄和筛查间隔应根据人群最大获益的时点来确定。如宫颈癌的筛查,从30岁以后开始筛查,可发现92%的早期癌,据此可确定筛查的起始年龄为30岁。筛查间隔要根据方法的准确性来调整,用灵敏度和特异度均高的方法,筛查间隔可较长;而灵敏度较低的方法,可以通过提高筛查频率来减少漏诊的情况。如用准确性较高的细胞学检查联合HPV-DNA检测法筛查宫颈癌,阴性者可间隔5年后再行筛查;而单采用细胞学检查的阴性者筛查间隔时间则为3年。

（二）生物学效果评价

生物学效果评价,是根据筛查能改善疾病的中间或终末结局状态(发病或预后)的观察终点来设定的,通常采用率为指标,另外,筛查效果一般都是通过对比研究来体现,故需要计算相对比指标。

1. 结局测量指标

（1）归因死亡率:是评价筛查人群长远期获益的终点结局指标,可通过比较参加筛检人群与未筛检人群之间的死亡率差异来说明筛查效果。例如,一些国家曾经开展过用尿检香草杏仁酸(VMA酸)的方法筛查儿童成神经细胞瘤。在项目开展了数十年后由于没有观察到人群归因死亡率随之下降而被终止。由此可见,归因死亡率降低是筛查效果评价中最有说服力的结论性指标。

（2）治愈率、复发率、病死率、生存率和生存时间:这些是评价筛查人群早期或中期获益的中间结局指标。如果经筛检的病例较未经筛查的复发率或病死率更低,生存率较高或者生存时间更长,则说明筛查可能有效,常用 1 年、3 年、5 年生存率来评价癌症的筛检计划。但要注意,应用这类指标时应注意领先时间、病程长短等时间相关偏倚的影响。

2. 关联指标　筛查项目的生物学效果都是通过对比研究反映出来的,因此,针对不同研究设计,对应计算关联度指标。

(1)随机对照试验中,常用指标有效果指数(IE),保护率,归因危险度或绝对危险度降低(AR),计算及指标意义参见"实验流行病学"一章。

(2)观察性研究中,队列研究多用参加筛检人群和未参加人群的归因死亡危险率比(RR)。病例对照的指标是死亡病例与对照组参与筛查的优势比(OR)。

3. 需要筛检人数（number needed to be screened，NNBS）　是实验流行病学指标"需治疗人数(NNT)"在筛检项目效果评价中的具体应用。在筛查研究中,以目标疾病的死亡率作为结局指标,随访一定期限后,计算对照组和筛检组的疾病归因死亡率之差(AR),将 AR 取倒数值,得 NNBS = 1/AR,该指标表示减少一例目标疾病病例的死亡,需要筛检多少人,这个数值越小越好。

（三）卫生经济学评价

疾病筛查是国家或地区的重要公共卫生服务项目,WHO 要求在实施公共卫生服务项目之前,应开展相应的经济学评价,其目的在于优选出投入一定的资源(成本)后,获益(健康产出或经济产出)最大的筛查方案。筛查评估涉及成本、效果、效用和效益的综合分析。

1. 筛查成本　筛查成本(cost)是提供卫生服务过程中所消耗的资源。筛查成本包括项目成本(项目培训、管理、组织的费用),个人直接成本(诊治和交通陪护等)和个人间接成本(生产力损失)等。

2. 成本-效果分析　效果(effectiveness)指在筛检项目开展后,健康改善方面所取得的生物学效果,如复发率、死亡率等下降,生存期的延长。成本-效果的指标为成本效果比(cost-effectiveness ratio,CER),如每延长一年生存期所消耗的成本。

3. 成本-效用分析　效用(utility)是综合了生物学效果和人们对结果主观感受和功能状况的指标。简单地说,它不仅关心病人能存活多久,还关心存活的质量。如以寿命年(life expectancy)作为观察指标,考虑到疾病对病人生命质量的影响,则应测量质量调整寿命年(QALY)。成本-效用分析的指标为成本效用比(cost-utility ratio,CUR)。

4. 成本-效益分析　效益(benefit)是指将健康改善的结局用货币价值来衡量。成本-效益比(cost-benefit ratio,CBR)是公共卫生项目经济学评价中最佳的评价指标。需注意的是,货币价值可能随时间变化而改变,因此需考虑货币的贴现和利率的变化。

近年来,卫生经济学评价引入了增量成本效果(或效用)比(incremental cost-effectiveness/utility ratio,ICER/ICUR)和净货币效益(net monetary benefit,NMB)等指标来优选方案。ICER/ICUR 考虑了不同地区的经济发展水平和卫生服务支付能力。在评价多个方案时,应该优先选择 ICER 提示的增加一定的投入能挽救更多生命的方案。

5. 卫生经济学模型　现代的决策分析要求对不同卫生服务方案对应的过程和终点结局的概率

进行系统、量化地综合,并结合成本和健康产出量化指标进行分析,最终确定最优的方案。常用的方法主要有马尔可夫模型(Markov model),该模型可通过 TreeAge Pro 软件实现,模型产出是不同筛查方案下模拟队列的人均成本和人均期望寿命,最终可比较不同筛查方案增量成本效果比和净货币效益等指标。

（四）筛查的安全性、伦理问题及可持续性评价

1. 安全性及伦理问题　严格地说,筛检作为一项医学干预措施,没有绝对的安全。安全性评估(safety assessment)即评价人群获益是否远超过伤害,以及伤害可接受的程度。评价伤害的指标为过度诊断/治疗率,不良事件发生率。

筛检相关的伤害包括三个方面。①筛查方法本身造成的伤害。②筛查的假阳性者可能面临过度诊断的问题,可能会经历确诊前的焦虑情绪困扰。如用前列腺特异抗原(prostate specific antigen,PSA)筛查前列腺癌,76%的 PSA 升高者中经穿刺活检没有发现癌症。③如果早期诊断的病例是所谓的"惰性病例",随之而来的过度治疗可能会损伤其健康。如对进展缓慢的前列腺癌病人,因手术造成损伤可能比前列腺癌本身对他们的健康损伤更大。

筛查研究作为一种医学实践对受试者的影响可能存在不确定性,必须遵循"赫尔辛基宣言"的医学伦理学准则,即尊重个人意愿、有益无害、公正等一般伦理学原则。

第一,开展筛查研究前应提交伦理委员会审查及获得受试者的知情同意,充分告知筛查过程中可能的有创检查、潜在的危害及处理的措施等。

第二,应保护受试者的生命、健康、尊严、完整性、自我决定权和隐私。受试者有权随时退出,研究者应对受试者的个人信息保密。

第三,筛查应该是有益无害或收益远大于危害的。筛检试验原则上应安全可靠,无或低创伤性、易于被群众接受,不会给被检者带来身体和精神上的伤害。对筛查试验阳性者,有进一步的诊断、治疗方法,不会给他们带来不必要的心理负担,也不会对健康产生负面影响。

第四,如果筛检的价值和安全性已明确,项目应公平、合理地对待每一个社会成员。此外,考虑到筛查研究中对照人群的贡献,在筛查项目推广时,应优先在该人群中实施。

2. 政策、经济及人力支持环境　疾病筛查项目的可持续性受国家政策支持、项目经费保障、筛查人力资源配备、目标人群接受程度、医疗保障制度是否介入等因素影响,可采用社会学定性和定量研究方法来开展研究。

政府主导体现在将防控措施以政策或法律的形式制度化。在经费保障方面,通过医疗保障制度介入,可实现卫生资源合理配置,保障筛查项目持续良性发展,并能推动卫生系统及整个社会的协调发展。在人力资源方面,国际上肿瘤筛查的成功经验表明,依靠基层卫生人员开展健康教育、疾病初筛及登记管理等工作是筛查工作可持续发展的重要保障。

3. 人群接受度　除了有创的筛检方法可能影响人群接受程度外,目标人群对疾病和筛查方法的认知不足也可能较大地影响筛查的覆盖面,直至影响筛查项目的可持续性和效果。因此,在开展推广筛查项目前,应对目标人群的认知水平进行摸底,并积极开展健康教育,以保证项目可持续开展。

三、筛查效果评价中常见的偏倚

1. 领先时间偏倚（lead time bias） 领先时间（lead time）是指临床前筛查诊断的时点（年龄）至常规临床诊断时点（年龄）之间的时间间隔。如宫颈癌临床诊断平均年龄为 50 岁，如果患病人群在 30~50 岁之间进行筛查，则平均诊断年龄可提前至 45 岁，领先时间为 5 年。该间隔是疾病的自然病程阶段，如果筛查只提前了发现疾病的时点，而并未改变筛查人群的死亡时点（年龄），也会观察到筛查人群比不筛查人群生存时间更长的假象，即领先时间偏倚。因此，在以生命年为指标评价筛查效果时，应扣除领先时间，否则会高估了筛查效果。

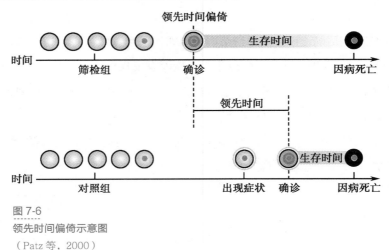

图 7-6

领先时间偏倚示意图

（Patz 等，2000）

2. 病程偏倚（length bias） 疾病被检出的可能性和疾病的进展速度有关。例如肺癌的非小细胞癌恶性程度高，肿瘤增长速度快，在临床前期被筛检发现的机会较低；而腺癌的恶性程度低，筛查能检出该亚类病人的概率较大。如果筛查组中疾病进展缓慢的病人（肺癌腺癌）占较大比例时，可能观察到筛查组较未筛查组生存概率更高或生存时间更长。此时，筛查的效果被高估了，即产生了病程长短偏倚。

3. 志愿者偏倚（volunteer bias） 健康行为可能决定筛查意愿，参加筛查者与不参加者相比可能有更高的受教育程度、个人经济状况更好，更关注自身的健康，不良行为习惯的发生率较低，因此参加筛查的人群总的发病或死亡风险可能低于不参加筛查人群；此外，主动参与筛查者对后续的治疗的顺应性更高。这些因素都可能使筛查人群的死亡风险低于不参与人群，导致筛查效果被高估，即产生了健康志愿者偏倚。

4. 过度诊断偏倚（over diagnosis bias） 如果筛查出的病变正处在良性阶段，可能逆转至正常状态，如宫颈癌的 CIN Ⅰ阶段可自行康复；或者病人病程停滞或进展缓慢，如用 PSA 蛋白阳性筛查前列腺癌，但该指标异常的病例可能终身疾病无进展（即"惰性病例"），病人可能在出现临床症状前就死于其他竞争性疾病。筛查发现过多的早期病例而增加了诊断治疗的负担，这种现象称为"过度诊断"。因为筛检，这些惰性病例被发现、确诊患病、并被计入病人总体之中，导致经筛检发现的病人有较多的生存者或较长的平均生存期，从而高估了筛查效果，即产生了过度诊断偏倚。它也是病程偏倚的一种极端形式。

（李佳圆）

思考题

1. 何谓筛检？ 试述筛检的目的和应用。

2. 筛检试验的评价应包括哪些方面？

3. 试述灵敏度、特异度、患病率与预测值的关系。

4. 如何提高筛检的收益？

5. 试述筛检效果评价的几个方面。

6. 筛检效果研究中的常见偏倚有哪些？

第八章

病因及其发现和推断

Chapter 8　Causes and Causal Inference

A cause of disease is an event, condition, or characteristic that plays an essential role in producing the occurrence of a disease. Epidemiology originated in the study of causes of epidemics of communicable diseases with an aim to prevent and control. Theories and models on causation or cause-and-effect association are rooted in theories, principles and methods of epidemiology. A cause must meet three primary criteria: 1) it must occur prior to the effect, 2) this temporal relation of cause followed by effect can be repeatedly observed, and 3) changes in the effect must be a consequence of or explained by changes in the cause. Hypotheses and models have been proposed to explain the relations of causes to disease and among causes themselves so as to more effectively prevent and control diseases. Modern epidemiology believes that cause of disease is multiple and a single factor may be necessary or always needed(say, for infectious disease) but is rarely sufficient to cause a disease. Causes of disease can be divided into four categories: necessary and sufficient, necessary but not sufficient, sufficient but not necessary, and neither necessary nor sufficient. Causes of disease can be discovered in human through epidemiological studies, which are designed based on the three primary criteria of causes and such other theoretical work as Mill's canons. Causal inference is about drawing a conclusion on the certainty about a cause based on epidemiological and other relevant evidence and knowledge currently available. Hill's criteria and systematic reviews as a more systematic and quantitative approach can be used in making such inferences. Like any other scientific inference, causal inference can never be hundred percent complete and certain. The incompleteness and uncertainty should however not be used as excuses for delaying necessary disease-control actions judged appropriate based on current best evidence.

　　寻找和控制病因是预防疾病的前提,也是流行病学发展的开端,病因和因果关系的理论是流行病学理论和实践的重要基础。探索病因和危险因素、评估干预措施的效果及安全性,都属于寻找和验证因果关系的流行病学研究活动。流行病学研究设计,如病例对照研究、队列研究和随机对照试验,都是在人群中探索与医学相关的因果关系的研究方法。因此,认识病因、疾病以及二者之间的因果关系,对掌握和理解流行病学的历史、概念、理论和方法十分重要。为什么随机对照试验优于队列研究,而后者又优于病例对照研究? 设置对照、随机分组、控制混杂、估计效应的目的和原理又是什么? 本章将以病因为主线,讨论和分析因果关系的本质、病因模型的概念和意义以及病因的种类和区别,并分析病因理论与研究设计的关系,继而回答上述有关问题。就此意义上讲,本章从理论框架上,连接了流行病学理论和方法各章的主要概念和理论,有助于全面理解和贯通流行病学的理论和方法学体系。

第一节 病因的基本概念

一、病因及其与流行病学的关系

病因(cause of disease)是流行病学和预防医学的重要概念。简言之,病因就是引起疾病发生的原因,即能够影响未来疾病发生的因素或事件。流行病学起源于对传染性疾病病因的研究,认识病因是预防的前提,没有病因研究就没有预防的可能,因此病因研究是预防医学发展的前提,也就是公共卫生发展的前提。病因理论渗透了流行病学的概念、原理、原则和方法,人类对病因的认识关系着流行病学的命运,因此流行病学家对病因有着十分特殊的情结。

而现代科学的病因观主要是从认识传染病开始的。在20世纪中叶以前漫长时间里,人类的主要疾病是传染病,有关传染病的病因有两个著名的学说:瘴气说和后来居上的微生物说。广义的瘴气说(miasma theory)认为传染病的流行与环境有关,尤其是空气。在人类对人体内部和微观世界了解有限的年代,把病因指向人体外部的环境因素,是明智的,也是必然的,这种"黑箱式"的策略曾对认识和控制传染病做出了巨大贡献,造就了流行病学早期的发展和成就。

19世纪细菌等病原微生物的发现使人类对传染病的病因有了新的认识,使疾病病因的微生物说(germ theory)得到了验证,该学说认为传染病的病因是微生物。微生物说的出现使瘴气说显得原始、粗糙、笼统、荒谬、不得要领。随着微生物实验室研究的蓬勃发展,微生物说及其衍生的领域(如微生物学、免疫学、抗生素、疫苗)成为以瘴气说为病因理论基础的流行病学和公共卫生的强大对手,人类对病因认识的重点移向了人体内部、微观和机制。

然而,到了20世纪中叶,慢性病开始取代传染病成为人类健康的主要杀手,在研究慢性病病因和预防策略方面,微生物说显得捉襟见肘,无所适从,而注重从外部寻找病因的流行病学又一次发挥了作用,并进而迎来了新的全面的发展,演变成在人群中研究疾病和健康一般规律的方法论,与生物医学基础研究分庭抗礼,成为人类研究和认识健康和疾病的两个核心阵营。

二、病因与因果关系

从本质上讲,病因和疾病的关系,属于哲学上讲的因果关系(causal relation 或 cause-and-effect association)。病因是原因,疾病是结果。因果关系是两个事物之间关系的一种,是一种由事物变化关联和时间因素构成的复杂的抽象关系。

因果关系是人类认识世界与解释事物发展变化的一种方式,具有普遍的理论和实践意义。可以说,人类的文明发展与智慧结晶很大程度上表现为人们对世间万物因果联系的理解与运用。爱因斯坦曾说,西方科学是建立在以因果律为基础的形式逻辑之上。

什么是病因?美国病因理论专家默文·苏瑟(Mervyn Susser)认为,原因就是可以引起变化的因素。《现代流行病学》作者肯尼斯·罗斯曼（Kenneth Rothman）认为，病因就是那些在疾病发生中起着核心作用的事件、特征和条件。他们对病因的定义言简意赅，但是却不能直接用来指导如何在现实中发现和验证病因。

病因研究的原理可追溯得更远。18世纪英国哲学家大卫·休谟（David Hume）对因果关系进行过重要的系统论述。他认为，因果关系（causal association）是一个事件（果）在时间上总是随着另一个事件（因）发生而发生的规律性关系，而且，假如因事件没有发生，果事件一定不会发生。因果关系对人类的重要性在于因对果的可预测性和可干预性。休谟的分析是现代因果关系理论的转折点，是后继很多重要相关工作的基础，包括穆勒的因果关系推理法则和判定传染病病原体的科赫氏法则。

什么样的关系才是因果关系？首先因事件必须发生在果事件之前。例如，误服足量砒霜一定会致死，误服砒霜和死亡的关系就是一个典型的因果关系，或者说砒霜可以引起死亡，砒霜是原因，死亡是结果。砒霜和死亡的关系的第一个特征是，误服砒霜必须发生在死亡之前，这是事件发生的先后顺序，即时间顺序（temporality），是因果关系的第一个基本特征。

但是，依时间顺序先后发生的事件之间不一定都是因果关系。比如某人在北京打个喷嚏，20分钟后南京发生地震，显然人们不会把这样两个事件的关系认作是因果关系。要成为因果关系，这个关系还必须具有可重复性。可重复性指当因事件发生时，果事件一定或经常会发生。例如，误服砒霜会致死，今年是这样，明年也是这样，中国人是这样，美国人也是这样，谁试了都不例外。但是，北京人一打喷嚏南京就地震的关系则是不可重复的。

然而，即使是有固定先后时间顺序的可重复的两事件间的关系，也不都是因果关系。比如，鸡叫与日出的关系。鸡叫在先，日出在后，有时间顺序关系，而且天天如此年年如此，有很高的可重复性。然而，鸡叫和日出的关系不是因果关系，因为即使世界上没有鸡，明天太阳还是会出来，说明鸡叫对日出没有影响，因此二者之间没有因果关系。建立因果关系，因事件和果事件之间还必须存在因变性（consequential change），即果事件的变化是由于因事件的变化引起的。

因变性必须通过改变因事件来观察果事件的变化而确定。例如，打开开关，灯会亮起，关闭开关，灯会熄灭，屡试不爽，说明灯亮灯灭是随着开关的开和关而变化的。

又如，假设不吸烟者的终生累积肺癌发生率是1%，而吸烟者的肺癌发生率是11%，从不吸烟到吸烟的变化引起了肺癌发病率10倍的增加。如果吸烟10支以下，肺癌的发病率为5%，10~30支为10%，30支以上15%，随因的变化果的变化则更加明显和确定。

然而，上述吸烟和肺癌的关系只能叫做关联关系（association），关联关系是因果关系可观察的第二个特征。但是，关联关系不是严格意义的因变性，因为吸烟和非吸烟者肺癌发病率的差别可能是由吸烟以外的因素（如混杂）造成的，而吸烟和肺癌可能并没有任何关系。但是，因变性不是流行病学研究可以直接观察的特征，能够观察的只能是关联，然后通过对其他因素的控制，进而推论因变性的可能性。

总之，因是果发生的先决条件，没有因的存在，果就不会发生。因必须在时间上发生在果之前且引起果的发生，果必须随因的变化而变化。因此，因果关系必须同时满足以下三个基本条件，缺一不可：

1. 时间顺序

2. 关联关系

3. 因变性

在流行病学研究里,时间顺序和关联关系是直接可以观察的,因变性可通过排除其他因素的可能性来间接证明。

医学实践中重要的因果关系主要包括：①病因和疾病的关系；②治疗和效果的关系；③治疗和副作用即不良反应的关系。

因此,在人群中探索和确定医学中的因果关系是流行病学的核心内容,因果关系的特征奠定了现代流行病学研究设计的理论基础。

三、因果关系的多样性

单因单果：即一种因素只引起一种疾病,一种疾病只由一种因素引起,该病因既是必要的又是充分的(详见下文有关必要病因和充分病因的内容)。这是人类早期朴素的病因观,也是早期病因学说和推断方法的基础,如瘴气说和微生物说,又如穆勒因果推断准则和科赫氏病因法则。但是,现代病因理论认为,单因单果的病因关系几乎不存在,即使存在必要病因的传染病,其病因也不是单一的,因为除了病原体外,还需要宿主易感性等因素,疾病才能发生。例如,感染了结核杆菌后结核病是否发生,还取决于个人的体质、营养、健康状态等。

单因多果：即一个因素可引起多种疾病,单因多果的现象是常见的。比如,车祸可以引起皮肤软组织损伤,可以引起骨折,也可以引起内脏损伤。又如,吸烟可引起肺癌、心脏病、慢性支气管炎等多种疾病。单因多果的关系揭示了病因的多效应性,指出了阻断或控制某个病因可以预防多种不同疾病的可能性。

多因单果：即多种因素可以引起一种疾病,多因单果的现象也是常见的。如,服毒、车祸、疾病等均可以引起死亡。又如,高血压、高血脂、糖尿病、吸烟等均可引起冠心病。多因单果的关系揭示了疾病的多因性,指出了控制某种疾病的发生和发展可多管齐下的可能性。

多因多果：由于单因多果和多因单果的存在,多因多果的现象必然存在。如高血压、高血脂、吸烟等均可引起冠心病,同时也会引起脑卒中等其他疾病。不同疾病的多个病因可以完全相同,但多数情况下只是部分相同。多因多果的病因现象增加了病因研究的复杂性和不确定性,同时也揭示了多种途径预防疾病的可能性。

因果关系的多样性、复杂性还体现在,不管是上述哪一类因果关系,在因和果的通路上,都存在直接和间接病因：即有些病因可直接引起疾病的发生,而另一些病因则需通过作用于一个或多个其他病因,并由后者直接引起疾病的发生。最后引起疾病的病因叫做直接病因(direct cause 或 immediate cause),直接病因以前的病因都叫做间接病因(indirect cause 或 remote cause)。直接病因和间接病因的现象预示病因链的存在,也提示了切断病因链的任何环节都可以达到预防疾病的目的,预示了更多的预防疾病方略的可能性。

下面将使用病因学说和病因模型的概念来更加详细地描述病因和病因之间以及病因和疾病之间的各种复杂关系。

第二节　病因学说与病因模型

病因学说指现代医学以前对病因本质的假说,而病因模型(causal models)则是现代医学里用来区分不同病因以及阐述它们与疾病的关系、它们彼此之间的关系以及它们作用机制的理论框架。病因模型的主要用途包括:①用于阐述病因之间的关系以及病因与疾病的关系;②指示病因的方向以揭示新的病因;③用于说明病因的作用和解释流行病学概念和原理。它们都以发现新的病因或抓住主要病因从而制定更全面更有效的疾病预防策略为最终目的。病因模型是根据当时人类对疾病病因的认识提出的,因此一个模型的提出具有一定的时代性,新的模型往往是旧模型的延续和改进。早期有代表性的病因学说如第一节提到的瘴气说和微生物说,是单病因假说,不存在病因间相互关系的理论,因此无须病因模型进一步描述。就此意义上讲,病因学说也可以看成是最早最简单的病因模型。有代表性的病因模型包括三角模型、轮状模型、生态模型、病因链、病因网、充分病因-组分病因模型(表 8-1)。

表 8-1　常见的病因学说和病因模型

1. 瘴气说

2. 微生物说

3. 三角模型

4. 轮状模型

5. 健康决定因素的生态模型

6. 病因链

7. 病因网

8. 充分病因-组分病因模型

一、传染性疾病病因的三角模型

早期病因的瘴气说和微生物说属于单病因的学说。在人类认识和控制传染病的过程中,逐步认识到疾病多病因的可能性。1954 年,约翰·高登(John Gordon)总结了人类对传染病病因的认识,提出了传染性疾病流行的三角模型(epidemiologic triad)。该模型明确提出,影响传染病在人群中发生和发展的因素是多重的,并将它们归结为三个方面,即宿主(host)、病原体(agent)和环境(environment),三者对传染病流行缺一不可,其关系可用一个等边三角形的平衡关系来描述,表明它们之间相互平等、相互关联和相互制约的关系。在一定的时间框架里,三者相互作用、相互制约,保持动态平衡,使人群疾病的发病率维持一个常态,一旦三者中的一个或一个以上的因素发生了变化,破坏了这个平衡状态,人群疾病的发病率就会下降或者上升,甚至消失或引起暴发流行(图 8-1)。

例如,在环境因素和宿主不变的情况下,病原体毒力增加,如 A 型流感病毒发生变异出现新亚型时,病毒的毒力和致病性增加,则平衡遭到破坏,将使更多的人发病,造成人群中流感病人数的增加,形成暴发或流行。同理,即使其他因素不变,如果宿主抵抗力下降,如发生饥荒,更多的人会罹患流感。又如,自然环境的变化也可增加疾病发生的机会,如夏季多雨、气温高,有利于蚊、蝇孳生和病原体繁殖,从而增加肠道传染病及蚊媒传染病(如乙型脑炎、疟疾)在人群中的传播。

　　流行病学的主要任务就是寻找可以用来切断该三角中任何一条(或多条)链索的措施,阻断任何两个因素之间的联系,以此就可以控制疾病的流行。流行病学的病因

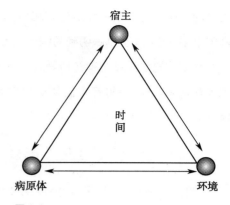

图 8-1
传染病病因的三角模型

三角模型是对传染性疾病病因认识的总结,也是一个进步,优于朴素的单病因学说,揭示了在病原体之外存在可以用来预防和控制传染性疾病的因素,揭示了在病原体不明的情况下预防传染病的可能性,是人类用来控制传染病的重要理论基础。

二、病因的轮状模型

　　到了 20 世纪中叶,慢性非传染性疾病成为人类健康的主要威胁。面对慢性非传染性疾病,人们充分认识到,慢性病不像传染病那样存在明确的病原体,而且慢性病的致病因素是多样的,且任何单一病因的作用相对较小。病因的三角模型承认一个疾病的病因是多重的,但是把病原体、宿主和环境分隔开来,把每个因素放在一个独立的位置,把它们等量齐观,可能不适合慢性病因的研究,没有体现直接病因和间接病因的区别,不能反映复合病因和简单病因的区别,也不能显示其间交叉复杂的关联,不利于在纷乱的慢性病因中抓住主要矛盾(详情见有关病因链和病因网的内容)。

　　为了更好地描述病因之间及其与疾病之间的关系,在三角病因模型的基础上,1985 年 Mausner 和 Kramer 提出了病因的轮状模型(causation wheel)。轮状模型把可患病的人或动物放到了中心的位置,周围是他们生活的物理、化学、生物和社会环境,而传染病的致病因子只是生物环境的一个部分(图 8-2)。该模型用新的方式描述了宿主、致病因子和环境的关系,认为环境、宿主和病原体不是对等和分离的关系,它们的重要性也有主次分别,并提示了直接病因和间接病因的存在,以及远端病因和近端病因的区别。同时,轮状模型也扩充了环境的概念,提示更多的环境因素可以致病,指出了更多的干预靶点,为预防疾病提供了更多的选择。轮状模型较流行病学三角模型更接近于病因之间以及病因与疾病的实际关系,为研究复杂的慢性疾病的病因打开了新的窗口。

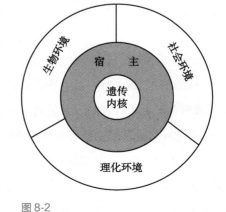

图 8-2
病因的轮状模型

　　例如,对于以宿主的遗传背景为主要病因的疾病,如葡萄糖-6-磷酸脱氢酶缺乏症和 1 型糖尿病,遗传的作用相对比较大。对于麻疹、疟疾等传染性疾病,生物学致病因子是必要因素,起着不可

缺少的作用。对于地方性疾病,人们居住的自然物理和化学环境则起着主要的作用。而对于癌症,病因很多,似乎没有单一明确的病因起着主导作用。

早期的轮状模型是围绕传染病的三个因素展开的,对于慢性非传染性疾病,它们揭示的病因的范围存在局限性,限制着人们认识和控制慢性非传染性疾病的能力和作为,因此是一个过渡性的模型。

三、健康决定因素的生态模型

1991 年 Dahlgren 和 Whitehead 从社会的角度,提出了健康决定因素的生态模型,是轮状模型的进一步发展,也被称为生态病因模型(ecological model of causation)(图 8-3)。该模型的中心仍是人体,包括一个人的性别、年龄、遗传等特征,然后将其他病因归类,并分成不同的层次,每层又有包含很多相关但不同的因素,并强调各种因素的相互作用对健康的影响。该模型具有早期疾病轮状模型的基本特征,但是"健康决定因素"生态模型还意味着那些可影响健康但不影响发病的因素也可以被利用,进一步拓宽了"病因"的范围和领域,揭示了更多可以用来提高健康、预防疾病的因素。

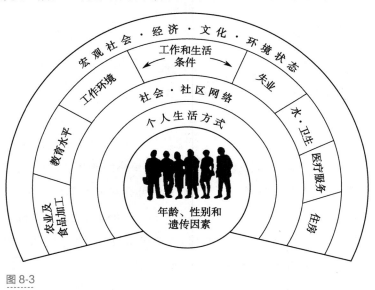

图 8-3
健康决定因素的生态模型

病因的生态模型认为,个体特征是疾病发生的根本。例如,女性易患乳腺癌,老年人易患心脏病,具有某些遗传特征的人易患遗传性疾病。生物环境因素如细菌、病毒及其他微生物、寄生虫、动物传染源和媒介节肢动物等是传染性疾病的重要因素。从物理化学环境角度看,营养素、天然有毒动植物、微量元素、气象、地理、水质、大气污染、电离辐射、噪声、天灾人祸都与健康有关。从社会环境角度看,社会制度、人口、经济、家庭、医疗服务体系、文化、职业、宗教、风俗等都会影响健康和疾病的发生和流行。而且,这些因素相互影响、相互作用,共同决定一个人群的健康水平。

生态病因模型也表明了直接和间接病因的存在。直接病因和间接病因只是相对疾病的"远近"而言。例如,经济发展使人类有了更多的肉类食品,喜欢肉类食品会导致食用过多的胆固醇,胆固醇会引起血管斑块,血管斑块可以引起血管狭窄甚至堵塞,血管狭窄和堵塞可以引起冠心病,冠心病可以引起死亡。以死亡作为结果来看,冠心病是直接原因,食入过多的肉类食品则是近端间接原因,而经济发展和西方饮食文化的影响是远端间接原因。生态病因模型最大限度地拓展了人类对各种可能病因的认识,从而也揭示了更多新的促进健康、预防疾病的方法,尤其强调人们共同暴露的社会生态因素,指出了改善社会生态环境对预防疾病的作用。但是,在呈示病因之间的关系上,生态模型还是笼统的、不完善的。

四、病因链

在多病因学说里,一切可以负面影响健康的因素或事件都可以称为病因,而且无论传染病还是慢性病,其病因都是多重的,病因与疾病之间的关系是复杂的,病因与病因之间也存在复杂的关系。

例如,一些因素对发病的作用是直接的,一些是间接的;一些因素的作用可能是独立的,而更多的是相互协同(或拮抗)的;各因素间互为因果,即有些是原始病因,有些是继发因素,他们相继发生作用,最终导致疾病的发生。时间上先后发生的互为因果的病因之间,以及这些病因与最终疾病之间的关系可以用病因链(chain of causation)来描述(图 8-4)。

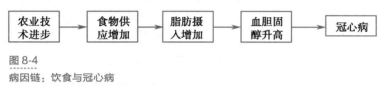

图 8-4
病因链:饮食与冠心病

例如,经济的发展和农业的进步为人类提供了充足的食物,充足的食物改变了人们的饮食习惯,不良的饮食习惯可引起肥胖和高胆固醇症,后者又可以引起冠心病。在这个病因链中,农业的发展可以是冠心病的远端因素,饮食习惯是中间因素,高胆固醇血症是近端因素。

在一个病因链上,去除任何一个病因,就可以切断整个病因链,从而预防疾病通过此病因链发生。而且这也是最有效的方法,因为不需要针对一个病因链上的所有因素进行干预,就能够达到预防的效果。比如,食用过多的肉类食品可增加血胆固醇,高胆固醇可增加心血管病的风险,在这个链锁里就有两个可阻断的节点,即食物中的肉类食品和高脂血症,针对任何一个因素的措施都可能有效。这使得切断一个病因链有了多种选择,增加了预防的可能性。另外,过去在寻找预防疾病的策略中,过于依赖对近端病因的研究和控制,比如,对高脂血症的治疗。从病因链的角度看,改变人们的饮食习惯同样可以预防心血管病的发生,应引起更多的重视。

一个疾病可能有多个独立作用或相互影响的病因链。比如,心血管病可以通过三条分别以高血脂、高血压和糖尿病作为中间病因的病因链发生,三个病因链又可能相互交叉,比如不良饮食习惯可以同时是高血脂、高血压和糖尿病的病因,三条病因链就在不良饮食习惯上存在交汇。

五、病因网

很少疾病只有一个单一的病因链,事实上一个疾病往往存在多个独立的或相互关联的病因链,同一疾病不同病因链相互连结、相互交错,形成一个更为复杂的完整的病因关系网,麦克马洪(MacMahon)把这个从病因到发病的联系的整体网状结构叫做病因网(web of causation)。如果说轮状模型指出了更广泛的病因的存在,病因网则试图更详尽地描述它们之间的关系。

以冠心病的病因为例,吸烟、饮酒、饮食习惯和体力活动等生活习惯均可单独或联合影响血糖、血脂、体重和血压,同时体重对血脂、血糖和血压也存在影响,血压、血脂和血糖又与动脉粥样硬化有关,后者可直接引起冠心病的发生。这些因素相互作用相互联合,共同形成了冠心病的病因网(图 8-5)。

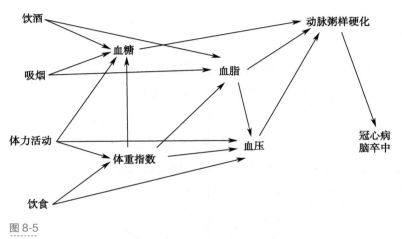

图 8-5
病因网:心脑血管疾病的病因网

病因网的概念可以从理论上更清楚地解释疾病预防中的很多现象。

1. 去除一条病因链中的任何一个因素就可以完全切断整个病因链,从而预防疾病通过此病因链发生,这使得阻断病因链有了多种选择,增加了预防的方法和可能性。

2. 不同的病因链对疾病发生的作用的大小可能不同,有效的预防应切断主要的病因链。比如,有很多因素可以引起肺癌,但是吸烟是人群中肺癌的主要因素,控烟就成了预防肺癌的主要策略。

3. 不同的病因链可能独立地影响疾病的发生,同时切断多个病因链必然可以预防更多的病例。比如,高血压、高血脂、高血糖均可能独立地增加心血管病的风险,切断任何一个病因链,最多可预防40%~50%的心血管病,但是针对三个病因链同时行动,如同时使用降血压、降血脂和降血糖的药物,可将人群心血管病发病风险降低80%以上。

然而,病因链和病因网就如同对病因机制的研究,理论上十分复杂,理清各病因之间的关系需要大量的流行病学研究。但是从实践意义上看,研究它们的价值是可疑的,因为切断或控制任何一个或几个相对危险度大的病因,就能够切断所有与其相关的病因链和病因网,有效地预防疾病。如此看来,病因链和病因网的概念是重要的,但是对病因链和病因网详尽的实际探究就变得可有可无了。而且,一条病因链上病因的数目可以是无穷大的,这些意义不大的没有穷尽的研究,大大增加了科学研究的负担。

六、病因模型的比较

不同的病因模型反映了不同时期流行的疾病的特征和人类对病因的认识水平。早期的病因假说主要是针对传染性疾病的,瘴气说和微生物说是早期朴素的病因理论,可以看成是最简单的病因模型。病因的三角模型对早期模糊的病因假说进行了明确的界定,也是对单一病因假说的否定和对多病因假说的肯定,使病因的探索有了更多的方向,更有针对性,增加了成功的概率,也增加了预防和控制传染病的方略。慢性非传染性疾病的病因不同于传染性疾病,前者的病因更多样化,经常没有一个像病原体那样的决定性病因。面对慢性病,人类对病因的探索范围开始扩大,病因的概念也开始"泛化"。

病因的轮状模型和健康决定因素的生态模型是病因概念扩展的典型产物,它们揭示了病因的多元性,大大扩展了病因的范畴,尤其是健康决定因素的生态模型,形象地展示了病因与疾病远近的现象,提示直接病因和间接病因的存在。使人类认识到了更多的更深层次的更有效的控制慢性疾病的策略和方法。病因网则试图更好地展示病因之间以及病因与疾病之间的复杂关系,如链式连接、协同作用、主次关系、远近关系等,揭示了抓一点(即一个病因)可以影响全局的可能性,增加了预防慢性病的选择,也便于分清主次和发现主要矛盾,更有效地预防和控制疾病。

然而,不同于上述所有病因模型,充分病因-组分病因模型另辟蹊径,深层次地剥离了病因之间及其与疾病间的抽象关系,试图对病因进行更理性的分类并对它们的作用进行定位。也许充分病因-组分病因模型没有提出新的可能的病因领域,但是该模型给流行病学很多概念提供了一个全新的哲学基础和理论框架,下一节将对该模型进行独立的、详细的阐述和讨论。图 8-6 总结了各种病因假说和模型发展演变的历史原因以及他们之间的区别和相互关系。

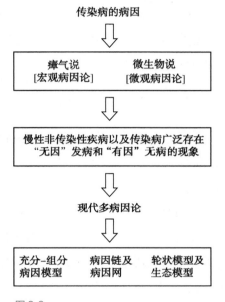

图 8-6
病因学说和病因模型的演变

第三节 充分病因-组分病因模型

一、新的病因观

早期的病因学说多是针对传染病的,自从人类发现了传染病的病原体以后,病因的微生物说盛行,成为主导的病因理论。判断病原体和疾病关系的科赫法则是微生物说的代表性理论,该法则认为疾病的病因是单一的,即一个疾病只有一个病因(即病原体),如果一个疾病的发生只需要一个病因,所有患该病的病人必然都会具有这个病因。该法则还认为,有了病因疾病必然会发生。然而,慢性非传染病的病因对于这个人类长期信奉的简单的病因理论构成了挑战。对于慢性非传染性疾病来说,微生物说对瘴气说的挑战,刚好成了对自己的攻击。尤其在慢性非传染性疾病的病因上,微生物说不能解释为什么有些人有某个病因却没有生病,也不能解释为什么有些人有了病却没有某个病因。

现代哲学认为,因和果的关系不是单一的,而是多重的、复杂的。举例说明,假设我们希望在三天内开车从北京到达上海,三天内到达上海是结果,开车是可以产生这个结果的决定因素,或者说开车是原因,到达上海是结果。那么,是否有了汽车就一定能在三天内到达上海呢? 显然不是。我们能否到达上海还取决于很多其他因素,比如,路况如何? 天气如何? 司机的状况如何? 汽车的状况如何? 任何一个因素出了问题,都可能导致我们无法按时到达目的地。换言之,所有这些可能的因素都是按时到达上海的必要条件,缺一不可,只有当它们都同时具备时,才能获得预期的结果。但是,为了到达上海,开车不是唯一的选择,乘飞机或火车同样可以去上海,这样一来,即使以上与开车所有相关条件都不存在,目的还是会实现,结果还是会发生。

这个例子说明,同一个结果可以由多个不同的原因引起,而且单一原因多不足以引起结果的发生,还需其他因素的协同作用,结果才能发生。原因和结果的这种复杂关系可以用充分病因-组分病因模型来解释。

二、充分病因和组分病因

1976 年,肯尼斯·罗斯曼(Kenneth Rothman)在《美国流行病学杂志》对充分病因-组分病因模型(sufficient-component causal model)进行了系统的阐述。该模型首先认为,疾病的发生必须是由一个充分病因(sufficient cause)引起的。充分病因是疾病发生的充分条件,其形成就等于疾病的发生。一个充分病因可以由一个或多个组分组成,而且它们缺一不可,任何一个组分病因(component cause)缺失,疾病就不会发生。严格地讲,组分病因就是充分病因的一个组成成员或亚单位,充分病因是疾病发生所需要的最低条件或需要的组分病因的最少组合。最少的意思是,少一个则疾病不会发生,多一个对疾病发生也不必要。而且,一个疾病可以由一个或多个充分病因引起,一个组分病因可以出现在一个疾病的一个或多个充分病因里。

图 8-7 中描述了一个充分病因,它共有 5 个组分病因,分别标为 A、B、C、D、E。在同一充分病因里,组分病因彼此形成互补,互为彼此的互补病因(complementary causes),比如 B、C、D 和 E 为 A 的互补病因,而 A、C、D 和 E 则为 B 的互补病因。因为这 5 个组分病因缺一不可,否则疾病不会发生,就此意义上,一个充分病因的每个组分病因对疾病发生的作用或贡献都是等同的和必要的。因此,为了预防疾病,我们不需要知道所有的组分病因,除去或阻断其中任何一个组分,就可以打散该充分病因,从而预防通过该充分病因发生的所有病例。

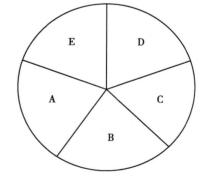

图 8-7
充分病因-组分病因模型

组分病因对充分病因缺一不可,但这不等于说所有组分病因必须同时存在,更可能的情况是,它们需要按照一定的时间顺序逐次发生,当最后一个组分病因发生或出现时,充分病因完成,疾病发生。

然而,能引起一个疾病发生的充分病因往往不止一个,或者说疾病的发生可以通过多个不同的充分病因实现,同一疾病的充分病因也彼此互为互补病因。图 8-8 描述了一个疾病三个不同的充分病因,且假设该疾病只有三个充分病因。充分病因 I 有 5 个组分病因,它们分别是 A、B、C、D、E。充分病因 II 也有 5 个组分病因,它们分别是 A、B、F、G、H。充分病因 III 也有 5 个组分病因,它们分别是 B、F、Q、Y、Z。图 8-8 所示的情况只是为了说明问题而进行的假设,现实中一个疾病充分病因的总数不可能恰好是三个,一个充分病因的组分病因也不可能恰好是 5 个,不同充分病因的组分病因总数也不可能相等。

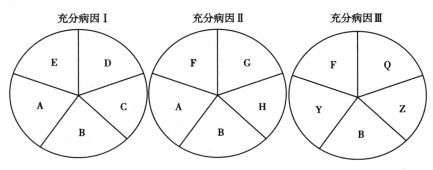

图 8-8
某疾病的三个充分病因及其组分病因的分布

组分病因 B 是所有三个充分病因都需要的组分,这样的组分病因叫必要病因(necessary cause),因为如果此组分病因不存在,该疾病的任何一个充分病因就不会实现,疾病就不会发生,如果疾病已经发生了,该病因必然存在。最典型的必要病因就是传染病的病原体。比如,一个人从来都没有感染过乙型肝炎病毒,他就不会得病毒性乙型肝炎。对于预防传染病来说,疫苗之所以效果很好,就是因为疫苗阻断了必要病因。但是,即使在必要病因未知的情况下,还是可以通过阻断多个组分病因从而阻断与其相关的充分病因来有效地预防传染病。

三、充分病因-组分病因模型的应用

表 8-2 总结了充分病因、必要病因和互补病因的概念。根据病因的必要性和充分性,我们可以把组分病因分为四类(表 8-3):①既必要又充分;②必要但非充分;③充分但非必要;④既非必要又非充分。既必要又充分的病因很少,天花病毒可能是为数不多的几种。没有天花病毒,天花不可能发生;感染了天花病毒,天花几乎百分百发生。几乎所有的传染病的病原体都属于必要但非充分的病因,没有病原体,有关疾病永远不可能发生,但是感染了某病原体,该疾病也不一定发生,如结核和乙型病毒性肝炎。那些剧烈的严重威胁生命的事件多是死亡事件的充分但非必要的原因,比如飞机失事、严重车祸、服毒自杀等。一旦事件发生,就足以致命;但是一个自杀者如不能服毒自杀,他完全可以选择其他自杀的方法。

表 8-2　充分病因和必要病因的定义

病因	定义
组分病因	充分病因的构成成分或亚单位,人们常说的病因(如吸烟)都是组分病因
充分病因	由一个或多个组分病因构成,是疾病发生所需要的最低条件或组分病因的最小组合,充分病因形成就等于疾病发生

续表

病因	定义
必要病因	是一个疾病发生必需的组分病因,是该疾病所有充分病因都需要的组分病因;若该病因不存在,疾病就不会发生,因此所有病人都具有该病因
组分病因的互补病因	在同一个充分病因里的组分病因互为互补组分病因
充分病因的互补病因	同一疾病的所有充分病因互为互补充分病因

表 8-3　病因的分类和举例

病因分类	必要性	充分性	举例和注解
必要且充分	+	+	天花病毒与天花,这类病因很少
必要非充分	+	−	所有传染病的病原体
充分非必要	−	+	飞机失事与死亡,但死亡有多种原因
非必要非充分	−	−	高血脂和冠心病,以及绝大多数慢性非传染性疾病的病因

　　充分病因-组分病因模型回答了病因学说的两个重要的悖论,一是为什么没有某个病因疾病却发生了,二是某个病因存在疾病却没有发生。前者是因为绝大多数慢性非传染性疾病没有明显的必要病因,疾病可以通过不同于所关注病因的其他充分病因实现,比如酗酒是肝硬化的病因,但是不饮酒的人同样可能患肝硬化,因为肝硬化还可以通过其他充分病因而发生,如乙型病毒性肝炎病毒感染。第二个悖论是因为关注的病因不是充分病因,只有当其互补病因都存在时,疾病才会发生,绝大部分慢性非传染病的病因都属于这类病因,如吸烟可以引起肺癌,但是绝大多数吸烟者一生也不会患上肺癌。

　　对于慢性非传染性疾病来说,我们目前所知道的所有病因和危险因素几乎都属于既非必要又非充分的病因。比如,有高血压不一定得心血管病,没有高血压也可能得心血管病。也许我们永远不可能知道一个慢性疾病有哪些充分病因,也不知道每个充分病因的组分是什么,我们所知道的可能仅仅是几个组分病因,而这些组分病因很少是必要病因。

　　但是,这并不意味着我们对慢性病的预防就无从下手。恰恰相反,因为任何一个组分病因对于需要它的充分病因都是必要病因,所以除去任何一个组分病因就等于除去了与其相关的所有充分病因,因此也就预防了所有可通过这些充分病因而发生的病例。如果一个组分病因参与了一个或多个主要的充分病因,除去这个组分病因就可以预防大部分的病例。比如,如果我们可以在一个人群中彻底根除吸烟,那么就可以预防绝大多数的肺癌病例。据此推测,吸烟是肺癌主要的组分病因,预防已经抓住了主要矛盾。

　　另外,该病因模型还可以用来解释很多流行病学的核心概念,如发病率、暴露或治疗作用的大小、效应修饰作用、归因危险度、疾病潜隐期等。

第四节　发现和验证病因

一、发现病因的法则与方法

病因模型仅仅指出了病因存在的范围以及病因之间和病因与疾病之间的关系,但并不能用来作为现实中发现病因的方法。因果关系是一个抽象的概念,一个不可直接观察的现象,只能通过对其特征的观察而进行推论。时间顺序、关联关系和因变性是因果关系的三个必要特征,因此也是寻找因果关系的理论基础。在如何观察因果关系三个条件存在与否的问题上,1843 年英国哲学家约翰·穆勒(John Stuart Mill)提出了研究因果关系的 5 个逻辑归纳法则,简称穆勒法则(Mill's canons),它们分别是求同法、求异法、同异共求法、剩余法和共变法,这些法则是依据因果关系的基本特征提出的,为现实中发现和验证因果关系提供了可依的法则(表 8-4)。所谓发现因果关系,就是依据穆勒法则,设计研究方案,并依此收集有关因果关系三个条件存在的证据,最后对证据进行评估,推论因果关系存在的可能性(图 8-9)。

表 8-4　穆勒法则与其对应的流行病学研究设计理念

穆勒法则	对应的研究设计理念
求同法	病例系列:病人共有的因素
求异法	病例-对照的概念:病人有、非病人缺的因素
同异共求法	病例对照研究,队列研究
共变法	剂量-反应关系
剩余法	个案发生原因推测,主要病因推测

因果关系的三个条件是寻找病因的理论基础,穆勒法则是现实中寻找病因的可操作的逻辑法则。从设计上讲,探索因果关系的流行病学研究就是依据穆勒法则在人群中收集有关因果关系三个基本条件证据的方法(见表 8-4)。下面我们将展开讨论穆勒法则及其与流行病学研究设计的关系。另外,还须强调,所谓"发现"病因,是指如何寻找未知的病因(如吸烟是否引起肺癌?),而不是根据已知的病因推断某已经发生的事件的具体原因(如该病人肺癌是否由吸烟引起的?)。

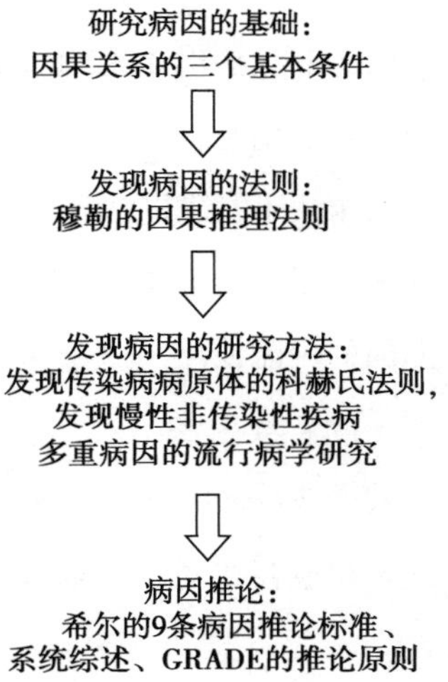

研究病因的基础:
因果关系的三个基本条件

发现病因的法则:
穆勒的因果推理法则

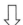

发现病因的研究方法:
发现传染病病原体的科赫氏法则,
发现慢性非传染性疾病
多重病因的流行病学研究

病因推论:
希尔的9条病因推论标准、
系统综述、GRADE的推论原则

图 8-9
研究病因的理论、法则与方法

二、穆勒的因果关系推论法则

(一)求同法

求同法(method of agreement)认为,考察某现象出现的不同场合,如果各个不同场合除一个条件相同外,其他条件都不同,那么,这个相同的条件可能就是某研究现象的原因。

在病因研究中,如果所有患同一疾病的病人都具有某一共同的因素,而且其他因素并非每个病人都有,那么该因素就可能是该疾病的病因。例如,发现所有腹泻的学生当天中午都在同一食堂吃过酸奶,因此酸奶可能是腹泻的病因。

但是,该法则中"其他因素都不同"的假设在现实中很难成立,患同一疾病的病人共有的因素会很多,它们绝大多数不是某疾病的病因。比如,腹泻的学生当天在同一食堂都吃过另外 3 种食品等,该法则并不能肯定酸奶是学生腹泻的原因。因此,不能就依此一项法则确定因果关系的存在。

（二）求异法

求异法(method of difference)认为,比较某现象出现的场合和不出现的场合,如果这两个场合除一点不同外,其他情况都相同,那么这个不同点就是这个现象的原因。

在病因研究中,如果未患某病的个体与患有某病的个体相比,除了某一因素以外,其他因素均相同,那么这个因素可能是该病的病因。求同法关注的是患某病的人是否都具有某共同特征,求异法则是通过比较病人和非病人在某特征上的差异。比如两个同学一同就餐,一个同学发生腹泻,另一个没有,两个同学那餐饭吃的唯一不同食物是酸奶,那么酸奶可能是导致腹泻的原因。

同样,求异法中病人和非病人之间"其他因素都相同"的假设现实中也很难成立。比如,两个同学在很多其他方面可能都不一样,求异法不能排除这些因素而肯定酸奶是这次腹泻的原因。更重要的是,该法则没要求这个差异是可重复的,因此也不能就依此一项法则确定因果关系的存在。

（三）同异共求法

同异共求法(joint methods of agreement and difference)(或简称共求法)认为,如果某被考察的现象出现的各种场合只有一个共同的因素(求同),而这个被考察的现象不出现的各个场合都没有这个共同的因素(求同),那么,这个共同的因素(多次求异)就是被考察现象的原因。

在病因研究中,当患病个体中均具有而且只具有一个共同因素,非患病个体中均没有该因素,即患病组和非患病组相比,唯一区别就是该因素,那么该因素有可能是该病病因。例如,发现腹泻的学生都吃过酸奶,而在同一食堂就餐但没发生腹泻的学生都没有吃酸奶,酸奶可能是腹泻的病因。

共求法不是求同法和求异法简单的联合使用,它是围绕同一个可疑因素的两次求同和多次求异的联合使用。共求法是在同一个研究中引入对照的逻辑基础,大大提高了求同法或求异法初步锁定的原因的可能性。

（四）共变法

共变法(method of concomitant variations)认为,当某一现象存在一种变异或发生一种变化时,另一现象相应存在变异或随之发生变化,且不论后者的变异和变化是什么,那么二者间可能存在因果关系。

最简单的变化是从无到有或从有到无,这是共求法里已经解决的问题。因此,共变法强调的是对剂量-反应关系的考量,当剂量-反应关系存在时,因果关系存在的可能性更大。

上述例子中如果吃酸奶多比吃酸奶少的学生腹泻更严重或者发生率更高,说明共变关系的存在,因果关系存在的可能性更大。

（五）剩余法

剩余法（method of residue）认为，如果某一复合现象已确定是由某种复合原因引起的，把其中已确认有因果联系的部分减去，那么，剩余部分也必有因果联系。例如，居里夫人及其丈夫为了研究一批沥青铀矿样品中是否含有值得提炼的铀，对其含铀量进行了测定，并发现有几块样品的放射性甚至比纯铀的还要大。利用剩余法推测，在这些沥青铀矿中一定存在别的放射性元素，而且这些未知的放射性元素含量非常低，用普通的化学分析法测不出来。量低且放射性强，说明该元素的放射性远远高于铀。据此推理，又经过多年的努力，他们终于在这些沥青铀矿样品里发现了放射性比铀强400倍的钋。

在病因研究中，剩余法很少可用作直接发现病因的逻辑指导，但对于判断是否已经发现了一个疾病的主要病因却有帮助。如果发现一个疾病的多个已知病因的累积归因百分比很低（如低于10%），说明不能由这些已知病因解释的"剩余"病例占大多数，由此可推测该疾病的重要病因还没有被发现，探索新病因的研究是有意义的。相反，如果发现一个疾病的多个已知病因的累积归因百分比接近100%，说明不能由这些病因解释的"剩余"病例已经很少，由此可推测已发现的病因是该疾病的主要病因，如果它们又都是容易干预的因素，探索新病因的研究的意义已经不太大了。

剩余法也可以用于推测个案事件发生的原因。例如，如果心血管病发生原因主要是高血压、高血脂和糖尿病，如果一个人已经发生了冠心病，但他既没有高血脂也没有糖尿病，那么该病人很可能有高血压。

三、穆勒法则与流行病学研究设计

求同法是病例系列的原理，求异法引入了对照的概念，但二者结论的可靠性较低，主要可以用来产生假设。共求法奠定了病例对照研究、队列研究和随机对照试验的理论基础，是进一步验证假设的准则。

但是，鉴于穆勒法则提出的年代以及当时人类对因果关系的认识，原始的求同法、求异法和共求法可能只适用于研究完全病因（或既必要又充分的病因），如天花病毒。天花病人一定感染过天花病毒，从未得过天花就一定没有感染过天花病毒，因为其他病原体不会引起天花，天花也没有隐性感染。

然而，根据现代医学对疾病病因的认识，尤其是对于慢性非传染性疾病，几乎所有的病因都是既不必要也不充分的组分病因，而且一种疾病又存在多种充分病因，因此穆勒原始的求同法、求异法和共求法中最基本的假设是不成立的，不能用来有效地确证或否定一个因素是否为某疾病的原因。因为不是必要病因，当某个病因不存在时，由于其他充分病因的存在，疾病还是可能发生，这时，"如果所有同一疾病的病人都具有某一因素"的假设将不会成立，比如很多心肌梗死的病人没有高血压。因为不是充分病因，一个病因的存在只增加发病的危险，并不一定引起疾病的发生，这时，"如果所有未患某疾病的病人都没有某因素"的假设也不会成立，比如很多感染过结核杆菌者不会发生结核病。

由此可见，穆勒的求同法、求异法和共求法只适用于研究充分且必要的原因或极强的因果关系，不能直接用来研究慢性非传染性疾病的病因。必须进行以下修订，才能具有更大的现实意义：如果很多同一疾病的病人都具有某一因素,多数未患某疾病的人都没有该因素,而且该因素的发生频率在患病者和非患病者之间存在差异,该因素很可能是该病的病因。这个修正的核心是将"所有"改成了"很多"或"多数",穆勒法则因此就从决定论走向了概率论,病因和疾病的关系也就从必然变成了或然。

穆勒的这三个法则是逻辑上的推理,没有明确界定事件之间的时间关系,似乎观察完全可以从结果开始。由于疾病(或结果)已经发生,仅仅比较病例和对照的暴露比,是快捷省事的方法。然而,依此法则的研究只能建立疾病和可疑病因之间的关联关系,若没有因在先果在后的时间先后顺序,没有果随因变化而变化的特征,关联关系将不成为因果关系。这是穆勒法则没有明显指出的地方。

为了确证因果关系的存在,在利用穆勒法则研究因果关系时,必须明确两个事件在时间方向上的关系。队列研究设计正是切中并解决了穆勒法则里时间和方向不明的问题。队列研究从因开始,在果没有发生的情况下,观察果随后的发生情况,然后看果是否随因的不同而不同。因此,队列研究观察的关联关系具备了因先果后的时间顺序关系,提供了因果关系中时间顺序证据,发现的病因就更可能是真实的。

然而,即使是队列研究发现的关联关系,还不能排除另外一种可能,即观察到的果随着因发生的变化不是由于因引起的,而是由其他因素造成的。一个最明显的可能就是混杂,即暴露组和非暴露组发病率的区别不是由于可疑病因引起的,而是由于两组之间其他致病因素的不可比造成的。解决的办法就是控制混杂,但是观察性的队列研究对混杂的控制程度是有限的,而且当混杂因素未知时无法进行。暴露组和非暴露组发病率区别的另一个解释是偏倚,包括选择偏倚和信息偏倚,是所有流行病学研究都可能存在的。

随机对照试验与队列研究最重要的区别是比较组形成方式的不同。在队列研究里,研究只能观察自然形成的暴露人群和非暴露人群,自然形成的比较组不能保证它们之间其他可能影响结果的因素是可比的。随机对照试验利用随机分组的方法,保证了比较组之间的可比性,彻底排除了混杂,发现的因果关系的可靠性高于队列研究。因此,随机对照试验是在人群中验证因果关系最可靠的方法。

但是,由于伦理上的考虑,我们只能人为地向人群施加有益的因素(如治疗或去除一个致病因素的干预),不能施加有害的因素(如致病因素),因此随机对照试验只能用来评估治疗和干预的效果,不能用来直接研究疾病的病因。队列研究是在人群中验证病因的最可靠的方法,也常被用于研究治疗的不良反应。

以上分析可见,穆勒法则是流行病学研究设计的逻辑基础,也提示了不同研究设计的使用顺序,求同法(如由此衍生的病例系列研究)可用于形成病因假设。共求法和共变法(如由其衍生的病例对照研究)可以用来初步验证病因的存在。对照来自求异法,也是共求法和共变法必然包含的一个概念,是研究因果关系不可缺少的准则。队列研究和随机对照试验有机融合了穆勒的四个法则,并同时考证了因和果的时间顺序和因变性,是在人群验证因果关系最可靠的方法。

总之,推论因果关系三个条件存在与否的穆勒法则就是寻找病因的逻辑法则,收集这三个条件存在的证据的方法就是寻找病因的研究,依据研究结果判断这三个条件存在与否的程序就是病因推论的过程(见图 8-9)。流行病学研究就是按照穆勒法则的原理,在人群中收集病因三个条件的证据,并以此推论医学中因果关系的存在(见表 8-4)。

第五节 因果关系推论

探索因果关系的流行病学研究是在人群中寻找因果关系三个基本条件的研究。和其他研究一样,所有流行病学研究都不可能完全排除误差存在的可能性,即使队列研究和随机对照试验也不例外。根据研究设计和研究过程的特征,对研究中误差及其大小进行评估,并利用现有其他证据和知识进一步判断研究结果的合理性,最后对因果关系存在的可能性做出判断,这就是流行病研究推论因果关系的程序。

一、科学推论的一般原则

科学推论(scientific inference)是依据科学研究的结果对事物的本质或普遍规律进行的推断。科学推论需要遵循一定的原则,按照一定的程序,推论的一个重要部分是对结论正确性的评估。

推论有三个层次,一是根据某具体研究进行的推论,二是根据所有同类研究进行的推论,三是根据所有有关证据进行的推论(表 8-5)。每一项科学研究都是对其所探索的问题进行的一次探索。在单个研究层面上,推论结果的正确性首先取决于研究的相关性和设计类型。比如,动物实验发现的病因未必能外推到人类。再如,病例系列研究可以用来探索病因,但是由于其设计框架的问题,无论研究的其他方面多么的严谨,其因果关系的推论也不可能十分可靠。如果是一项高质量的随机对照试验,其发现的因果关系应是迄今可获得的最可靠的结果。其次,推论的正确性取决于研究的方法学质量和样本量,研究质量越高,样本量越大,推论结果的正确性就越高。研究质量的重要性大于样本量,如果质量很低,无论样本量多大,结果都是不可信的。

表 8-5 病因推论的三个层次和两个方面

病因推论的三个层次

- 单一研究内(真实性)的推论

- 基于现有所有同类研究的推论

- 基于所有有关证据的推论

病因推论的两个方面

- 对定性结论的推论

- 对定量结果的推论

假如一项研究是完美的,其人群代表性是高的,设计是合理的,测量是准确的,执行是严谨的,结果没有任何误差和偏倚,样本量足够大,那么该研究本身就足以对所研究的问题做出正确的推论。然而,完美的研究是不存在的,任何研究都可能存在这样或那样的问题,或多或少存在误差和偏倚,因此可靠的推论往往不能基于单一的研究,而是建立在很多同类研究甚至相关研究的基础之上。另外,其他有关知识和研究(如动物研究)结果可用来解释因果关系的合理性,作为支持因果推论的补充证据。

下面将围绕基于单个研究及所有证据的推论,讨论因果关系推论的原则、程序和对结论正确性的判断。

二、评价单个研究的真实性

即使是依据多项研究进行推论,原始研究的真实性(validity)仍然是推论正确性的基础决定因素,因此对原始研究真实性的评估是推论的前提。同理,评估一项研究的真实性也是流行病学病因推论的基础。

(一)真实性和研究质量

这里的真实性特指一项研究的内部真实性(internal validity),即在研究条件下观察的结果与真实的接近程度。研究的目的在于求得真实,观察与真实之间的差别叫偏倚或系统误差。一项研究的偏倚与其结果的内部真实性成反比。决定研究结果内部真实性的是研究的方法学质量,或简称研究质量(methodological quality)。研究质量是对研究偏倚控制程度的总体衡量。因此,研究质量决定研究结果的真实性,质量越高,偏倚就越小,结果的真实性就越高,结论正确的可能性就越大。

(二)决定研究质量的因素

1. 研究的质量由研究的偏倚控制措施决定。研究设计是一项研究控制偏倚最基本的方法,一项研究的质量首先取决于研究设计的种类。比如,评价疗效时,从设计上讲,随机对照试验的质量一般应高于非随机的对照试验,后者又高于病例对照研究。对于病因研究,队列研究的质量高于病例对照研究,后者又高于病例系列研究。

2. 研究的质量进一步取决于流行病学研究的一般偏倚控制措施,如收集资料的准确性、组间测量的一致性、样本的代表性、减少失访、足够的观察时间等。

3. 研究的质量还取决于一类研究设计特有的偏倚控制措施,比如临床试验可使用随机分组、分组隐匿、盲法、维持原随机分组(intention-to-treat)分析等偏倚控制措施。但一项研究不一定采取所有这些措施。使用得越多,偏倚控制就越好,质量就越高。

4. 样本量决定抽样误差的大小,决定结果估计的精确性,本质上也是研究结果与真实接近程度的决定因素之一。

(三)评价研究质量的方法

评价一项研究的质量就是对该研究设计和偏倚控制措施进行分析和评价。一个简单、快速、粗略的评价方法是根据研究设计的类型,将研究质量(或研究提供的证据质量)进行分级。图 8-10 是对病因证据的分级,不同研究提供的证据质量自下而上逐渐递增。证据分级(hierarchy of evidence)是快速评估真实性常用的参考工具。对于疗效证据的分级,队列研究上面还有随机对照试验。

在研究设计的基础上,更详细的评价方法允许对同一类研究,

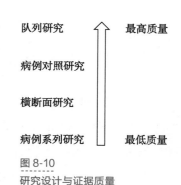

图 8-10
研究设计与证据质量

根据其偏倚控制措施的多少和严谨程度,做进一步的质量划分。比如,对于一项队列研究,可根据其收集资料的准确性、样本的代表性、失访率、观察时间的长短、混杂控制等,以及这些措施实施的适当程度,可将队列研究的质量进一步分为几个等级。

将证据更加详细地分级在理论上是可行的,但详细证据分级方法的可重复性和实用价值有待研究。一般认为将研究质量分为 3~5 级就可以满足病因推论的需要。比如:①高质量:本研究的结论很可能是正确的;②中等质量:未来研究有可能会改变本研究的结论;③低质量:未来研究很有可能会改变本研究的结论;④很低质量:本研究的结论很可能是错误的。

三、综合所有证据的推论:希尔的病因推断准则

因果关系推断就是判定两个因素之间是否存在真实的因果关系,是科学推论的一种。病因推断是因果关系推断的一种,就是判定某因素是否为某疾病真正的病因。

全面的病因推断必须基于目前所有相关的研究,研究人类疾病病因,在人群中进行的流行病学研究提供了最重要最直接的证据,而其他(如离体和动物)研究的证据或可用于形成病因假设,或可用做人群研究的补充证据。

严格来讲,因果关系推断包括两个层面,一是两个事件之间是否存在因果关系,二是该因果关系的强弱,前者是对定性结论的推断,后者是对定量结论的推断,相对更难(表 8-5)。目前常讲的因果推断主要指定性推断。希尔(Hill)的九个条件是依据多项研究进行病因推论时常用的准则。

1962 年多尔(Doll)和希尔提出用流行病研究结果判断病因的 5 条标准,1965 年又将此标准增加为 9 条(表 8-6)。今天,该标准常被简称为希尔准则(Hill's criteria),仍广泛地用于人群研究中判断因果关系的标准。

表 8-6　希尔病因推断的 9 条标准

1. 时间顺序
2. 关联强度
3. 剂量-反应关系
4. 结果的一致性
5. 实验证据
6. 生物学合理性
7. 生物学一致性
8. 特异性
9. 相似性

［预测力,(Susser,1991)］

1. 时间顺序(temporality)　时间顺序指因必须先于果发生的时间关系,是判断因果关系的必要条件。时间顺序是任何一项流行病学研究必须提供的证据,它寓于研究设计之中。例如,在队列研究伊始,可疑病因已经存在,但结果事件还没有发生。在时间顺序的可信度上,临床试验、队列研究、病例对照研究和横断面研究依次降低。

2. 关联强度（strength of association）　关联强度是用来评价病因和疾病之间关联度高低的指标，一般用相对危险指标衡量，如相对危险度和比值比。两个因素间关联强度越高，该结果完全由于偏倚产生的可能性就越小，二者间存在因果关联的可能性就越大。比如，吸烟和肺癌之间的相对危险度约为 13，是极少见的高关联强度，因此认为吸烟是肺癌病因的可能性很大。关联强度指标也是任何一项关于因果关系的流行病学研究必须提供的信息。

3. 剂量-反应关系（dose-response relationship）　指疾病的发生率随可疑病因的强度或数量的变化而变化的现象。剂量-反应关系的存在进一步支持因果关系的存在。

时间顺序、关联强度和剂量-反应关系指标都是一项流行病学研究内部即可提供的信息。

4. 结果的一致性（consistency）　指同类研究结果的一致性，一致性越高，因果关系的可能性就越大。评估一致性需要比较不同的研究，不能在一个研究内得出一致性的结论。一致性又叫可重复性（repeatability），是不同时间、不同地点、不同人群、不同研究者使用类似的研究方法可重复获得相同或类似结果的可能性。被重复的次数越多，一致性越高，因果关系存在的可能性就越大。

5. 实验证据（experimental evidence）　实验证据指关于某关联的实验性研究证据。在人群中的病因研究都属于观察性研究，观察性研究的结论可能出错，可以用更可靠的实验性研究加以确证。例如，用随机对照试验证明在人群中减少吸烟可以降低肺癌的发病率，就是实验证据。

6. 生物学合理性（plausibility）　生物学合理性指某病因假设与该疾病有关的事实、知识和理论相符合或一致的程度，或前者与后者不相悖的程度。生物学合理性越高，因果关系的可能就越大。

7. 生物学一致性（coherence）　生物学一致性指某病因假设与现有更一般的生物医学事实、知识和理论相符合或一致的程度，或前者可以被后者解释的程度。生物学一致性越高，因果关系的可能就越大。有人认为，生物学合理性和生物学一致性十分近似，可以合二为一。

8. 特异性（specificity）　特异性指病因和疾病之间的排他性或特异程度。如果一种病因只能引起一种疾病，或只在某特殊人群引起疾病，且该疾病只有一种病因，该病因与疾病的关系具有高度特异性。特异性越高，因果关系的可能就越大。

9. 相似性（analogy）　相似性指存在已知的类似的病因和疾病的因果关系，由于可以类比的因果关系的存在，将加强新的因果关系的可能性。例如，如果已知某化学物有致癌作用，当发现另一种类似的化学物与同一种癌症也存在关联时，类似的化学物质也可致癌的可能性将加大。

10. 在希尔准则的基础上，1991 年美国流行病学家 Mervyn Susser 增加了预测力（predictive performance）一项，使该准则共有 10 项标准。这是一项十分重要的补充。在科学上，对一个理论检验最有力的方法就是评估它的预测能力，简单地说，就是利用该理论提出一个对未来或是过去的预测，然后再收集数据评估预测的正确性。比如，根据相对论可以预测核能的可能性，原子弹和核电站的成功反过来证明了相对论的正确性。再如，观察性研究发现高血压可能是心血管病的病因，依此可以预测降低血压可以减少心血管病的发生，这个预测的确得到了抗高血压药物随机对照试验的支持，更进一步证明了高血压是心血管病的病因的假说。

总之，以上 10 个标准中，存在关联（包括剂量反应关系）以及关联的时间特征是判断因果关系的必要条件和特异条件。必要的意思是它们必须存在，如果不存在，就可以否定因果关系的存在；特异的意思是这两个条件是确立因果关系特有的条件,是每一项病因研究必须提供的信息,但不是论证其他问题的必要条件,如论证诊断的准确性时则不需要。而其他7项条件是有关研究之间的信息或流行病学研究之外的知识,是非特异的条件,是科学推论中使用的一般性标准,其中结果的一致性最为重要。它们又是非必要的条件,即缺乏任何一项或所有7项,都不足以否定因果关系的存在。另外,所有10项条件都不是充分条件,即使两个事件的关系满足了所有10项条件,也不能百分百肯定它是因果关系。

希尔准则存在几个明显的重要的缺陷:第一,没有考虑收集的原始研究是否全面和完整。第二,对原始研究证据的真实性(即原始研究的方法学质量)没有考评。如果两个因素之间符合所有10个条件,提示二者很可能存在因果关系,但是如果关于这些条件的证据是不可信的,则没有理由相信该因果关系的存在。第三,希尔准则将一个研究内提供的信息以及可在研究间观察到的信息和流行病学研究以外的信息混为一谈,认为它们是同等重要的。显然,在判断因果关系上,存在关联(或剂量反应关系)以及关联的时间顺序是特异的和必要条件,是判断因果关系的基本条件,是特异的准则。在非特异性准则中,与生物学合理性、生物学一致性、特异性和相似性比较,研究的一致性、实验证据和预测能力则更具有因果关系的判定能力。第四,在非特异的标准中,一致性是最关键的条件,但是希尔对什么是一致性没有量化的界定,因此很难判断。况且,缺乏一致性可能是交互作用造成的,交互作用的存在支持了病因推断的特异性的标准,因此一致性不好不一定是因果关系不存在,甚至很可能相反,不可一概而论。

四、综合所有证据的推论：系统综述

20世纪末,循证医学出现,把医学领域因果关系的研究和推论推向了新的阶段。循证医学呼吁,临床决策必须基于现有最好的证据,这些证据主要指人群中进行的医学应用型研究。依据证据进行实践,首先必须对证据的真实性进行评估。但是,循证医学首先关注的不是病因,而是治疗的效果和副作用,治疗与其产生的效果和副作用的关系也是因果关系,因此循证医学关注的主要是随机对照临床试验,推断的是治疗与其效应之间的因果关系。其次,提出和参与循证医学的不是传统关注病因研究的公共卫生领域的流行病学家,而是关注临床医学人群研究的临床流行病学家。

由于循证医学这两个特征,在证据评估的问题上,循证医学似乎一开始就忽略了希尔的病因推论准则,而是采纳了新的系统综述(systematic review)和meta分析(meta-analysis)提供的思路和方法。系统综述加强了对原始研究收集的系统性以及对结果定量的推论,并在原始研究结果真实性、精确性和一致性方面,系统地提出了一套统一的定量评估方法。然而,殊途同归,原始研究和系统综述的设计和分析要素里包含了希尔的主要准则,如时间顺序、关联强度、剂量反应关系、实验证据、一致性等。时间顺序是随机对照试验的设计特征决定的,关联强度和剂量反应关系反映在随机对照试验的结果里,它们是进行因果关系推断的必要因素,因为每项随机对照试验都必须具备,因此无需进行再评估。对于实验证据,随机对照试验提供的就是人群的实验证据。对于一致性,系统综述更是采用了定量的评估方法,即异质性检验。系统综述还提出了对异质性原因的探究方法,是新的贡献。

希尔的另4个标准,即生物学合理性、生物学一致性、特异性和相似性比较,对判断因果关系不十分重要,是系统综述在结果讨论中所涵盖的内容。比如,如果流行病学研究的结论与其他各种有关的研究结论一致,而且根据现有生物医学知识判断是合理的,因果关系的可能性进一步提高。

系统综述可以说是对希尔准则的科学的、系统的、定量的应用和发展,并明确提出对原始研究质量进行严格的评估。作为一种总结和评估研究文献的方法,系统综述也可能出现偏倚,降低其结论的可靠性。如何依据系统综述进行因果关系推论,针对这个问题,近些年国际上开发了一些评估系统综述真实性的工具,如"国际医学推荐分级的研究、开发和评估(Grading of Recommendations Assessment, Development and Evaluation, GRADE)工作组"的工作,它们对真实性影响因素的讨论和分析很值得参考。

五、病因推论的困难

有关病因推论,希尔曾说,"我提出的 9 个准则没有一项可以对因果关系的存在与否提出确定无疑的证据"。因果关系最多不过是一个尝试性的主观上的推论。任何科学工作都不是完美无缺的,所有科学证据都可能被颠覆或修正,科学推论永远都带着不确定性,我们永远无法确切地知道一项研究结果的真实性,但是,证据的不确定性并不赋予我们可以无视现有证据的权利,不能作为延迟必要行动的理由和借口。

50 年后,我们的确发展了一套更完善更合理的因果关系推论系统和准则,但是在方法变得更加细致和量化的同时,人们再一次认识到,科学推论的本质是主观的、模糊的,且带着不确定性,严谨的方法和量化的结果未必能相应地增加我们对决策的信心。因为在如何利用证据真实性进行决策的问题上,我们远没有找到满意的答案。比如,当证据质量达到什么水平,我们就可以肯定地说结果是真实的?证据真实性是如何影响决策的?证据真实性的差别对决策的影响是什么?在满意回答这些问题之前,追求更精确更定量的证据评估似乎有点盲目。在这些方面,系统综述也不是最后答案,也许我们永远也不会有最后的答案,因为证据只是影响决策的因素之一,其他因素包括资源的多少和人们的价值取向,而且同一证据在不同决策中的作用是变化的,不是固定不变的。

(唐金陵)

> **思考题**
>
> 1. 什么是病因? 什么是因果关系? 试论因果关系在医学研究中的重要性。
> 2. 试述各种病因模型(充分病因-组分病因模型除外)的原理、特征、优缺点、应用和相互关系。
> 3. 利用充分病因-组分病因模型,解释什么是充分病因、组分病因、必要病因。
> 4. 我们常说的慢性病病因(如吸烟和高血压)属于什么样的病因? 试述为什么阻断一个非必要-非充分的组分病因可以有效地预防疾病? 为什么在知道有限几个非必要-非充分组分病因的情况下(如心血管病的 3~5 个主要危险因素),就可以预防大部分心血管病的发生? 我们怎么知道哪些非必要-非充分组分病因可以预防大多数有关病例的发生?

5. 试述因果关系的三个必要条件与穆勒法则及科赫法则的关系，以及穆勒法则与流行病学研究设计的关系。在科赫氏法则里，病原体是什么性质的病因？

6. 针对因果关系的三个必要条件，试述流行病学各类研究设计之间的区别。为什么说随机对照试验是在人群中验证因果关系最可靠的研究设计？它为何优于队列研究？为什么又不能用于直接验证病因？

7. 在希尔病因推论原则里，哪些是病因推断特有的原则，哪些是科学推论的一般原则？科学推论一般原则中哪个是最主要的？试述希尔原则的缺陷以及系统综述对因果关系推论的贡献和补充。

8. 为什么希尔说，他的九个病因推论原则没有一个单一可以用来肯定因果关系的存在，而且即使符合所有九个原则，也不能肯定因果关系必然存在？

9. 在进行因果关系推论时，为什么要评估研究的真实性？研究方法学质量与结果真实性的关系是什么？决定研究方法学质量的因素有哪些，什么是最重要的因素？

10. 试述健康决定因素的生态模型对慢性病控制的意义。

第九章

预防策略

Chapter 9 Strategy for Prevention

Health is a dynamic state of complete physical, mental, spiritual and social well-being and not merely the absence of disease or infirmity. It is also the outcome of the combined effect of factors related to the individual, environment, and public health support services. Disease and disability prevention is the main purpose of public health when the definition of health is simply understood as lacking biological disease. The three levels of disease prevention are classified according to which stage our preventive action was taken in the natural history of disease. However, as the definition of what constitutes health is expanded, active health maintenance and promotion have also become a purpose of public health. This is most effectively carried out by a health promotion and protection approach. Two complementary strategies are used when primary prevention is implemented: high-risk strategy and population-based strategy.

健康是促进人的全面发展的必然要求,是经济社会发展的基础条件,是民族昌盛和国家富强的重要标志,也是广大人民群众的共同追求。公共卫生是以保障和促进公众健康为宗旨的公共事业。通过国家和社会共同努力,预防和控制疾病与伤残,改善与健康相关的自然和社会环境,提供预防保健与必要的医疗服务,培养公众健康素养,创建人人享有健康的社会。实现公共卫生宗旨的核心和基础,是制定和实施有效的促进健康的预防策略、政策及措施。

第一节　健康、影响因素及医学模式

一、健康

（一）个体健康

早在 1948 年,WHO 在其颁布的《组织法》中就给健康下了一个比较完整的定义,即"健康(health)是身体、心理和社会幸福的完好状态,而不仅是没有疾病和虚弱"。随着社会的进步,人们对健康的意义有了更深入的认识。1986 年,WHO 在其发表的《健康促进渥太华宪章》中,对健康的定义提出了新的认识,强调"要实现身体、心理和社会幸福的完好状态,人们必须要有能力识别和实现愿望、满足需求以及改善或适应环境"。

（二）人群健康

健康不仅是每个个体的特征,也可以作为一个场所、一个地区或一个国家中整个人群的特征,即人群健康(population health)或集体健康(collective health)。人群健康特征可以由个体特征直接衍生而来。例如,人群的平均血胆固醇水平是个体血胆固醇水平的一个算术平均数。个体相关慢性病的发病风险取决于自身的胆固醇水平,而人群的疾病风险则是个体疾病风险的平均水平。另有一些人群特征,虽然源自个体特征,但被看作是一种全新的属性,如群体免疫力(herd immunity)。如果一个社区中有足够多的个体具备某种传染病的免疫力,最终会因为易感者的数量太少而无法实现该病的持续传播。这个社区中那些没有免疫力的个体也会因为群体免疫水平的人群特征,而具有很低的感染疾病的风险,决定个体疾病风险的不是他自己的易感状态,而受群体免疫水平这个人群特征影响。

二、影响健康的因素

健康是众多因素综合作用的结果。1974 年,加拿大卫生部部长 Lalonde 的报告《从新视角看加拿大人民的健康》中提出了影响健康的四个领域,即人体生物学、环境、生活方式、卫生保健体系。1985 年,Hancock 与 Perkins 提出了人类生态系统模型(model of the human ecosystem,或 mandala of health)。如图 9-1 所示,模型的中心表示个体健康,包括生理、心理和精神三个层面。影响个体健康的因素用三个嵌套的环形表示,即家庭、社区和人造环境、文化和生物圈。在家庭和社区水平,影响因素又被分为四组,即个体行为(生活方式)、人体生物学、物质环境和心理社会经济环境。除此之外,上述四组因素之间还有三个特别的联系,一是以诊疗疾病为目的的医疗体系,主要关注人体生物学和个体行为;二是工作场所中的物质环境和心理社会经济环境对个体健康的影响;三是生活方式,它是在特定社区和文化背景下个体行为与心理社会经济环境交互作用的结果。这个模型是动态的,不同环的形状和大小可根据不同时代、不同社会中不同影响因素的相对作用大小而改变。近年来,

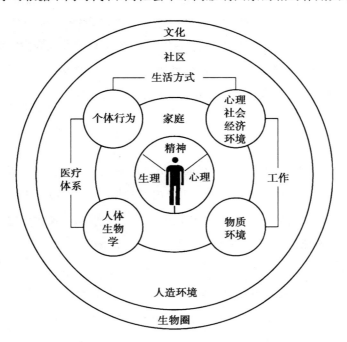

图9-1

人类生态系统模型

(Hancock 和 Perkins, 1985)

WHO又提出健康的决定因素（determinants of health）包括：收入和社会状况，受教育水平，饮用水、空气、工作场所、住宅、社区和道路等各种环境，社会支持网络，个体遗传特征，卫生服务，性别等。

参考众多分类，我们将影响健康的因素归纳为以下三大类：

（一）个体因素

1. 遗传和生物学因素　如遗传基因、性别、年龄、生长发育、衰老、营养状态、体格、心理特征、获得性免疫、既往疾病史等。

2. 生活方式因素　如个体的卫生习惯，对饮食、烟草、酒、毒品、体力活动、系安全带等各类生活方式的选择。

3. 社会经济状况因素　如收入、受教育程度、职业、财产等。

（二）环境因素

1. 自然环境　如空气、水、土壤、食物等，同时考虑它们的生物的、化学的和物理的构成和属性。

2. 建成环境（built environment）　指人为建设或改造的建筑物、场所、设施等，如城市规划与土地利用、道路、交通运输系统、公园、绿地、娱乐设施、住宅、工业和商业场所等。

3. 社会和经济环境　如由家庭成员、朋友、同事和社区成员构成的社会支持网络、社会文化、风俗习惯、信仰、犯罪水平、经济体制和政策等。

（三）卫生服务因素

如卫生服务的质量、可获得性、可及性和可负担性，服务提供者的能力等。

另外，影响健康的因素还可以根据其在病因链上的位置分为近端、中间和远端因素。也有学者把远端因素称为病因的原因。医学领域一贯更关注靠近病因链近端的因素。而远端因素以各类环境因素为主，这些因素决定了个体暴露于某些近端因素的机会，能够帮助回答：为什么某些人会吸烟？某些人健康食品吃得少？某些人会从事高风险的职业？对这些环境因素的干预，很多超出了卫生部门的职能范围。但是不难理解的是，对国民健康影响最大的决策大多不是来自政府的卫生部门，而更多的是来自财政、劳动保障、教育、农业、环境、建设、公安等部门。

三、医学模式

19世纪晚期，生物医学模式应运而生，20世纪初快速取代了统治医学界两个多世纪的体液学说，至抗生素诞生后，生物医学模式无疑成为了主流的医学模式。然而，自20世纪60年代起，生物医学模式逐渐受到一些学者的质疑，人们越来越认识到，虽然生物医学模式促进了疾病治疗的发展，但是不利于维护和促进健康。生物-心理-社会医学模式（biopsychosocial model）开始受到重视。

（一）生物医学模式

生物医学模式（biomedical model）是建立在经典的西方医学基础之上，尤其是细菌论基础之上的医学模式。其重视疾病的生物学因素，并用该理论来解释、诊断、治疗和预防疾病以及制定健康保健制度。

在生物医学模式下，所谓健康就是没有疾病。而疾病是由生物学因素作用的结果，如细菌、病毒等病原体，或者是机体的生物功能失常。通过医学措施，如药物、手术，可以恢复机体健康。在医治过程中,医务人员处于权威地位,病人处于被动状态,治疗的是疾病而不是病人。卫生服务的发展方向以治疗疾病和伤残为主。在生物医学模式下,人们对机体的了解有了极大的改善,很多过去是致命的疾病得以治疗,人的期望寿命大大提高。

(二)生物-心理-社会医学模式

生物-心理-社会医学模式(biopsychosocial model)是从生物、心理和社会等方面来观察、分析和思考,并且处理疾病和健康问题的科学观和方法论。

在生物-心理-社会医学模式下,健康是一个积极的概念,涵盖生理、心理、精神和社会四个层面。影响健康的因素不只是个体生物学因素,还包括生活方式因素及外界各种环境因素,是多种因素综合作用的结果。在这种认识的基础上,疾病的预防、管理和康复及促进健康要比疾病治疗更为重要。单纯依靠医学措施远不足以实现这样的目标,政策、经济措施、环境工程措施等可能发挥更大的作用。

第二节　预防策略与措施

一、策略与措施

策略(strategy)是为了实现某一特定目标而制定的引领全局的指导思想、行动方针,属于战略性和全局性的;而措施是为了实现预期目标所采取的具体方法、步骤,是具体防制手段,是战术性和局部的。策略与措施密切相关,相互影响。只有在有效策略的指导下,采取对疾病或健康问题行之有效的一系列必要的措施,才能达到预期的效果。相反,不考虑措施可行性和有效性所制定的策略,也很难实现预期目标。另外,虽然措施服从于策略,但一些措施的发展有时也会促进策略的改变。例如,针对某些传染病(如麻疹、脊髓灰质炎)的疫苗的研制成功和推广,改变了相应疾病的预防策略。

以全球消灭天花行动为例,可以说明策略的有效性对既定目标能否实现起着关键的作用。1958年启动全球消灭天花行动后,策略的重点为提高人群疫苗接种率。经过近10年的努力,虽然全球天花的发病确实显著减少,但是在一些天花有地方性流行的国家,发病率居高不下。在综合考虑有关天花流行特征的新旧证据后,全球消灭天花策略发生转变。自1967年起,消灭天花的策略修订为:①在每个国家开展大规模的疫苗接种,至少覆盖80%的人群,使用的疫苗应该保证效价足够高且稳定;②发展监测系统,及时发现病例和暴发疫情,以便采取更有针对性的围堵(或环形接种)措施。这个策略中涉及监测、确定病例及相关密切接触者、接种疫苗等具体措施。在这个策略的指导下,1980年世界卫生组织正式宣布全球消灭天花。

二、疾病预防

与传统的疾病预防理念相比,全球疾病预防策略发生了一些转变。例如,从关注疾病转向关注危险因素,从关注近端危险因素转向关注远端危险因素,强调常见危险因素控制;预防策略上突出了一级预防、全人群策略和整合的危险因素管理的重要性;大力开展监测活动,实现真正意义的循证决策等。

（一）概述

1. 疾病预防　疾病预防（disease prevention），即预防疾病（或伤害）和残疾发生，阻止或延缓其发展的一系列活动。预防的主要目的是消灭或消除疾病（或伤害），或将疾病（或伤害）和残疾对生活质量的影响降到最低，如果这些难以实现，至少推迟疾病的发生，或延缓疾病和残疾的发展。其中，消灭（eradication）是指通过监测和围堵等措施，消灭传染病病原体，从而终止所有的疾病传播。截至目前，全球只有天花一种疾病得以消灭。消除（elimination）是将疾病的传播减少到事先规定的一个非常低的水平，但不是消灭某一疾病。

2. 疾病自然史　如图 9-2 所示，疾病自然史大致可以分为易感期（stage of susceptibility）、亚临床疾病期（stage of subclinical disease，preclinical phase）、临床疾病期（stage of clinical disease）和康复期（stage of recovery）。在亚临床疾病期，传染病中常用潜伏期（incubation period）表示病原体侵入机体至开始出现临床症状和体征的一段时间。而在慢性非传染性疾病中，则用诱导期（induction period）表示从暴露于病因因子到疾病开始所经历的时间；用潜隐期（latency period）表示从暴露于病因因子到出现疾病表现所经历的时间。在这种定义中，潜隐期包含诱导期。关于潜隐期，还有另外一种常用的定义，即从疾病开始到出现疾病表现所经历的时间，这时潜隐期紧接着诱导期之后，两个阶段不重叠。

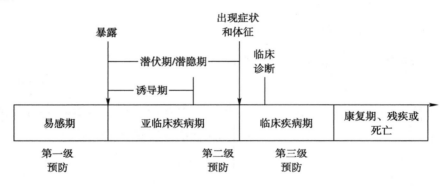

图 9-2
疾病自然史和疾病预防阶段

（二）疾病的三级预防

20 世纪 60 年代美国哈佛大学卡普兰（Kaplan）提出了三级预防理论。三级预防是以全民为对象，以健康为目标，以预防疾病为中心的预防保健原则，是预防医学工作的基本原则与核心策略。随着现代医学的发展，预防医学和临床医学也在相互渗透和相互促进，现代预防的概念已融入疾病发生发展转归的全过程。针对疾病的不同阶段，在目标人群按照三个等级采取相应的公共卫生分级预防措施，包括防止疾病的发生，阻止或延缓其发展，最大限度地减少疾病造成的危害，称为三级预防。三级预防为现代医学科学理论和卫生实践提出了发展方向，是建立现代健康观和维护健康的需要。三级预防理论认为健康的动态平衡受众多因素影响，通过干预这些因素可以维护健康，健康——疾病是一个连续谱，人们可以通过三级预防手段来调控这个连续谱，即用三级预防的思维方式，对影响健康的环境因素、生活行为方式、卫生服务和生物因素进行研究和干预，使维护健康做到事半功倍。

1. 第一级预防　第一级预防(primary prevention),又称病因预防,是在疾病(或伤害)尚未发生时针对病因或危险因素采取措施,降低有害暴露的水平,增强个体对抗有害暴露的能力,预防疾病(或伤害)的发生,或至少推迟疾病的发生。第一级预防应该是消灭或消除疾病(或伤害)的根本措施。

实现第一级预防可以采取多类措施,如预防环境中的有害暴露(如对鲜牛奶采用巴氏灭菌法)、提高机体抵抗力(如免疫接种)或保护个体免受有害暴露的伤害(如有骨质疏松症的老年人穿戴髋关节保护器,缓冲跌倒对髋关节的冲击,预防髋关节骨折)、教育个体改变危险行为(如戒烟、限酒、合理膳食和增加体力活动)等。

(1)高危人群策略:高危策略(high-risk strategy)是以临床医学思维为导向的实现第一级预防的策略。高危策略是对未来发病风险高的一小部分个体,针对致病危险因素采取有针对性的措施,降低危险暴露水平及其未来发病的风险。例如,定期对成年人进行心血管疾病危险因素评估,对未来10年发生冠心病风险显著高的个体进行有针对性的危险因素干预,如戒烟,控制食盐摄入,多吃蔬菜水果和低脂乳制品,适量运动,控制体重、血压、血脂、血糖,服用低剂量阿司匹林等。

由于医疗资源有限,意味着医疗卫生是一个实行限量供应的系统,需要优先考虑那些最有可能受益或可能受益最多的群体。高危策略对资源的利用可能更符合成本效益原则。但是,进食、吸烟、运动等多数生活方式很大程度上受到我们所在社会的行为规范及周围人的行为的影响和限制。而高危策略在本质上就是要求少数人在行为上必须与众不同,这无疑限制了这种策略的效果。如果某种疾病的绝大部分病例都发生在一小组很容易识别的人群中,如果针对这组人群的干预很有效、人们负担得起、可以接受,那么高危策略就足以控制这个疾病。但是,当问题的根源,即之前提到的病因的原因波及整个人群时,仅仅治疗那些病人和显著易感的个体,即冰山的一角,是治标不治本的策略。

(2)全人群策略:全人群策略(population-based strategy)是以公共卫生思维为导向的实现第一级预防的策略。全人群策略不需要确定哪些个体未来发生疾病的风险高,哪些风险低,而是通过消除有害暴露,尤其是那些个体难以觉察或控制的环境暴露,或针对人群中有害暴露的决定因素,即病因的原因采取措施,降低整个人群有害暴露的水平,进而降低人群总的疾病负担。

图9-3中以虚线表示当前人群中未来10年心血管病风险的分布曲线。如果以25%作为高风险的界值,则高危策略关注的就是超过这一界值的高危人群。而全人群策略是期望将整个人群的风险分布曲线向着低风险的方向平移。一方面,这将促使部分甚至全部高危个体移出高危区域,异常值的发生率也会相应降低。整个人群分布曲线即使只是发生很小幅度的平移,对落入分布曲线高危尾部的人数也会产生巨大的影响。英国流行病学家 Geoffrey Rose 根据英国 20~59 岁成人数据分析人群均值降低多少可以实现异常率下降 25%。结果显示:人群收缩压均值只要降低 4mmHg(即降低 3%),需要治疗的高血压(≥140mmHg)病人就可以减少 1/4;类似的,人均体重降低 1kg(1.25%),所有饮酒者的平均饮酒量减少 20ml/周(10%),或人均钠摄入量减少 40mmol/d(25%),人群中肥胖率(即体重指数 ≥30kg/m^2)、酗酒率(≥300ml/周)或高钠摄入率(≥250mmol/天)都可降低 1/4。

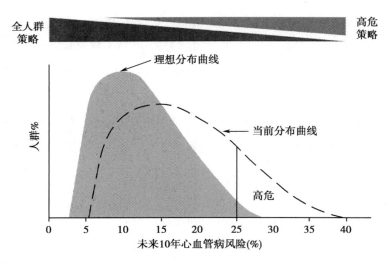

图 9-3
————————
全人群策略与高危策略
（WHO，2005）

另一方面,根据 Geoffrey Rose 的风险悖论理论,大部分的病例是出自低或中等暴露水平的人群,仅小部分病例来自高暴露、高风险人群。换句话说,分布曲线中段的大部分人仅暴露于小幅增加的风险,但是相比那些位于分布尾端、风险很高的小部分人,前者贡献的病例更多。当采取全人群策略时,由于更大多数的人受益,即使平均每个人因预防而获得的收益微不足道,但是给整个人群带来的总健康收益非常可观,也就是我们说的商业中的薄利多销的原则。相应的预防悖论就是,一项预防措施可以为整个社区带来巨大的收益,而平均每个个体却所得甚少。

高危策略和全人群策略各有各的优势和不足,并不是非此即彼的关系,在解决很多问题的过程中,两种策略是互为补充,协同作用的。

有些学者从第一级预防中进一步划分出部分实践,称之为根本预防或初始预防(primordial prevention)。1999 年,Farquhar 主张在心血管病的危险因素对人群起作用之前就采取干预措施,即采取措施以阻止危险因素在人群中的出现。Last 主编的《流行病学词典》(第 4 版)给出的定义为:"根本预防是公共卫生和健康促进的任务,即采取行动和措施以阻止来自环境、经济、社会、行为、文化生活等方面能够增加疾病危险性的因素的出现和流行。"

国内有学者在此基础上,结合中国公共卫生实践,提出了零级预防的概念。零级预防是指以政府为主体,多部门参与,通过制定法规、政策或指南,并采取措施,防止可能引发公共卫生事件的各种不良因素的出现。其核心是通过制定科学的政策、立法和有效的实施,改变危险因素赖以产生和发展的自然和社会环境,从而避免或限制这些因素的发生。可以看成是预防工作的关口前移。在人群层面,零级预防是防止社会危险因素流行的策略。对个人而言,是在最初起始环节根本性预防其危险因素。

2. 第二级预防　第二级预防(secondary prevention),又称"三早"预防,即早发现、早诊断、早治疗。第二级预防是在疾病早期,症状体征尚未表现出来或难以觉察,通过及早发现并诊断疾病,及时给予适当的治疗,有更大的机会实现治愈;或者如果疾病无法治愈,可以通过治疗阻止疾病发展到更严重的阶段或至少减缓发展进程,减少对更复杂的治疗措施的需要。

疾病的早发现可通过筛检、病例发现、定期体检等实现。例如,在 50 岁以上成人中通过大便潜血试验、乙状结肠镜检查或结肠镜检查筛检结肠直肠癌;在高危人群中定期检测 HIV;通过定期的常规体检发现疾病。

很多慢性病的病因尚不完全清楚,要完全实现第一级预防非常困难。而慢性病的发生多为致病因素长期作用的结果,早发现是有可能实现的。因此,在很多慢性病的预防中,第二级预防至关重要。

3. 第三级预防　第三级预防(tertiary prevention),又称临床预防或疾病管理(disease management)。第三级预防发生在疾病的症状体征明显表现出来之后。早期,通过适当的治疗缓解症状,预防疾病进一步恶化,预防急性事件的发生和复发,预防合并症和残疾的发生。到了疾病晚期,通过早期发现和管理合并症,对已经发生的残疾进行康复治疗,最大限度的恢复个体的机体功能和社会功能,提高生活质量,延长寿命。第三级预防旨在降低疾病和残疾给个体、家庭和社会带来的负担。

很多情况下,疾病自然史的各个阶段间很难划出明确的界限,所以将这三级预防截然区分开来也存在一定的困难,三者在概念上或实践中有时会有一定的重叠。另外,同类措施会因预防的目标疾病不同而属于不同级的预防。例如,治疗高血压以控制血压水平到正常范围,对于心血管疾病的预防来说属于第一级预防,即危险因素的干预,而对于高血压病的预防来说,则属于第二级和第三级预防。

三、健康保护与健康促进

随着健康内涵的发展,公共卫生的目标已不再只是预防疾病,还包括了积极的维护和促进健康。而实现这一目标的主要策略包括健康保护和健康促进等。

(一)健康保护

1. 健康保护概念　健康保护(health protection)又称健康防护,即采取有针对性的措施保护个体或人群免受来自外界环境的有害物质(如生物、物理、化学类有害物质)对健康的威胁。健康保护广泛涉及众多健康相关领域:传染病,职业卫生,环境卫生,放射卫生,食品卫生,学校卫生,药品、医疗器械和化妆品安全,意外伤害,突发公共卫生事件应急准备和处理等。

2. 健康保护措施　健康保护措施中既包括医学类措施,如免疫接种、预防性用药;也包括环境工程措施、经济措施、法律措施等。当然,也有些学者将健康保护特指为后一类措施。很多健康保护措施是个体能力所不及的,也非医疗卫生部门可独自实施,需要政府和社会的共同努力。

(1)消除外界环境中的有害物质或将其控制到不会对人体健康造成有害影响的水平。如经巴氏杀菌等工序对生牛乳进行消毒;建筑行业采用无危害或危害较小的建筑材料、采取不产生或少产生粉尘的施工工艺、施工设备和工具;勤洗手是个人卫生和感染控制的措施之一。

(2)为个体提供保护屏障。如施工机械的驾驶室或操作室密闭隔离,并在进风口设置滤尘装置;使用个人防护用品如防护服、防护手套和防护眼镜。

(3)增强个体对抗有害物质的能力,或暴露后采取措施以预防发病或减轻发病时的症状。如接种疫苗、免疫血清或免疫球蛋白;被患狂犬病的动物或疑似携带狂犬病毒的动物咬伤,一般要求在暴露后 24 小时内进行第一次接种,若咬伤在上肢、头部或伤势较重,宜同时注射抗狂犬病毒血清或特异性免疫球蛋白进行被动免疫;医护、公安等人员因职业原因不慎接触艾滋病病毒感染者及其体液时,可经短期抗反转录病毒治疗降低艾滋病病毒感染的可能性,即预防性用药。

（二）健康教育

健康教育(health education)是通过信息传播和行为干预,帮助个体和群体掌握卫生保健知识,树立健康观念,在获得信息、提升认识的前提下,自愿采纳有利于健康的行为和生活方式的教育活动与过程。健康教育更注重使受教育的对象产生内化的过程,突出了个体在改变行为方面的自愿性。健康教育在三级预防中都可以发挥作用。例如,告诉公众结核病的基本症状,鼓励在出现可疑症状时及时就诊;针对结核病人,要告知治疗管理的基本知识,规范治疗的益处及国家免费治疗的政策,提高规范治疗的依从性。

随着健康教育理念在世界范围的推广,大量的健康教育实践经验表明,行为改变是长期而复杂的过程,单纯的教育手段只能作用于人们的认知、技能的提高,进而促使行为生活方式发生改变。然而,很多时候由于环境条件的制约、政策的缺乏,可能阻碍人们采纳健康行为意愿的实现。

（三）健康管理

健康管理是对个人或人群的健康危险因素进行全面监管的过程,其目的是以最小的投入获取最大的健康目的。与一般健康教育不同的是,健康管理是根据个人的健康状况来进行评价,即根据个人的疾病危险因素,由医生进行个体指导,动态追踪危险因素并及时进行干预。目前,健康管理主要用于慢性非传染性疾病的预防,如高血压、高血脂、冠心病、脑卒中、糖尿病、肥胖、骨质疏松及肿瘤等。

健康管理是当今世界医学发展的趋势,其是在健康学理论指导下,集医学科学、管理科学与信息科学于一体,重点研究健康的概念、内涵与评价标准,健康风险因素监测与控制,健康干预方法与手段,健康管理服务模式与实施路径,健康信息技术与标准等。健康管理服务的主要内容包括:健康体检,健康检测、健康风险评估与干预,健康教育与咨询服务,健康监测与医学物联网服务,慢性病风险筛查与跟踪管理。

（四）健康促进

健康促进(health promotion)是增强人们控制影响健康的因素,改善自身健康的能力的过程。它是一个综合的社会和政治活动过程,不仅包括直接加强个体行为和生活技能的健康教育,使人们知道如何保持健康;还包括通过政策、立法、经济手段和其他形式的环境工程,改善社会、经济和环境条件以减少它们对大众和个体健康的不利影响的社会行动,从而营造社会支持性的环境,促使人们实施维护和改善健康的行为。

国外学者 Tannahill 于 1988 年提出了一个健康促进的模型(图 9-4),得到医学界的广泛认可。他将健康促进置于健康保护和健康教育的策略之上。即健康促进涵盖了三种策略,以医学干预措施为主的预防、健康教育,以及以立法、经济或社会措施为主的健康保护。三种策略之间不是截然分开的,有一定的重叠。如图 9-4 所示,1 为以预防为目的的医学服务,如免疫接种、宫颈癌筛检、药物戒烟;2为以预防为目的的健康教育,如提供戒烟信息和建议;3为以预防为目的的健康保护,如饮水加氟;4为通过健康教育实现以预防为目的的健康保护,如游说进行机动车安全带立法;5为积极的健康教育,如对青少年进行生活技能教育;6为积极的健康保护,如工作场所禁烟政策;7为通过健康教育实现积极的健康保护,如游说进行烟草广告立法。1~4的主要目的仍然限于传统的疾病预防。而5~7则是以积极的促进健康为目的,不特别针对某种疾病。

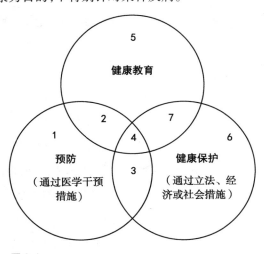

图 9-4
Tannahill 健康促进模型
(Tannahill,1988)

第三节　国内外疾病预防策略与实践

一、中国预防为主卫生工作方针的发展

我国朴素的预防医学思想起源很早。《黄帝内经》之《素问·四气调神大论》中这样描述:"……是故圣人不治已病治未病,不治已乱治未乱,此之谓也。夫病已成而后药之,乱已成而后治之,譬犹渴而穿井,斗而铸锥,不亦晚乎。"即不要等病了才来治病,要防患于未然,犹如未渴就先穿井,未雨绸缪,这是一种积极的预防思想。在秦汉时期,已应用狂犬脑敷于被狂犬咬伤的伤口,预防狂犬病。

1932—1937年间,我国著名的公共卫生学家陈志潜教授在晏阳初的密切配合下,在河北省定县开展了一项农村卫生项目,目的是设计出一个对中国农民提供保健和现代医疗的模式体系。这个系统所要解决的是来自一个贫穷的、教育落后的、以农业为主的社会的问题。它关注的重点不是个体的病人,而首先考虑的是经济落后的整个社区。项目从现场调查开始,搜集当地健康与社会经济状况的基本信息作为制定卫生规划的基础,这种做法是没有先例的。然后充分考虑了当地贫瘠的经济现状,建立起一个综合的以村为基础的区、乡、村三级卫生保健服务体系。现场工作包括:建立了出生和死亡的统计登记制度;提供医学救助;通过水井改建和消毒处理,供给卫生合格的饮用水;修建公共厕所,改善环境卫生;建立公共浴室,改善个人卫生;针对传染病开展预防接种;针对全部小学生及不同的成年人群提供健康教育;提供计划生育服务等。

定县的经验和卫生组织体系在我国是史无前例的。它为中国乃至世界的卫生工作留下了一笔宝贵的财富。定县实践与健康促进理论非常类似，但是却早于后者半个世纪付诸实践。联合国儿童基金会执行主席 James P. Grant 这样评价定县实践："中国在定县的第一次科学试验中证实了前述原则的正确性，即基层卫生保健必须有人民的参与才能获得成功，而且证实了自下而上的医疗体制，只有和其他活动结合起来共同从事社会发展和建设的问题，才能真正有效或站得住。基层卫生保健必须包括卫生教育，合理的食物和营养、洁净的饮用水、住所和衣着等环境保护措施，我们发现在中国，卫生不单是某一部门的事，而是由群众参与的经由所有部门来实现的明确的目标。"

新中国成立后，预防为主一贯作为新中国卫生工作的方针之一。1949 年 10 月，军委卫生部召开了全国卫生行政会议，在研究全国卫生工作建设总方针时，根据革命战争不同阶段曾提出的"对于疾病着重预防"、"预防在先"、"预防第一"等指导思想，确定了以"预防为主"的卫生工作方针。1950 年第一届全国卫生工作会议上确定了"面向工农兵、预防为主、团结中西医"为新中国卫生工作的方针。1952 年第二届全国卫生工作会议上又增加了"卫生工作与群众运动相结合"，成为新中国卫生工作四大方针。1991 年七届全国人民代表大会四次会议通过的《国民经济和社会发展十年规划和第八个五年计划纲要》中，再次确立了我国新时期卫生工作方针为"预防为主、依靠科技进步、动员全社会参与、中西医并重、为人民健康服务"，同时把医疗卫生工作的重点放在农村。1997 年发布的《中共中央、国务院关于卫生改革与发展的决定》提出新时期卫生工作的方针为："以农村为重点、预防为主、中西医并重、依靠科技与教育、动员全社会参与、为人民健康服务、为社会主义现代化建设服务。"2016 年 8 月 19 日至 20 日召开的全国卫生与健康大会上，提出了新时期我国卫生与健康工作新方针："以基层为重点，以改革创新为动力，预防为主，中西医并重，将健康融入所有政策，人民共建共享。"

爱国卫生运动（patriotic health campaign，PHC）源于 1952 年抗美援朝期间美国发起的细菌战。鉴于新中国成立初期落后的卫生状况，党从经济建设和国防建设的角度出发，发起爱国卫生运动，要求发动群众，坚持标本兼治，以治本为主。灭鼠、灭蝇、灭蚊、灭蚤及消灭其他病媒昆虫，此为治标。在治本方面，城市主要抓上下水，建立公厕、垃圾点，加强清扫队伍和运输工具建设及净化美化环境，农村主要抓管水、管粪，改水井、改厕所、改畜圈、改炉灶、改造环境的"两管五改"工作，以改水、管粪为重点。同时，广泛开展卫生宣传教育，建立健全卫生法制和卫生制度，加强卫生管理、卫生监督，使讲卫生、爱清洁向经常化、制度化、习惯化发展。很快，鼠疫、霍乱等烈性传染病的流行得以控制，并彻底粉碎了敌人的细菌战争。爱国卫生运动是"政府主导、多部门协作、全社会参与"解决卫生问题的独具中国特色的公共卫生实践创举。这次运动也初步创出了中国式的卫生工作方法。而这种工作方法是应用现代健康促进策略时需要传承与发展的。

二、当代全球主要健康策略

1977 年第 30 届世界卫生大会上，WHO 的成员国一致通过了一项全球性战略目标："2000 年人人享有健康"（health for all by the year 2000）。这种健康状态可以让个体过上社会和经济两方面都卓有成效的生活。这个目标并不意味着医务人员要为所有人所患的疾病提供医疗服务,或不再有人患病或发展为残疾。其内涵在于:①人们在其生活和工作的家庭、学校和单位中都能保持健康。②人们将运用更有效的方法预防疾病,减轻不可避免的疾病和伤残所带来的痛苦,并且更好地成长、变老,最后安乐地死去;③所有卫生资源在全体社会成员中均等分配;④所有个体和家庭,通过自身积极地参与,以可接受和可负担的方式享受基本的卫生保健;⑤人们将意识到自己有能力摆脱可以避免的疾病负担,塑造自己和家人的生活,赢得健康,并且明白疾病不是不可避免的。

1978 年由 WHO 和联合国儿童基金会在阿拉木图组织召开的国际初级卫生保健会议上通过了《阿拉木图宣言》(Declaration of Alma-Ata)。其中重申了 1948 年 WHO 关于健康的定义。正式提出了"初级卫生保健"(primary health care,PHC)(也可译作基础医疗卫生服务)这个概念,并明确指出初级卫生保健是实现"2000 年人人享有健康"这个战略目标的基本策略和关键途径。这次会议被公认为现代公共卫生的里程碑。

初级卫生保健指的是那些国家和地区能够负担得起的基本的卫生保健服务,这些服务采用的方法和技术是可行、科学上合理、且能为社会所接受的。社区中的每个个体和家庭都能获得这些基本的服务。针对不同国家和地区中的主要卫生问题,初级卫生保健系统应能提供相应的健康促进、疾病预防、诊断、治疗和康复服务。该系统旨在实现早期的保护和预防。在这个过程中,除卫生部门外,还涉及所有相关部门、国家和社会发展的方方面面,特别是农业、畜牧、食品、工业、教育、住房、公共建设工程、交通及其他部门,并且要求所有这些部门间展开协作。

初级卫生保健的基本内容因不同的国家和地区可以有所不同,但是至少应该包括以下 8 项:①针对当前流行的卫生问题及其预防控制方法开展宣传教育;②促进食品供应和适当的营养;③供应充足的安全饮用水和基本卫生设施;④妇女儿童保健,包括计划生育;⑤针对主要传染病开展免疫接种;⑥预防和控制地方病;⑦常见病和伤害的妥善治疗和管理;⑧提供基本药物。1981 年第 34 届世界卫生大会上通过了"2000 年人人享有健康的全球策略"(global strategy for health for all by the year 2000)。其中还增加了"使用一切可能的方法,通过影响生活方式、控制物质和心理社会环境来预防和控制非传染性疾病和促进心理健康"的内容。

1986 年在渥太华召开了首届国际健康促进大会(International Conference on Health Promotion),通过了《渥太华宣言》(Ottawa Charter for Health Promotion),正式提出了健康促进的基本概念和理论,对于健康促进的发展具有里程碑意义。《渥太华宣言》中确定的健康促进的三个手段是:①倡导(advocate);②增权(enable);③协调(mediate)。五个行动策略包括:①制订促进健康的公共政策(build healthy public policy);②创造支持性环境(create supportive environments);③加强社区的行动(strengthen community actions);④发展个人技能(develop personal skills);⑤调整卫生服务方向(reorient health services)。

三、健康中国战略

2008 年,为积极应对我国主要健康问题和挑战,推动卫生事业全面协调可持续发展,在科学总结新中国成立 60 年来我国卫生改革发展历史经验的基础上,原卫生部启动了"健康中国 2020"战略研究,并于 2012 年 8 月发布了《"健康中国 2020"战略研究报告》,该报告提出了"健康中国"的战略思想。"健康中国"战略是一项旨在全面提高全民健康水平的国家战略,是在准确判断世界和中国卫生改革发展大势的基础上,在深化医药卫生体制改革实践中形成的一项需求牵引型的国民健康发展战略。

2016 年 8 月 26 日,中共中央政治局召开会议,审议通过"健康中国 2030"规划纲要。会议强调,"健康中国 2030"规划纲要是今后 15 年推进健康中国建设的行动纲领。要坚持以人民为中心的发展思想,牢固树立和贯彻落实创新、协调、绿色、开放、共享的发展理念,坚持正确的卫生与健康工作方针,坚持健康优先、改革创新、科学发展、公平公正的原则,以提高人民健康水平为核心,以体制机制改革创新为动力,从广泛的健康影响因素入手,以普及健康生活、优化健康服务、完善健康保障、建设健康环境、发展健康产业为重点,把健康融入所有政策,全方位、全周期保障人民健康,大幅提高健康水平,显著改善健康公平。推进健康中国建设,要坚持预防为主,推行健康文明的生活方式,营造绿色安全的健康环境,减少疾病发生。要调整优化健康服务体系,强化早诊断、早治疗、早康复,坚持保基本、强基层、建机制,更好满足人民群众健康需求。要坚持共建共享、全民健康,坚持政府主导,动员全社会参与,突出解决好妇女儿童、老年人、残疾人、流动人口、低收入人群等重点人群的健康问题。要强化组织实施,加大政府投入,深化体制机制改革,加快健康人力资源建设,推动健康科技创新,建设健康信息化服务体系,加强健康法治建设,扩大健康国际交流合作。

（么鸿雁）

思考题	1. 三级预防策略的优势和局限有哪些?
	2. 如何理解中国国家新时期卫生工作方针?
	3. 如何解读健康中国战略?

第十章

公共卫生监测

Chapter 10　Public Health Surveillance

Public health surveillance is an important part of public health practice, and a process of collecting, analyzing, interpreting, feedback and using public health information in a long-term, continuing, and systematic manner. Surveillance information can be used to assess the status of a particular disease or public health problem in a certain area, to predict the likelihood and scale of the occurrence of a health event, to provide hypotheses for causes and influencing factors of public health incidents, to provide a reference for developing appropriate control measures, and to provide evidence for evaluating the adequacy and effectiveness of control measures. This chapter focuses on the basic concept and purpose of public health surveillance, main surveillance types and contents, the basic ways and means of surveillance, and quality evaluation of a surveillance system.

公共卫生监测是公共卫生实践的重要组成部分,监测内容一般包括疾病(传染病、慢性非传染性疾病、伤害)、死因、行为危险因素、环境因素、预防接种不良反应及药物不良反应等。公共卫生监测所获得的信息是制定、完善和评价疾病预防控制及其他公共卫生措施与策略的科学依据。公共卫生实践的发展,推动着公共卫生监测内容的不断丰富,监测方法的不断完善。

第一节　概述

一、公共卫生监测的基本概念

(一)公共卫生监测的定义

公共卫生监测(public health surveillance)是指长期、连续、系统地收集人群中有关公共卫生问题的资料,经过科学分析和解释后获得重要的公共卫生信息,并及时反馈给需要这些信息的人或机构,用以指导制定、完善和评价公共卫生干预措施与策略的过程。其目的是为决策者提供决策依据,并评价决策效果。简单地说,公共卫生监测就是长期、连续、系统地收集、分析、解释、反馈及利用公共卫生信息的过程。

公共卫生监测具有三个基本特征或包含三阶段工作任务:

1. 连续且系统地收集与健康相关的资料,以便发现公共卫生问题的分布特征与变化趋势。

2. 对所收集的原始资料,进行科学的整理、分析和解释,使其转化为有价值的、重要的公共卫生信息。

3. 及时地将公共卫生信息反馈给有关部门和人员,并充分合理地利用,从而实现监测的最终目的。

最早的监测活动主要是针对疾病的发生和死亡而进行的,尤其是传染性疾病,因此称为疾病监测(surveillance of disease)。疾病监测是现代疾病预防控制工作中最基本和最重要的内容之一,是制定与完善疾病预防控制措施和策略的科学依据和基础。随着人类疾病谱、病因与死因谱的改变,监测工作的内容逐渐从传染病扩展到慢性非传染性疾病、伤害、行为危险因素等,从单纯的生物医学角度发展到生物、心理、社会的各个方面,其内涵更丰富。

(二)相关的基本概念和术语

1. 被动监测与主动监测　被动监测(passive surveillance)是指下级单位常规地向上级机构报告监测资料,而上级单位被动地接受。被动监测主要是依据相关的法律法规要求而进行,我国的法定传染病报告信息系统、突发公共卫生事件报告系统、药品不良反应(ADR)监测自发报告系统等多属于被动监测范畴。

主动监测(active surveillance)是指根据疾病防控等公共卫生问题的特殊需要,由上级单位专门组织调查收集资料。我国的免疫接种率监测、为修正传染病报告监测数据所开展的传染病漏报调查,以及对某些重点疾病(如不明原因发热)或某些行为因素(如吸烟、吸毒)的监测活动,则多属于主动监测范畴。

2. 常规报告与哨点监测　常规报告(routine report)是指针对卫生行政部门所规定的疾病或各种健康相关问题进行常规监测报告。如我国的法定传染病报告信息系统,明确规定了报告病种,报告范围覆盖全国,主要由法定责任报告机构和报告人执行。哨点监测(sentinel surveillance)是为了更清楚地了解某些疾病在不同地区、不同人群的分布以及相应的影响因素等,根据被监测疾病的流行特点,选择若干有代表性的地区和(或)人群,按统一的监测方案连续地开展监测。最典型的是艾滋病哨点监测,选择有代表性的地区和艾滋病相关高危人群,按照统一的监测方案和检测试剂,连续开展定点、定时、定量的 HIV 抗体检测,同时收集监测人群与艾滋病传播相关的高危行为信息,从而获得不同地区、不同人群 HIV 感染状况和行为危险因素及变化趋势的资料。此外,针对流感样病例(influenza-like illness,ILI)的监测,主要以若干被选定的医院门诊作为监测哨点,每周上报 ILI 病例数量。

二、公共卫生监测的目的与应用

公共卫生监测信息可来自多方面,主要包括人口特征资料与疾病信息、医疗卫生数据、各类环境监测数据、动物相关数据以及其他有关信息。监测信息能反映社区内某一特定疾病或公共卫生问题的现状,预测发生某种健康事件的可能性及其规模,为探寻事件发生的原因和影响因素提供线索,为制定相应控制措施提供参考依据,并为评价控制措施是否得当、有效提供证据。

(一)公共卫生监测的目的

1. 描述与健康相关事件的分布特征和变化趋势　通过连续、系统的公共卫生监测,可以全

面了解一定地区或一定人群中健康相关事件的分布特征以及变化趋势,从而有助于解决以下问题:

(1)定量评估公共卫生问题的严重性,确定主要公共卫生问题。决策者要制定正确的、有针对性的公共卫生政策、规划或措施,必须掌握卫生问题分布特征的重要信息,并从中确定当前或今后一段时期的主要公共卫生问题。国外有报道三聚氰胺污染所致病例,显示了全球食品链的脆弱性、全球卫生的相互关联性以及需要在各国加强食品安全,从而使食品安全再次成为全球性的主要公共卫生问题之一。

(2)发现健康相关事件分布中的异常情况,及时调查原因并采取干预措施,有效遏制不良健康事件的发展和蔓延。长期、连续的监测,有助于发现健康相关事件分布中出现的异常变化,可快速地向卫生机构和相关单位发出预警,及时组织和开展必要的流行病学调查,一旦确定疫情的暴发或流行,可采取相应的干预措施以控制疫情的进一步蔓延。例如,2009 年,全球流感监测显示,新一轮流感在全球肆虐,并确定为新型甲型 H1N1 流感病毒所致,便很快地在全球范围采取了一系列的防控措施和发布最高级别疫情警报,同时迅速采取各种预防控制措施,并研制出相应的甲型 H1N1 流感疫苗,最终有效地控制了疫情的进一步蔓延。

(3)预测健康相关事件的发展趋势,正确估计卫生服务需求。通过动态的监测和数据分析,有助于预测相关事件的发展趋势和规模,从而正确估计未来的卫生服务需求。例如,在对人群病毒性肝炎的监测中,可以预测各种病毒性肝炎的感染与发病趋势,预测需接种疫苗的对象和需接受规范化治疗的病人,从而正确估计疫苗及治疗药物的需求量和相关卫生事业经费的投入,进一步指导疫苗及药物的生产、相关人员的培训等工作。

(4)研究疾病的影响因素,确定高危人群。公共卫生监测的内容除了疾病外,还包括针对行为危险因素、环境污染物、食品安全与营养缺乏或过剩等多方面的监测,对这些信息的分析,有助于获得影响疾病发生发展的各种因素,并借此确定相应疾病的高危人群,可以为制定有针对性的干预措施及合理有效的策略提供科学依据。例如,艾滋病的行为监测数据分析显示,男男同性性接触行为是 HIV 感染的高危行为因素,因此在目前的防控策略与措施中,将男男同性性接触者(MSM)作为高危人群,开展了一系列的健康教育和行为干预活动。

2. 评价公共卫生干预策略和措施的效果　由于公共卫生监测是连续、系统地进行观察,因此,疾病或相关事件的变化趋势可以为干预策略和措施的效果评价提供最直接和最可靠的依据。

例如,始建于 1995 年的全国碘缺乏病防制监测系统,通过对碘盐和碘缺乏病的监测,一方面证实碘盐的供给对减少和消除碘缺乏病有了显著的效果,同时还能评价不同地区干预措施的执行情况;另一方面为进一步合理调整碘盐含量及供给范围提供了科学依据。

（二）公共卫生监测的应用

根据公共卫生监测的目的,2002 年世界银行将公共卫生监测的应用分为以下 6 大类型:

1. 确认一个或多个案例并进行干预,以便预防传染或者减少发病率和死亡率。

2. 评价卫生事件对公共卫生的影响或判断和测定它的趋势。

3. 论证公共卫生干预项目和资源的需要,并在制定的公共卫生计划中合理地分配资源。

4. 监测预防和控制方法及干预措施的有效性。

5. 辨析高风险人群和地理区域以便进行干预和指导分析研究。

6. 建立假说,引导疾病发生的原因、传播和进展的危险因素的分析性研究。

三、公共卫生监测的发展概况

公共卫生监测是公共卫生实践的重要组成部分,随着公共卫生实践的发展,其监测内容不断丰富,方法不断完善。

(一)国外公共卫生监测的发展

西方流行病学的发展史很大程度上体现出公共卫生监测的发展,包括从公元前希波克拉底开创的疾病与环境的观察,到 1949 年世界卫生组织(WHO)成立后直至今日,由 WHO 负责的全球疾病监测。

早在 17 世纪,英国统计学家 Graunt(1620—1674)利用伦敦各教堂保存的死亡登记来分析居民的健康状况,发现死亡率和死亡原因有一定的规律,并且提出了出生和死亡统计的原则,其研究可以看作是最原始的死亡监测。英国医生、统计学家 Farr(1807—1883)在担任英国统计署总长的近 40 年里,致力于收集、分析生命统计资料,并且把结果报告给当局和社会公众。

早期的公共卫生监测带有检疫的意义,主要针对传染病病人,例如 14 世纪在意大利威尼斯港口,对来自鼠疫疫区船只上的旅客,要进行 40 天的观察后才能登岸;1741 年英国在北美的殖民地罗德岛地方当局通过一项法令,要求旅店必须及时报告患有天花、霍乱、黄热病等烈性传染病的旅客,这就形成了法定传染病报告的雏形。1901 年美国所有的州都制定法律列出本州的法定报告传染病,到 1925 年所有的州都加入了全国发病报告系统。一直到 20 世纪 50 年代,传染病报告始终是公共卫生监测的主要内容。

1943 年丹麦建立癌症登记制度,这是非传染病监测的开端。1968 年世界卫生组织在第 21 届世界卫生大会上,明确了监测在公共卫生中的地位,监测范围包括传染病在内的所有卫生问题。随着疾病谱和医学模式的转变,监测的范围不断扩大,从传染病扩大到非传染病,从疾病的影响因素(如行为)扩大到与健康有关的各种事件(如卫生服务评价);监测的方法不断完善,从单纯的生物医学观察发展到利用社会学、行为学等多学科的方法进行研究。如在预防控制艾滋病的实践中,提出了二代监测(secondary generation surveillance)的概念,即在传统监测内容的基础上,增加行为学监测,主要是针对可以改变的行为危险因素。二代监测提供的信息更全面,从而可以更好地指导干预。

20 世纪 90 年代后,计算机和网络技术飞速发展并应用到监测活动中,显著提高了数据收集及处理的效率,也使信息反馈的速度大大提高,有力地推动了公共卫生监测的发展。如:欧盟组织意识到监测是传染病防制工作的重要环节,逐步构建了基于网络的欧盟传染病快速预警系统(EWRS),在整个欧洲开展监测并协调和统一监测方法,从而提高所收集数据的可比性和兼容性。

(二)我国公共卫生监测的发展

新中国成立前,我国没有系统的疾病监测系统。新中国成立后,我国在 1950 年建立了法定传染病报告制度,这是针对传染性疾病最基本的监测系统,报告的传染病病种由最初的 18 种增加到目前的 39 种。20 世纪 70 年代起,又陆续建立了流感、乙脑、流脑、霍乱、出血热、鼠疫等许多单病种监测系统,将全国性传染病报告与重点地区和人群的重点疾病病原学、血清学监测结合起来,显著提高了我国传染病监测和防控能力。

20 世纪 70 年代后期,随着西方国家疾病监测概念的引入,何观清教授(1911—1995 年)于 1979 年提出在我国建立综合疾病监测点,收集人口特征、出生与死亡、传染病和计划免疫等资料,借助监测资料来确定主要卫生问题。在原卫生部的支持和领导下,1980 年建立了以传染病为主的全国疾病监测点综合监测系统,由当时的中国预防医学科学院牵头负责实施。2003 年,该系统改为全国疾病监测系统(National disease surveillance system),增加了非传染病病种、婴儿死亡率、死因分析、期望寿命和其他人口学资料,吸烟与健康、饮水与健康和居民营养状况等信息,以及干预的成本效益分析和社区卫生服务评价等监测内容,目前由中国疾病预防控制中心牵头负责实施。

进入 20 世纪 80 年代后,随着疾病谱和病因谱的改变,我国又相继建立了一批全国性的公共卫生监测系统,包括出生缺陷监测系统、HIV 感染哨点监测系统、碘缺乏病防制监测系统、妇幼卫生监测系统等。2003 年 SARS 的流行,再次引起国家对传染病疫情和突发公共卫生事件的高度重视,强化了法定传染病报告系统并建立网络直报信息平台,新建突发公共卫生事件报告系统,加大对公共卫生监测工作的投入,极大地提高了监测系统的效率。

第二节　公共卫生监测的种类与内容

随着公共卫生活动的发展,公共卫生监测的种类和内容不断丰富。目前,公共卫生监测的种类主要包括疾病监测、死因监测、医院感染监测、症状监测、行为及行为危险因素监测以及环境、食品与营养、药物不良反应等其他公共卫生监测。

一、疾病监测

就流行病学研究健康问题的视角而言,疾病监测属于针对结果的监测,在监测中需要对相应的疾病以及死亡有明确的诊断结果。

(一)传染病监测

2005 年世界卫生大会审议通过了《国际卫生条例》[International Health Regulations, IHR (2005)],2007 年 6 月 15 日开始执行。根据 IHR(2005),WHO 规定了 4 种在任何情况下都必须通报的疾病及其相应的病例定义,这 4 种疾病是天花、由野毒株引起的脊髓灰质炎、新亚型病毒引起的人类流感和严重急性呼吸综合征(SARS);同时还规定了 20 种全球预警和应对的传染性疾病,包括 2009 年发生大流行的甲型 H1N1 流感、埃博拉出血热、登革热、肝炎、猴痘、亨德拉病毒感染、黄热病、克里米亚-刚果出血热、拉沙热、裂谷热、流感、马尔堡出血热、脑膜炎球菌病、尼帕病毒感染、禽流感、鼠疫、炭疽病、天花、土拉菌病、严重急性呼吸道综合征(SARS)。

根据《中华人民共和国传染病防治法》,我国目前法定报告传染病分为甲类(2 种,强制管理传染病)、乙类(26 种,严格管理传染病)和丙类(11 种,监测管理传染病),共 39 种。在我国领土范围内凡发现有法定报告传染病病例,所有责任报告人都应向当地疾病预防控制机构报告。

传染病监测的主要内容及用途有以下几方面:

1. 及时发现并诊断病例,以便追踪和控制;发现新发传染病或新的公共卫生问题。

2. 了解病例三间分布情况,及时确定流行或暴发的存在,以便启动暴发调查并控制疫情。

3. 监测人群免疫水平、病原体的血清型和(或)基因型、毒力、耐药性及其变异,以及动物宿主和媒介昆虫的种类、分布、病原体携带状况等,了解疾病的变化趋势,识别高危人群或地区,为干预策略与措施的制定和调整提供信息。

4. 监测公共卫生干预项目(策略与措施)的进展与效果。

(二)慢性非传染病监测

随着疾病谱的改变,疾病监测的范围扩大到慢性非传染病。监测内容根据各国及各地区的主要卫生问题或监测目的不同而异,主要包括恶性肿瘤、心脑血管病、糖尿病、精神性疾病、职业病、出生缺陷等。

美国国立癌症研究所(U. S. National Cancer Institute,NCI)从 20 世纪 70 年代起就开始对癌症进行监测。美国 CDC 从 20 世纪 80 年代起开展慢性病的健康促进活动,针对严重影响生命质量的 10 种可预防的慢性病,如冠心病、糖尿病、肝硬化与酒精中毒、乳腺癌等开展监测。WHO 资助的心血管病及其决定因素监测方案(MONICA)第一期从 1984—1993 年共进行 10 年,包括 27 个国家、39 个中心和 113 个报告单位,覆盖人口达 1300 万。之后有更多的国家加入并改良优化监测方案,该方案的主要目的是监测心血管病的发生和死亡,以及与其相关的危险因素、卫生服务和社会经济发展的变化,以便采取有效行动,减少心血管病的死亡。

我国部分地区也开展了恶性肿瘤、心脑血管病、出生缺陷等非传染性疾病的监测。例如,由北京心肺血管医疗研究中心牵头组织了我国 16 省市、19 个监测区对心血管病发展趋势及其影响因素进行监测(即 MONICA 项目的中国部分,1984—1993 年)。1984 年天津市社区人群中开展了"恶性肿瘤、冠心病、脑卒中、高血压"(简称"四病")的防治研究等。始建于 1986 年的"全国出生缺陷监测网"开展了以医院为基础的出生缺陷监测。此外,在恶性肿瘤方面,国家肿瘤登记报告与疾病监测相似,它是按一定的组织系统连续地收集、保存、整理、分析和评价恶性肿瘤发病、现患、死亡、诊断方法、肿瘤期别分布、治疗方法和生存资料的统计,包括以人群和医院为基础的肿瘤登记。前者用于评价肿瘤的疾病负担及发展趋势,为肿瘤病因和防治研究提供基础数据,并评价国家肿瘤防控项目的效果。后者主要用来评价诊断和治疗癌症病人的效果。全国肿瘤登记中心在 2014 年共收集到全国 234 个登记处提交的 2011 年肿瘤登记资料,覆盖人口 2.2 亿,所发布的"2015 中国肿瘤登记年报"显示,2011 年我国新增癌症病例约 337 万例,比 2010 年增加 28 万例,年报中的最新版中国癌症地图清楚地呈现出各种癌症高发地区。

(三)医院感染监测

医院感染监测(hospital infections surveillance)是长期、系统、连续地收集、分析医院感染在一定人群(主要是住院病人)中的发生、分布及其影响因素,并将监测结果报送和反馈给有关部门和科室,为医院感染的预防、控制和管理提供科学依据。我国现行的《医院感染监测规范》(WS/T312-

2009)是原卫生部 2009 年 4 月发布,同年 12 月开始实施。医院感染监测包括全院综合性监测、目标性监测以及细菌耐药性监测和抗菌药物使用监测,规范要求:医院建立有效的医院感染监测与通报制度,及时诊断医院感染病例,分析发生医院感染的危险因素,采取针对性的预防与控制措施;培养医院感染控制专职人员和临床医务人员识别医院感染暴发的意识与能力,发生暴发时应分析感染源、感染途径,采取有效的控制措施,并根据医院感染暴发的不同情形,在规定时间内向卫生行政部门进行报告。

（四）死因监测

死因监测的目的是了解人群的死亡率和死因分布,通过死因统计分析,可反映监测人群健康水平,并确定不同时期主要死因及疾病防制重点。

我国 1989 年和 1992 年分别建立了"全国孕产妇死亡监测网"和"全国 5 岁以下儿童死亡监测网",监测信息用于反映我国妇女和儿童的健康状况。中国 CDC 分别于 2005 年和 2007 年制定并下发了《全国疾病监测系统死因监测工作规范(试行)》和《全国死因登记信息网络报告工作规范(试行)》,使死因监测工作更加规范,其中《死亡医学证明书》是死因报告和统计分析的重要凭证,正确的死因判定是死因监测的最主要基础。

二、症状监测

症状监测(syndromic surveillance)又称为综合征监测或症候群监测,是指通过长期、连续、系统地收集特定临床症候群或与疾病相关现象的发生频率,从而对某类疾病的发生或流行进行早期探查、预警和做出快速反应的监测方法。症状监测尤其适用于一些新发疾病,其病因未明、临床上尚无明确诊断方法判断病例。流感样病例(ILI)的监测其实质属于症状监测,在确定 2009—2010 年的 H1N1 型流感大流行中成为监测工作的组成部分并发挥了重要作用。

常用的症状监测主要有流感症状(咳嗽、喷嚏等)监测、发热监测、腹泻病监测等。症状监测不依赖特定的诊断,是强调非特异症状为基础的监测,所监测的内容,不仅有临床症状(如发热、腹泻、呼吸道症状等),还包括许多与疾病相关的现象,主要有:

(1)医院急诊室或门诊病人就医情况。

(2)药店非处方药(如维生素 C、感冒药、止泻药等)的销售情况。

(3)医疗相关用品(如医用口罩、卫生纸巾等)的销售量。

(4)学校或单位的缺勤率。

(5)动物患病或死亡情况。

(6)生物媒介变化情况等。

症状的分类和对症状的诊断是症状监测系统的基本组成部分,更多的呼吸道症状、胃肠道症状、皮肤症状、神经系统症状已被不断地用于症状监测。

由于症状或综合征本身并不具有特异性,不同的疾病可出现相似的症状,这可能导致过高估计某一种疾病的疫情,从而造成不必要的恐慌和经济损失。但是,由于各种症状的出现总是先于疾病的确诊,通过症状监测可提高监测系统的敏感性,尤其在应对食源性疾病、生物恐怖等突发公共卫生事件中,症状监测发挥了较为重要的作用,因此受到越来越多的重视。迄今,我国的症状监测已在北京奥运会、上海世博会、广州亚运会等许多重大社会活动的公共卫生监测中得到实践的检验评估。

三、行为及行为危险因素监测

行为及行为危险因素监测是针对公共卫生事件原因的监测。一般的行为,在没有确定与特定疾病存在因果关联性时,只是一些非特异性的行为或现象,对这些行为的监测,往往是为了探寻病因线索。而针对明确的行为危险因素(如吸烟)监测,能对相关疾病或公共卫生事件的发生进行一定程度的预测。

随着疾病模式的改变,慢性病、伤害和性传播疾病逐渐成为影响人类健康的主要卫生问题,这些疾病与个人生活行为密切相关,促进行为的改变成为预防控制这些疾病的主要策略。美国 CDC 在 1984 年建立了行为危险因素监测系统(behavioral risk factors surveillance system,BRFSS),到 1990 年全国 50 个州均加入该系统,它以计算机辅助电话调查系统(computer assisted telephone interviewing system,CATI)为依托,按月收集与慢性病、伤害和可预防传染病有关的行为资料,包括吸烟、酗酒、使用汽车安全带、不良饮食习惯、体力活动、利用疾病筛检服务等。

行为危险因素监测已经成为公共卫生监测的一个重要组成部分,包括中国在内的越来越多的国家建立了本国的行为危险因素监测系统。此外,在各类疾病监测中常常包含行为监测的内容,如慢性病监测中关注生活方式相关的行为因素(如吸烟、不良饮食习惯等),艾滋病监测中关注特定人群不安全的性行为、吸毒等,道路交通伤害监测中关注酒驾、汽车安全带使用、安全头盔使用等。

四、其他公共卫生监测

其他公共卫生监测包括环境监测(针对大气、水、土壤、生活居住环境、劳动生产环境等)、食品卫生监测、营养监测、学校卫生监测、药品不良反应监测、计划生育药具使用及不良反应监测等。这些监测既可分属于不同的学科,又常常同时包含多个学科的内容。如:美国关于食源性疾病的监测,包含了法定传染病报告中对通过食物传播的特定肠道疾病的报告监测系统、食源性疾病主动监测系统与暴发报告系统、公共卫生实验室信息系统、消费者对潜在疾病的投诉系统、行为风险因素监测、环境卫生专家网络对环境卫生评价系统、国家食源性疾病病原体分子分型网络及抗生素耐药性监测系统等,各系统从不同的角度获取各种监测信息,同时共享信息,并充分利用各种监测信息建立起暴露与疾病的关联性,从而为食源性疾病的识别、防控以及治疗提供了重要依据。

为了解决不同的卫生问题,达到特定的卫生目标,可以有选择地开展各种内容的公共卫生监测。

第三节　公共卫生监测的方法与步骤

一、公共卫生监测的方法

(一)监测方式

开展公共卫生监测工作需要建立专门的监测组织,它应具备相应的行政和技术条件以及保证运作所需要的经费。监测系统就是为了达到特定目标而对某种疾病或某个公共卫生问题开展有组织、有计划的监测体系,这些监测体系可以分别或同时采用以人群为基础、以医院为基础和以实验室为基础的监测方式。此外,还有以案例为基础的监测,以及基于指标和基于事件的监测。

1. 以人群为基础的监测(population-based surveillance)　是指以特定人群为现场开展工作,监测特定疾病的动态变化。以人群为基础开展的监测,不仅可以是覆盖整个目标人群的常规报告监测,也可以是监测点或哨点监测,而且具有良好代表性的监测点监测,能获得比较准确、可靠、及时的资料,其耗费更低、效率更高。许多行为危险因素的监测均是以人群为基础的监测。

2. 以医院为基础的监测(hospital-based surveillance)　是指以医院为现场、以病人为对象开展工作,主要是对医院内感染、病原体耐药以及出生缺陷等进行监测。法定传染病报告监测系统及药物不良反应的被动监测均属于以医院为基础的监测。

3. 以实验室为基础的监测(laboratory-based surveillance)　主要是指利用实验室方法对病原体或其他致病因素开展监测。例如 WHO 及我国的流感实验室监测系统,所开展的常规流感病毒分离与分型鉴定工作,即为以实验室为基础的流感病毒监测。在多个国家迅速发展起来的病原体分子分型网络(pulse net)是几乎覆盖全球主要国家的以实验室为基础的病原体监测。

4. 以案例为基础的监测(case-based surveillance)　是指以疾病预防控制系统为主的,联合临床医疗机构和其他健康保健单位对特殊的个案病例和聚集性病例的监测。统计疾病暴发的事件数常常比统计单个病例更容易,更实用,尤其对一些有潜在暴发危险,报告质量较差或临床类型多样的疾病更是如此。在我国的突发公共卫生事件监测、食品安全事件监测等都属于以案例为基础的监测。

5. 基于指标的监测(indicator-based surveillance)　各种可以收集到定量数据的监测系统,如法定传染病报告信息系统、症状监测系统、行为危险因素监测系统等,可以为暴发/流行预警机制(epidemic/outbreak intelligence mechanism,EIM)提供定量数据。

6. 基于事件的监测(event-based surveillance)　收集来自媒体及网络检索、新闻分析、国内外通报、公众投诉与举报、健康咨询等方面所报道的事件信息,也可以为 EIM 提供线索和依据。突发公共卫生事件报告系统就是一种基于事件的监测系统。但目前对报告事件的调查核实方法和程序缺乏统一标准,因此基于事件的监测在大多数国家尚未建立。

（二）监测方法与技术

在监测过程中正确利用监测方法与技术,有助于提高监测的质量和效率。随着现代信息科技的发展,公共卫生监测中越来越多地应用了计算机网络、地理信息系统等技术,这使监测信息的收集、整理、分析、传递、反馈等更加便捷,从而大大提高了监测系统的工作效率,也使公共卫生策略的制定和干预措施的实施更加及时。除了在公共卫生监测基本概念中所提及的主动监测与被动监测、常规报告与哨点监测外,常用的监测方法与分析技术还有:

1. 病例登记(case registry)　是指日常工作中对监测相关病例的发现、检测、诊断及信息登记,是监测工作的基础,也是疾病及死因监测中必不可少的重要环节。

2. 无关联匿名监测(unrelated surveillance)　当监测的目的仅仅是了解人群中某病的流行

状况,而不是要发现具体病例,此时可利用其他研究所收集的资料,在不识别个体的情况下开展监测,称为无关联匿名监测。例如收集医院检验科血样或某人群健康体检血样,在不识别个人身份的情况下,进行 HIV 抗体检测,以了解该人群的 HIV 感染率。这样的监测可在一定程度上减少伦理学问题。

3. 记录连接（record linkages）　把两个不同来源的资料连接起来,组成一个新的数据库,进行统计分析,以便获得更多有价值的监测信息,这种分析技术称为记录连接。例如在出生资料中没有关于未来发病或死亡的记录,而在婴儿死亡资料中没有关于出生体重的记录,但把两个资料连接起来分析,可以获得不同出生体重婴儿的死亡率信息。

4. 在线收集监测信息　利用计算机辅助电话调查系统（CATI）和网络调查,使调查者可以用更短的时间和更少的费用,得到更加优质的访问数据,而且所得数据可被各种统计软件直接使用,进行自动化数据管理和自动统计分析,从而迅速简便地完成监测信息的收集和分析。CATI 是将高速发展的通信技术及计算机信息处理技术应用于传统的电话访问中,欧美发达国家半数以上的人群调查采用 CATI 技术完成,国内也有应用 CATI 技术的实例,如用于北京市公众流感样症状出现情况、就诊情况和甲型流感 H1N1 诊断情况的调查。网络调查又称在线调查,是指通过互联网及其调查系统将传统的纸质调查与分析方法在线化、智能化。这两种调查方式都可极大地扩大调查人数及地域范围,节约调查成本,并提高数据管理与统计分析效率。

5. 网络直报系统　随着计算机网络技术的飞速发展和普及,公共卫生监测中越来越多地建立和采用网络直报系统。我国的突发公共卫生事件监测系统和法定传染病报告信息系统,在县、乡一级已基本实现了网络直报,大大缩短了信息传递的时间,也为数据的快速处理奠定了基础。

6. 自动预警技术　预警是指根据监测中所发现的异常信息,如某种疾病病例的异常增加,而发出警报,以便相关部门和可能受事件影响的人群及时做出响应。自动预警技术则是利用数学模型和计算机信息技术,通过特定的算法确定预警阈值,自动探测发现可能的异常信息（高于阈值）,从而发出预警信号。值得注意的是预警阈值的高低直接影响预警信号的灵敏度和特异度,对预警信号所提示的可疑事件需要进一步分析、核实。

7. 地理信息系统（geographic information system，GIS）的利用　利用 GIS 可使公共卫生监测数据在地区分布上更加形象化,有助于分析地理环境及气候因素对公共卫生问题的影响。

（三）公共卫生监测中的注意点

1. 病例定义和监测病例　在大规模的监测工作中,若要严格按照临床诊断标准来确定某病病例,常常受工作条件所限难以操作,因此确定一个统一的、操作性强的监测标准极为重要,采用监测标准定义的病例称为监测病例。例如不少传染病的诊断主要根据临床症状和体征,而不一定需要病原学检验,如流感监测时的流感样病例（ILI）,是指发热（体温≥38℃）,伴咳嗽或咽痛之一者。

我国法定传染病上报的病例中有很多都属于监测病例。在疾病监测中应尽可能提高实际病例在监测病例中的比例,并在一定程度上能估计这个比例。

2. 静态人群和动态人群　监测过程中无人口迁出、迁入的人群称静态人群（fixed population）。如果一个具有较多人口的地区中仅有少量出生、死亡、迁出和迁入时,也可视为静态人群。针对静态人群计算率时,可采用观察期的平均人口数作为分母。如果监测过程中人口频繁地迁出、迁入,则为动态人群(dynamic population)。针对动态人群计算率时,需要采用观察总人时数作为分母。

3. 监测信息的深入、及时分析和交流与共享　利用自动分析技术可更高效、清晰地分析监测数据,从中获取更有意义的信息;而自动预警技术则可以根据监测数据和分析信息发出及时有效的预警。不同的监测系统间实现一定权限内的数据信息共享和交流,可极大地提高监测工作的效益。

4. 保密制度　许多疾病涉及个人隐私(如性传播疾病),一些疾病的病人或感染者会遭受社会歧视(如 HIV 感染者/艾滋病病人,乙肝病毒感染者等),在对这些疾病开展监测时要遵守保密制度。一方面维护监测对象的尊严和权益,另一方面增强社会公众对监测活动的信任感和参与意识。例如我国的 HIV 感染监测规定了严格的保密制度,要求监测机构不得公布或泄露病人和感染者的名单。

二、公共卫生监测的基本程序

公共卫生监测的程序,包括数据收集、数据管理与分析、信息交流与反馈和信息利用 4 个基本过程。

(一)系统收集相关数据

根据不同监测系统的特定目的,系统全面地收集相关监测数据,同时在数据收集中要有统一的标准和方法以及规范的工作程序。监测数据主要包括:①人口学资料;②人群疾病发病或死亡的资料;③实验室检测的病原学和血清学资料;④危险因素调查资料;⑤干预措施记录资料;⑥专题调查报告;⑦其他有关资料,如气象资料等。

(二)管理和分析数据

数据管理是指对收集到的原始数据认真核对、整理,同时了解其来源和收集方法,以保证数据的完整性和准确性。

数据分析是指利用统计学技术把各种数据转变为有关的指标并加以解释,进而揭示出所监测公共卫生问题的分布特征、变化规律及趋势、影响因素等。在数据分析过程中,一方面要注意根据数据的性质正确选择统计学方法,如显著性检验、标准化法、相关性分析等,对数据进行充分的挖掘和利用;另一方面要考虑各种事件对监测结果的影响,从而对统计分析结果作出正确、合理的解释。

(三)信息的交流与反馈

监测信息可以定期发放。例如 WHO 定期将各方面的监测数据加以整理与分析,编印成《疫情周报》(*Weekly Epidemiological Record*)和多种刊物向世界各地发放。我国由中国疾病预防控制中心出版的公开发行期刊《疾病监测》,比较及时地反映全国法定报告传染病的发病和死亡情况及疫情动态,并交流各地疾病监测工作的经验。此外,我国已有专门的监测日报、周报、月报、年报制度,专业人员可实时获得,卫生行政部门亦会定期向社会公开。利用互联网来发布信息,是近年来公共卫生监测的新发展。

信息反馈是把公共卫生监测和公共卫生干预连接起来的桥梁,监测系统必须建立反馈信息的渠道,使所有应该了解信息的单位和个人都能及时获得,以便迅速对公共卫生问题作出反应。信息反馈分为纵向和横向两个方面,纵向包括向上反馈给卫生行政部门及其领导,向下反馈给下级监测机构及其工作人员；横向包括反馈给有关的医疗卫生机构及其专家，以及反馈给相关社区及其居民。信息反馈的内容及方式应视对象不同而异。

（四）信息的利用

通过监测获得的信息可以用来描述公共卫生问题的分布特征、确定流行的存在、预测流行的趋势、评价干预的效果，为开展公共卫生活动提供决策的依据。充分利用监测信息，及时制定公共卫生策略，并采取有效的干预措施是公共卫生监测的最终目的。

第四节 公共卫生监测系统的评价

为了提高公共卫生监测系统的有效性，更好地为公共卫生活动服务，需要对公共卫生监测系统的质量及效益等定期进行评价，以进一步改进和完善监测系统。

一、监测系统的质量评价

对公共卫生监测系统的质量评价，包括完整性、敏感性、特异性、及时性、代表性、简单性、灵活性等多个方面。

1. 完整性（completeness） 是指监测系统所包含的监测内容或指标的多样性，它包括报告哨点与监测形式的完整性、病例报告的完整性以及监测数据的完整性。

2. 敏感性（sensitivity） 是指监测系统发现和确认公共卫生问题的能力。它主要包括两个方面，一是指监测系统报告的监测病例占实际病例的比例；二是指监测系统判断疾病或其他公共卫生事件暴发或流行的能力。

3. 特异性（specificity） 是指监测系统排除非公共卫生问题的能力，如监测系统能够正确识别疾病群体现象的随机性波动，从而避免或减少发生预警误报的能力。

4. 及时性（timeliness） 是指从某公共卫生事件发生到监测系统发现并反馈给有关部门的时间间隔，它反映了监测系统的信息上报和反馈速度。及时性对急性传染病暴发和突发公共卫生事件尤为重要，它将直接影响到干预的效果和效率。

5. 代表性（representativeness） 是指监测系统发现的公共卫生问题能在多大程度上代表目标人群的实际发生情况。缺乏代表性的监测信息可能导致卫生决策的失误和卫生资源的浪费。

6. 简单性（simplicity） 是指监测系统的资料收集、监测方法和系统运作简便易行，具有较高的工作效率，省时且节约卫生资源。

7. 灵活性（flexibility） 是指监测系统能针对新的公共卫生问题、操作程序或技术要求进行及时的调整或改变的能力，以适应新的需要。

二、监测系统的效益评价

对监测系统的效益评价，除了卫生经济学的成本-效益、成本-效用与成本-效果分析外，还有阳性预测值、可接受性以及监测系统间的互联与共享功能等指标。

1. 卫生经济学评价 任何监测系统的建立与运行都需要成本投入,有时甚至耗资巨大,监测系统的效益、效用和效果主要反映在对疾病或事件的早期预警与及时处置以及对疾病的防控指导与人群健康水平的提高,因此卫生经济学的评价必不可少。但评价时应注意,监测系统的效益可以是直接的也可以是间接的,且常常需要较长时间才能显现。

2. 阳性预测值(positive predictive value) 是指监测系统报告的病例中,真正的病例所占的比例。阳性预测值很低时,对假阳性病例的调查以及对非暴发或流行疫情的干预,将造成卫生资源的浪费,有时还可能引起恐慌。

3. 可接受性(acceptability) 是指监测系统各个环节的工作人员对监测工作的参与意愿程度,它由工作人员能否持续、及时地提供准确、完整的信息来反映。

4. 监测系统间的互联与共享性 多数监测系统是针对某一特定目的而开展监测工作的,在获取信息和信息利用上都可能存在一定的局限性,因此建立监测系统间的互联与共享,可极大地提高各监测系统的工作效率和信息利用率,减少资源浪费。能否较为便捷地实现监测系统间的互联与共享,是评价监测系统效益的重要指标之一。

除了上述质量和效益的评价外,还可对监测系统的职能进行评价。监测系统的职能分为核心职能和支持职能。核心职能主要包括病例检测、病例登记、病例确认、病例报告过程、资料分析和解释、流行预警以及信息反馈等职能;支持职能是指那些能促进核心职能顺利完成的条件,包括监测系统的执行标准和指南、对相关人员和组织的培训、监管、必需的通信设备、必需的人力物力财力资源、对监测系统的监督、评估和协调等。更详细的内容可参见 2006 年 WHO 出版的《传染病监测系统评价指南》(*Communicable Disease Surveillance and Response Systems. Guide to Monitoring and Evaluating. WHO, 2006*)。

(王 蓓)

思考题

1. 什么是公共卫生监测?

2. 公共卫生监测的主要内容有哪些? 其目的和应用有哪些?

3. 公共卫生监测的种类、方式及方法有哪些?

4. 如何评价公共卫生监测系统?

第十一章

传染病流行病学

Chapter 11　Infectious Disease Epidemiology

Infectious diseases result from human encounters with a wide variety of infectious agents that arises through transmission from an infected person, animal, or reservoir to a susceptible host. Infectious diseases remain one of key issues in global public health. The infectious disease epidemiology studies mainly: 1) the etiology of infectious diseases, and the occurrence and transmission of infectious diseases in a population; 2) the natural and social factors that affect the transmission of infectious diseases; 3) the preventive strategies and measures to block the transmission route and protect the susceptible population; 4) the effectiveness of preventive and control strategies and measures.

在人类历史长河中,传染病曾经是严重危害人类健康和生命的主要疾病,天花、鼠疫、霍乱以及流感等传染病给人类带来了巨大的灾难。传染病流行病学(infectious disease epidemiology)在人类与传染病长期斗争过程中应运而生,并在控制传染病方面发挥了重要作用。传染病流行病学旨在研究人群中传染病的发生、发展规律及其影响因素,并制定预防、控制和消灭传染病的策略和措施。

第一节　概述

随着社会经济发展、科学进步和人类坚持不懈的努力,全球大多数国家的传染病发病率和死亡率显著下降。腹泻、下呼吸道感染及其他常见传染病的年龄调整死亡率由 2005 年的 99. 3/10 万降至 2015 年的 73. 2/10 万。1990—2015 年全球因早死所致的寿命损失年(years of life lost,YLL)的前十大原因发生了明显的改变,从以传染病为主逐步过渡到以非传染性疾病为主(表 11-1)。尽管传染病已不再是引起死亡的首要疾病,但由于全球化进程、气候变暖、人类生态环境和行为方式的变化,各类新发、再发传染病不断出现,对人类健康构成了严重的威胁,也对全球公共卫生提出了新挑战。

表 11-1　1990 年、2005 年和 2015 年全球 YLL 的前十大原因

序号	1990 年	2005 年	2015 年
1	下呼吸道感染	缺血性心脏病	缺血性心脏病
2	新生儿早产综合征	下呼吸道感染	脑血管疾病
3	腹泻病	脑血管疾病	下呼吸道感染
4	缺血性心脏病	HIV/AIDS	新生儿早产综合征

续表

序号	1990 年	2005 年	2015 年
5	脑血管疾病	新生儿早产综合征	腹泻病
6	新生儿脑病	腹泻病	新生儿脑病
7	疟疾	疟疾	HIV/AIDS
8	麻疹	新生儿脑病	道路伤害
9	先天缺陷	道路伤害	疟疾
10	道路伤害	慢性阻塞性肺疾病	慢性阻塞性肺疾病

（GBD 2015 Mortality and Causes of Death Collaborators，2016）

一、定义

传染病（infectious disease 或 communicable disease）是由病原体引起的，能在人与人、动物与动物以及人与动物之间相互传播的疾病。病原体（细菌、病毒、立克次体、螺旋体、寄生虫等）通过感染的人、动物或储存宿主直接或间接地引起传播，感染易感者。

二、流行概况

（一）全球传染病流行概况

19 世纪以来，人类对传染病的认识逐渐深入，并采取了有效的防控措施（如疫苗等），使得历史上许多曾经猖獗一时的传染病得到了有效的控制。1980 年，人类成功地消灭了天花。1988 年，全球启动了消灭脊髓灰质炎行动，全球范围内的脊髓灰质炎病例减少了 99.9%；目前大多数国家实现了无脊髓灰质炎目标。然而，传染病仍然是危害人类健康的重要原因，尤其在发展中国家。全球每年死于传染病的人数约占总死亡人数的 25%，主要发生在非洲等发展中国家。伴随着经典传染病的减少，新发传染病（emerging infectious disease，EID）不断出现，根据 WHO 的统计，20 世纪 70 年代以来，全球约有 40 多种新发传染病（表 11-2）。

表 11-2　20 世纪 70 年代以来新发现的病原体与传染病

年代	病原体	疾病名称
1972	萼状病毒（calicivirus）	腹泻
1973	轮状病毒（rotavirus）	婴儿腹泻
1975	甲型肝炎病毒（hepatitis A virus）	甲型肝炎
1975	星状病毒（astrovirus）	腹泻
1975	细小病毒 B19（parvovirus B19）	慢性溶血性贫血，特发性再生障碍性贫血，传染性红斑
1976	埃博拉病毒（Ebola virus）	埃博拉病毒病
1976	微小隐孢子虫（Cryptosporidium parvum）	急性和慢性腹泻
1977	汉坦病毒（Hantaan virus）	肾综合征出血热
1977	丁型肝炎病毒（hepatitis D virus）	丁型肝炎

续表

年代	病原体	疾病名称
1977	嗜肺军团菌(Legionella peumophila)	军团病
1977	空肠弯曲菌(Campylobacter jejuni)	肠炎
1980	人嗜 T 淋巴细胞病毒 I 型(human T lymphotropic virus type I)	成人 T 细胞淋巴瘤
1981	产毒素金黄色葡萄球菌(toxin producing strains of staphylococcus aureus)	中毒性休克综合征
1982	人嗜 T 淋巴细胞病毒 II 型(human T lymphotropic virus type II)	毛状 T 细胞白血病
1982	大肠埃希菌 O157:H7(Escherichia coli O157:H7)	出血性结肠炎
1982	伯氏疏螺旋体(Borrelia burgdorferi)	莱姆病
1983	幽门螺杆菌(Helicobacter pylori)	消化道溃疡,胃癌
1983	人免疫缺陷病毒(human immunodeficiency virus,HIV)	艾滋病
1985	比氏肠细胞内原虫(Enterocytozoon bieneusus)	顽固性腹泻
1986	人疱疹病毒-6 型(human herpesvirus 6,HHV-6)	婴儿玫瑰疹
1986	卡晏环孢子球虫(Cyclospora cayetanensis)	持续性腹泻
1986	埃里希体(Ehrlichia spp.)	人埃里希体病
1989	丙型肝炎病毒(hepatitis C virus)	丙型肝炎
1989	戊型肝炎病毒(hepatitis E virus)	戊型肝炎
1990	人疱疹病毒-7 型(human herpesvirus 7)	发热,皮疹,CNS 感染
1991	瓜纳里托病毒(Guanarito virus)	委内瑞拉出血热
1991	新脑细胞内原虫(Encephalitozoonhellem)	弥漫性疾病
1992	霍乱弧菌 O139(Vibrio cholerae O139)	新型霍乱
1992	巴尔通体(Bartonella henselae)	猫抓病,细菌性血管瘤病
1993	巴贝虫新体(Babesian. sp)	非典型巴贝虫病
1993	创伤弧菌(Vibrio vulnificus)	食源性败血症
1993	大肠杆菌 O12:K1:H7(Escherichia coli O12:K1:H7)	泌尿道感染,流产,败血,脑膜炎
1993	辛诺柏里病毒(Sin Nombre virus)	肺综合征出血热
1994	马麻疹病毒(equine morbillivirus)	间质性肺炎,无菌性脑膜炎
1994	萨比亚病毒(Sabia virus)	巴西出血热
1995	人疱疹病毒-8 型(human herpes virus 8)	卡波济氏肉瘤
1995	庚型肝炎病毒(hepatitis G virus)	庚型肝炎
1996	朊毒体(prion)	新型克-雅氏病
1997	莫哥洛脱盟立克次体(R. mongolotimonae)	蜱传淋巴结病
1998	尼帕病毒(Nipah virus)	脑膜炎
2003	SARS 冠状病毒(SARS-associated coronavirus, SARS-CoV)	SARS

续表

年代	病原体	疾病名称
2006	禽流感病毒（H5N1）[avian influenza A（H5N1）virus]	人禽流感
2008	嗜吞噬细胞无形体（human granulocytic anaplasmosis）	人粒细胞无形体病
2009	甲型流感病毒[influenza A（H1N1）virus]	甲型流感
2013	中东呼吸综合征冠状病毒（Middle East respiratory syndrome coronavirus, MERS-CoV）	中东呼吸综合征

（改编自陈思东,《流行病学》,2012）

（二）我国传染病流行概况

我国坚持预防为主的方针,经过几十年的努力,传染病防制工作取得了显著成效。一些长期肆虐的传染病在 20 世纪得到有效控制,传染病总的发病率和死亡水平大幅下降后长期维持在较低水平,死亡率也明显低于世界平均水平,传染病导致的死亡在死因顺位中从首位降到第十位。目前,我国传染病危害呈现以下特点:①艾滋病危害严重,艾滋病病毒感染模式正在发生从高危人群向一般人群播散的变化,报告的死亡人数和死亡率高居榜首。②病毒性肝炎防制形势依然严峻。虽然我国乙肝病毒表面抗原携带率已从 1992 年的 9.75% 降至 7.18%,5 岁以下儿童的乙肝病毒表面抗原携带率为 0.96%,人群发病率有所下降但仍不容乐观。多年来其报告发病数和发病率位居我国法定报告甲乙类传染病的首位,2015 年报告的发病数为 934 215 例,控制的难度仍然较大。③结核病卷土重来,近年来,肺结核发病率和死亡率在法定报告的甲乙类传染病中位居第二,且出现耐多药结核病的流行。④新发和再发传染病频发,在全球 40 多种新发传染病中,我国有 20 余种,如传染性非典型肺炎（SARS）、艾滋病、肠出血性大肠杆菌 O157∶H7 肠炎、O139 霍乱、军团病、空肠弯曲菌肠炎、莱姆病、丙型肝炎、庚型肝炎、戊型肝炎、肾综合征出血热、轮状病毒腹泻、人禽流感、巴尔通体感染、甲型 H1N1 流感、小隐孢子虫感染腹泻等。⑤手足口病、感染性腹泻、流感等常见传染病发病率仍处于较高水平。由此可见,传染病的预防与控制任重道远。

第二节　传染过程

传染过程（infectious process）是指病原体进入宿主机体后,与机体相互作用、相互斗争的过程。传染过程是个体现象,也是传染病发生、发展、直至结束的整个过程。

一、病原体

病原体（pathogen）是指能够引起宿主致病的各类生物,包括病毒、细菌、立克次体、支原体、衣原体、螺旋体、真菌以及朊病毒等各种微生物以及寄生虫等。病原体侵入宿主机体后能否致病,与病原体的特征、数量、侵入的门户以及在机体内的定位密切相关。

（一）病原体的特性

1. 传染力（infectivity）　　指病原体侵入宿主体内生存繁殖,引起感染的能力。常用二代发病率（secondary attack rate）（亦称续发率）来测量。不同病原体的传染力有很大的差异，例如，麻疹病毒的传染力强，而麻风杆菌相对较弱。

2. 致病力（pathogenicity） 指病原体侵入宿主后引起疾病的能力。致病力受到宿主和病原体等诸多因素的影响。与病原体相关的致病力取决于病原体在体内的繁殖速度、所致组织损伤的程度以及病原体产生毒素的毒性。致病力可用暴露者中发生临床疾病者的比例来衡量。

3. 毒力（virulence） 指病原体感染机体后引起严重病变的能力。毒力强调引起疾病的严重程度，可用病死率和重症病例比例来评价。

4. 抗原性（antigenicity）或免疫原性（immunogenicity） 指病原体引起宿主产生特异性免疫的能力。

（二）病原体变异

病原体在与环境相互作用的过程中，能够发生变异，甚至出现新型病原体。如2003年的SARS和2009年的甲型流感就是病原体变异的结果。病原体变异对传染病的流行、预防和治疗有着重要意义。

1. 抗原性变异 病原体的基因突变导致其抗原性发生改变，从而使人群原来获得的特异性免疫力失去作用，导致疾病发生流行。例如流感病毒的变异引起流感流行，甚至大流行。

2. 毒力变异 病原体的毒力受环境因素和宿主抵抗力的影响可以发生变异，包括毒力增强和毒力减弱。病原体的减毒株可用于制备疫苗，预防传染病。

3. 耐药性变异 指病原体从对某种抗菌（病毒）药物敏感变成不敏感或者耐药。耐药性变异可通过耐药基因或基因突变传给后代，也可通过微生物共生而转移给其他微生物。病原体的耐药性变异已经成为全球性问题，是多种传染病流行难于控制或复燃的重要原因。

（三）病原体在宿主体外的生存力

病原体在宿主体外的生存能力对传染病的流行产生影响。大多数病原体在外界的生存力较弱，但也有一些病原体有较强的生存力（如能形成芽胞的细菌、乙肝病毒等）。外环境中的诸多因素如光、热、干燥、氧、放射性、声波、化学物质等不利于病原体的生长繁殖。

二、宿主

宿主（host）是指在自然条件下能被传染性病原体寄生的人或动物。宿主不仅能受到损害，也能通过自身的防御机制来抵御、中和外来入侵。当机体具有足够的免疫力时，则病原体难以侵入，或难以在宿主体内生存、繁殖、引起感染和疾病。

（一）宿主的防御机制

1. 皮肤黏膜屏障 机体的皮肤和内脏腔壁黏膜形成完整的屏障，作为人体的第一道防线，阻拦病原体侵入体内，起到保护层的作用。如皮肤的皮脂腺分泌的脂肪酸和汗腺分泌的乳酸均有抗菌作用。上呼吸道黏膜细胞表面密布纤毛，有助于病原体的排除。皮肤及腔道黏膜表面有众多的正常微生物丛，它们不仅可以阻止和限制外来病原体的侵袭，而且能刺激人体产生对外袭菌有抵抗作用的抗体。当人体皮肤或黏膜受到损伤时，机体抵抗病原体入侵的能力降低，就容易发生感染。

2. 内部屏障

（1）吞噬作用：机体组织中存在吞噬细胞，有吞噬、清理进入机体内微生物和清理衰老细胞、识别肿瘤细胞的作用。它们担负着机体的非特异性防御功能。

（2）正常的体液屏障作用：正常体液中的杀菌、抑菌物质有补体、溶菌酶、防御素、乙型溶素、吞噬细胞杀菌素等，常配合其他杀菌因素发挥作用。

3. 特异性免疫反应　特异性免疫反应包括体液免疫和细胞免疫。

（1）体液免疫是 B 细胞介导的免疫，主要通过产生抗体而发挥效应。病原体进入体内后，刺激 B 淋巴细胞产生特异性抗体。这些抗体包括 IgM、IgD、IgG、IgE 和 IgA 五种。一般来说，感染早期先产生 IgM，然后出现 IgG，这一时间顺序有助于区别近期感染和既往感染。一般来说，IgG 抗体是保护抗体，IgA 抗体可对黏膜表面的病原体产生中和作用，而 IgE 常常涉及过敏反应和对寄生虫感染的免疫。

（2）细胞免疫是 T 淋巴细胞介导的免疫。T 细胞受到抗原刺激后，增殖、分化、转化为致敏 T 细胞（也叫效应 T 细胞），当相同抗原再次进入机体的细胞中时，致敏 T 细胞对抗原有直接杀伤作用，其所释放的细胞因子也有协同杀伤作用。

（二）宿主的遗传易感性

病原体和宿主之间的相互作用是一个非常复杂的过程，是否感染、感染后出现什么临床表现受多种因素的影响，除了上述病原体的各种因素以及宿主的健康状况之外，宿主的遗传因素也可能起着重要的作用。目前有 7 个麻风病的易感基因已被证实，艾滋病、肝炎、结核、脑膜炎等传染病的易感基因也陆续被发现。传染病遗传易感性的研究有望从基因水平揭示感染性疾病的发病机制，并为传染病的防制提供新的思路。

（三）宿主的其他因素

宿主的年龄、免疫水平、营养状况、职业、个人习惯和生活方式等都可以影响宿主对病原体的反应。预防接种能使机体产生特异性抗体或细胞免疫反应，提高宿主对某种传染病的抵抗能力。饲养员、屠宰工人和畜牧业者容易患布鲁菌病。由传播媒介引起的传染病，病人常具有与传播媒介分布相符合的特征，例如，热爱户外活动（野营、徒步）或者林业工作者容易被蜱或蚊子叮咬，导致蜱或蚊子介导的人畜共患疾病。通过共用针具吸毒的静脉吸毒者，容易感染 HIV 和 HCV。

三、传染过程

宿主暴露于病原体后，经过传染过程，可以产生不同的结局。传染过程的结局可以通过感染谱反映。感染谱（spectrum of infection）又称感染梯度（gradient of infection），是指宿主对病原体传染过程反应的轻重程度，包括隐性感染、显性感染、严重临床症状或死亡。

1. 以隐性感染为主的传染病　这类传染病中隐性感染者所占的比例较大，只有少数人在感染后出现明显的临床症状，重症和死亡病例罕见，呈现出"冰山"现象（iceberg phenomenon）。如脊髓灰质炎、流行性脑脊髓膜炎和乙型脑炎等。隐性感染必须通过实验室检测才能发现。

2. 以显性感染为主的传染病　这类传染病中有明显临床症状和体征的感染者居多，隐性感染较少,重症和死亡病例极少,如水痘、麻疹等。

3. 以死亡为主的传染病　在这类传染病中,大多数感染者出现严重的临床症状和体征,常以死亡为结局,如狂犬病等。

不同病原体引起的疾病传染过程中,显性与隐性感染的比例不同,宿主的抵抗力和免疫力可以影响疾病的严重程度。了解不同传染病的感染谱,有助于制定相应的防制对策和措施。例如,显性感染可通过临床症状和体征诊断,而隐性感染必须借助于实验室检测才能发现;隔离病人对以隐性感染为主的传染病意义不大,而对以显性感染为主的传染病作用明显。

第三节　流行过程

流行过程(epidemic process)是指病原体从传染源排出,经过一定的传播途径,侵入易感者机体而形成新的感染,并不断发生、发展的过程。与传染过程的个体现象不同,流行过程是在人群中发生的群体现象。流行过程必须具备传染源、传播途径和易感人群三个基本环节,这三个环节相互依赖,协同作用,共同影响传染病的流行。缺少其中任何一个环节,传染病就不能在人群中传播和流行。此外,传染病的流行强度还受到自然因素和社会因素的制约。

一、基本环节

(一)传染源

传染源(source of infection)是指体内有病原体生长、繁殖,并能排出病原体的人和动物。包括传染病病人、病原携带者和受感染的动物。

1. 病人　病人体内存在大量病原体,又具有某些有利于病原体排出的临床症状,如呼吸道传染病病人的咳嗽,肠道传染病病人的腹泻等,均可排出大量病原体,增加了易感者受感染的机会,因此,病人是重要的传染源。病人排出病原体的整个时期称为传染期(communicable period)。传染期的长短可影响疾病的流行特征,传染期短的疾病,续发病例常成组成簇出现;而传染期长的疾病,续发病例陆续出现,持续时间可能较长。传染期是决定传染病病人隔离期限的重要依据。宿主感染病原体之后,并不是立即具有传染性,而需经过一定的时间。

(1)潜伏期(incubation period):是指从病原体侵入机体到最早临床症状或体征出现的这段时间。不同传染病的潜伏期长短不等,短者只有数小时,如细菌性痢疾;长者可达数年甚至数十年,如艾滋病。同一种传染病有固定的潜伏期。通常所说的潜伏期是指平均(或常见)潜伏期,如普通流行性感冒,最短潜伏期为1天,最长为4天,平均潜伏期为2天。潜伏期的长短主要与进入机体的病原体数量、毒力、繁殖能力、侵入途径和机体抵抗力有关。有些病原携带者在潜伏期末即可排出病原体,具有传染性。

潜伏期的流行病学意义及其用途为:①根据潜伏期的长短判断病人受感染的时间,用于追溯传染源和确定传播途径。②根据潜伏期的长短确定接触者的留验、检疫和医学观察期限,一般为平均潜伏期加1~2天,危害严重的传染病可按该病的最长潜伏期予以留验和检疫。③根据潜伏期的长短确定免疫接种的时间。④根据潜伏期来评价防制措施的效果。采取一项预防措施之后,如果发病数经过一个潜伏期明显下降,则可认为该措施可能有效。⑤潜伏期的长短会影响疾病的流行特征。一般潜伏期短的传染病常以暴发形式出现,潜伏期长的传染病流行持续时间较长。

(2)临床症状期(clinical stage):指病人出现特异性临床症状和体征的时期。此时病人体内有大量病原体生长繁殖,又有许多利于病原体排出的临床症状,这是传染性最强的时期,具有重要的流行病学意义。

(3)恢复期(convalescence period):此时病人的临床症状已消失,机体处于逐渐恢复的时期。此期病人开始产生免疫力,清除体内病原体,一般不再具有传染性,如麻疹、水痘等。但有些传染病(如乙型肝炎、痢疾等)病人在恢复期仍可排出病原体;少数传染病病人排出病原体的时间可很长,甚至维持终身,如伤寒。

在评价病人作为传染源的流行病学意义时,除了考虑病人的病程(如潜伏期、临床症状期和恢复期)、病情以及类型之外,还应考虑防控措施及病人的职业、行为特征等。严格的隔离措施能限制病原体的传播,但重症病人即使住院隔离治疗,也难以杜绝向外传播疾病的可能性;轻型或非典型病人通常不加隔离,可以自由活动,其活动范围和排出病原体范围较广泛,是不容忽视的重要传染源。个别轻型病人由于在餐饮或托幼机构工作,可能引起传染病在单位暴发或流行。

2. 病原携带者(carrier)　是指感染病原体无临床症状但能排出病原体的人,包括带菌者、带毒者和带虫者。病原携带者按其携带状态和临床分期可分为三类:

(1)潜伏期病原携带者(incubatory carrier):指潜伏期内携带并可向体外排出病原体的人。少数传染病存在潜伏期病原携带者,如白喉、麻疹、痢疾、霍乱等。这类携带者一般在潜伏期末就可以排出病原体。

(2)恢复期病原携带者(convalescent carrier):指临床症状消失后仍能在一定时间内向外排出病原体的人,如乙型肝炎、伤寒、霍乱等。一般来说,恢复期病原携带状态持续时间较短,但少数携带者持续时间较长,甚至终身。临床症状消失后三个月内仍能排出病原体的人称为暂时性病原携带者(temporary carrier 或 transitory carrier);超过三个月者称为慢性病原携带者(chronic carrier)。慢性病原携带者常出现间歇性排出病原体的现象,因此,一般连续三次检查阴性时,才能确定病原携带状态解除。

(3)健康病原携带者(healthy carrier):指从未患过传染病,但能排出病原体的人。这种携带者只有通过实验室检查才能证实。此类携带者排出病原体的数量较少,时间较短,因而其作为传染源的流行病学意义较小。但是,有些传染病的健康病原携带者为数众多,如乙型肝炎、流行性脑脊髓膜炎等,也可成为重要的传染源。

病原携带者作为传染源的意义取决于携带者的类型、排出病原体的数量及持续时间、携带者的职业、行为习惯、生活环境、活动范围和卫生防疫措施等。在饮食服务行业、供水企业、托幼机构等单位工作的病原携带者对人群健康的威胁非常严重,"伤寒玛丽"就是著名的实例。

3. 受感染的动物　脊椎动物与人类之间可以自然传播的疾病和感染称为人畜共患疾病(zoonosis),如鼠疫、狂犬病、血吸虫病等。人畜共患疾病可分为以下四类:

（1）以动物为主的人畜共患疾病：这类疾病的病原体主要在动物间传播并延续，在一定条件下可以传给人，但人与人之间一般不传播，如狂犬病、森林脑炎、钩端螺旋体病等。

（2）以人为主的人畜共患疾病：疾病一般在人群中传播，偶然感染动物，如人型结核、阿米巴痢疾等。

（3）人畜并重的人畜共患疾病：人和动物均可作为传染源，并可互为传染源，如血吸虫病。

（4）真性人畜共患疾病：病原体必须以人和动物分别作为终宿主和中间宿主，即病原体的生活史必须在人和动物体内协同完成，缺一不可，如牛绦虫病、猪绦虫病等。

动物作为传染源的流行病学意义，主要取决于人与受感染动物的接触机会和密切程度、受感染动物的种类和密度，以及环境中是否有适宜该疾病传播的条件等。

动物源性传染病的流行病学特征为：①在人群中多呈散发性，但也有些传染病传到人群后，原有的传播方式发生改变，造成人传人的流行。②多数动物源性传染病有较明显的地区分布，此类传染病在人间流行之前通常先有动物间的流行。③有些动物源性传染病有严格的季节性。

（二）传播途径

传播途径（route of transmission）是指病原体从传染源排出后，侵入新的易感宿主前，在外环境中所经历的全过程。传染病可通过一种或多种途径传播。在外界的病原体必须借助一定的媒介物（vehicle），又叫传播因素（如水、空气、食物、土壤等无生命物质）或者传播媒介（vector）（如虫媒等活的生物）才能进入易感宿主体内。传染病的传播主要有两种方式，即水平传播（horizontal transmission）和垂直传播（vertical transmission）。水平传播是指病原体在外环境中借助传播因素实现人与人之间的传播。垂直传播是指病原体通过母体直接传给子代。

1. 经空气传播　经空气传播（air-borne transmission）是呼吸道传染病的主要传播方式，包括经飞沫、飞沫核和尘埃传播。

（1）经飞沫传播（droplet transmission）：含有大量病原体的飞沫在传染源呼气、打喷嚏、咳嗽时经口鼻排入环境，易感者直接吸入飞沫后引起感染。由于大的飞沫迅速降落地面，小的飞沫在空气中短暂停留，局限于传染源周围，因此飞沫传播主要累及传染源周围的密切接触者。这种传播在一些拥挤而且通风较差的公共场所如车站、公共交通工具、电梯、临时工棚等较易发生，是对环境抵抗力较弱的流感病毒、百日咳杆菌和脑膜炎双球菌常见的传播方式。

（2）经飞沫核传播（droplet nucleus transmission）：飞沫核由飞沫在空气中失去水分而剩下的蛋白质和病原体所组成。飞沫核可以气溶胶的形式在空气中漂流，存留时间较长。一些耐干燥的病原体如结核杆菌等可以这种方式传播。

（3）经尘埃传播（dust transmission）：含有病原体的较大的飞沫或分泌物落在地面，干燥后随尘埃悬浮于空气中，易感者吸入后可感染。对外界抵抗力较强的病原体如结核杆菌和炭疽杆菌芽胞可通过此方式传播。

经空气传播的传染病流行特征为：①传播途径容易实现，传播广泛，发病率高；②有明显的季节性，冬春季高发；③在没有免疫预防人群中，发病呈周期性；④居住拥挤和人口密度大的地区高发。

2. 经水传播　经水传播（water-borne transmission）包括饮用水传播和疫水接触传播，一般肠道传染病和某些寄生虫病通过此途径传播。

(1)经饮用水传播：主要是水源水被污染，如自来水管网破损导致污水渗入、粪便或污物污染水源等。城市高层住宅蓄水池的二次污染是目前值得关注的问题。

经饮用水传播所致传染病的流行强度取决于水源污染的程度和频度、水源的类型、供水范围、居民的卫生习惯以及病原体在水中存活时间等。其流行特征为：①病例分布与供水范围一致，有饮用同一水源史；②除哺乳婴儿外，发病无年龄、性别、职业差别；③如果水源经常受到污染，则病例终年不断；④停用污染水源或采取消毒、净化措施后，暴发或流行即可平息。

(2)经疫水接触传播：通常是由于人们接触疫水（被污染而具有传染性的水体）时，病原体经过皮肤、黏膜侵入机体。如血吸虫病、钩端螺旋体病等。其流行特征为：①病人有接触疫水史；②发病有地区、季节和职业分布差异；③大量易感者进入疫区，可引起暴发或流行；④加强个人防护和对疫水采取措施对控制疾病传播有效。

3. **经食物传播** 经食物传播（food-borne transmission）是肠道传染病、某些寄生虫病和少数呼吸道传染病的传播方式。

作为媒介物的食物可分为两类，即本身含有病原体的食物及被病原体污染的食物。当人们食用了这两类食物，可引起传染病的传播。

经食物传播的传染病的流行病学特征为：①病人有进食相同食物史，不食者不发病；②病人的潜伏期短，一次大量污染可引起暴发；③停止供应污染食物后，暴发或流行即可平息。④如果食物被多次污染，暴发或流行可持续较长的时间。

4. **经接触传播** 经接触传播（contact transmission）通常分为直接接触传播和间接接触传播两种。

(1)直接接触传播（direct contact transmission）：是指在没有外界因素参与下，易感者与传染源直接接触而导致的疾病传播，如性传播疾病，狂犬病等。

(2)间接接触传播（indirect contact transmission）：是指易感者接触了被病原体污染的物品所造成的传播。污染物品是指被传染源的排泄物或分泌物污染的日常生活用品，如毛巾、餐具、门把手、玩具等，因此，这种传播方式又称为日常生活接触传播。手的污染在此类传播中起重要作用。许多肠道传染病、体表传染病及某些人畜共患病均可通过间接接触传播。间接接触传播传染病的流行特征为：①病例多呈散发，但可在家庭或同住者之间传播而呈现家庭和同住者中病例聚集的现象；②卫生条件差、卫生习惯不良的人群中病例较多。

5. **经节肢动物传播** 经节肢动物传播（arthropod-borne transmission）又称虫媒传播（vector-borne transmission），指经节肢动物机械携带和吸血叮咬来传播疾病。传播媒介是蚊、蝇、蜱、螨、跳蚤等节肢动物。

(1)机械携带（mechanical vector）：肠道传染病（如伤寒、痢疾等）的病原体可以在苍蝇、蟑螂等非吸血节肢动物的体表和体内存活数天，但不在其体内发育。节肢动物通过接触、反吐和粪便将病原体排出体外，污染食物或餐具等，感染接触者。

(2)生物学传播（biological vector）：吸血节肢动物因叮咬血液中带有病原体的感染者，将病原体吸入体内,通过再叮咬易感者传播疾病,如登革热、疟疾等。病原体在节肢动物体内发育、繁殖,经过一段时间的增殖或完成其生活周期中的某阶段后,节肢动物才具有传染性。从节肢动物吸入病原体到具有传染性的这段时间,称为"外潜伏期(extrinsic incubation period)"。

经节肢动物传播的传染病的流行特征为:①有一定的地区性,病例与传播媒介的分布一致。②有明显的季节性,病例消长与传播媒介的活动季节一致。③某些传染病具有职业分布特征,如森林脑炎常见于伐木工人和野外作业者。④有一定的年龄差异,老疫区儿童病例较多;新疫区病例的年龄差异不明显。

6. 经土壤传播　经土壤传播(soil-borne transmission)是指易感者通过接触被病原体污染的土壤所致的传播。含有病原体的传染源的排泄物、分泌物、死于传染病的病人或动物的尸体可直接或间接污染土壤。经土壤传播的疾病主要是肠道寄生虫病(蛔虫病、钩虫病、鞭虫病等)以及能形成芽胞的细菌性疾病(如炭疽、破伤风等)。经土壤传播传染病的流行病学意义取决于病原体在土壤中的存活时间、人与土壤的接触机会、个人卫生习惯和劳动条件等。

7. 医源性传播　医源性传播(iatrogenic transmission)是指在医疗或预防工作中,由于未能严格执行规章制度和操作规程,人为地造成某些传染病的传播。可分为两类:①易感者在接受治疗或检查时由污染的医疗器械导致的疾病传播;②输血、药品或生物制剂被污染而导致的传播,如病人由于输血而罹患乙型肝炎、艾滋病等。

8. 垂直传播　垂直传播(vertical transmission)与上述七种病原体在人与人之间的水平传播不同,垂直传播是指在怀孕期间和分娩过程中,病原体通过母体直接传给子代。包括经胎盘传播、上行性传播和分娩时传播。

(1)经胎盘传播:有些病原体可通过胎盘屏障,受感染的孕妇经胎盘血液将病原体传给胎儿引起宫内感染。如风疹病毒、艾滋病病毒和乙型肝炎病毒等。

(2)上行性传播:病原体经过孕妇阴道到达绒毛膜或胎盘引起胎儿宫内感染,如单纯疱疹病毒、白色念珠球菌等。

(3)分娩时传播:分娩过程中胎儿在通过母亲严重感染的产道时受到感染。如淋球菌、疱疹病毒等。

许多传染病可以通过多种途径传播,以哪种途径传播取决于病原体自身的特征及所处的环境。例如艾滋病可以通过性接触传播,也可以通过血液/血制品传播和母婴传播。

（三）易感人群

人群作为一个整体对传染病的易感程度称为人群易感性(herd susceptibility)。人群易感性的高低取决于该人群中易感者所占的比例。人群中易感者比例越大,则人群易感性越高。与之相反的是人群免疫力(herd immunity),即人群对于传染病病原体的侵入和传播的抵抗力,可以用人群中免疫人口所占比例来衡量。易感人群是影响传染病流行的一个重要因素。一般来说,在引起传染病流行的其他条件不变的情况下,人群易感性高则传染病易于发生和传播;当人群免疫力足够高时,免疫人口不仅自身不发病,而且能够在人群中形成免疫屏障,阻断或终止传染病的流行。

引起人群易感性升高的主要因素包括:①新生儿增加:出生后 6 个月以上的婴儿,其源自母体的抗体逐渐消失,获得性免疫尚未形成,因此对许多传染病易感。②易感人口迁入:流行区的居民因患病或隐性感染获得了特异性免疫力。当缺乏相应免疫力的非流行区居民迁入时,会导致流行区的人群易感性增高。③免疫人口减少:人群免疫力自然消退和免疫人口死亡。当人群得病后(包括隐性感染)免疫或人工免疫水平随时间逐渐消退、免疫人口死亡时,人群易感性升高。④新型病原体出现或病原体变异:当新型病原体出现或某些病原体发生变异之后,由于人群普遍缺乏免疫力,会引起人群易感性增高。

导致人群易感性降低的主要因素包括:①预防接种:这是降低人群对传染病易感性的最主要因素。根据疫情监测和人群免疫状况,按照规定的免疫程序对人群进行预防接种,可有效提高人群的特异性免疫力,降低人群易感性。②传染病流行:一次传染病流行之后,有相当数量的易感者因患病或隐性感染而获得免疫力,使人群在传染病流行后的一段时间内对该病的易感性降低。传染病的病后或隐性感染后免疫力的强弱及持续时间因病种而异。

二、疫源地与流行过程

(一)疫源地

疫源地(epidemic focus)是指传染源及其排出的病原体向周围播散所能波及的范围。疫源地是构成传染病流行过程的基本单位。每个传染源可单独构成一个疫源地,但在一个疫源地内也可同时存在一个以上的传染源。通常将范围较小的疫源地或单个传染源所构成的疫源地称为疫点,范围较大的疫源地或若干疫源地连成片时称为疫区,如一个或几个村、居委会或街道。

1. 疫源地形成的条件　形成疫源地需要有传染源和病原体能够持续传播的条件。疫源地的范围大小与传染病的病种有关,主要取决于三个因素,即传染源的存在时间和活动范围、传播途径的特点及周围人群的免疫状况。卧床的病人与可以自由活动的病原携带者、携带病原时间长与时间短的传染源所形成的疫源地范围完全不同。不同的传播途径对疫源地的范围也有较大的影响。经飞沫传播的传染病所形成的疫源地范围较小,仅限于密切接触者,但这些接触者感染后可继续传播病原体,所以疫源地的范围会不断扩大,而且扩大的速度也比其他传播途径快;通过蚊媒传播的传染病,疫源地的范围取决于蚊虫的活动半径或飞程。传染源周围接触者的免疫状况直接影响到疫源地的范围,如果周围易感者比例较高,则疫源地的范围较大。

2. 疫源地消灭的条件　疫源地的消灭必须具备下列条件:①传染源被移走(住院、死亡或移至他处)或不再排出病原体(治愈);②通过各种措施消灭了传染源排到外环境的病原体;③传染源周围的所有易感接触者经过该病最长潜伏期没有出现新病例或新感染者。当同时具备这三个条件时,针对疫源地的各种防疫措施可以结束。

(二)流行过程

一系列相互联系、相继发生的疫源地构成了传染病的流行过程。传染病的流行过程取决于传染源、传播途径和易感人群三个环节相互作用后产生的总体效应。当总效应有利于形成新的疫源地时,流行过程才能延续。每个疫源地都是由前一个疫源地引起的,它本身又是形成新的疫源地的基础。疫源地是构成流行过程的基本单位,一旦疫源地被消灭,流行过程就宣告结束。

三、影响因素

传染病在人群中流行必须具备传染源、传播途径和易感者三个环节,任何一个环节的变化都可能影响传染病的流行和消长。而这三个环节均受到自然因素和社会因素的影响和制约,其中社会因素更为重要。

(一)自然因素

自然因素包括气候、地理、土壤和动植物等,以气候和地理因素的影响较为显著。

许多传染病,特别是自然疫源性疾病呈现出地方性和季节性特点,主要与气候、地理因素对动物传染源的影响有关。例如,布鲁菌病的发病率以牧区和春季为高,因为春季是动物(羊、牛等)产仔和流产高峰期及哺乳期,受感染动物的分泌物、排泄物、流产物及乳汁含有大量布鲁氏菌,人因为密切接触病畜或进食未严格消毒的乳制品及未煮熟的畜肉而发病。

虫媒传染病受自然因素影响最为明显。媒介生物的地理分布、季节消长、活动能力以及病原体在媒介生物体内的发育、繁殖等均受自然因素的制约,从而影响到传染病的流行特征,如登革热在夏秋季高发与传播媒介伊蚊孳生有关。随着全球气候变暖,蚊子活动季节延长,活动区域扩大;病毒在蚊体内增殖活跃,登革病毒的致病力和毒力增强,登革热的流行范围从热带、亚热带向温带地区扩展,流行强度增大。雨量可影响病原体的传播,如洪灾过后容易引起肠道传染病、钩端螺旋体病等流行。

自然因素可以通过影响人类的生活习性和机体抵抗力等而改变传染病的流行特征。如夏季天气炎热,人们喜食生冷食品,增加了肠道传染病发生的机会;冬季气候寒冷,人们在室内活动的时间增多,导致呼吸道传染病发病率升高。

(二)社会因素

社会因素包括人类的一切活动,如生产和生活条件、卫生习惯、医疗卫生条件、居住环境、人口流动、生活方式、风俗习惯、宗教信仰、社会动荡和社会制度等。与自然因素相比,社会因素对传染病流行过程的影响更大。近年来新发、再发传染病的流行,很大程度上是受到了社会因素的影响。

生产和生活条件对传染病有明显的影响。如赤脚下水田劳动或捕鱼捉虾的人容易得血吸虫病;给患布鲁菌病的母羊接产的牧民易患布鲁菌病;我国南方冬季兴修水利,民工在野外简易工棚中起居容易发生肾综合征出血热等。居住拥挤、室内卫生设施不佳均可导致呼吸道及肠道传染病的传播。营养不良与许多传染病的发生有关。

生活方式、风俗习惯、宗教信仰等因素也可影响流行过程。例如,我国有些地区居民喜欢吃生的或半生的水产食品,如鱼、虾、蟹、肉、毛蚶等,而引起肺吸虫病、华支睾吸虫病、绦虫病、甲型肝炎等病的发生。吸毒、卖淫嫖娼、男男同性性行为等导致性传播疾病发病率升高。

医疗卫生条件对传染病有着重要作用。例如,在免疫规划实施较好的地区,脊髓灰质炎、麻疹、结核病、百日咳、白喉及破伤风的发病率和死亡率明显下降。

人口流动加速了传染病的传播。随着我国对外开放,国际/国内交流和旅游增加,黄热病、登革热等输入性传染病传入我国,并且本土化。全球旅游业的迅猛发展,有助于传染病在全球范围内加速传播。

经济危机、战争或动乱、难民潮等因素促进了传染病的传播和蔓延。如前苏联解体和东欧的动荡局势使得这一地区 20 世纪 90 年代白喉严重流行。

抗生素和杀虫剂的滥用使病原体和传播媒介耐药性日益增强。

政府对传染病预防与控制的重视程度直接影响传染病的流行与蔓延。例如对传染源进行严格的管理,可以有效控制疾病的扩散。传染源的管理包括了阻止传染源从境外输入、隔离、治疗等措施。我国非常重视对传染源的管理,先后颁布了《国境卫生检疫条例》和《中华人民共和国卫生检疫法》以防止检疫传染病从国外输入;颁布了《传染病防治法》,对传染病采取积极的治疗,对危害较大的传染源实行严格的隔离制度,以防止传染病的蔓延。这些对我国传染病的控制都起到了非常重要的作用。

第四节　预防策略与措施

一、预防策略

制定传染病预防策略,需要综合考虑疾病的特点、危害、影响因素、可利用的资源等因素。新中国成立以来,我国对传染病防治一直实行预防为主的方针,坚持防治结合、分类管理、依靠科学、全社会参与。

传染病预防可以采取全人群策略(population strategy)或者高危人群策略(high-risk strategy)。全人群策略是以整个人群为对象,采取预防措施,旨在降低整个人群对疾病危险因素的暴露水平,如儿童常规预防接种;高危人群策略是将有限的卫生资源进行再次分配,用于重点人群,更加符合成本效益原理,如重点人群预防接种。为了提高预防工作的效率,充分利用卫生资源,多数情况下采取双向策略(two pronged strategy),即将针对全人群的普遍预防和对高危人群的重点预防联合起来使用。

全球消灭天花行动是人类消灭传染病的最佳案例。1958 年,第 11 届世界卫生大会通过了全球消灭天花计划,确定消灭天花的群体接种(mass vaccination)策略,即提高人群的疫苗接种率。1967 年,对天花的监测资料提示,当大规模群体接种使天花病例明显减少之后,高的疫苗接种覆盖率对阻止天花传播的效果不甚明显。流行病学研究发现,只有当感染者与易感者密切接触时,才能传播天花。于是,WHO 采取了加强病例监测和围堵(或环形接种)的新策略,公共卫生监测系统及时发现和报告天花病例,卫生部门迅速对与天花病人接触者、与接触者接触过的人进行环形接种,有效地阻止了天花的传播,1980 年 WHO 正式宣布全球消灭了天花。

二、预防措施

传染病的预防控制措施主要包括传染病监测、消除或减少传染源的传播作用、切断传播途径、保护易感人群。

（一）传染病监测

传染病监测是公共卫生监测的一种，主要是对传染病的发生、流行以及影响因素等进行监测。传染病监测是预防和控制传染病的重要举措，世界各国根据自己的情况确定法定报告传染病的病种。WHO 规定的国际监测传染病为流行性感冒、脊髓灰质炎、疟疾、流行性斑疹伤寒和回归热等 5种，我国根据国情增加了登革热。各国法定报告传染病病种有所不同，美国法定报告传染病为 49种，我国目前法定报告传染病为 3 类 39 种，其中甲类 2 种、乙类 26 种、丙类 11 种。

1. 法定报告传染病病种

（1）甲类传染病（2 种）：鼠疫、霍乱。

（2）乙类传染病（26 种）：传染性非典型肺炎、艾滋病、病毒性肝炎、脊髓灰质炎、人感染高致病性禽流感、人感染 H7N9 禽流感、麻疹、流行性出血热（现称肾综合征出血热）、狂犬病、流行性乙型脑炎、登革热、炭疽、细菌性和阿米巴性痢疾、肺结核、伤寒和副伤寒、流行性脑脊髓膜炎、百日咳、白喉、新生儿破伤风、猩红热、布鲁菌病、淋病、梅毒、钩端螺旋体病、血吸虫病、疟疾。其中传染性非典型肺炎、炭疽中的肺炭疽采取甲类传染病的预防控制措施（甲类管理）。

（3）丙类传染病（11 种）：流行性感冒（含甲型 H1N1 流感）、流行性腮腺炎、风疹、急性出血性结膜炎、麻风病、流行性和地方性斑疹伤寒、黑热病、包虫病、丝虫病，除霍乱、细菌性和阿米巴性痢疾、伤寒和副伤寒以外的感染性腹泻病、手足口病。

我国传染病监测的内容主要有：①人口学资料；②传染病发病和死亡及其分布；③病原体型别、毒力、抗药性变异情况；④人群免疫水平的测定；⑤动物宿主和媒介昆虫种群分布及病原体携带状况；⑥传播动力学及其影响因素的调查；⑦防制措施效果的评价；⑧疫情预测；⑨专题调查（如暴发调查、漏报调查）等。卫生行政部门可增加传染病监测报告病种和内容。

2. 责任报告单位及报告人　《传染病信息报告管理规范（2016 年版）》规定各级各类医疗机构、疾病预防控制机构、采供血机构均为责任报告单位；其执行职务的人员和乡村医生、个体开业医生均为责任疫情报告人。责任报告人要依法报告法定传染病，包括甲类、乙类、丙类和列入乙类、丙类传染病管理的其他传染病。

3. 诊断与分类　责任报告人应按照传染病诊断标准及时对传染病病人或疑似病人进行诊断。诊断分为疑似病例、临床诊断病例、实验室确诊病例、病原携带者（包括霍乱、脊髓灰质炎以及国家卫生计生委规定的其他传染病）和阳性检测结果者（仅采供血机构填写）五类。

4. 登记与报告　首诊医生在诊疗过程中发现传染病病人、疑似病人和规定报告的病原携带者后应按照要求规范填写《中华人民共和国传染病报告卡》（以下简称传染病报告卡）（表 11-3）或通过电子病历、电子健康档案自动抽取符合交换文档标准的电子传染病报告卡。

5. 报告程序与方式　传染病报告实行属地化管理。传染病报告卡由首诊医生或者其他执行职务的人员负责填写。现场调查时发现的传染病病例，由属地疾病预防控制机构的现场调查人员填写报告卡；采供血机构发现 HIV 两次初筛阳性检测结果也应填写报告卡。

报告方式：传染病疫情信息实行网络直报。没有条件实行网络直报的医疗机构，在规定的时限内将传染病报告卡报告属地县级疾病预防控制机构。

表 11-3 中华人民共和国传染病报告卡

卡片编号：_____   报卡类别：1. 初次报告   2. 订正报告

姓名*：_____（患儿家长姓名：_____）

有效证件号*：□□□□□□□□□□□□□□□□□□□□□□□□□□□□□□□□□ 性别*：□男 □女

出生日期*：_____年___月___日（如出生日期不详，实足年龄：_____ 年龄单位：□岁 □月 □天）

工作单位（学校）：_____ 联系电话：_____

病人属于*：□本县区 □本市其他县区 □本省其他地市 □外省 □港澳台 □外籍

现住址（详填）*：_____省_____市_____县（区）_____乡（镇、街道）___村____（门牌号）

人群分类*：

□幼托儿童、□散居儿童、□学生（大中小学）、□教师、□保育员及保姆、□餐饮食品业、□商业服务、□医务人员、

□工人、□民工、□农民、□牧民、□渔（船）民、□干部职员、□离退人员、□家务及待业、□其他（ ）、□不详

病例分类*：（1）□疑似病例、□临床诊断病例、□确诊病例、□病原携带者

　　　　　　（2）□急性、□慢性（乙型肝炎*、血吸虫病*、丙型肝炎）

发病日期*：_____年___月___日

诊断日期*：_____年___月___日___时

死亡日期：_____年___月___日

甲类传染病*：

□鼠疫、□霍乱

乙类传染病*：

□传染性非典型肺炎、艾滋病（□艾滋病病人 □HIV）、病毒性肝炎（□甲型 □乙型 □丙型 □丁型 □戊型 □未分型）、

□脊髓灰质炎、□人感染高致病性禽流感、□麻疹、□流行性出血热、□狂犬病、□流行性乙型脑炎、□登革热、炭疽

（□肺炭疽 □皮肤炭疽 □未分型）、痢疾（□细菌性 □阿米巴性）、肺结核（□涂阳 □仅培阳 □菌阴 □未痰检）、伤寒

（□伤寒 □副伤寒）、□流行性脑脊髓膜炎、□百日咳、□白喉、□新生儿破伤风、□猩红热、□布鲁菌病、□淋病、梅

毒（□Ⅰ期 □Ⅱ期 □Ⅲ期 □胎传 □隐性）、□钩端螺旋体病、□血吸虫病、疟疾（□间日疟 □恶性疟 □未分型）、□人

感染 H7N9 禽流感

丙类传染病*：

□流行性感冒、□流行性腮腺炎、□风疹、□急性出血性结膜炎、□麻风病、□流行性和地方性斑疹伤寒、□黑热病、

□包虫病、□丝虫病、□除霍乱、细菌性和阿米巴性痢疾、伤寒和副伤寒以外的感染性腹泻病、□手足口病

其他法定管理以及重点监测传染病：

订正病名：_____　　　　退卡原因：_____

报告单位：_____　　　　联系电话：_____

填卡医生*：_____　　　填卡日期*：_____年___月___日

备注：

SARS 流行之前，传染病监测的报告方式是由各级各类医疗机构向基层卫生防疫机构报告传染病疫情，经基层卫生防疫机构汇总后，逐级上报至原卫生部。2004 年，我国针对 SARS 流行过程中暴露出的疾病监测系统敏感性和时效性差的问题，彻底改变了公共卫生监测（包括传染病监测）的报告方式，建立了国家、省、市、县、乡一体化的传染病网络直报系统，显著提高了疫情监测报告的及时性。

6. 报告时限

（1）责任报告单位和责任疫情报告人发现甲类传染病和乙类传染病中的肺炭疽、传染性非典型肺炎等按照甲类管理的传染病病人或疑似病人时，或发现其他传染病和不明原因疾病暴发时，应于

2 小时内将传染病报告卡通过网络报告。

（2）对其他乙、丙类传染病病人、疑似病人和规定报告的传染病病原携带者,实行网络直报的责任报告单位应于病例诊断后 24 小时内进行网络报告。不具备网络直报条件的医疗机构及时向属地乡镇卫生院、城市社区卫生服务中心或县级疾病预防控制机构报告,并于 24 小时内寄送出传染病报告卡至代报单位。

为提高传染病暴发早期发现能力,我国建立传染病预警制度,国务院卫生行政部门和省、自治区、直辖市人民政府根据传染病发生、流行趋势的预测,及时发出传染病预警,根据情况予以公布。

（二）针对传染源的措施

针对传染源采取措施主要是为了消除或减少其传播病原体的作用,有效遏制传染病流行。

1. 对病人的措施   主要是早发现、早诊断、早报告、早隔离、早治疗。早期发现和诊断有利于病人及时接受治疗,有效控制传染源,阻断疾病的传播;及时准确地报告传染病能为正确研判疫情趋势,为制定传染病防控策略与措施提供科学依据;隔离病人是将其与周围易感者分隔开来,传染病病人或疑似病人一经发现要立即实行分级管理,减少或消除病原体扩散;治疗病人有助于减弱其作为传染源的作用,防止传染病在人群中的传播蔓延。

甲类传染病病人、甲类管理的乙类传染病(传染性非典型肺炎和炭疽中的肺炭疽)病人必须予以隔离治疗,隔离期根据医学检查结果确定;疑似病人确诊前必须在指定场所单独隔离治疗。乙类或丙类传染病病人应根据病情采取必要的隔离和治疗,隔离可在医院或家中,一般隔离至病人没有传染性为止;疑似病人应根据病情采取必要的治疗或控制传播措施。对流行性出血热、钩端螺旋体病和布鲁菌病等的病人,由于其作为传染源的作用不大,可不必隔离。

拒绝隔离治疗或者隔离期未满擅自脱离隔离治疗的甲类传染病病人和甲类管理的乙类传染病病人、疑似病人和病原携带者,可由公安机关协助医疗机构依法采取强制隔离治疗措施。

2. 对病原携带者的措施   甲类传染病及甲类管理的乙类传染病的病原携带者予以隔离治疗。有些传染病病原携带者的职业和行为受到一定的限制。例如,久治不愈的伤寒或病毒性肝炎病原携带者不得从事饮食行业;艾滋病和乙型病毒性肝炎病原携带者严禁献血。

3. 对接触者的措施   凡与传染源(病人、病原携带者、疑似病人)有过密切接触并可能受感染者应在指定场所进行留验、医学观察和采取其他必要的预防措施。

留验:即隔离观察。对甲类传染病的密切接触者应进行留验,即限制其活动范围,并要求在指定场所进行诊察、检验和治疗。

医学观察:对乙类和丙类传染病密切接触者应实施医学观察,即在正常工作、学习的情况下,接受体格检查、病原学检查和必要的卫生处理。

应急接种和药物预防:对危害较严重且潜伏期较长的传染病的密切接触者可采取应急预防接种或药物预防。例如,被狗咬伤或抓伤的人应及时接种狂犬病疫苗。医务人员发生 HIV 职业暴露后,采取暴露后预防性用药可明显降低感染 HIV 的危险性。

4. 动物传染源的措施   根据感染动物对人类的危害程度和经济价值,采取隔离治疗、捕杀、焚烧、深埋等措施。此外,还要做好家畜和宠物的预防接种和检疫。

（三）针对传播途径的措施

对传播途径的措施主要是针对传染源污染的环境采取有效措施消除或杀灭病原体。不同传播途径的传染病要采用不同的措施。如肠道传染病主要通过粪口传播，应对病人排泄物、污水、垃圾、被污染的物品和周围环境等进行消毒处理；呼吸道传染病主要通过空气传播，可采取通风、空气消毒和个人防护（如戴口罩）等措施；艾滋病可通过性传播和血液传播，应采取安全性行为（如使用安全套），杜绝吸毒和共用注射器，加强血液及其制品安全；虫媒传染病则主要采取杀虫来控制。

1. 消毒　消毒（disinfection）是采用化学、物理、生物等方法消除或杀灭外界环境中病原体的一种措施，可分为预防性消毒和疫源地消毒。

（1）预防性消毒（preventive disinfection）：在没有发现明确传染源的情况下，对可能被传染病病原体污染的场所和物品进行消毒。如乳制品消毒、饮水消毒、餐具消毒等。

（2）疫源地消毒（disinfection of epidemic focus）：对现有或曾经有传染源存在的场所进行消毒。其目的是消灭传染源排出的病原体。疫源地消毒可分为随时消毒（current disinfection）和终末消毒（terminal disinfection）。随时消毒是指当传染源还在疫源地时，对其排泄物、分泌物、被污染的物品及场所进行的及时消毒；终末消毒是当传染源痊愈、死亡或离开后对疫源地进行的彻底消毒，从而清除传染源所播散在外界环境中的病原体。对外界抵抗力较强的病原体引起的传染病才需要进行终末消毒，如鼠疫、霍乱、病毒性肝炎、结核、伤寒、炭疽、白喉等，而流感、水痘、麻疹等疾病一般不需要进行终末消毒。

2. 杀虫　指使用物理、化学、生物等方法杀灭有害昆虫，尤其是传播病原体的媒介节肢动物，如蚊子、苍蝇、跳蚤等。杀虫也可分为预防性杀虫和疫源地杀虫，后者又分为随时杀虫和终末杀虫。

（四）针对易感人群的措施

1. 预防接种　在传染病流行之前，通过预防接种提高机体免疫力，降低人群易感性，从而有效地预防相应传染病。这是人类控制和消灭传染病的重要措施，包括主动免疫和被动免疫。

2. 药物预防　对某些有特效防治药物的传染病，在传染病流行时对易感人群采取药物预防可作为一种应急预防措施。如疟疾流行时给易感者服用抗疟药。但药物预防作用时间短、效果不巩固，易产生耐药性。

3. 个人防护　在传染病流行时，易感者的个人防护措施对预防感染有着重要作用。例如呼吸道传染病流行的季节，人们应尽量避免到人群密集的场所，保持工作场所和居住场所通风良好，与病人接触时戴口罩等。对蚊媒传染病，可使用蚊帐、驱蚊剂等。使用安全套可以有效地预防性传播疾病和艾滋病的传播。接触传染病的医务人员和实验室工作人员应严格遵守操作规程，配置和使用必要的个人防护用品（如口罩、手套等）。

三、传染病暴发、流行时的紧急措施

《传染病防治法》规定，当传染病暴发、流行时，疾病预防控制机构应立即上报当地卫生行政部门，由当地卫生行政部门立即报告当地人民政府，同时报告上级卫生行政部门和国务院卫生行政部门。当地政府应当立即组织力量，按照预防、控制预案进行防治，切断传染病的传播途径。必要时，

报经上一级人民政府决定后,可以采取下列紧急措施并予以公告:

(1)限制或者停止集市、影剧院演出或者其他人群聚集的活动。

(2)停工、停业、停课。

(3)临时征用房屋、交通工具以及相关设施、设备。

(4)封闭或者封存被传染病病原体污染的公共饮用水源、食品及相关物品。

(5)控制或者扑杀染疫野生动物、家畜家禽。

(6)封闭可能造成传染病扩散的场所。

在采用紧急措施防止传染病传播的同时,疾病预防控制机构和省级以上卫生行政部门指派的其他与传染病防制有关的专业技术机构开展传染病暴发调查、现场处理及效果评价;利用传染病监测信息,预测传染病的流行趋势;开展传染病实验室检测、诊断、病原学鉴定;对疫点、疫区进行卫生处理,开展应急接种措施;组织实施免疫、消毒、控制病媒生物的危害,普及传染病防治知识;医疗部门应积极治疗病人尤其是抢救危重病人。

国务院卫生行政部门负责向社会及时、准确地公布传染病疫情信息,并可以授权省、自治区、直辖市人民政府卫生行政部门向社会公布本行政区域的传染病疫情信息。

第五节　免疫规划及其效果评价

全球公共卫生实践证明,预防接种是预防、控制、消灭传染病最经济、安全和有效的措施。脊髓灰质炎是继天花之后人类计划消灭的第二个传染病,预防接种在消灭脊髓灰质炎的过程中发挥了重要的作用。1988 年,世界卫生大会发起了全球消灭脊髓灰质炎行动(the global polio eradication initiative,GPEI),通过预防接种、急性弛缓性麻痹病例监测、环境监测和全球脊髓灰质炎实验室网络等措施,使全球脊髓灰质炎野病毒所致发病数大幅下降,由 1988 年的 35 万例降至 2013 年的 407 例,减少了99.9%,有本土脊髓灰质炎野病毒流行的国家由 125 个减至 3 个。我国在 1994 年以后未出现本土脊髓灰质炎野病毒引起的病例,2000 年经 WHO 认证,实现了无脊髓灰质炎目标。

一、预防接种

预防接种(immunization,vaccination)是利用人工制备的抗原或抗体通过适宜的途径对机体进行接种,使机体获得对某种传染病的特异免疫力,以提高个体或群体的免疫水平,预防和控制相关传染病的发生和流行。预防接种是政府提供的一项重要基本公共卫生服务,也是社会性非常强的公共卫生工作。

(一)人工自动免疫

人工自动免疫(artificial active immunization)指采用人工免疫的方法将疫(菌)苗和类毒素等抗原接种到人体,使机体自身的免疫系统产生对相关传染病的特异性免疫力。疫苗(vaccine)是指病原微生物或其代谢产物经处理后,使其失去毒性但保留抗原性,用于预防接种的生物制品。其中细菌或螺旋体制作的疫苗也称为菌苗。

（1）减毒活疫苗（live-attenuated vaccine）：由减毒或无毒力的活病原微生物制成的疫苗。常用的活疫苗有卡介苗、脊髓灰质炎疫苗、麻疹疫苗等。减毒活疫苗接种到机体后，可引起机体产生特异性免疫反应，且由于免疫记忆获得长期或终生的保护作用。减毒活疫苗可同时引起机体产生体液免疫和细胞免疫，产生全身和局部的免疫效果。与灭活疫苗相比，减毒活疫苗免疫力强，作用时间长，但要注意其潜在的致病危险，减毒株有可能发生逆行突变而在人体恢复毒力。

（2）灭活疫苗（inactivated vaccine）：选用免疫原性强的病原体，经人工培养后，用理化的方法灭活后制成的疫苗。常用的灭活疫苗有百日咳菌苗、伤寒菌苗、流脑菌苗、霍乱菌苗等。灭活疫苗主要诱导机体产生特异性抗体，产生的免疫力较弱，免疫持续时间较短，需要多次接种才能获得所需的免疫效果。灭活疫苗具有稳定、易保存、有效期长等优点；但其组分复杂，副作用较大。

（3）类毒素（toxoid）：将细菌外毒素用甲醛处理后，使其失去毒性但保留抗原性制成的疫苗。能刺激机体产生抗毒素，使机体对相应疾病具有自动免疫作用，如白喉类毒素、破伤风类毒素等。

（4）亚单位疫苗（subunit vaccine）：去除病原体中与激发保护性免疫无关甚至有害的成分，提取病原体中具有免疫原性的抗原成分制备而成的疫苗。如从百日咳杆菌中提取百日咳毒素和丝状血凝素等保护性抗原成分，可制成无细胞百日咳亚单位疫苗。此类疫苗免疫效果好，不良反应发生率低。

（5）合成肽疫苗（synthetic peptide vaccine）：采用人工方法按照天然蛋白质的氨基酸顺序合成保护性短肽，与载体连接后加入佐剂制成的疫苗。合成肽疫苗一旦合成可大量生产；是较为理想的新型安全疫苗；但合成肽分子小，免疫原性较弱，常需交联载体才能诱导免疫应答。

（6）结合疫苗（conjugate vaccine）：采用化学方法将细菌多糖共价结合在蛋白载体上所制备成的多糖-蛋白结合疫苗，用于提高细菌疫苗多糖抗原的免疫原性。如 b 型流感嗜血杆菌结合疫苗、脑膜炎球菌结合疫苗和肺炎球菌结合疫苗等。

（7）基因工程疫苗（gene engineering vaccine）：利用 DNA 重组技术，把天然或人工合成的遗传物质定向插入细菌、酵母菌或哺乳动物细胞中，纯化后制得的疫苗。包括重组抗原疫苗、重组载体疫苗和 DNA 疫苗等。

（二）人工被动免疫

人工被动免疫（artificial passive immunization）是将含有特异性抗体的血清或制剂接种人体，使机体被动地获得特异性免疫力而受到保护。这种免疫方式见效快，但维持时间较短，主要用于紧急预防或免疫治疗。

1. 免疫血清　是抗毒素、抗菌血清和抗病毒血清的总称。免疫血清含有大量的抗体，进入机体后可以迅速产生保护作用，但作用时间短。一般用于治疗，也可用于紧急预防。由于免疫血清为动物血清，含有大量异体蛋白，可引发过敏反应，使用前应做过敏试验。

2. 免疫球蛋白　或称为丙种球蛋白，是用正常人血浆或健康产妇胎盘与脐带血提取制备而成。可用于预防甲型肝炎、麻疹、乙型肝炎等传染病。由于不同地区和人群的免疫状况不同，导致不同批号的制剂所含抗体种类和效价有差异。

（三）人工被动自动免疫

人工被动自动免疫（artificial passive and active immunity）是指同时给机体接种抗原物质和抗体，使机体迅速获得特异性抗体，并刺激机体产生持久的免疫力。通常是在疫情发生时用于保护婴幼儿或体弱接触者的免疫方法，但只能用于少数传染病。例如，白喉流行时，给易感者接触者接种白喉抗毒素和白喉类毒素；给 HBsAg 阳性母亲所生婴儿在出生时同时注射乙肝免疫球蛋白和乙肝疫苗，以阻断乙肝病毒的母婴传播。

二、免疫规划

（一）免疫规划的概念

我国于 20 世纪 50 年代初在全国范围内开展儿童免疫接种工作，1978 年开始实行儿童计划免疫，即根据疫情监测和人群免疫状况分析，按照规定的免疫程序，有计划、有组织地利用疫苗进行预防接种，以提高人群的免疫水平，达到控制或最终消灭相应传染病的目的。当时主要是"四苗防六病"，即对 7 岁及以下儿童接种卡介苗、脊髓灰质炎疫苗、百白破疫苗和麻疹疫苗，预防结核病、脊髓灰质炎、百日咳、白喉、破伤风和麻疹。2002 年将新生儿乙肝疫苗纳入儿童计划免疫（1992 年纳入儿童计划免疫管理）。

1974 年，WHO 根据消灭天花和控制麻疹、脊髓灰质炎的经验，提出在全球开展扩大免疫规划（expanded program on immunization，EPI），要求各成员国发展和坚持免疫方法和流行病学监测相结合，防制白喉、百日咳、破伤风、麻疹、脊髓灰质炎、结核病等传染病，重点是提高免疫接种覆盖率（使每个儿童在出生后都有获得免疫接种的机会）和不断扩大免疫接种疫苗种类。我国于 1981 年正式加入 EPI 活动，为适应预防接种工作发展需求，与国际接轨，我国引入了"免疫规划"的概念，并逐渐取代沿用多年的"计划免疫"一词。

免疫规划是指根据国家传染病防制规划，使用有效疫苗对易感人群进行预防接种所制定的规划、计划和策略，按照国家或者省、自治区、直辖市确定的疫苗品种、免疫程序或者接种方案，在人群中有计划地进行预防接种，提高人群的免疫水平，达到预防、控制和消灭相应传染病的目的。

国务院卫生主管部门根据全国范围内的传染病流行情况、人群免疫状况等因素，制定国家免疫规划。按照"突出重点、分类指导、注重实效、分步实施"的原则，将国家免疫规划纳入本地区国民经济和社会发展规划，落实各项措施，并将相关工作纳入政府有关部门工作目标考核管理范围，建立和完善督导考核和责任追究制度，确保国家免疫规划工作的顺利实施。

（二）免疫规划的内容

我国实行有计划的预防接种制度，推行扩大免疫规划。国家扩大免疫规划是在乙肝疫苗、卡介苗、脊髓灰质炎疫苗、百白破疫苗、麻疹疫苗、白破疫苗等 6 种国家免疫规划疫苗基础上，以无细胞百白破疫苗替代百白破疫苗，将甲肝疫苗、流脑疫苗、乙脑疫苗、麻腮风疫苗纳入国家免疫规划，对适龄儿童进行常规接种；在重点地区对重点人群进行出血热疫苗接种；在重点地区对高危人群实施炭疽疫苗和钩体疫苗应急接种。通过实施扩大国家免疫规划，预防乙型肝炎、结核病、脊髓灰质炎、百日咳、白喉、破伤风、麻疹、甲型肝炎、流行性脑脊髓膜炎、流行性乙型脑炎、风疹、流行性腮腺炎、流行性出血热、炭疽和钩端螺旋体病等 15 种传染病。

（三）免疫程序

免疫程序（immunization schedules）是指儿童应该接种疫苗的先后次序、起始月（年）龄、剂量、间隔时间和要求，以达到合理使用疫苗的目的（表 11-4）。

表 11-4　我国扩大国家免疫规划疫苗的免疫程序

疫苗	月（年）龄
乙肝疫苗	0、1、6 月
卡介苗	出生时
脊髓灰质炎疫苗	2、3、4 月，4 岁
百白破疫苗	3、4、5 月，18~24 月
白破疫苗	6 岁
麻风疫苗（麻疹疫苗）	8 月
麻腮风疫苗（麻腮疫苗、麻疹疫苗）	18~24 月
乙脑减毒活疫苗	8 月，2 岁
A 群流脑疫苗	6~18 月
A+C 流脑疫苗	3、6 岁
甲肝减毒活疫苗	18 月
出血热疫苗（双价）	16~60 岁
炭疽疫苗	炭疽疫情发生时，病例或病畜间接接触者及疫点周围高危人群
钩端螺旋体疫苗	流行地区可能接触疫水的 7~60 岁高危人群
脑灭活疫苗	8 月（2 剂次），2、6 岁
甲肝灭活疫苗	18 月，24~30 月

注：1. CHO 疫苗用于新生儿母婴阻断的剂量为 20μg/ml。

　　2. 未收入药典的疫苗，其接种部位、途径和剂量参见疫苗使用说明书。

（引自《扩大国家免疫规划实施方案》，2008 年）

（四）预防接种的组织形式

1. **常规接种**　是指预防接种单位按照国家免疫规划疫苗的免疫程序和预防接种服务周期，为适龄儿童和目标人群提供的预防接种服务。

2. **群体性预防接种**　是指在特定范围和时间内，针对可能受某种传染病威胁的特定人群，有组织地集中实施的预防接种活动。任何单位或个人不得擅自进行群体性预防接种，如要开展群体性预防接种，需根据接种范围，由相应级别的政府部门批准。

3. **应急接种**　在传染病流行开始或有流行趋势时，为控制疫情蔓延，对易感人群开展的预防接种活动。

我国的疫苗分为两类。第一类疫苗是指政府免费向公民提供，公民应依照政府的规定接种的疫苗，包括国家免疫规划的疫苗、群体性预防接种或应急接种所使用的疫苗。第二类疫苗是指公民自费并自愿接种的其他疫苗。

这两类疫苗的划分主要是根据疫苗能预防的疾病对公众健康的危害程度、疫苗的效果和安全性、疫苗的生产供应能力、政府财政负担等因素。第一类疫苗一般用于预防严重危害儿童健康的常见传染病、发病率和死亡率相对较高的传染病、其他国家普遍纳入免疫规划的疾病以及全球要控制或消灭的疾病等。

（五）预防接种的注意事项

1. 预防接种禁忌证　每种疫苗的禁忌证各不相同，具体参照疫苗说明书。接种工作人员在实施接种前，要询问受种者的健康状况以及是否有接种禁忌等情况，有急性疾病、过敏体质、免疫功能不全、神经系统疾病等的受种者要根据情况推迟、停止或者谨慎接种疫苗；既往接种疫苗有严重不良反应者，不应继续接种。

2. 疑似预防接种异常反应　疑似预防接种异常反应（adverse event following immunization）是在预防接种后发生的怀疑与预防接种有关的反应或事件。包括不良反应、疫苗质量事故、接种事故、偶合症、心因性反应。

（1）不良反应（adverse reaction following immunization 或 vaccine reaction）：合格的疫苗在实施规范接种后，发生与预防接种目的无关或意外的有害反应，称为不良反应，包括一般反应和异常反应。

一般反应是指在预防接种后发生的，由疫苗本身所固有的特性引起的，对机体只会造成一过性生理功能障碍的反应，主要有发热和局部红肿，有时可能伴有全身不适、发热、倦怠、食欲缺乏、乏力等综合症状。异常反应是指合格的疫苗在实施规范接种过程中或者实施规范接种后造成受种者机体组织器官、功能损害，相关各方均无过错的药品不良反应。可能的严重异常反应包括过敏性休克、过敏性喉头水肿、过敏性紫癜、血小板减少性紫癜、局部过敏坏死反应、热性惊厥、癫痫、臂丛神经炎、多发性神经炎、吉兰-巴雷综合征、脑病、脑炎和脑膜炎、疫苗相关麻痹型脊髓灰质炎、卡介苗骨髓炎、全身播散性卡介苗感染等。

（2）疫苗质量事故（vaccine quality event）：由于疫苗质量不合格，接种后造成受种者机体组织器官、功能损害。疫苗质量不合格是指疫苗毒株、纯度、生产工艺、疫苗中的附加物、外源性因子、疫苗出厂前检定等不符合国家规定的疫苗生产规范或标准。

（3）接种事故（program error）：由于在预防接种实施过程中违反预防接种工作规范、免疫程序、疫苗使用指导原则、接种方案，造成受种者机体组织器官、功能损害。

（4）偶合症（coincidental event）：受种者在接种时正处于某种疾病的潜伏期或者前驱期，接种后巧合发病。偶合症不是由疫苗的固有性质引起的。

（5）心因性反应（psychogenic reaction, injection reaction）：在预防接种实施过程中或接种后因受种者心理因素发生的个体或者群体的反应。心因性反应不是由疫苗的固有性质引起的。

通过制定正确使用疫苗的公共卫生规范和策略，最大限度地减小因注射传播疾病的风险和保证疫苗效果。即从疫苗规范生产到正确使用的一系列过程，通常包括注射安全性与疫苗安全性。

3. 冷链及冷链系统　冷链（cold chain）是指为保证疫苗从疫苗生产企业到接种单位运转过程中的质量而装备的储存、运输冷藏设施、设备。冷链设施、设备包括冷藏车、疫苗运输工具、冷库、冰箱、疫苗冷藏箱、疫苗冷藏包、冰排及安置设备的房屋等。冷链是保证疫苗质量的重要措施之一。冷链系统是在冷链设备的基础上加入管理因素,即人员、管理措施和保障的工作体系。

三、免疫规划的效果评价

免疫规划的效果评价包括免疫效果、流行病学效果和免疫规划管理 3 个方面。

(一)免疫学效果评价

通过测定接种后人群抗体阳转率、抗体平均滴度和抗体持续时间来评价免疫学效果。如脊髓灰质炎中和抗体≥1:4 或有 4 倍及以上增高;麻疹血凝抑制抗体≥1:2 或有 4 倍及以上增高等。

$$抗体阳转率 = \frac{抗体阳转人数}{疫苗接种人数} \times 100\% \qquad 式(11\text{-}1)$$

(二)流行病学效果评价

可采用随机双盲对照的现场试验结果来计算疫苗保护率和效果指数。

$$疫苗保护率 = \frac{对照组发病率 - 接种组发病率}{对照组发病率} \times 100\% \qquad 式(11\text{-}2)$$

$$疫苗效果指数 = \frac{对照组发病率}{接种组发病率} \qquad 式(11\text{-}3)$$

(三)免疫规划管理评价

免疫规划工作质量的考核内容包括组织领导、保障措施及社会动员、机构建设及专业人员培训、国家免疫规划工作的实施与管理、冷链管理及运转、疫苗的使用管理、国家免疫规划疫苗的接种率评价、国家免疫规划疫苗针对传染病的疫情监测及其控制、免疫监测完成情况、疑似预防接种异常反应报告、处理及安全注射管理等。主要考核评价指标:建卡率、疫苗合格接种率、国家免疫规划疫苗覆盖(全程接种)率等。

(杨 翌)

思考题

1. 传染病的潜伏期有什么流行病学意义?

2. 什么是传染病的流行过程? 请概述影响流行过程的环节和因素。

3. 传染过程与流行过程有什么区别和联系?

4. 简述传染病的预防控制措施。

5. 我国法定报告的传染病有哪些? 谁是责任报告人? 报告时限是多长?

6. 什么是免疫规划? 我国现行的国家扩大免疫规划的主要内容有哪些?

第十二章

慢性病流行病学

Chapter 12　Epidemiology of noncommunicable diseases

In recent decades, the burden of disease has shifted from primarily infectious to primarily noncommunicable diseases globally and in China. The four main types of noncommunicable diseases are cardiovascular diseases (like heart attacks and stroke), cancers, chronic respiratory diseases (such as chronic obstructed pulmonary disease and asthma), and diabetes. The economic consequences of noncommunicable diseases are huge. Risk factors such as smoking, harmful use of alcohol, physical inactivity, and dietary factors are responsible for a large share of the global disease burden, directly or through conditions such as overweight and obesity, high blood pressure, and elevated blood glucose and cholesterol levels. The global goal of prevention and control of noncommunicable diseases is: to reduce the preventable and avoidable burden of morbidity, mortality, and disability due to noncommunicable diseases by means of multisectoral collaboration and cooperation at national, regional, and global levels, so that populations reach the highest attainable standards of health and productivity at every age and those diseases are no longer a barrier to well-being or socioeconomic development.

近几十年来,威胁中国人群健康的危险因素谱和疾病谱发生了重要的转变。慢性非传染性疾病已经成为导致中国人群死亡和疾病负担的重要公共卫生问题,同时也对社会经济的可持续发展构成了威胁。本章将概述慢性病非传染性疾病的影响、主要危险因素、流行状况以及主要的预防策略与措施。本章主要以心血管疾病为例,随后将有专门章节介绍恶性肿瘤和糖尿病。

第一节　概述

一、基本概念

慢性非传染性疾病(noncommunicable diseases,NCDs),后文简称慢性病,常常表现为病因复杂,起病隐匿,病程长且病情迁延不愈。相比传染病而言,慢性病不会发生人与人间的传播。但是,某些慢性病的病因中包括感染性因素,或由慢性传染性疾病演变而来,如肝癌、胃癌、宫颈癌等。在 WHO 定义的三组疾病中,慢性病被划为第二组疾病,区别于传染病、孕产期疾病与营养不良性疾病(第一组)和伤害(第三组)。

二、慢性病的健康和社会经济影响

2012 年全球死亡 5600 万人,其中 68% 的死亡由慢性病引起。而全球因慢性病引起的死亡中,心血管疾病(cardiovascular diseases,CVDs)(如缺血性心脏病、脑卒中等)占 46.2%,恶性肿瘤占 21.7%,呼吸系统疾病[如慢性阻塞性肺疾病(chronic obstructive pulmonary disease,COPD)和哮喘]占 10.7%,糖尿病占 4%。这四类最主要的慢性病合计导致约 82% 的慢性病死亡。慢性病也是中国人群的头号死因,约占总死亡的 80%。2010 年,导致中国人群死亡的前三位死因依次为脑卒中、缺血性心脏病和 COPD。

2013 年的全球疾病负担研究(Global Burden of Disease Study 2013,GBD 2013)显示,慢性病导致 58% 的伤残调整寿命年(disability adjusted life year,DALY)。导致疾病负担的前 10 位病因中,慢性病包括缺血性心脏病(第 1)、脑血管疾病(第 2)、腰痛和颈痛(第 4)和 COPD(第 5)。而在中国人群中,2010 年慢性病导致了总 DALYs 的 77%;其中,最主要疾病依次为心血管疾病(脑卒中和缺血性心脏病)、恶性肿瘤(肺癌和肝癌)、腰痛和抑郁。慢性病的治疗、康复和残疾照料等对个人、家庭、社会和医疗卫生系统都形成了巨大的压力。

慢性病对社会经济的影响也是巨大的,既包括个人、家庭和社会为了解决慢性病问题而产生的巨额医疗卫生支出,也包括由于疾病、残疾和过早死亡而导致的生产力的损失。慢性病对贫困人口以及更大范围的社会弱势群体的影响更大,可加剧社会中的健康不平等(inequalities in health)。弱势群体有更多的机会暴露于慢性病的危险因素,如烟草、不健康的食物、职业危害暴露等。同样发生慢性病后,相比高社会经济地位的群体,弱势群体对优质医疗服务和治疗措施(如药品)的可及性更差,且难以负担。慢性病需要更长期的治疗,且涉及很多自付费的药品或其他治疗措施,快速的消耗着家庭财产。如果病人为家庭中的主要劳动力,则更是雪上加霜。慢性病已经成为因病致贫、因病返贫的重要原因之一。一项由世界经济论坛(World Economic Forum)与哈佛大学公共卫生学院开展的研究显示,2010 年,由前述四类主要慢性病导致的经济损失约占低收入和中等收入国家 GDP 的 4%。然而,很多与慢性病相关的经济负担是可以避免的。例如,从 2010—2040 年,如果中国人群的心血管疾病死亡每年降低 1%,产生的经济收益等价于中国 2010 年实际 GDP 的 68%。

三、慢性病的主要危险因素

遗传、年龄、性别是很多慢性病风险的影响因素;但是,这些是不可改变的因素。而公共卫生更关注可实施干预、可改变的因素。目前公认的导致四类主要慢性病的最重要的、共同的、可改变的四大行为危险因素是:吸烟(包括二手烟暴露)、过量饮酒、不健康的膳食习惯(如蔬菜、水果摄入不足,过多摄入食盐、加工肉类、含糖饮料等)、少体力活动。这些行为危险因素可进一步通过机体代谢性、生理性改变,如高血压、超重、高血脂、高血糖等,增加慢性病风险。

除上述行为和生理性危险因素外,某些有害的环境和职业暴露、感染性病原体也可以增加慢性病风险。例如,户外空气污染、室内固体燃料(如煤、木材、禽畜粪便、农作物废料等)燃烧导致的空气污染可增加慢性呼吸系统疾病、肺癌等风险。空气污染、高温热浪、与职业和失业相关的慢性压力也会增加心血管疾病的风险。工作环境和居住环境中暴露于致癌物(如石棉)、农业生产中滥用农药、化工企业排放有害污染物等可增加恶性肿瘤的风险。某些感染性病原体可增加恶性肿瘤(如宫颈癌、肝癌、口腔癌、胃癌等)的风险或导致一些重要的残疾(如失明、失聪、心脏缺陷、智力残疾等)。另外,从更宏观的角度来看,人口老龄化,快速的城镇化进程但又缺乏合理的规划,不健康生活方式的全球化(如企业对烟草、不健康食品的不负责任的市场营销策略等),这些都是加剧发展中国家慢性病负担的根本原因。

增加慢性病风险的因素有很多,如果按照它们在病因链上的位置可大致分为近端因素(proximal factors)、中间因素(intermediate factor)和远端因素(distal factor)(图12-1)。也有学者把远端因素称为病因的原因(cause of the cause)。理解病因链上不同环节影响因素对疾病预防的意义非常重要。医学领域传统上更关注靠近病因链近端的因素。这类因素在病因链上距离疾病结局近,因果关系和病因学机制相对明确,但是涉及的人群面越来越窄,生理性改变的可逆转性变差,预防的机会也越来越小。相反,距离疾病结局越远的因素,病因学机制可能不如近端因素明确,但是覆盖的人群面广,可进一步影响近端因素,预防的机会大。

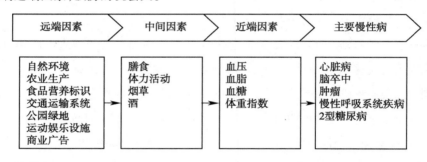

图 12-1
主要慢性病病因链不同环节上的影响因素

第二节　流行特征

一、主要慢性病的流行特征

(一)全球

全球死亡中因慢性病导致的比例从 1990 年的 57% 增加到 2010 年的 65%;因慢性病导致的 DALYs 则由 1990 年的 43% 增加到 2010 年的 54%。同期,因心血管疾病、恶性肿瘤和糖尿病导致的 DALYs 分别增加了 22.6%、27.3% 和 69.0%,而由 COPD 导致的 DALYs 则降低了 2.0%。

低收入和中等收入国家中传染病、孕产妇、婴幼儿死亡水平仍然较高,所以因慢性病导致的死亡比例低于高收入国家。但是,低收入和中等收入国家的人口众多,因慢性病导致死亡的绝对数量高于高收入国家。全球约 3/4 的慢性病死亡、约 3/4 的心血管疾病和糖尿病死亡、90% 的慢性呼吸系统疾病死亡、2/3 的恶性肿瘤死亡发生在低收入和中等收入国家。慢性病的年龄标化死亡率不受人口规模或人口年龄构成的影响。2012 年,低收入国家(625/10 万)和中等偏下收入国家(673/10 万)的慢性病年龄标化死亡率高于高收入国家(397/10 万)。

无论男女、所有年龄组人群都会受累于慢性病。年龄越大,慢性病越常见。但是 2012 年的数据显示,42% 的慢性病死亡发生在 70 岁以前,被认为是过早死亡(premature deaths),即发生在通常期望寿命前的死亡。这个比例在低收入和中等收入国家为 48%,高于高收入国家的 28%。全球 82% 的过早死亡发生在低收入和中等收入国家。

在一些高收入国家中,心血管疾病和某些恶性肿瘤(如肺癌)的死亡率表现出长期下降趋势。例如,自 20 世纪 50 年代以来,美国的心脏病年龄标化死亡率降低了约 70%,脑血管病降低了 78%,恶性肿瘤自 80 年代以来降低了 17%。尽管年龄标化死亡率在降低,但是由于人口增长和老龄化趋势,每年的死亡人数减少得并不明显。WHO 开展的 MONICA(MONitoring trends and determinants In CArdiovascular disease)研究显示,20 世纪 80 年代中期至 90 年代表现出的缺血性心脏病死亡率的降低,其中 2/3 可归因于冠心病事件发生率的降低,1/3 归因于病死率的降低。另外一项研究显示,2002 至 2010 年间英国缺血性心脏病死亡率降低了近一半,这其中多一半归因于发病率的降低,少一半归因于 30 天生存率的改善。

从 1980—2010 年,相比高收入国家缺血性心脏病的年龄标化死亡率表现出来的显著降低,东欧、中亚、南亚和东亚为增加趋势。南亚有较大的人口规模,且发生缺血性心脏病死亡的平均年龄更低,所以因过早死亡所致的寿命损失年(years of life lost,YLL)最大。东欧和中亚自 20 世纪 90 年代初开始出现缺血性心脏病的流行,是全球粗率和年龄标化死亡率最高的地区;尽管人口数不足南亚的 1/5,但是 YLL 仅次于南亚。另外,北非/中东和南亚地区发生缺血性心脏病死亡的平均年龄较低,而年龄标化死亡率又高,意味着缺血性心脏病的死亡更有可能发生在劳动力人口中。

再以脑卒中为例,1990—2010 年,高收入国家的脑卒中发病率、死亡率、死亡/发病比和 DALYs 都表现出更大幅度的降低;而低收入和中等收入国家的脑卒中发病率增加(主要表现为出血性脑卒中的增加),死亡率、死亡/发病比和 DALYs 的降幅低于高收入国家,绝对值均高于高收入国家。但是,由于脑卒中患病率与死亡率和 DALYs 呈负相关,低收入和中等收入国家较高的死亡/发病比提示急性脑卒中管理上可能存在的差距;所以高收入国家脑卒中患病率的增加幅度和绝对值都显著高于低收入和中等收入国家。

（二）中国

近几十年来,中国的疾病谱发生了巨大的变化。表 12-1 和表 12-2 中分别展示了 1990 年和 2010 年中国全年龄组人群主要病因导致的死亡、DALYs 及其变化率。相比同期传染病、孕产期疾病与营养不良性疾病死亡和疾病负担年龄标化率的显著下降,慢性病的下降幅度不明显,且绝对数还有所增加。主要慢性病中,缺血性心脏病和糖尿病的年龄标化率和绝对数增加,而缺血性卒中相对稳定,COPD 下降较为明显,恶性肿瘤中不同病种的变化趋势存在差异。

1990 年,导致中国人群 YLL 的前 5 位疾病依次为下呼吸道感染、脑卒中、COPD、先天畸形和溺水;2010 年变化为脑卒中、缺血性心脏病、COPD、道路伤害和肺癌。而对于健康寿命损失年(years lived with disability,YLD)来说,1990 年前 5 位疾病为腰痛、重度抑郁症、颈痛、缺铁性贫血、其他骨骼肌疾病;2010 年变化为腰痛、重度抑郁症、颈痛、其他骨骼肌疾病、糖尿病。

表 12-1   1990 年和 2010 年中国全年龄组人群 231 种死因的死亡人数、年龄标化死亡率及变化率

	全年龄组死亡人数（1000）			年龄标化死亡率（/100 000）		
	1990	2010	中位数变化%	1990	2010	中位数变化%
全部病因	7997.5	8303.7	4.0	895.9	606.8	−32.1
传染病、孕产期疾病与营养不良性疾病	1207.8	490.4	−59.5	108.5	40.7	−62.5
慢性病非传染性疾病	5937.8	7017.1	18.7	708.5	509.4	−27.8
恶性肿瘤	1503.6	2133.5	43.1	170.0	148.0	−12.0
心血管和循环系统疾病	2167.5	3136.2	47.4	267.7	230.8	−12.2
缺血性心脏病	450.3	948.7	120.3	55.7	70.1	31.6
脑血管疾病	1340.6	1726.7	34.5	167.0	126.9	−20.8
缺血性卒中	426.4	609.6	44.7	56.3	46.7	−16.2
出血性和其他非缺血性卒中	914.2	1117.2	22.1	110.7	80.2	−27.7
慢性呼吸系统疾病	1496.5	1022.9	−31.8	189.0	77.2	−59.3
慢性阻塞性肺疾病	1426.9	934.4	−34.3	180.7	70.6	−60.8
糖尿病	70.5	160.1	141.6	8.0	11.5	52.3
伤害	851.9	796.2	−9.9	78.9	56.7	−30.5

摘自：Yang G et al. Rapid health transition in China，1990-2010：findings from the Global Burden of Disease Study 2010. Lancet 2013；381：1987-2015.

表 12-2   1990 年和 2010 年中国全年龄组人群 285 种死因的 DALYs、年龄标化 DALYs 率及变化率

	全年龄组 DALYs（1000）			年龄标化 DALYs 率（/100 000）		
	1990	2010	中位数变化%	1990	2010	中位数变化%
全部病因	365 390.8	316 616.1	−13.4	34 627.6	22 805.6	−34.2
传染病、孕产期疾病与营养不良性疾病	97 065.4	32 024.5	−67.0	7897.2	2843.8	−63.9
慢性病非传染性疾病	217 135.5	243 787.7	12.3	22 358.9	17 021.8	−23.8
恶性肿瘤	42 123.6	53 105.5	26.3	4471.5	3579.6	−19.8
心血管和循环系统疾病	45 267.9	58 205.5	30.6	5114.5	4065.1	−19.3
缺血性心脏病	10 127.0	17 885.8	83.0	1139.8	1242.5	13.1
脑血管疾病	24 876.8	30 138.9	28.9	2894.6	2101.5	−23.0
缺血性卒中	6252.0	8383.8	35.9	767.5	612.4	−19.1
出血性和其他非缺血性卒中	18 624.7	21 755.1	16.8	2127.0	1489.1	−30.0
慢性呼吸系统疾病	29 139.1	19 898.2	−32.1	3336.8	1425.5	−57.5
慢性阻塞性肺疾病	26 470.3	16 723.8	−36.8	3074.8	1190.6	−61.3
糖尿病	4845.8	7834.7	63.4	512.6	531.8	5.1
伤害	51 189.9	40 804.0	−22.3	4371.5	2939.9	−34.3

摘自：Yang G et al. Rapid health transition in China，1990-2010：findings from the Global Burden of Disease Study 2010. Lancet 2013；381：1987-2015.

二、慢性病主要危险因素的流行特征

2013 年,导致全球 DALYs 的最主要的六个(或组)危险因素依次为:膳食(包括水果、蔬菜、全谷类、红肉、食盐等 14 个成分)、高血压、儿童和孕母营养不良、吸烟、空气污染、高体质指数(body mass index,BMI);每个(组)因素可导致 5% 以上的 DALYs。男女略有差异。男性中可导致 5% 以上 DALYs 的危险因素为膳食、高血压、吸烟、饮酒与药物滥用、儿童和孕母营养不良、空气污染、高血糖和高 BMI;女性为膳食、儿童和孕母营养不良、高血压、高 BMI 和空气污染。全球各区域导致疾病负担的最主要危险因素也不尽相同。撒哈拉以南非洲为儿童和孕母营养不良,不安全的性行为,以及不安全饮用水、卫生和洗手问题。对于女性来说,高 BMI 是美洲、北非和中东国家以及许多其他高收入国家中最主要的危险因素,而高血压是多数中欧和东欧、南亚和东亚国家的主要危险因素。对于男性来说,高血压或吸烟是高收入国家、北非和中东、欧洲以及亚洲的最主要的危险因素。

2010 年,导致中国死亡和 DALYs 的最主要危险因素是膳食(30.6% 的死亡和 16.3% 的 DALYs),其中最重要的是水果摄入不足、高盐摄入、全谷类摄入不足。其次是高血压(24.6% 的死亡和 12.0% 的 DALYs)和吸烟(16.4% 的死亡和 9.5% 的 DALYs)。户外空气污染和室内固体燃料燃烧导致的空气污染分别列居第四和第五。高血糖、饮酒、职业危害、高 BMI 和少体力活动,每个因素导致约 4% ~ 4.5% 的 DALYs。

前文中介绍的慢性病导致的死亡和疾病负担是我们当前正在承受的;而慢性病主要危险因素当前的流行水平则预示着我们未来将要承受的负担。下面简要介绍几个主要的行为和生理性危险因素的流行特征。

1. 吸烟　多数高收入国家的男性吸烟率在 20 世纪上半叶逐渐升高,在第二次世界大战结束后的几十年里达到顶峰,曾经吸烟率高达 80%。随后,英语国家及北欧国家的男性吸烟率开始下降。20 世纪后半叶,女性吸烟率持续增高,首先出现在英语国家和北欧国家,然后是日本、拉丁美洲国家、中欧和南欧国家。近期,英国、北美和澳大利亚的女性吸烟率才开始表现出下降趋势。

2012 年,全球成人吸烟率约为 22%,地区差异明显。欧洲国家平均吸烟率最高(30%),非洲国家最低(12%)。男性(37%)高于女性(7%)。高收入国家(25%)和中等偏上收入国家(22%)吸烟率接近,低收入国家较低(18%)。2010 年,中国成人吸烟率为 28.1%(男性 52.9%;女性 2.4%)。男性中,吸烟率最高的是 45~64 岁组(63.0%),最低的是 15~24 岁组(33.6%)。农村(56.1%)高于城市(49.2%)。二手烟暴露高达 72.4%。

2. 饮酒　近几十年来,传统的葡萄酒制造和饮用国家(如意大利和法国)中人均饮酒量降低了近一半;同期,英国和丹麦则增加了一倍。两组国家的饮酒水平逐渐趋于一致。日本、中国和很多亚洲国家以往的饮酒水平较低,近几十年来稳步增长。

2010 年,全球 15 岁及以上人群平均饮酒量为每人 6.2L 纯酒精(相当于每天 13.5g 纯酒精)。饮酒量最高的是欧洲和美洲的中等收入和高收入国家;最低的是东地中海和东南亚国家。过去 30 天内单次狂饮率(heavy episodic drinking)最高的是欧洲和美洲国家。通常来说,经济越发达地区的饮酒水平越高。

3. 不健康的膳食习惯　联合国粮食及农业组织（United Nations Food and Agriculture Organization，FAO）的数据显示，地中海国家（如希腊）动物脂肪和高热量食物的摄入水平在增加，但在北欧国家和新西兰则略有降低，使得这些国家的摄入水平趋于一致。膳食方式的变化在部分亚洲国家更加明显，如中国人群正在快速地向着西方式的、动物为主的饮食习惯转变。随着技术和经济的发展，北欧国家、英语国家、亚洲国家的水果、蔬菜、坚果、谷类食物的可及性越来越好。不过 FAO 的数据无法区分全谷类或是精加工、含糖饮料、部分氢化植物油（反式脂肪）等不健康的膳食因素。WHO 推荐每人每天食盐摄入量低于 5g（即 2g 钠），而目前全球平均食盐摄入水平为 10g。食盐摄入也存在明显的地区差异。东南亚、中亚和部分欧洲国家最高，美洲、欧洲和西太区国家的食盐摄入水平都远远超过 WHO 推荐的水平。

4. 少体力活动　体力活动方式在工业化发达国家及城市人群中发生着明显的变化，体力活动水平越来越低，尤其是职业性、交通出行和家务相关的体力活动，而静坐时间越来越长。相比之下，农业人口的体力活动水平仍相对较高。

2010 年，全球 18 岁及以上成人中 23% 达不到 WHO 推荐的体力活动水平，即每周 150 分钟中等强度体力活动或同等量的体力活动水平。女性（27%）高于男性（20%）；年长者（55%）高于年轻者（19%）。年轻女性的体力活动水平略低于中年女性。东地中海国家（31%）和美洲国家（32%）的体力活动不足率最高；东南亚（15%）和非洲（21%）最低。高收入国家（33%）体力活动不足率是低收入国家（17%）的近两倍。全球 11~17 岁的在校青少年中，81% 达不到 WHO 推荐的每天中等至高强度体力活动至少 60 分钟的标准，女孩（84%）高于男孩（78%）。青少年的体力活动不足率在东南亚国家最低（74%），东地中海国家（88%）、非洲国家（85%）和西太区国家（85%）最高。

5. 超重肥胖　自 1980 年以来，全球的肥胖率不止翻了一番。其中，美国人群的肥胖人数增长最快，其次是中国、巴西和墨西哥。2014 年，18 岁及以上成人中，男性和女性的超重率（BMI≥25kg/m²）分别为 38% 和 40%，肥胖率（BMI≥30kg/m²）分别为 11% 和 15%。超重和肥胖率最高的是美洲国家（超重率为 61%，肥胖率为 27%），最低的是东南亚地区（超重率为 22%，肥胖率为 5%）。在欧洲、东地中海和美洲国家，超过 50% 的女性是超重，其中约一半超重女性是肥胖。在非洲、东南亚和东地中海国家，女性的肥胖率约为男性的一倍。高收入国家和中等偏上收入国家的肥胖率约为低收入国家的一倍。虽然西太区国家的肥胖率较低，但太平洋岛国国家的肥胖率接近美洲国家。

6. 高血压　2014 年，全球 18 岁及以上成人的高血压（≥140/90mmHg）患病率为 22%。1980—2010 年，全球高血压患病率或高血压未控制率略有降低。但是，由于人口规模的增长以及老龄化趋势，高血压未控制的人数仍在增长。全球男性高血压患病率略高于女性。成人高血压患病率最高的是非洲国家（30%），最低的是美洲国家（18%）。低收入国家的高血压患病率高于中等收入和高收入国家。

2009 年，美国心脏病协会（American Heart Association，AHA）提出，"理想的心血管健康（ideal cardiovascular health）"应该同时满足以下三点：①同时具有四种健康行为，即近一年内不吸烟，BMI<25kg/m²，达到推荐水平的体力活动（即每周≥150 分钟的中等强度体力活动，或≥75 分钟的高强度体力活动，或同等量的不同强度体力活动的组合），符合当前膳食指南推荐的健康的饮食习惯。②同时满足四种健康状

态,即近一年内不吸烟,未经治疗的总胆固醇<200mg/dl,未经治疗的血压<120/80mmHg,未经治疗的空腹血糖<100mg/dl。③没有冠心病、脑卒中、心力衰竭等心血管疾病史。考虑到不吸烟对于健康的重要意义,AHA 将其同时列在健康行为和健康状态的标准中。2010 年在中国 162 个调查点 96 121 名≥20 岁成人中开展的调查显示,仅有 0.2% 的调查对象符合理想的心血管健康的定义(男 0.1%,女 0.4%)。同时具有四种健康行为者为 0.7%(男 0.4%,女 1.0%);同时满足四种健康状态者为 13.5%(男 5.0%,女 22.3%)。7 个因素中,男性中满足 3~4 个理想成分的人数最多,女性中满足 4~5 个理想成分的人数最多。这些因素同时也是很多慢性病的重要危险因素。可见中国人群中慢性病危险因素流行状况不容乐观。

第三节　预防策略与措施

一、预防策略

本书第九章中讲解的疾病预防策略与措施适用于慢性病的预防。这里要特别强调三级预防中的根本预防(primordial prevention),即在人群水平上预防危险因素的流行,而对于个体来说是从一开始就不要出现促进慢性病发生的危险因素。另外,已有研究显示,一些成年期慢性病的风险始于出生前孕母的不良暴露。另外,很多不健康的生活方式是从小养成,一旦形成习惯,改变起来并非易事。因此,慢性病的预防应该从生命的早期开始,贯穿生命全过程,即生命全程策略(life-course approach)。

慢性病的预防应整合以个体为基础的高危策略和以人群为基础的全人群策略。当危险因素在整个人群中处于流行状态时,全人群策略就显得尤为重要。例如,减少食盐摄入可以预防脑卒中。现代社会中相当一部分的食盐摄入来自于加工食品。因此,加强预包装食品营养标签管理,动员食品企业主动改良食品配方,提供低盐产品或减少添加的食盐量,这类措施要比教育个体减少食盐摄入更加有效。公共场所和工作场所禁烟也是全人群策略的成功范例。

慢性病防控应该是政府主导、多部门协作、全社会参与的系统工程,围绕着导致人群疾病负担的主要慢性病的共同、可改变的危险因素,一方面建立支持性的环境,为个体创造健康生活的公平的机会,使个体有机会做出健康的选择;另一方面,提高个体的健康素养,使个体有能力做出健康的选择并改善健康。另外,通过初级卫生保健方法提供有效的临床预防服务和疾病管理,减少对更高昂治疗费用的需要。

WHO 制定了《全球非传染性疾病预防与控制行动计划 2013—2020》(Global action plan for the prevention and control of noncommunicable diseases 2013—2020)。该行动计划的愿景是:全球没有可避免的慢性病负担。目标是通过多部门协作以及在国家、区域和全球层面上的协作,减少可预防的慢性病发病、死亡和残疾负担,使得任何年龄的人群都能达到可实现的健康和生产力的最高标准,这些疾病不再是人类福祉和社会经济发展的障碍。

这个行动计划中提出了几个重要的原则:①采取生命全程策略,从育龄妇女健康开始,受孕前、产前、婴幼儿、儿童青少年、成年和老年,每个阶段都有预防和控制慢性病的机会。其中,生命早期的干预是第一级预防的最佳时机。②动员全社会参与到慢性病的防控行动中来。③慢性病防控策略和实践应该基于当前最好的科学证据和（或）最佳实践、现有资源、社会的需要和价值取向，即循证的方法。④实现健康广覆盖，即所有人都能平等地获得基本公共卫生服务以及基本的、安全、可负担、有效的药品，特别强调贫困人群、社会弱势群体不会因为使用这些服务而有很大的经济压力。⑤在全社会参与到慢性病防控实践的过程中，必须保护公共卫生政策、防控策略和多部门行动不会受到任何形式的既定利益的不恰当的影响，如烟草防控。⑥达到可实现的健康的最高标准是每个人享有的最基本的权利，不会因性别、国家、民族、语言、宗教信仰、社会经济状况等不同。⑦应该认识到，慢性病表现出来的不平等的分布根本上是因为健康的社会决定因素（social determinants of health）的分布不平等。针对这些决定因素采取的行动，对于全人群或弱势群体来说就是创造包容、公平、生产力高和健康的社会。⑧应该充分认识到政府在慢性病防控中的主导作用和责任，同时发挥国际协作的重要作用。⑨有效的慢性病防控需要多部门行动。各部门在决策过程中应该充分考虑不同决策对健康及其决定因素的影响，保证决策对人群健康是无害或有益的。

行动计划中设置了 9 个全球目标，即从 2010 年开始，至 2025 年实现：①由心血管疾病、恶性肿瘤、糖尿病或慢性呼吸系统疾病导致的死亡降低 25%。②过量饮酒行为降低至少 10%。③体力活动不足率降低 10%。④人群食盐平均摄入量降低 30%。⑤15 岁以上人群当前吸烟率降低 30%。⑥高血压患病率降低 25%，或根据各国实际情况控制高血压流行水平。⑦停止糖尿病和肥胖的增长趋势。⑧在有需要的人中，至少 50% 接受药物治疗和咨询（包括血糖控制），预防心脏病发作和脑卒中。⑨在公立和私营机构中，用于治疗主要慢性病的可负担的基本技术和基本药物（包括非专利药物）的可及性达到 80%。

2017 年 1 月，国务院批准公布了《中国防治慢性病中长期规划（2017—2025 年）》。规划目标为，到 2020 年，慢性病防控环境显著改善，降低因慢性病导致的过早死亡率，力争 30~70 岁人群因心脑血管疾病、癌症、慢性呼吸系统疾病和糖尿病导致的过早死亡率较 2015 年降低 10%。到 2025 年，慢性病危险因素得到有效控制，实现全人群全生命周期健康管理，力争 30~70 岁人群因心脑血管疾病、癌症、慢性呼吸系统疾病和糖尿病导致的过早死亡率较 2015 年降低 20%。逐步提高居民健康期望寿命，有效控制慢性病疾病负担。提出的策略包括：①加强健康教育，提升全民健康素质。②实施早诊早治，降低高危人群发病风险。③强化规范诊疗，提高治疗效果。④促进医防协同，实现全流程健康管理。⑤完善保障政策，切实减轻群众就医负担。⑥控制危险因素，营造健康支持性环境。⑦统筹社会资源，创新驱动健康服务业发展。⑧增强科技支撑，促进监测评价和研发创新。

二、预防措施

慢性病的预防措施有很多。即使是在高收入国家，卫生资源也是有限的，更不用说全球更大多数的低收入和中等收入国家；所以有必要确定各种预防措施的实施优先度。WHO 通过循证的方法确定了一组"最划算"（best buy）的干预措施。一方面，这些措施被评价为非常经济有效（highly cost-effective），即用低于人均年收入或人均 GDP 的投入可增加一个健康寿命年（即挽回一个 DALY）。另一方面，这些措施可行性好，投入低，适合在低收入和中等收入国家中实施。除了这些推荐的干预措施外，各个国家、地区也可以根据当地的实际需要或优先度,增加或替换可能的干预措施(如减少室内空气污染的措施)。表 12-3 展示了 WHO 推荐的这组干预措施,前面三组针对危险因素的主要是人群水平上的措施,后面两组针对疾病的是个体水平上的措施。

表 12-3　WHO 推荐的一组"最划算"的干预措施

危险因素/疾病	干预措施
吸烟	提高税率 工作场所和公共场所室内禁烟 烟草健康警示 禁止烟草广告、促销和赞助
过量饮酒	提高税率 限制零售酒类可及性 禁止酒类广告
不健康的膳食习惯和少体力活动	减少食物中的食盐摄入(如加工食品) 用多不饱和脂肪替代反式脂肪 通过大众媒体提高公众对膳食和体力活动的认识
心血管疾病和糖尿病	对心脏病发作和脑卒中风险增加或已有心血管疾病的个体开展咨询和多药治疗(包括对糖尿病病人控制血糖) 心脏病发作(心肌梗死)时服用阿司匹林
恶性肿瘤	接种乙肝疫苗,预防肝癌 筛查和治疗癌前病变,预防宫颈癌

据估计,现阶段在低收入和中等收入国家中执行全套"最划算"的干预措施,所需投入相当于低收入国家每年人均不到 1 美元,中等偏下收入国家 1.5 美元,中等偏上收入国家 3 美元。这些投入占总的卫生支出的比例很小,低收入国家 4%,中等偏下收入国家 2%,中等偏上收入国家不到 1%。这其中,针对四种行为危险因素的人群措施的投入更是占到总投入的很小的一部分,每人每年不到 0.4 美元。这些投入在低收入和中等收入国家可至少预防 10%~15% 由四种主要慢性病导致的过早死亡。

(吕 筠)

思考题

1. 慢性病防控的生命全程策略在生命各个阶段是如何体现的?
2. 高危策略与全人群策略在慢性病防控中的优势和局限性有哪些?
3. 在解决吸烟、过量饮酒、不健康的膳食习惯、少体力活动等危险因素的多部门行动中,可能涉及哪些政府部门,各部门可能发挥哪些作用?

第十三章

伤害流行病学

Chapter 13　Injury Epidemiology

Injuries have become one of the major threats to human health worldwide. Total death from injuries is 5 million per year, accounting for 9% of all-cause mortality. Injuries occur in lifetime, from minor injury to huge disasters. This first section introduces the concept, categories, major causes and risk factors of injury. The second section gives the distribution and research progress of injuries. The third section discusses the application of epidemiological methods in injury researches. Lastly, strategies and measures of prevention and control are introduced.

伤害是一个全球性公共卫生问题,也是威胁人类健康的主要问题之一。据世界卫生组织估计,从1990—2020 年,全世界由伤害造成的死亡将会增加65%,达到 840 万。预计到 2030 年,道路交通伤害将跃居死因第 7 位,跌落上升至第 17 位,自杀也成为前 20 位死因之一。伤害造成了很多暂时和永久性的伤残,严重影响人群健康和生命质量。与此同时,伤害因医疗、康复以及残疾或功能丧失而消耗着巨额的费用,给社会经济、家庭和个人都造成了不可估量的损失。伤害与传染性疾病、慢性非传染性疾病一起构成了危害人类健康的三大疾病负担,其预防与控制越来越受到世界各国的重视。

伤害流行病学(injury epidemiology)是运用流行病学原理和方法描述伤害的发生频率及其分布,分析伤害发生的原因及危险因素,提出干预和防制措施,并对措施效果进行评价的一门流行病学分支学科。其主要目的是确定伤害的重点种类,阐明分布,探讨危险因素,制订防制策略与措施,并评价其效果。

第一节　概述

一、定义及内涵的演变

长期以来,"伤害"只是作为"意外"(accident)或其结果之一加以研究。所谓"意外"是指突然发生的偶然事件,含有始料不及、不可抗拒、且是不可能预防之意。然而对众多"意外"如交通事故、跌落等的研究结果则表明这些"意外"均是可防可控的。显然,伤害并非"意外"。为此,1996 年在澳大利亚墨尔本召开的第 3 届国际学术会议名称由原来的"世界意外和伤害预防大会"(World Conference on Accident and Injury Prevention)改为"世界伤害预防与控制大会"(International Conference on

Injury Prevention and Control），并建议各国统一采用"伤害"一词代替"意外"。

伤害（injury）来自拉丁语 injuris，本意为"不正确（not right）"，其含义为损伤、伤害或丧失。内涵的变化必然引起外延的拓展。伤害既可以由传统意义上的"意外"事故（车祸、跌落、烧烫伤等）引起（目前称之为非故意伤害），也可以由一些蓄意的暴力行为事件（如谋杀、自杀、斗殴和虐待等）引起。伤害内涵更迭和外延的拓展不仅结束了长期以来学术界关于"意外"内涵不清、外延混乱的争论，更重要的是这一变化促使了伤害研究的多学科交叉融合，丰富了伤害的研究内容和研究方法，并最终使伤害的公共卫生意义被提到了一个新高度。

人对客观事物认识的程度是在理论与实践的交互运动中不断丰富的，对伤害内涵和外延的定义以及再定义也遵循着这样的规律。早在 1949 年，John Gordon 就认识到用于传染病研究与防制的流行病学原理与方法同样适用于对"意外"伤害的研究与防制。后来的学者便借用传染病流行病学的理论，提炼出伤害的动因是能量交换，并认为当源自某一载体的能量交换超过机体组织的耐受水平即可导致伤害。这一认识是目前伤害定义的一个雏形。美国疾病预防控制中心（CDC）给伤害下的定义为：由于运动、热量、化学、电或放射线的能量交换，在机体组织无法耐受的水平上，所造成的组织损伤或由于窒息而引起的缺氧称为伤害。该定义以能量交换为动因，以躯体组织损伤和功能障碍为结果对伤害进行了界定，它为世界各国因"意外"伤害的研究提供了一个相对统一的定义，有助于不同地区和人群的伤害研究之间进行比较。我国将伤害定义为"凡因能量（机械能、热能、化学能等）的传递或干扰超过人体的耐受性造成组织损伤，或窒息导致缺氧，影响了正常活动，需要医治或看护，称之为伤害"。

在实际的伤害研究过程中，需要根据伤害的定义和研究的实际情况来制定可操作性强的伤害诊断标准（或称之为操作性定义）。1986 年，美国国家统计中心提出的伤害的操作性定义为：伤害必须是到医疗机构诊治或活动受限一天的情况。2010 年中华预防医学会伤害预防与控制分会一届五次常委会通过了关于伤害界定标准的决议。根据这一决定，"经医疗单位诊断为某一类损伤或因损伤请假（休工、休学、休息）一日以上"为伤害的标准。

二、伤害的分类

伤害的分类对于伤害的监测、资料分析、流行病学研究和防制措施的制定都是不可缺少的。伤害的种类复杂，故目前国内外对伤害的分类方法繁多，尚无统一的分类标准。根据研究目的的不同，伤害的分类方法主要有以下几种。

（一）按照造成伤害的意图分类

1. 故意伤害（intentional injuries） 指有目的有计划地自害或加害于他人所造成的伤害，近年来倾向于将这一类伤害统称之为暴力（violence）。

2. 非故意伤害（unintentional injuries） 指无目的（无意）造成的伤害，主要包括车祸、跌落、烧烫伤、中毒、溺水、切割伤、动物叮咬、医疗事故等。

使用这种分类方法时应注意对造成伤害的意图作仔细分析。有时，同一种伤害可能是由不同的意图所导致的。例如中毒，如果是无意识地误服了某种毒物造成的应归为非故意伤害，如果是自己有意服用某毒物以期结束自己的生命则应归为自杀,如果是他人有意投毒则应归为他杀。

（二）按照伤害的性质分类

1. 国际疾病分类（international classification of diseases，ICD）　根据 ICD-10 确定伤害的分类是目前国际上比较公认和客观的伤害分类方法。

在 ICD-10 中对伤害的分类有两种体系,一种是根据伤害发生的部位进行分类（S00-T97,表 13-1）;另一种是根据伤害发生的外部原因或性质进行分类（V01-Y98,表 13-2）。一般而言,在公共卫生领域中后一种分类方法较为常用,而在临床上则更多地使用前一种分类体系。

表 13-1　ICD-10 伤害发生部位分类表

伤害发生部位	ICD-10 编码
所有部位伤害	S00-T98
头部损伤	S00-S09
颈部及胸部损伤	S10-S29
腹部、下背、腰椎和骨盆损伤	S30-S39
肩及上肢损伤	S40-S69
下肢损伤	S70-S99
多部位损伤	T00-T07
未特指身体部位的损伤及异物进入	T08-T19
烧伤、灼伤及冻伤	T20-T35
各类中毒	T36-T65
自然和环境引起的伤害	T66-T78
创伤的早期并发症、医疗意外的并发症	T79-T88
损伤、中毒和其他后遗症	T90-T98

（WHO,2016）

表 13-2　ICD-10 伤害发生的外部原因分类表

损伤与中毒的外部原因分类	ICD-10 编码
损伤与中毒的全部原因	V01-Y98
交通事故	V01-V99
跌倒	W00-W19
砸伤、压伤、玻璃和刀刺割伤、机器事故	W20-W31
火器伤及爆炸伤	W32-W40
异物进入眼或其他腔道、切割和穿刺器械损伤	W41-W49
体育运动中的拳击伤及敲击伤	W50-W52
动物咬伤或动、植物中毒	W53-W60、W64、X20-X29
潜水或跳水意外、溺水	W65-W74
窒息	W75-W84
暴露于电流、辐射和极端环境气温及气压	W85-W99

续表

损伤与中毒的外部原因分类	ICD-10 编码
火灾与烫伤	X00-X19
暴露于自然力量下(中暑、冻伤、雷击等)	X30-X39
有毒物质的意外中毒	X40-X49
过度劳累、旅行及贫困	X50-X57
暴露于其他和未特指的因素	X58-X59
故意自伤	X60-X84
他人加害	X85-Y09
意图不确定的事件	Y10-Y34
刑罚与战争	Y35-Y36
手术及医疗并发症	Y40-Y84
外因导致伤害的后遗症	Y85-Y89
其他补充因素	Y90-Y98

(WHO,2016)

2. 国际伤害外部原因分类　随着伤害研究的逐渐深入以及医学的发展,人们感到 ICD 分类体系缺乏灵活性和特异性,影响伤害预防和控制措施充分发挥作用。在 WHO 的组织下,国际专业组织就伤害监测的方法召开会议。与会者开始就分类标准的不足进行了讨论,认识到当时世界许多地区和国家采用的伤害外部原因的分类系统,具有很强的相似性。20 世纪 90 年代中期,专家们提出制定伤害外部原因的统一国际分类标准是切实可行的,在达成此项共识的基础上,国际伤害外部原因分类标准(International Classification of External Causes of Injury,ICECI)应运而生(图 13-1,表 13-3)。ICECI 是一套能全面记录和描述伤害发生原因的分类体系。它被设计为帮助研究者和从事预防工作的专业人员,可以更加精确的定义伤害,记录伤害发生时所涉及的环境状况,以及为特别个案提供更加详细的信息。

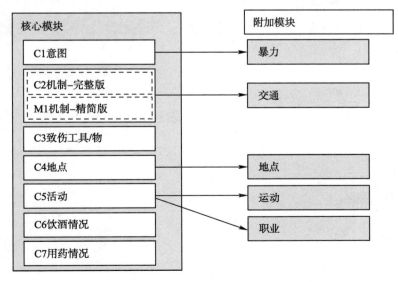

图 13-1
核心模块与附加模块的关系

ICECI 的设计和内容是旨在反映目前伤害监测的最佳方法以及国际上对于如何描述外部原因的统一标准,随着 2001 年 ICECI 1.0 版本的问世,几经修改,目前已成为了一个较为系统和具体的评价体系。

　　ICECI 可以对 ICD-10 外部原因的分类起补充性的作用。ICD 广泛应用于对住院病人进行分类,通常要结合临床实践进行修改。作为一种针对伤害外部原因的分类体系,ICECI 可以在专业领域提供更加细节的分类,常被多部门采用,包括急诊部门、诊所、住院部、专案研究和调查、专门的死亡登记系统。

表 13-3　ICECI 模块和内容总述

模块	内容	编码	级别
核心		C	
	意图	C1	2
	伤害机制——完整版	C2	3
	伤害机制——精简版	M1	2
	致伤工具/物	C3	3
	伤害发生地点	C4	2
	伤害发生时所从事活动	C5	2
	饮酒情况	C6	1
	精神类药物的使用	C7	1
暴力		V	
	自害最可能的相关危险因素	V1	2
	以前的自杀企图	V2	1
	施暴者与受害人关系	V3	2
	施暴者性别	V4	1
	暴力性质	V5	3
	法律干预的方式	V6	2
	冲突的类型	V7	1
交通		T	
	交通方式	T1	2
	伤者的角色	T2	1
	致伤人/物	T3	2
	交通事故类型	T4	1
地点		P	
	室内/室外	P1	1
	具体地点	P2	1
	户型	P3	1
	主人的角色	P4	1
	医疗服务模式	P5	1
	学校类型	P6	1
	市区范围以内/市区范围以外	P7	1

续表

模块	内容	编码	级别
运动		S	
	运动/锻炼活动的类型	S1	2
	运动阶段	S2	2
	个人防护措施	S3	1
	外界保护措施	S4	1
职业		O	
	受伤时的工种	O1	1
	职业分类	O2	1

（ICECI，WHO，2004）

3. 中国疾病分类　中国疾病分类（Chinese Classification of Disease，CCD）所确定的损伤和中毒的外因分类是我国卫生部于 1987 年参照 ICD-9 分类的标准，并结合我国实际情况制定的（表 13-4）。

表 13-4　CCD 损伤和中毒外部原因分类表

内容	CCD-87 编码
损伤和中毒全部原因	E1
机动车交通事故	E2
机动车以外交通事故	E3
意外中毒	E4
意外跌落	E5
火灾	E6
由自然与环境因素所致的意外事故	E7
溺水	E8
意外的机械性窒息	E9
砸伤	E10
由机械切割和穿刺工具所致的意外事件	E11
触电	E12
其他意外事故和有害效应	E13
自杀	E14
他杀	E15

（吴系科，1996）

三、伤害发生的原因及影响因素

尽管伤害有不同类别，而且不同类别伤害其有效的预防与控制措施也不同，但所有伤害都享有一个共同致病机制——伤害的能量交换模型。该模型源自传染病流行病学的三角模型，其中传染病发生的动因是病原体，而伤害的动因是能量。从该模型出发，伤害发生的原因包括能量、宿主和环境三个方面。

（一）致病因子

引起伤害的致病因子是能量（energy），能量的异常交换或在短时间内暴露于大剂量的能量都会导致伤害的发生。通常，容易引起伤害的能量有以下几种：

1. 动能（kinetic energy）　亦有人称之为机械能（mechanical energy），这是伤害中最常见的病因。如汽车相撞所产生的能量传递，跌落所产生的能量传递等均属此类。

2. 热能　各类烧伤均属于过度的热能暴露所致，而热能的过度缺乏则会导致冻伤。

3. 电能　是导致触电或电烧伤的重要原因。

4. 辐射能　大剂量的放射线暴露会产生烧伤。

5. 化学能　通过干扰机体的能量代谢，而造成伤害。

（二）宿主

所谓宿主，就是受伤害的个体，也是伤害流行病学的主要研究对象。宿主的条件和耐受性将影响伤害的发生与否以及严重程度。宿主对能量交换的耐受性则取决于多种因素，既有个人内在的因素如性别、年龄等，也包括外在的因素如疲劳、醉酒等。以下所列的宿主因素是常见的。

1. 人口学特征

（1）年龄：不同的年龄发生不同的伤害，产生的危险性亦不同。儿童易发生溺水，青壮年易发生交通事故，老年人易发生跌落。因此，年龄是伤害研究中必须单独予以分析和考虑的因素。通常在计算伤害发生率、死亡率时，多采用年龄别的发生率和死亡率。

（2）性别：伤害发生中存在着明显的性别差异，大部分伤害的发生率为男性高于女性，但是自杀行为表现为女性多发。

（3）种族：伤害的种族差异是存在的。在美国，白种人和土著人的自杀率很高，而亚裔美国人的自杀率就明显低于其他种族。在中国，蒙古族的肢残率明显高于其他民族。

（4）职业：职业因素是伤害的一个十分重要的影响因素。在 2006—2010 年我国胜利油田职业伤害流行病学研究中发现，职业伤害以采油集输系统最高达 41.84%，不同部门间伤害发生率的差异有统计学意义；工种分布则以采油工最多（21.8%）；其次是修理安装工（15.5%）。

（5）收入水平：2013 年 WHO 报道全球道路交通死亡率为 17.4/10 万，以非洲地区最高，达 26.6/10 万，最低为欧洲地区（9.3/10 万），东南亚地区为 17.0/10 万，低收入和中等收入国家的道路交通死亡率为高收入国家的 2 倍以上。

2. 心理行为特征

（1）饮酒：饮酒是影响司机判断力的重要原因之一。我国车祸原因的 64% 为驾驶员责任，而其中 3% 为饮酒过量。酒后驾驶会增加道路交通事故的可能性并导致死亡或重伤。一项来自国际间合作研究急诊病人外伤与饮酒的关联发现，受伤前 6 小时内饮酒增加外伤发生及遭受故意伤害的风险（OR = 2.79），同时也增加与交通伤害相关风险（OR = 2.41）。

（2）安全带：驾驶员系安全带是有明文规定的，但许多驾驶员因感到不舒适，尤其是夏天，不愿意系安全带。在中国，不同人群佩戴安全带的情况见图 13-2。在美国，车祸中有 13% 的司机是因未系安全带所致，在中国这个比例则更高。尤其是在新建的高速公路上行驶，很多司机未系安全带，从而使车祸伤害的危险性增高。

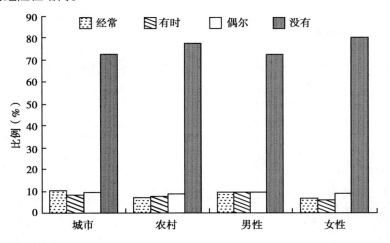

图 13-2
2002 年中国不同人群佩戴安全带的情况

（3）心理因素：心理素质是导致各类伤害的重要原因之一。由于女性和老年人心理脆弱，容易产生自杀倾向。A 型性格的个体由于在生活中容易争强好胜，所以，多发生车祸、溺水和坠落等伤害，有学者将此称为事故倾向（accident-prone）。德国在征兵时，应征者要经过心理测试，凡具有事故倾向的人均被排除在外。在我国，部分城市也已开始对司机进行心理素质的测试。

3. 其他　如疲劳、疾病等。

（三）环境

影响伤害发生的环境因素是十分复杂的，主要应包括社会环境、自然环境、生产环境和生活环境。

1. 社会环境　这里主要强调的是社会支持环境，即一个国家和地区是否有相应的伤害预防的法律、法规及其执行的程度。如驾驶员开车时必须系安全带；摩托车驾驶员必须戴头盔；建筑工人进入工地必须戴安全帽；儿童进入游泳场所必须有成人陪伴等。

2. 自然环境　在自然环境中，气象条件是伤害发生的重要影响因素。雨雪天是交通事故的多发时间；浓雾或雨雾天极易造成撞车事故；天气长期干燥，易发生火灾；气压低或潮湿闷热天气，会使人疲乏，是工伤多发的时期等。

3. 生产环境　在生产环境中，安全防护设施、生产管理水平、劳动时间、强度及操作规范都是影响伤害发生的因素。

4. 生活环境　生活环境最容易被忽视，但对伤害的发生却有重要影响。如居室装修时未采用防滑地面易导致跌倒。

第二节　流行特征

一、全球流行特征

据世界卫生组织估计，每年全球伤害造成的死亡约 500 万人，1500 万人遗留不同程度的功能障碍,800 万人终生残疾。2008 年的资料显示,全球伤害总死亡率约为 76.1/10 万;2013 年的数据略有降低,死亡率约为 66.9/10 万。

（一）地区分布

总体上来说,发展中国家的伤害死亡率高于发达国家,图 13-3、图 13-4 和表 13-5 中分别列出了 2008 年世界各地区不同种类伤害的估计死亡人数以及部分国家的伤害标化死亡率。

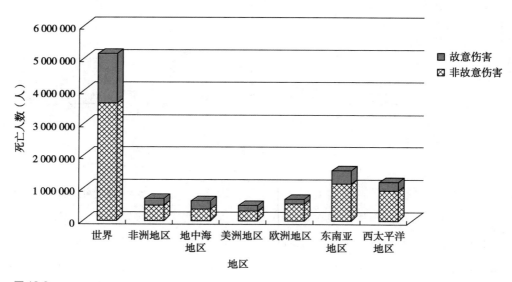

图 13-3

2008 年世界各地区故意伤害和非故意伤害的估计死亡人数

（WHO,2011）

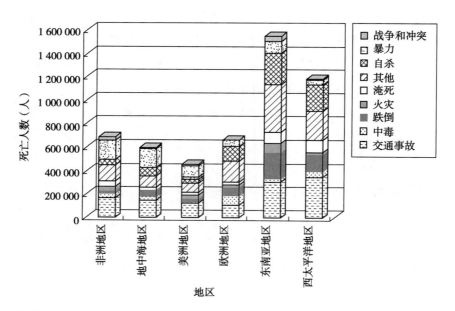

图 13-4

2008 年世界各地区各种类型伤害的估计死亡人数

（WHO,2011）

表 13-5　2008 年部分国家的伤害标化死亡率(1/10 万)

国家	伤害总死亡率	交通事故	跌倒	淹死	中毒	火灾	自伤
阿富汗	148.5	25.1	4.9	7.5	3.6	4.0	4.1
阿塞拜疆	36.3	8.5	2.1	4.1	2.6	2.8	5.1
澳大利亚	30.0	6.8	3.1	0.9	3.0	0.3	7.8
奥地利	33.6	6.9	5.3	0.8	0.2	0.3	11.8
白俄罗斯	124.8	17.2	9.1	9.5	28.2	5.5	22.9
巴西	76.1	22.1	6.7	3.5	0.4	0.6	5.8
比利时	41.6	10.0	5.1	0.6	1.5	0.4	15.7
丹麦	33.1	5.4	2.8	0.8	3.8	0.9	10.1
德国	25.2	5.7	4.6	0.5	0.9	0.3	9.1
厄瓜多尔	81.4	20.4	3.9	4.0	2.4	1.1	8.2
刚果	140.3	42.4	5.7	5.0	11.9	5.7	15.1
哥伦比亚	97.2	18.0	3.6	2.5	0.4	0.5	6.0
哈萨克斯坦	155.4	21.6	3.4	8.9	20.9	3.2	31.1
荷兰	22.1	4.0	4.0	0.4	0.9	0.3	7.4
加拿大	32.1	7.8	3.7	0.8	2.1	0.6	9.9
柬埔寨	65.2	16.7	5.2	7.4	0.8	0.7	4.6
喀麦隆	110.6	32.6	4.7	4.3	6.4	5.8	9.0
肯尼亚	116.4	28.2	4.7	4.1	4.4	4.2	10.1
立陶宛	119.7	15.5	11.9	9.4	20.0	2.8	31.2
马尔代夫	22.2	2.4	1.8	7.3	0.2	0.8	1.1
墨西哥	56.6	13.1	2.6	2.3	1.2	0.7	4.5
纳米比亚	160.3	53.4	10.2	5.1	2.4	8.2	22.3
南非	72.1	20.2	2.0	1.2	0.6	4.8	7.4
日本	24.6	8.4	2.2	0.6	0.7	0.2	4.5
瑞士	30.5	3.8	7.5	1.9	1.9	7.5	12.6
意大利	24.6	8.4	2.2	0.6	0.7	0.2	4.5
伊朗	89.7	43.8	3.3	1.3	2.9	3.5	3.7
印度	99.1	18.7	23.5	5.9	1.4	5.1	19.1
智利	45.5	12.4	4.3	2.5	1.4	2.0	10.7

(WHO,2011)

(二)人群分布

总的来说,伤害的发生有年龄依赖性,表现为 0~14 岁伤害发生率较低,15 岁以后伤害死亡率攀升,并维持在一个较高的水平,65 岁以后伤害死亡率则再次攀升。其中 0~14 岁的儿童期,伤害死亡率变化规律呈现反向趋势,即 0~1 岁最高,伤害死亡率随年龄的增加而下降。

不同年龄人群伤害的发生率与死亡率有着各自不同的分布特点。2014 年,在美国,非故意伤害居死因的第 4 位。然而,在所有 1~44 岁年龄段人群,非故意伤害是导致死亡的首位原因,是 45~64 岁年龄段的第 3 位死因。10~54 岁年龄段,自杀是前 3 位死因之一,是 10~34 岁年龄段的第 2 位死因。在 1~44 岁年龄段中,他杀是前 5 位死因之一,是 1~4 岁、15~34 岁年龄段的第 3 位死因。大多数伤害的发生率和死亡率均为男性高于女性,15~64 岁年龄段,女性的伤害死亡率约为男性的 1/3; 65 岁以后,女性的伤害死亡率大约是男性的一半。在白种人中,男性非故意伤害死亡率将近女性的 2 倍,而黑种人男性非故意伤害死亡率是黑种人女性的近 2.5 倍。图 13-5 为 2014 年美国分年龄性别伤害死亡率(1/10 万)。

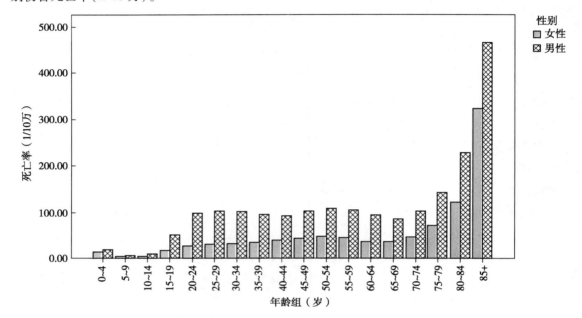

图 13-5
2014 年美国分年龄性别伤害死亡率（1/10 万）
（CDC，2014）

（三）时间分布

随着危险职业从业人员的减少和自动化程度的提高,以及交通工具和道路等的安全性能的提高等,发达国家的职业性伤害和道路交通伤害的发生有逐步下降的趋势,但总体伤害死亡率下降不明显。据统计,在美国,从 1999—2014 年,非故意伤害呈现下降和上升的波动,他杀行为的下降趋势较为明显,但自杀死亡率呈现上升趋势,未分类伤害基本保持不变(图 13-6)。从全球范围来看, 1990—2013 年,总体不同类型伤害发生率、伤残所致生命年损失(years lived with disability,YLD)率、早亡所致生命年损失(years of life lost,YLL)率均呈现下降趋势(表 13-6)。

表 13-6　1990—2013 年不同类型伤害发生率及其引起 YLL 和 YLD 率的变化（%，UI）

伤害原因	发生率变化	YLD 率的变化	YLL 率的变化
交通伤害	−10(−6~−12)	−32(−36~−27)	−15(−23~8)
道路伤害	−7(−9~−3)	−31(−36~−26)	−13(−22~−7)
其他交通伤害	−23(−27~−18)	−35(−38~−31)	−36(−45~−25)

续表

伤害原因	发生率变化	YLD 率的变化	YLL 率的变化
非故意伤害(非交通伤害)	−13(−12~−14)	−28(−33~−23)	−40(−45~−29)
跌落	−1(−3~2)	−28(−35~−21)	−13(−35~1)
溺水	−27(−30~−25)	−38(−41~−34)	−52(−59~−12)
火灾、高温	−31(−35~−27)	−37(−40~−34)	−48(−56~−33)
中毒	−27(−29~−26)	−37(−39~−34)	−44(−65~35)
机械外力	−16(−18~−14)	−30(−33~−27)	−43(−55~−12)
医疗不良反应	−2(−3~0)	−6(−7~−4)	−6(−24~12)
动物接触	−32(−34~−29)	−36(−39~−33)	−46(−56~−9)
异物	0(−1~2)	−19(−23~−15)	−30(−45~0)
其他	−3(−5~−1)	−16(−18~−13)	−33(−41~−15)
故意伤害	−13(−11~−16)	−34(−39~−29)	−22(−29~−15)
自伤	−28(−29~−28)	−39(−42~−35)	−18(−33~−14)
人际暴力	−11(−14~−9)	−33(−37~−27)	−24(−24~−10)
合计	−20(−25~−15)	−37(−45~−30)	−30(−34~−24)

YLL：早亡所致生命年损失；YLD：伤残所致生命年损失；UI：不确定性区间

（Haagsma JA,2015）

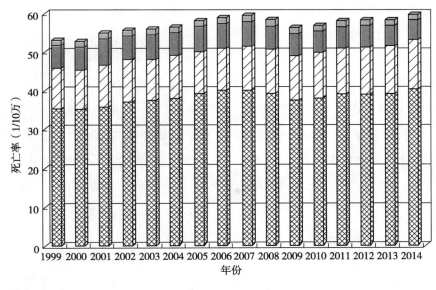

图 13-6
美国 1999—2014 年年龄调整伤害死亡率变化趋势
（CDC，2014）

二、我国的流行特征

中国并没有全国性的伤害发生的监测数据,但从多个省份的流行病学调查结果看,中国社区人群伤害的年发生率在 16.1% ~ 21.9% 之间。伤害导致 2.17% ~ 4.51% 暂时性失能和

0.13%~1.1%残疾。这就意味着,中国每年至少有3亿人发生一次以上伤害,不少于8500万人因伤害急诊或就医,1800万人入院治疗,110万人终生残疾(图13-7)。1995—2008年中国伤害死亡的监测结果显示,伤害死亡率徘徊在52/10万~60/10万之间,呈现稳中有降的态势,每年伤害死亡数相对稳定在70万人左右。全国死因监测系统数据显示:2010年我国人群伤害死亡率为62.39/10万,占总死亡的8.90%,居死因顺位第5位。道路交通伤害是我国人群伤害死亡的第1位原因。

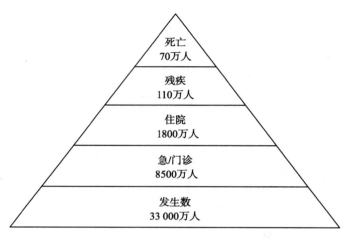

图 13-7

中国居民伤害谱模式图

(CDC, 2005)

（一）地区分布

在城乡分布上,2000年、2005年、2010年以及2012年四年中国卫生统计年鉴显示城市与农村的伤害死亡均排在死因顺位的第5位,农村明显高于城市,东、中、西部依次递增。城市人群伤害死亡的原因依次为:交通事故、非故意跌落、自杀、其他非故意事故、溺水、非故意中毒等;农村人群伤害死亡的主要原因依次为:交通事故、非故意跌落、自杀、溺水、其他非故意事故、非故意中毒等。2012年城乡人群伤害的主要死因和水平见表13-7。农村高于城市;溺水是我国1~17岁儿童第1位死因。

表 13-7 2012年中国城市和农村居民不同性别人群的伤害死亡率(1/10万)

死因	城市			农村		
	男	女	合计	男	女	合计
机动车交通事故	12.83	5.18	9.04	22.97	8.75	15.97
机动车以外交通事故	5.37	1.93	3.06	9.47	3.06	6.32
非故意中毒	2.50	1.22	1.86	3.74	2.05	2.91
非故意跌落	8.13	5.23	6.69	11.83	6.21	9.06
火灾	0.58	0.27	0.43	1.15	0.54	0.85
自然环境因素所致非故意事故	0.18	0.09	0.14	0.24	0.17	0.20
溺水	3.40	2.12	2.76	7.04	4.09	5.58

续表

死因	城市			农村		
	男	女	合计	男	女	合计
非故意机械性窒息	0.79	0.32	0.56	1.54	0.73	1.14
砸死	0.69	0.11	0.40	1.64	0.23	0.95
由机械切割和穿刺工具所致的非故意事故	0.21	0.06	0.13	0.25	0.06	0.16
触电	0.90	0.11	0.51	1.72	0.20	0.97
其他非故意事故和有害效应	4.09	2.41	3.26	7.42	3.61	5.54
自杀	5.30	4.33	4.82	9.09	8.05	8.58
他杀	0.71	0.34	0.52	0.82	0.41	0.62

注：资料来自中国卫生统计年鉴

（二）人群分布

2000 年、2005 年、2010 年以及 2012 年四年中国卫生统计年鉴结果显示,男性伤害死亡率在 43.44/10 万～56.84/10 万之间波动,而女性则在 23.72/10 万～33.22/10 万徘徊,男性因伤害死亡约是女性的 2 倍。男性和女性均以交通事故致死居首位。而不同年龄阶段,主要的伤害致死原因各异。对于<1 岁的婴儿,非故意的机械性窒息高居首位;1～14 岁年龄段,溺水是该年龄段死亡的首因;15～59 岁劳动力人口是伤害死亡的高发人群;交通事故死亡在该年龄组男性的总死亡中占 1/3;而自杀则是 15～34 岁女性的首位伤害死因;对于 60 岁及以上的老年人群,跌倒是老年人最常见的伤害类型。

（三）时间分布

图 13-8 显示,2000—2008 年间中国伤害死亡率总体上呈下降趋势。其中,以自杀率的下降比例最高,将近一半(从 18.27/10 万降至 9.49/10 万)。自杀一直是第 1 位伤害死因,道路交通伤害居第 2 位。1995 年以后自杀死亡率逐年下降,道路交通伤害在 2003 年跃升为第 1 位伤害死因,自杀则跌为第 2 位。此后,中国前 5 位伤害死因排序为道路交通伤害、自杀、跌落、溺水和非故意中毒。1995 年以来各类伤害死亡率均有下降趋势,唯跌落死亡率呈犬牙交错之状(表 13-8)。

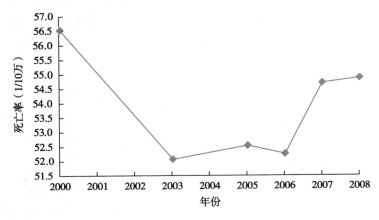

图 13-8
2000—2008 年中国伤害死亡率

表 13-8   2000—2008 年中国主要伤害类型的死亡率(1/10 万)

类别	2000 年	2003 年	2005 年	2006 年	2007 年	2008 年
全死因合计	604.04	604.45	603.20	525.75	561.03	574.45
伤害合计	56.53	52.08	52.55	52.27	54.72	54.89
道路交通伤害	16.30	16.10	14.75	12.56	14.53	14.01
自杀	16.50	14.13	13.88	10.11	10.07	9.49
非故意跌落	6.55	6.30	6.42	7.44	7.42	7.41
溺水	5.02	4.88	6.66	4.51	4.36	4.36
非故意中毒	3.11	2.42	2.82	2.81	2.68	2.98
他杀	1.90	1.06	1.36	1.21	1.23	0.98

三、伤害流行病学的重要性

伤害是人类的主要死亡原因之一,全球每年有 500 多万人死于伤害,发达国家由伤害导致的死亡占全部年龄调整死亡的 7.6%,在发展中国家这一数字约为 10.7%,在各国的死因顺位排列中伤害位居第 4~5 位。

伤害是威胁劳动力人口健康与生命的主要原因,在美国 0~44 岁人口死因顺位的第 1 位。我国 1990—1995 年疾病监测资料显示,35 岁以下人口中,51% 的死亡为伤害死亡。伤害的潜在减寿年数(potential years of life lost,PYLL)占全部 PYLL 的 24%。在美国和中国,PYLL 死因顺位的首位都是伤害。

伤害具有常见、多发、死亡率高、致残率高的特点,由于伤害的发生十分普遍,而且 1/3 的伤害无生命危险,伤害导致的死亡只占伤害发生总数的极小部分,只是"冰山一角",由伤害导致的伤残、住院、就诊极其惊人。其中自杀对社会的危害比较大,1996 年全世界 53 个自杀资料完整的国家数据显示自杀的标化死亡率为 15.1/10 万,每年由自杀导致的死亡约占全部伤害死亡的 16%。据 WHO 统计,2000 年全球约有 100 万人口自杀,而自杀未遂者约为自杀死亡人数的 20 倍。在很多国家自杀是前 10 位死因之一,是伤害的第 1 位或第 2 位死因。伤害造成的直接和间接经济损失巨大,1996 年美国伤害导致的医疗花费占总医疗花费的 12%,伤害总花费约为 2600 亿美元。在美国,所有的医院病床中,有 1/8 是由伤害病人占用的。我国 1990—1995 年伤害疾病负担占全部的 17%,靠近公路边的医院急诊门诊中,因伤害就医约 40%。

第三节   伤害的流行病学研究

一、资料的收集

(一)死亡资料

我国伤害死亡资料的收集主要来源于中国卫生统计年报资料、原中国预防医学科学院(现国家疾病预防控制中心)有关疾病监测及死因分类资料,医院住院病人疾病分类统计资料,交通事故报表统计资料以及国家公安系统、劳动部门有关犯罪、自杀、职业伤害和交通事故等死亡资料。

美国伤害死亡资料由国家卫生统计中心（The National Center for Health Statistics，NCHS）提供。美国机动车交通事故死亡资料由死亡事故报告系统（Fatal Accident Reporting System，FARS）提供。工伤事故死亡信息来源包括劳动统计局开展的致死性职业伤害调查（Census of Fatal Occupational Injury，CFOI）、国家职业安全与健康研究所及国家安全委员会均提供有关工伤死亡的信息。他杀死亡信息由联邦调查局犯罪报告系统提供。

（二）发病资料

目前我国伤害监测系统不够完善，报告登记系统分散，存在缺失现象，给深入研究我国伤害的发生情况和严重程度造成一定困难。医院伤害监测系统比较完整的国家，如美国、新西兰和澳大利亚等，可以通过其国内的全国健康电话调查、危险行为因素监测系统、健康信息系统（health information system，HIS）或者国家伤害监测系统等获得伤害的发病资料。

二、测量指标

（一）伤害发生频率的测量指标

伤害发生频率的测量指标包括伤害发生率、伤害死亡率等。

1. 伤害发生率　指单位时间内（通常是年）伤害发生的人数与同期人口数之比，是进行伤害研究与监测常用的指标。

$$伤害发生率 = \frac{某人群发生伤害的人数（或人次数）}{同期该人群的平均人口数} \times 1000‰ \qquad 式（13-1）$$

在计算伤害发生率时会出现很多种情况。以机动车伤害发生率为例，可以有机动车驾驶员伤害发生率，也可以有一般人群的机动车伤害发生率，在国外研究机动车伤害发生率时，有时应用车辆数或车辆-公里数作分母。

2. 伤害死亡率　指因伤害致死的频率。可以计算伤害的总死亡率，也可以按照伤害的种类计算分年龄别、性别等人群特征的死亡率。

$$伤害死亡率 = \frac{某人群因伤害死亡的人数}{同期该人群的平均人口数} \times 100000/10万 \qquad 式（13-2）$$

（二）伤害造成的损失程度的测量指标

1. 潜在减寿年数（potential years of life lost，PYLL）　对不同地区的 PYLL 进行比较时可用 PYLL 率（PYLLR），即每 1000 人口的 PYLL。两个地区的人口构成如果不同，比较前需做率的标化，计算标化 PYLL 率（SPYLLR）。

PYLLR 和 SPYLLR 的计算公式如下：

$$PYLLR = PYLL/N \times 1000‰ \qquad 式（13-3）$$

$$SPYLLR = \sum SPYLL_i/N \times 1000‰ = \sum (PYLL_i \times 校正系数)/N \times 1000‰ \qquad 式（13-4）$$

i：年龄组（通常计算其年龄组中值）

标化潜在寿命损失年数：

$$SPYLL_i = PYLL_i \times 校正系数 \qquad\qquad 式(13-5)$$

$$校正系数 = \frac{P_{ir}/N_r}{P_i/N} \qquad\qquad 式(13-6)$$

其中,P_{ir}/N_r 表示标准人口各年龄组人口构成;P_i/N 表示观察人群各年龄组人口构成;N 表示某人群总人口数。

2. 伤残调整寿命年　伤残调整寿命年(disability adjusted life years,DALY)是指从发病(发生伤害)到死亡(或康复)所损失的全部健康生命年。包括因早死所致生命年损失(years of life lost,YLL)和疾病所致的伤残引起的健康生命损失年(years of life lived with disability,YLD)两部分。表 13-9 列出了 2013 年世界不同种类伤害的 YLL、YLD、DALY。

表 13-9　2013 年全球不同种类伤害的 YLL、YLD、DALY(百万人年)

伤害原因	YLL	YLD	DALY
交通伤害	68.8	10.2	79.0
道路交通	64.7	8.6	73.3
其他交通伤害	4.1	1.6	5.7
非故意伤害(非交通伤害)	84.3	21.6	105.9
跌落	14.7	12.8	27.5
溺水	21.2	0.4	21.6
火灾、高温	11.1	1.2	12.3
中毒	4.5	0.07	4.5
机械外力	10.3	3.8	14.0
医疗不良反应	5.2	0.2	5.4
动物接触	3.9	0.4	4.3
异物	6.7	0.3	7.0
其他	6.7	2.6	9.3
故意伤害	55.5	1.1	56.6
自伤	34.9	0.2	35.2
人际暴力	20.6	0.8	21.4
战争与冲突	2.2	3.9	6.1
合计	210.8	36.8	247.6

(Haagsma JA,2015)

三、伤害的监测

(一)伤害监测

伤害监测是指长期不间断地收集不同人群伤害的发生、死亡、伤残和经济损失等资料,其主要目的是阐明伤害类型–人群–时间分布的特点和趋势,掌握何人、何时、何地和如何发生伤害等详细资料,旨在用于寻找与环境、人群和成本–效益相关的伤害预防与控制方法,确定与特定地点、特点人群相关的伤害发生类型,并结合 Haddon 模型对伤害控制进行系统评价,从根本上减少伤害的发生。

(二)伤害监测系统

伤害监测系统不同于伤害监测,它应具备将资料收集、分析和反馈同公共卫生项目连接起来的功能,即在国家统一领导下,分别在全国各省、市、区或县的医院、职业病防治部门、交通部门、公安部门、社区、保险业、学校、厂矿、中毒防治部门、医疗事故管理部门等多个部门中建立伤害监测点,在监测点内建立起综合收集各种来源资料的各类伤害基本数据的网络组织,以便可以进行长期连续的收集、计算机录入、分析、结果解释、反馈并对干预效果评价的系统(表 13-10)。

伤害监测系统的目的:①提供伤害的描述性流行病学资料,同时提供病因分析的资料;②随时间和地理分布的改变,伤害发生呈暴发或聚集发生的趋势;③提供干预成功的资料;④确认伤害发生最危险的人群;⑤对伤害发生严重的地区和今后趋于严重的地区进行预防活动的指导。

表 13-10　全国伤害资料来源

1. 全国死亡登记(生命统计资料)
2. 医院及其他医疗机构
    - 医疗记录
    - 急诊室记录
    - 入院或出院(分开)的统计资料
    - 法医和医疗检查员的报告
    - 中毒控制中心记录
3. 公安局
    - 机动车事故
    - 故意伤害:他伤、攻击、强奸、虐待、自杀
4. 特定监测系统
5. 保险公司
6. 政府部门(卫生、工业、公安、矿务、农业等)
    - 工人的补偿要求
    - 年度报告
    - 社会服务系统对儿童虐待事件、残疾人的报告
    - 专门调查(如全国家庭调查)
7. 工业与商业,包括运输公司
8. 司法系统(如法院工作记录)
9. 学校(如学生健康档案、学生因伤病缺勤记录)

(王声湧,2003)

第四节　伤害的预防与控制

通过对伤害流行特征的认识和危险因素的分析,人们逐渐认识到伤害是能够预防的。伤害流行病学研究的主要目的是预防伤害的发生并且减低伤害的危害程度。将伤害的预防策略局限到某个伤害发生的单一原因是片面和效果不佳的,成功的策略需要多领域的合作。预防伤害是为了减低伤害谱中所有类型伤害的严重性、预测伤害的发生以及对所有危险因素的积极控制。与许多慢性疾病

不同的是,伤害的因子通常是可知且可以被测量的,能量由环境到宿主的转换机制也可被描述。除了某些中毒和烧伤,伤害经常在暴露之后突然发生,很少有较长的潜伏期。因此,伤害控制的主要步骤是明确促使伤害发生的能量形式和人类的暴露机制,在伤害的自然史中详细定位干预措施,并对干预措施的效果进行评价。

一、预防策略

(一)三级预防

从公共卫生的角度,可将伤害预防策略分为三级预防。

1. 一级预防　其目标是通过减少能量传递或暴露的机制来预防可导致伤害发生的事件。交通安全法律,游泳池周围的栅栏,有毒物品的安全盖,枪支的保险装置都属于一级预防措施。一级预防通过如下策略实现:

(1)全人群策略:针对全人群,如社区居民、工厂里的所有职工、学校中的所有师生,开展伤害预防的健康教育。这一策略的目的是提高全民对伤害危害和预防伤害的重要性的认识,进而提高每个人的伤害预防意识,加强自我保护。

(2)高危人群策略:针对伤害发生的高危险人群,有针对性地开展伤害预防教育与培训,如对驾驶员的安全培训。在美国,酒精教育已列入驾驶员职业教育的内容。对学校学生进行防火、交通安全、防电和防溺水的专题教育,可以降低这些伤害的易发人群的暴露危险。

(3)健康促进策略:该策略是 20 世纪 80 年代由澳大利亚学者提出的环境与健康的整合策略。例如,针对工作场所的伤害现象,就可以采取工作场所健康促进项目。即通过:①把伤害预防纳入企业政策;②由雇员与雇主共同讨论建立一个安全的工作环境;③通过岗位培训和职业教育加强工人的伤害预防能力;④通过投资改善不合理的生产环境;⑤明确雇主和雇员在职业伤害预防中的责任;⑥共同参与伤害预防活动等,使工作场所的伤害得到了有效控制。

2. 二级预防　其目的是降低伤害的发生率及其严重程度。摩托车头盔、安全带、儿童约束装置、救生衣和防弹衣都是二级预防的范例。佩戴摩托车头盔可使死亡风险降低几乎 40%,重伤风险降低近 70%;而佩戴安全带可使驾驶员和前座乘者的死亡风险降低 45%~50%,并使轻伤和重伤风险降低 20%~45%;儿童约束装置能使碰撞后婴儿死亡的可能性降低近 90%,幼儿死亡的可能性降低 54%~80%。但是值得注意的是,有效的二级预防措施并不能够减少所有的伤害。例如,摩托车头盔对减少头部损伤非常有效,但对于身体其他部位的损伤缺乏保护作用。安全带也无法限制四肢的活动以及预防交通事故中割伤、擦伤、四肢骨折的发生。

3. 三级预防　指伤害已经发生后,控制伤害的结果。现场紧急救助、心肺复苏、康复等均属三级预防。

(二)主动干预与被动干预

伤害预防策略依据宿主的行为可分为两类:主动干预和被动干预。主动干预要求宿主采取措施使干预奏效,它要求人们改变某种行为、并且必须记住在每次暴露于危险行为时要实施安全行为。安全带、头盔的应用即为主动干预的范例。被动干预不需要宿主的行动,一般通过改善因子、媒介或环境来实现,是自动发生作用的措施。在车辆设计中改善刹车、安装安全气囊等为被动干预措施。被动干预相比主动干预更具成效,因为后者需要宿主采取行动、且花费时间,例如戴头盔(主动干预)对预防严重的摩托车伤害是有效的,但在实施过程中首先要教育车手戴头盔的重要性,然后在每次骑车时都必须记住戴上头盔。相比较而言,提高道路和机动车的安全性(被动干预)对预防道路伤害更为有效。同样,在预防儿童误服药物导致中毒方面,使用安全药盖(被动干预)比教育儿童不要乱服药或提醒父母把药物锁到安全的地方(主动干预)更有效。在实践中,应将两种策略结合以达到更好地控制伤害的目的。

(三)Haddon 伤害预防的十大策略

Haddon 在伤害的预防与控制方面做了大量的研究,以下是他提出的预防与控制伤害发生和减少死亡的十大策略。

1. 预防危险因素的形成　如禁止生产有毒、致癌杀虫剂,宣布禁止进口或销售潜在有害物质,亦可达到消除危险物形成的目的。

2. 减少危险因素的含量　如为了预防车祸,限制车速;限制城市游泳池跳台的高度;限制武器使用范围,禁止私人藏有武器;有毒物品应采用小包装、安全包装等。

3. 预防已有危险因素的释放或减少其释放的可能性　例如,在美国应用儿童安全药物容器盛放药物,防止儿童误食药引起中毒;浴盆不要太滑,以防跌倒。

4. 改变危险因素的释放及其空间分布,可减少潜在性致伤能量至非致伤水平　如儿童勿穿易燃衣料缝制的睡衣,防止火灾烧伤;机动车司机及前排乘客应使用安全带及自动气囊等均属此类对策范围。

5. 将危险因素从时间、空间上与被保护者分开　如行人走人行道;戴安全帽,穿防护服,穿防护背心,戴拳击手套等。

6. 用屏障将危险因素与受保护者分开　如用绝缘物把电缆与行人隔开。

7. 改变危险因素的基本性质　机动车车内突出的尖锐器件应改成钝角或软体,以防触及人体导致伤害;加固油箱防止撞车时油箱破裂,漏油造成火灾。

8. 增加人体对危险因素的抵抗力　人体对机械能量缺乏自然抵抗力,特别是血友病、骨质疏松症病人。但若反复暴露于机械能时,会使皮肤增厚、骨骼肌肉耐力增强。甚至在慢性暴露于缺氧状态时,日久天长亦可逐渐适应高原缺氧环境。在影响伤害易感性的因素研究基础上制定提高机体对伤害抵抗力的预防措施。

9. 对已造成的损伤提出有针对性的预防与控制措施　如加强现代化通信设施,让急救中心派车将受伤者运走,实施抢救措施,减少残疾率和死亡率。

10. 使伤害病人保持稳定,采取有效的治疗及康复措施　在伤害事件中往往由于急救中心缺乏设备、技术水平低下、责任心不强而延误抢救时机,造成死亡。这些情况在农村基层,由于交通不便、条件不好更易发生。

(四)"5E"伤害预防综合策略

"5E"伤害预防综合策略是目前国际公认的伤害预防综合策略,该策略的有效性在很多国家的应用实践中都得到证明,在减少与控制伤害发生和死亡方面发挥了重要作用。其包括五个方面:

1. 教育预防策略（education strategy）　包括在一般人群中开展改变态度、信念和行为的项目,同时还针对引起或受到伤害的高危个体。

2. 环境改善策略（environmental modification strategy）　通过减少环境危险因素降低个体受伤害的可能性。

3. 工程策略（engineering strategy）　包括制造对人们更安全的产品。

4. 强化执法策略（enforcement strategy）　通过法律和公安部门的措施确保在人群中维持某些行为和规范的实施。涵盖了强制实施法律以创造安全环境,还包括确保安全产品生产和销售的法律和规范。

5. 评估策略（evaluation strategy）　涉及判断哪些干预措施、项目和政策对预防伤害最有效。通过评估使研究者和政策制定者知道什么是预防和控制伤害的最佳方法。

二、预防措施

（一）四步骤公共卫生方法

2007 年世界卫生组织提出伤害预防四步骤公共卫生方法,该方法提供了伤害的干预流程和工作模式,用于干预工作的设计、评估和监控。其具体步骤如下（图 13-9）:

第一步:就问题的规模、特点、范围和后果,在地方、国家和国际层面搜集数据。

第二步:确认问题的原因,以及提高或降低个人遭遇问题的风险因素,并察看如何来修正这些因素。

第三步:基于第一步和第二步获得的信息,设计、实施、监控和评估旨在预防问题的干预措施。

第四步:分发关于干预有效性的信息;在更大规模上实施有效的干预措施;评估更大规模干预工作的成本有效性。

（二）Haddon 模型

根据伤害发生的阶段,Haddon 提出按伤害发生前、发生中和发生后三个阶段来进行有针对性的预防。

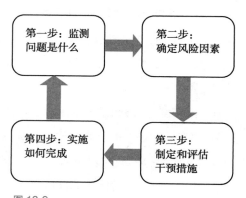

图 13-9
四步骤公共卫生方法示意图

表 13-11 是根据 Haddon 伤害预防模型中伤害发生的三个条件和三个阶段所建立的预防模型简表。

表 13-11　Haddon 伤害预防模型简表

伤害发生时间阶段	伤害发生条件	伤害预防主要内容
发生之前	宿主	遴选合格司机
	致病因子	上路前车辆安全检查,特别是车闸、轮胎、灯光
	环境	公路的状况及维修
发生之中	宿主	司机的应变能力和乘车者的自我保护意识
	致病因子	车辆内部装备（尤其是轮胎）性能
	环境	路面状况与路边障碍物

续表

伤害发生时间阶段	伤害发生条件	伤害预防主要内容
发生之后	宿主	防止失血过多,妥善处理骨折
	致病因子	油箱质地的改善与防止漏油
	环境	车祸急救、消防、应急系统与措施
结局	宿主	伤害严重程度制定和预防死亡
	致病因子	车辆损坏度评价及修复
	环境	公路整治与社会、家庭经济负担

（Haddon,1979）

根据 Haddon 模型可知,伤害预防主要是根据发生的不同阶段,针对致病因子、宿主和环境开展针对性的预防。在实际伤害发生时,往往几个因素和发生时间是交织在一起的。这比根据 Haddon 伤害预防模型所给出的简表更为复杂,但其原理是一样的,就是针对宿主、致病因子和环境开展预防。同时,不同种类伤害发生的时间、地点不同,其预防措施也是各异的,在实际工作中应予以考虑。

（三）安全社区

安全社区的概念始于 20 世纪 80 年代末,在瑞典斯德哥尔摩市举行的第一届世界事故和伤害预防会议。"安全社区"是指具有针对所有人、环境和条件的积极的安全和伤害预防项目,并且作为国家制定的包括政府、卫生服务机构、志愿者组织、企业和个人等共同参与的工作网络的地方社区。其宗旨是为了整合社区资源,开展各类伤害预防和安全促进活动,最大限度地降低各类伤害的发生。1991 年 6 月,WHO"社区安全促进合作中心"在瑞典举行了第一届国际安全社区大会,到 2006 年为止已举行了 15 届世界安全社区大会,有效地带动和促进了不同国家或地区的社区安全工作。

WHO 安全社区的标准包括:有多部门参与的、合作的、负责本社区安全促进工作的组织机构;有长期、持续、能覆盖不同性别、年龄的人员和环境的伤害预防计划;有针对高危人群、高危环境和弱势群体的伤害预防项目;有记录伤害发生频率的监测和发生原因的分析系统;有对伤害预防项目的实施及其效果进行测量和评价的方法;积极参与国家、国际安全社区工作网络的相关工作与交流活动。实践证明,安全社区规划可以明显降低伤害危险,使伤害发生率降低 30%~60%。因此,作为预防与控制伤害的有效途径之一,创建安全社区、积极开展安全社区活动能够通过创建安全的生活、工作环境从根本上消除发生伤害的隐患。

（叶冬青）

思考题
1. 伤害流行病学的主要研究目的有哪些?
2. 常见的伤害测量指标有哪些?
3. 请举例说明何谓伤害预防策略中的主动干预与被动干预。

第十四章

突发公共卫生事件流行病学

Chapter 14　Epidemiology of Emergency Events

Since 2000, emergency public health events have become a big challenge for human being, such as the outbreak of SARS in 2003 and H1N1 in 2009. The first section starts the concept and categories of emergency events, and then introduces the characteristics, categories, stages and grades of emergency public health events. Emergency public health events can be divided broadly into four categories: major outbreak of infectious diseases, unidentified population diseases, major food and occupational poisoning, and others. The second section briefly introduces the hazard evaluation of emergency public health events. The epidemiologic methods are important in the investigation and control of emergency events. The third section illustrates the application of epidemiological investigation. The chapter ends with a concise account of emergency planning and emergency management.

突发公共卫生事件是威胁人类健康、社会安全和造成重大社会经济负担的重要公共卫生问题。20世纪,人类在公共卫生领域取得辉煌的成就,如消灭天花、接近消除脊髓灰质炎,以及有效控制鼠疫、霍乱等传染病,都与严谨的流行病学研究密不可分。但是随着全球人口的不断增长和资源的逐渐耗竭,突发公共卫生事件的危害日显突出。2011年5月德国发生肠出血性大肠杆菌O104∶H4疫情暴发,此次疫情的传染源调查结果被不断变更,再次说明流行病学研究在突发公共卫生事件应对中的核心作用。西非地区埃博拉病毒病(Ebola virus disease,EVD)疫情首先于2014年3月在几内亚南部被确认后,短短数月内发病数和死亡数迅速超过历史最高水平,WHO于2014年8月8日宣布此次疫情为"国际关注的突发公共卫生事件",EVD疫情防控面临全球化挑战。同时,2015年美洲地区发生寨卡病毒病的大规模传播与流行,因新生儿小头畸形、吉兰-巴雷综合征可能与寨卡病毒有关,WHO于2016年2月1日宣布将其列为"国际关注的突发公共卫生事件",需要国际社会广泛关注、协同应对,强化流行病学方法在事件应急中的重要意义。

突发公共卫生事件流行病学,是指流行病学方法在突发公共卫生事件调查处置中的应用,包括判定事件性质、分析事件发生的原因和危险因素、识别高危人群,采取相对应的控制措施以及评价控制效果等。

第一节　概述

一、突发事件的定义和分类

（一）突发事件的定义

"突发事件"（emergency events）一词在各国立法上的名称不一，又被称为"紧急事件""非常状态"和"特别状态"等。突发事件可被广义地理解为突然发生的事情，包括两层含义，第一层的含义是事件发生、发展的速度很快，出乎意料；第二层的含义是事件难以应对，必须采取非常规方法来处理。根据2007年8月30日颁布的《中华人民共和国突发事件应对法》，突发事件是指突然发生，造成或者可能造成严重社会危害，需要采取应急处置措施予以应对的自然灾害、事故灾难、公共卫生事件和社会安全事件。突发事件可以由自然因素、社会因素或人为因素所造成。

（二）突发事件的分类

根据《中华人民共和国突发事件应对法》，突发事件主要分为以下四类：

1. 自然灾害　　如水旱灾害、气象灾害、地震灾害、地质灾害、海洋灾害、生物灾害和森林草原火灾等。

2. 事故灾难　　如危险化学品事故、矿山事故、特种设备事故、轨道交通运营突发事件、道路损害抢险、桥梁突发事故、人防工程事故灾难、道路交通事故、火灾事故、建筑施工突发事故、城市公共供水突发事件、城市排水突发事件、重大和特大电力突发事件、燃气事故、供热事故、环境污染与生态破坏突发事件、核事件与放射性污染、通信线路和通信设施事故、地下管线事故、信息安全事件与高技术犯罪、超高层建筑综合事故、旅游场所突发事件。

3. 社会安全事件　　如经济安全事件（经济危机、金融危机、粮食危机等），重大群体事件（重大群体上访、公共场所滋事、民族宗教群体性事件、校园安全事件等），重大刑事案件（重大恐怖事件和刑事案件等），涉外突发事件（外交事件、使馆周边事件等），重大社会活动（奥运会、世博会、20国集团领导人峰会等）。

4. 公共卫生事件　　如重大传染病疫情（SARS、流感、炭疽等），重大动植物疫情（口蹄疫、禽流感等），食品安全与职业危害（食物中毒等），群体性不明原因疾病，其他严重影响公众健康和生命安全的事件。

二、突发公共卫生事件的定义和特征

（一）突发公共卫生事件的定义

突发公共卫生事件（emergency public health events）是突发事件的一种，我国2003年5月9日发布的《突发公共卫生事件应急条例》将其定义为：突然发生，造成或者可能造成社会公众健康严重损害的重大传染病疫情、群体不明原因疾病、重大食物和职业中毒以及其他严重影响公众健康的事件。在实际工作中，如何界定突发公共卫生事件的发生，多数学者认为符合下列情况时即可界定：

1. 范围为一个社区（城市的居委会、农村的自然村）或以上。

2. 伤亡人数较多或可能危及居民生命安全和财产损失。

3. 如不采取有效控制措施,事态可能进一步扩大。

4. 需要政府协调多个部门参与,统一调配社会整体资源。

5. 必须动员公众群策、群防、群控,需要启动应急措施或预案。

（二）突发公共卫生事件的特征

1. **突发性**　突发公共卫生事件多为突然发生,很难事先知道事件发生的时间、地点。虽然突发公共卫生事件存在着发生征兆和预警的可能,但往往很难对其做出准确预测和及时识别,难以做出能完全避免此类事件发生的应对措施。其次是突发公共卫生事件的形成常需要一个过程,开始时其危害范围和程度较小,对其蔓延范围和发展速度、趋势和结局很难预测。

2. **准备和预防的困难性**　由于突发公共卫生事件的突然性,人们很难以最适当的方法进行准备。在事件发生之前,准确判断所需的技术手段、设备、物资和经费都是不太可能的。事件产生的原因、进展速度、波及范围、发展趋势和危害程度等各方面都无序可寻,难以准确预测和把握其态势。

3. **表现呈多样性**　引起公共卫生事件的因素多种多样,比如生物因素、自然灾害、食品药品安全事件、各种事故灾难等,因此表现形式呈多样性。仅以理化源为例,现在全球已登记的化学物种超过 4000 万种,对其毒性认识较深刻的仅数千种,同样的毒物不同接触途径、剂量和个体差异,都会带来表现形式的差异。

4. **处置和结局的复杂性**　突发公共卫生事件无论是事件本身或是所造成的伤害,在不同情景中的表现形式各具特色,无法照章办事,而同类事件的表现形式也千差万别,处理也难用同样的模式来框定;且事件是随着事态的发展而演变的,人们很难预测其蔓延范围、发展速度、趋势和结局。

5. **群体性**　突发公共卫生事件往往关系到个体、社区(系统或部门)和社会等各种主体,其影响和涉及的主体具有群体性和社会性。有的事件虽然所直接涉及范围不一定是公众领域,但是事件却因迅速传播而引起公众的关注,成为公共热点并造成公共损失、公众心理恐慌和社会秩序混乱。随着经济全球化,一些突发公共卫生事件在空间上波及的范围越来越广,不仅跨多个地区和国家,而且影响也是广泛的、全球性的。

6. **后果的严重性**　突发公共卫生事件发生后,轻者可在短时间内造成人群的中毒、发病或对健康的长期影响,使公共卫生和医疗体系面临巨大的压力;重者可造成大量死亡、公众不安、对经济的严重影响以及扰乱社会稳定和国家安全。不论什么性质和规模的突发公共卫生事件,必然造成不同程度的损失和社会危害。

（三）突发事件造成的公共卫生问题

除突发公共卫生事件以外的其他 3 类突发事件也可引起严重的公共卫生问题。因为这 3 种突发事件的发生也具有高度不确定性和严重危害性,自然和人为因素交织在一起,事件演变迅速,公共危机问题可能被迅速地集中和放大,蕴含着各类不可忽视的风险,同时产生一系列的公共卫生问题,还会引起突发公共卫生事件的发生。特别是发生自然灾害时(如地震、洪涝灾害),会导致生态环境破坏、水源和食品污染、媒介生物滋生等公共卫生问题。

1. **生态环境破坏**　自然灾害造成人员伤亡严重,尸体腐败产生恶臭;居住场所破坏,居住拥挤,人员密集;道路堵塞、城市供电供水中断;各级医疗卫生设施破坏,粪便垃圾大量堆积。

2. 水源污染　供水排水设施破坏,供电供水中断;粪便、垃圾、人和动物尸体会造成井水和水源受到污染。

3. 食品污染　食品仓库损毁被淹导致食物原料霉烂变质,缺乏洁净的水、餐具和炊具;食品运输和存储环节受到污染;救援食品来源广泛、储运时间长短不一等致使其质量难以保证;食品监督管理体系受损导致监管失控等,可能导致食源性疾病暴发。

4. 媒介生物滋生　积水增多导致蚊虫滋生;粪便垃圾堆积、生活环境恶化加快蝇类繁殖;鼠群迁徙、野鼠家鼠混杂、鼠密度局部增高、人群接触媒介生物机会增多,会导致虫媒等传染病暴发流行。

5. 传染病流行　自然灾害会导致居住环境恶化、食物饮水污染、疫源地扩大或变迁、传播机制容易实现、免疫接种工作停滞和人群免疫力下降等,这些变化会导致传染病的暴发和流行。

三、突发公共卫生事件的分期

1. 潜伏期　即突发公共卫生事件发生前的前兆期或酝酿期。事件还没有暴发,实际上是有一些蛛丝马迹表明事件要发生。这是突发公共卫生事件的预防与应急准备的关键时期,此期应积极制定预案,建立健全各种突发公共卫生事件的预防策略和措施,防止可避免的事件发生;建立与维护预警系统和紧急处理系统,训练救援人员,为应对突发公共卫生事件做好充分的准备。动员应急人员待命,并实时发布预警消息,协助群众作好应对准备。

2. 暴发期　即事件发生期。不同性质的突发公共卫生事件,持续时间的长短不一,如一次聚餐导致的食物中毒一般会持续几天,而传染病暴发则能持续数月之久。此期要求具备快速反应能力,及时控制事件并防止其蔓延。

3. 处理期　即事件控制期。传染病疫情的主要处理工作包括:隔离病人,宰杀病畜,封锁疫源地,取消公共活动,对可能被污染的物品和场所进行消毒,封闭被污染的饮用水源,禁止销售受污染的食物,紧急展开疫苗接种和个人防护。发生人为事故时要完成的任务有:调查事故原因,终止危害的扩大,清除环境中残存的隐患,稳定社会情绪等。

4. 恢复期　即事件平息期。这个时期的工作重点是尽快让事件发生或波及地区恢复正常秩序,包括做好受害人群躯体伤害的康复工作,评估受害人群的心理健康状况,针对可能产生的"创伤后应激障碍"进行预防和处理。

四、突发公共卫生事件的分类

根据突发公共卫生事件的定义,可将突发公共卫生事件分为四类:重大传染病疫情、群体不明原因疾病、重大食物和职业中毒以及其他严重影响公众健康的事件。

1. 重大传染病疫情　指某种传染病在短时间内发生、波及范围广泛,出现大量的病人或死亡病例,其发病率远远超过常年的发病率水平的情况。主要是指病毒、细菌、寄生虫等病原微生物导致的传染病暴发、流行。如 2009 年 4 月在墨西哥、美国暴发的甲型 H1N1 流感,在全球大规模流行,至 2010 年 8 月,WHO 才宣布甲型 H1N1 流感大流行期结束;2013 年末,西非地区暴发了自 1976 年发现该病以来规模最大的一次疫情,至 2015 年 11 月 8 日,已导致 28 635 人发病,11 314 人死亡。

2. **群体不明原因疾病**　指在短时间内、某个相对集中的区域内同时或者相继出现的、具有共同临床表现的多位病人,且病例不断增加、范围不断扩大,又暂时不能明确原因的疾病。查找病因是一个循序渐进、逐步深入的过程,"原因不明"仅仅只是暂时的现象,或用常规手段难以发现其原因。随着流行病学调查研究的不断深入,一些"原因不明"疾病可以被揭示出致病的真正原因。1935 年,我国黑龙江省克山县发现一种疾病流行(克山病),涉及 16 个省的 32 个县(市、区),人口约 1.24 亿。一开始人们认为是类似鼠疫的急性传染病,后来被证明为原因不明的心肌坏死病。目前,虽然克山病的病因尚未完全明白,但研究表明:克山病绝大多数分布在我国从东北到西南的缺硒地区,可能与缺硒有很大关系。2005 年 6 月,四川省发生不明原因疾病疫情,病例具有高热、畏寒和瘀点、瘀斑等症状和体征,7 月 22 日,原卫生部首次在新闻媒体上公布此次不明原因疾病疫情。7 月 25 日,此次疫情查明为人感染猪链球菌病。

3. **重大食物和职业中毒**　指由于食品污染和职业危害的原因而造成的人数众多或者伤亡较重的中毒事件。

(1)食物中毒:指摄入了含有生物性、化学性有毒有害物质的食品或把有毒有害物质当作食品摄入后所出现的非传染性(不属传染病)急性、亚急性疾病。食物中毒不包括暴饮暴食引起的急性胃肠炎、食源性肠道传染病和寄生虫病,有毒食物导致的慢性毒性损害(致癌、致畸、致突变)亦不属于此范畴。如 2002 年 9 月 14 日南京市江宁区汤山镇发生一起食物中毒,先后共有 395 人发生中毒,导致 42 人死亡。最后查明是一起剧毒鼠药"毒鼠强"特大投毒案件。

食物中毒的发病特征有:潜伏期短,发病突然,常呈暴发性;中毒者一般具有相似的临床症状,常常出现恶心、呕吐、腹痛、腹泻等消化道症状。这些病人进食的是同一种中毒食品,病源相同,因此病人的临床症状也基本相同,由于个体差异,其临床症状可能有些差异;发病与食物有明确的关系;病人对健康者无传染性,停止食用有毒食物发病很快停止;从中毒食物和病人的生物样品中能检出引起中毒临床表现一致的病原。

1)细菌性食物中毒:最为常见,每年 5~10 月份多发,夏秋季高发;潜伏期一般在 48 小时以内;呈暴发性;一般病程较短、病死率低;可表现为胃肠道症状型或神经症状型食物中毒。如沙门菌食物中毒、副溶血性弧菌食物中毒。

2)真菌毒素食物中毒:有明确的季节和地区性,雨季多见,与食物的霉变有关;潜伏期短,多在数小时内发病;临床表现为胃肠炎型、神经损害型和肝脏损害型。如赤霉病变麦中毒、霉变甘蔗中毒。

3)有毒动物食物中毒:有明确的季节和地区性,与有毒动物的分布有关;多为家庭散发;潜伏期短,数分钟至数小时;发病率和病死率高;临床表现多为神经损害型、过敏型、皮炎型等。如:河豚中毒、鱼类组胺中毒。

4)有毒植物食物中毒:发病与季节、有毒植物分布一致;多为农村常见散发;潜伏期数分钟至数天;临床表现多样,主要有胃肠炎型、神经精神型、肝脏损害型等。如:蕈毒素中毒、含氰果仁中毒。

5)化学性食物中毒:发病无季节、地域特征;潜伏期极短,多在数分钟至数小时;发病率和病死率较高;不同化学毒物有不同的靶器官损害,表现特异。如:亚硝酸盐中毒、农药中毒。

（2）职业中毒：在一定条件下，较小剂量即可引起机体暂时或永久性病理改变，甚至危及生命的化学物质称为毒物。在生产过程中，存在于工作环境中的毒物称为生产性毒物。劳动者在生产过程中接触生产性毒物而引起的中毒称为职业中毒。生产性毒物主要通过呼吸道、皮肤和消化道进入人体导致中毒。如2002年，河北保定市白沟镇发生苯中毒事件，一箱包生产企业数名职工陆续出现中毒症状，并导致6人死亡。

1）金属与类金属中毒：如铅中毒、锰中毒。金属和类金属及其合金在工业上应用广泛，它们引起的中毒在职业中毒中具有重要的地位。

2）刺激性气体中毒：如臭氧中毒、甲醛中毒。刺激性气体是指对眼、呼吸道黏膜和皮肤具有刺激作用，引起机体以急性炎症、肺水肿为主要病理改变的一类气态物质。

3）窒息性气体中毒：如一氧化碳中毒、硫化氢中毒。窒息性气体是指被机体吸收后，可使氧的供给、摄取、运输和利用发生障碍，使全身组织细胞得不到或不能利用氧，而导致组织细胞缺氧窒息的有害气体，分为单纯性窒息气体和化学性窒息气体。

4）有机溶剂中毒：如苯中毒、二氯乙烷中毒。有机溶剂主要用于清洗、去油污、稀释和萃取剂，许多溶剂也可作为原料，制备其他化学品。

5）高分子化合物中毒：如氯乙烯中毒、丙烯腈中毒。高分子化合物是指分子量高达几千甚至几百万，化学组成简单，由一种或几种单体经聚合或聚缩而成的化合物。

6）农药中毒：最常见的农药中毒有杀虫剂中毒、鼠药中毒。农药是指用于防止、控制和消灭一切虫害的化学物质或化合物。

4. 其他严重影响公众健康的事件　包括自然灾害、事故灾难、突发社会安全事件引发的健康问题（如严重威胁或危害公众健康的突发性环境污染事件等）；三恐事件（如生物、化学、核辐射等恐怖袭击事件）；动物疫情（如有潜在威胁的传染病动物宿主，媒介生物发生异常等）；其他严重影响公众健康和生命安全的事件（如预防接种、预防性服药后出现群体性异常反应，传染病菌种、毒种丢失等）。

自21世纪以来，世界范围的环境问题日益严重，突发性环境污染事件频繁发生，引起人们的重视。突发环境污染事件是指在瞬间或较短时间内大量非正常排放或泄漏剧毒或污染环境的物质，给人民生命财产造成巨大损失，给生态环境造成严重危害的恶性环境污染事件。突发性环境污染事件不同于一般的环境污染事件，具有发生突然、扩散迅速、危害严重及污染物不明等特点。随着现代科学技术的不断发展，导致突发性环境污染事件发生的物质种类和数量还在逐年增加，给生态环境带来极大的安全隐患。环境污染事件不仅可致人员急性病变死亡，还能引起人群慢性病变，甚至具有致癌、致畸胎、致突变的远期危害，危害子孙后代。

根据事件的发生原因、主要污染物性质和事故表现形式等，通常可将突发性环境污染事件分为以下几种：

（1）有毒有害物质污染事件：指在生产、生活过程中因使用、贮存、运输、排放以及生产操作等不当导致有毒有害物质泄漏、爆炸、扩散，从而造成对空气、水体、土壤的污染。其中以气体污染为主，主要的有毒有害气体有一氧化碳、二氧化碳、氮氧化物、氯气、氨气等。

（2）爆炸污染事件：指一些易燃易爆物其浓度达到爆炸极限后极易发生燃烧爆炸形成的污染事件。此类物质包括煤气、瓦斯气体、石油液化气、天然气、硫黄、甲醇、乙酸乙酯、乙醚、苯等易挥发的有机溶剂等。这类事件不仅污染地面水、地下水和土壤，且容易挥发进入空气。有些固体废物、垃圾因堆放或处置不当，也会发生爆炸污染事件。

（3）剧毒农药污染事件：指剧毒农药在生产直至使用过程中因意外或操作不当所引起的泄漏导致的环境污染事件。常用的剧毒农药如有机氯类农药，这些物质一旦泄漏扩散不仅引起空气、水体、土壤等严重污染，更严重的还会威胁人的生命。

（4）溢油污染事件：指原油、燃料油以及各种油制品在生产、贮存、运输和使用过程中因意外或不当而造成泄漏的污染事件。如炼油厂、油库、油车漏油而引起的油污染，或海上采油平台出现井喷、油轮触礁、油轮撞船而导致的溢油事件。此类事件多发生于海洋，所造成的污染使鱼类、海鸟等海洋生物死亡，严重破坏了海洋生态。

（5）放射性污染事件：指生产、使用、贮存、运输放射性物质过程中不当而造成核辐射危害的污染事件。由于放射性物质泄漏，以核辐射方式所造成的污染事件，如核电厂发生火灾，核反应器爆炸、反应堆冷却、系统破裂等都可使放射性物质泄漏，可造成不同程度的对人体辐射伤害和环境破坏。

（6）废水非正常排放污染事件：指因不当或事故使大量高浓度水突然排入地表水体，致使水质突然恶化。如厂矿大量未经处理的废水直接排入河流、湖泊，造成水体质量急剧恶化，使水体发黑发臭，产生有毒的甲烷、硫化氢、氨氮、亚硝酸盐等，使水中溶解氧迅速降低，鱼虾等海洋生物窒息死亡，给水产养殖业造成重大损失，并影响居民饮水和工业用水。

五、突发公共卫生事件的分级

根据突发公共卫生事件性质、危害程度、涉及范围，突发公共卫生事件可划分为四级：特别重大（Ⅰ级）、重大（Ⅱ级）、较大（Ⅲ级）和一般（Ⅳ级），详见《国家特别重大、重大突发公共事件分级标准（试行）》。其中特别重大（Ⅰ级）突发公共卫生事件主要包括：

（1）肺鼠疫、肺炭疽在大、中城市发生，疫情有扩散趋势；或肺鼠疫、肺炭疽疫情波及两个以上的省份，并有进一步扩散的趋势。

（2）发生传染性非典型肺炎、人感染高致病性禽流感病例，疫情有扩散趋势。

（3）涉及多个省份的群体性不明原因疾病，并有扩散趋势。

（4）发生新传染病，或我国尚未发现的传染病的发生或传入，并有扩散趋势，或发现我国已消灭传染病重新流行。

（5）发生烈性病菌株、毒株、致病因子等丢失事件。

（6）对 2 个以上省（区、市）造成严重威胁，并有进一步扩散趋势的特别重大食品安全事故。

（7）周边以及与我国通航的国家和地区发生特大传染病疫情，并出现输入性病例，严重危及我国公共卫生安全的事件。

（8）发生跨地区（中国香港特别行政区、中国澳门特别行政区、中国台湾省）、跨国食品安全事故,造成特别严重社会影响的。

(9)其他危害特别严重的突发公共卫生事件。

为及时、有效预警,应对突发公共卫生事件,各省、自治区、直辖市人民政府卫生行政部门可结合本行政区域突发公共卫生事件实际情况、应对能力等,对较大和一般突发公共卫生事件的分级标准进行补充和调整,各地区修改后的分级标准要报本省、自治区、直辖市人民政府和国务院卫生行政部门备案。国务院卫生行政部门可根据情况变化和实际工作需要,对特别重大和重大突发公共卫生事件的分级标准进行补充和调整,报国务院备案并抄送各省、自治区、直辖市人民政府。

第二节 突发公共卫生事件的风险评估

突发公共卫生事件发生后,要及时组织流行病学、临床医学、生物学、微生物学、化学、心理学和管理学等专业人员进行风险评估。风险评估是指为了决策需要,以科学方法对不确定性事件或结果进行逻辑判断的过程。科学评估突发公共卫生事件的风险,对高效应对突发公共卫生事件至关重要。

一、突发公共卫生事件风险评估的内容

突发公共卫生事件风险评估内容包括:识别评估对象面临的各种突发公共卫生事件的风险,评估突发公共卫生事件发生的风险概率和可能带来的危害,确定当地政府、社会和群众承受风险的能力,确定突发公共卫生事件预防和控制的优先等级,提出突发公共卫生事件的应对策略。以下主要介绍突发公共卫生事件发生后,风险评估的相关内容。

1. 事件的类型和性质 首先要明确事件的类型和性质,是重大传染病暴发流行,还是群体不明原因疾病,或是食物和职业中毒事件。如果是传染病,是细菌、病毒、衣原体、支原体、寄生虫感染,还是其他原因引起。

2. 发展趋势分析 要及时全面地对突发公共卫生事件的预测和趋势进行分析。如实时统计分析病例的三间分布,掌握事件时间和空间上变化趋势以及确定高危人群等;调查可能的暴露史;调查疫情可能波及的范围;掌握病例间的流行病学联系,病例的职业和行为接触史,初步分析危险因素;分析病人隔离治疗、密切接触者(共同暴露者)追踪、医护人员发病及防护情况等。

在趋势分析时,一是要充分利用和考虑当地突发公共卫生事件的基线资料和监测资料;二是要考虑当地的突发公共卫生事件监测、报告系统的运行质量和数据的质量;三是要考虑当地的卫生资源配置和专业人员素质与数量,能否满足当前的需求;四是要充分认识事件的性质,如果是当地从未发生的新发传染病,则应对难度将大大增加。

3. 影响范围及严重程度 包括当前影响、后续影响和潜在危害。分析突发公共卫生事件的影响和危害一定要综合考虑生理、心理和社会因素。比如对正常工作、生活、学习秩序的影响,可能造成的直接和间接经济损失,对社会稳定的影响等。

4. 防控措施效果评价 在突发公共卫生事件调查处置过程中,要评价防制措施的有效性。可

从社会效益、经济效益,以及具体措施的实施效果等方面进行评价。如:目前已采取的措施是否全面;是否按照规范要求实施;分析采取措施前后新发病例的情况;罹患率、病死率和续发率降低或升高情况;目前还存在哪些困难。

5. 事件分级和启动响应　对当前发生的事件进行分级,以决定是否启动相应的应急响应。启动响应时必须考虑反应适度的问题。如果建议不启动响应,也要建议有关部门进行处理,比如建议当地继续调查核实、建议派出专家协助调查处理、建议采取或完善某些对策措施等。

二、突发公共卫生事件风险评估的过程

在国家标准化管理委员会发布的风险管理标准中,风险评估包括风险识别、风险分析和风险评价三个过程。

1. 风险识别　是指发现、列举和描述风险要素的过程,要素包括来源或危险源、事件、后果和概率。由于风险存在不确定性,风险识别是要有规律的贯穿于整个公共卫生保障实施的过程中。常用的风险识别方法包括:现场调查法,风险损失清单法,因果图法,事故树法和幕景分析法等。

2. 风险分析　是指在风险识别的基础上,对损失概率和损失程度进行量化分析的过程。风险分析的内容包括风险发生的可能性和风险发生的后果。根据风险分析的目的和事件类型不同,风险分析方法有:定性分析、半定量分析、定量分析或以上方法的组合。

3. 风险评价　是指在风险识别和风险分析的基础上,将风险与给定的风险准则比较,以确定风险的严重程度并做出决策。在风险评价中,引入风险发生概率和风险危害程度 2 个因素进行综合分析。常用的风险评价方法包括:风险矩阵法,风险度评价,核查表评价和直方图评价等。

第三节　突发公共卫生事件的流行病学调查

一、开展流行病学研究的意义

1. 查明原因　只有开展流行病学研究,才能明确病因或寻找病因线索及危险因素,获取更多的有关宿主、病因和环境之间相互关系的信息,弥补个案病例研究不足,才有可能探究出疾病的全貌。这一方面用于疾病的理论研究,同时也可以直接为疾病预防控制服务。

2. 控制疾病进一步发展,终止暴发或流行　应对突发公共卫生事件,控制和预防疾病的进一步蔓延是流行病学调查研究的根本目的。运用流行病学的调查方法及分析的思维逻辑,对突发公共卫生事件进行调查研究,有助于从宏观的角度掌握突发公共卫生事件的流行特征,分析突发公共卫生事件的时间分布、地点分布、人群分布和影响因素,有助于尽快查明突发公共卫生事件的发生原因、发展规律,评估突发公共卫生事件造成的危害及引发的需求。

3. 提高疾病的监测能力　利用流行病学的疾病监测技术,建立突发公共卫生事件的监测网,对突发公共卫生事件实施连续监测,有助于获得各类突发公共卫生事件的基线资料,了解突发公共卫生事件的流行状况,把握突发公共卫生事件的流行形势。动态观察各个地区突发公共卫生事件的发

生频率和处理情况,还能够评价各个地区突发公共卫生事件的防制水平,进而调整突发公共卫生事件的工作重点。

二、暴发调查

突发公共卫生事件常以疾病暴发或聚集性疫情的形式出现。暴发不仅见于传染病,也常见于非传染性疾病,如农药中毒、维生素缺乏病等。疾病暴发是指在某局部地区或集体单位中,短时间内突然出现异常增多性质相同的病例,在采取有效控制措施后,病例迅速减少。这些病例多有相同的传染源或传播途径,对于传染病暴发来讲,大多数病人出现在该病的最长潜伏期内。疾病暴发通常起初原因不明且发展迅速,欲对其进行有效的控制需要获得及时、真实和足够的信息。

发生突发公共卫生事件时,只有规范地应用流行病学方法,才能查明原因,有针对性地及时、有效采取处置措施,防止疾病的流行与危害的扩大。一般先用描述性流行病学研究掌握疾病的三间分布、确定高危人群和提供病因线索以建立病因假设,再用分析流行病学方法(病例对照研究和队列研究)检验和验证病因假设、研究疾病自然史和评价干预措施的效果。有时需要用实验流行病学方法来验证病因假设和评价干预措施的效果。

(一)准备和组织

周密的准备和组织将使现场工作事半功倍,组织现场调查,可以从以下几个方面入手。

1. 区域的确定和划分　首先是明确调查的范围,将调查范围划分成多个区域,并确定重点调查区,每区安排一支合适的调查队。

2. 人员的选择　现场调查队需要哪些专家和人员取决于资深卫生工作者对暴发做出的初步假设。调查队成员一般包括:组织带队者、流行病学、实验室、临床医学、健康教育和消毒杀虫专业人员,必要时还应增加其他卫生专业,如心理、毒理和翻译等专业人员。

3. 技术支持　携带平时准备好的专业书籍、应急预案、应急处置技术方案、监测方案和调查表等。如无相关资料或遇到本地区罕见疾病暴发,可短时间内查阅有关文献。

4. 物资准备与后勤保障　必须在最短的时间内获得必要的物资和持续稳定的后勤供应。所需物资主要有:防护设备(如防护服、手套、口罩和呼吸器等)、消毒药剂和器械、标本采集运送装置、健康教育材料、摄像录音器材、交通工具、通讯工具、救护装备、生活用品、各种药物和充足的现金等。

5. 实验室支持　事先应通知权威或专业的实验室,求得实验室支持,安排好标本的采集和检测工作。

准备工作一旦完成,调查队员应立即奔赴现场。

(二)核实诊断

到现场后,通常先到收治病人的医疗机构了解情况,收集病人的基本信息,如年龄、性别、地址、职业以及发病日期,对流行过程做出简单描述。同时,收集病人的症状、体征和实验室资料。根据病例的临床表现、实验室检查,与流行病学资料相互结合进行综合分析做出判断。核实诊断可以通过检查病例、查阅病史及实验室检验结果进行。如果大多数病人的体征、症状与诊断相符合或者

15%～20%由实验室确诊,则可不需要再对更多的病例进行实验室检测。

（三）确定暴发的存在

疾病暴发的信息最初可能来自基层医疗单位、疾病监测点、常规和紧急报告;或来源于实验室、药房、兽医站;还有可能首先被教师、居委会主任等人员发现。卫生工作者接到暴发信息后,必须仔细核查信息的真实性,排除疫情被人为地夸大和缩小的可能性。此时可从三方面入手:

1. 尽快从多个渠道收集信息,将不同来源的信息进行比较。

2. 及时向发病单位的卫勤领导、医生和卫生员等详细了解有关情况。

3. 派遣经验丰富的公共卫生医师进行快速的现场访问,根据临床特征,结合实验室检查判断暴发信息的确凿性。

如果经确认,暴发信息不真实,应立即向公众澄清事实,以免引起不必要的恐慌。导致暴发信息不真实的主要原因有:误诊、误报、监测系统调整、报告制度改变、诊断标准或诊断方法变化等。一旦认定暴发属实,接下来就要初步分析暴发的总体形势,分析疾病的性质和严重程度,分析暴发影响的范围、发病人数、受暴发威胁的人数。根据对形势的初步推断,紧急做好暴发控制准备和组织工作。

（四）病例定义

制定病例定义主要是确定发现病例的统一标准,使发现的病例具有可比性,并符合突发公共卫生事件调查的要求。病例定义一般可分为疑似病例、临床诊断病例(可能病例)和实验室确诊病例。现场调查中的病例定义应包括流行病学信息、临床信息和实验室检查信息,流行病学信息包括病例的三间分布(时间、人群、地区分布)信息;临床信息包括病人的症状、体征、体格检查、临床检查和治疗效果等信息;实验室检查包括抗原抗体检测、核酸检测和病原分离培养,以及化学毒物等其他致病因子的检测结果等。定义病例时最好运用简单和客观的方法。例如,发热、X射线诊断、脑脊液中的白细胞计数、血便或皮疹等。现场调查早期应使用较敏感的病例定义,以便发现更多的病例;调查中期建议使用较特异的病例定义(临床诊断病例和实验室确诊病例),以便应用病例对照研究和队列研究进行病因的研究;调查后期或调查结束后,应建立监测用的病例定义,以便进行进一步监测,评估突发事件控制措施的效果。

例如,某县恙虫病暴发调查中,①疑似病例:2009年9月1日以来某县居民中,发热≥37.5℃,并伴有皮疹、或淋巴结肿大症状之一者,明确诊断为其他疾病者除外。②可能(临床)病例:2009年9月1日以来某县居民中,发热≥37.5℃+特异性焦痂/溃疡。③确诊病例:疑似病例或可能病例,并具有下列之一者:间接免疫荧光实验双份血清IgG抗体滴度有4倍及以上升高;PCR核酸检测阳性;通过动物接种、细胞培养,分离出恙虫病东方体。

（五）病例发现与核实

大多数暴发或流行均有一些容易识别的高危人群,有时为发现病例还需利用多种途径,例如询问医师、查阅门诊日志和住院病历、电话调查、走访村民、入户调查、血清学调查等。还可以利用现有的疾病监测系统搜索病例,或者建立主动监测系统,提高发现病例的能力。根据疾病本身特点和发生地区情况,查找病例的方法也应该相应地有所变化。发现病人后,应积极进行救治和隔离,并保护和密切观察与病人有密切接触者。

发现病例后要开展对病例的个案调查,目的是调查暴发的"来龙去脉",了解病例是怎样被传染的,是否为输入性病例。调查病人的活动、饮水、饮食、动物接触和各种危险因素暴露,有利于发现可疑线索。个案调查时还要采集相关标本进行检测,以便明确诊断。

(六)描述疾病的三间分布

许多疾病都有其独特的流行病学特征,不同类型的疾病表现出不同的流行病学分布特点。在暴发调查中,通过描述疾病的时间、人群和地区分布,从而发现高危人群及防制的重点,为疾病的防制提供依据。还能描述某些因素与疾病之间的关联,以逐步建立病因假设。

1. 时间分布　时间分布是对疾病按照时间的变化进行描述,暴发调查时也需要将特定时间内的病例数与同期的预期病例数进行比较,以便判断是否为暴发或流行。在进行时间分布的分析时,首先确定各病例的发病时间,画出疾病的流行曲线,即以时间(小时、天)为横坐标,发病数为纵坐标所画的直方图。X 轴上最合适的时间单位应根据疾病的潜伏期、疾病分布的时间长度等决定,经验表明,间隔时间单位应该是可疑疾病潜伏期的 1/8～1/3 长度,可以较清楚地表达传播模式、潜伏期长短和二代病例发病情况,还可以估计病例的暴露时间以及评价控制措施的效果。

点源传播的特点是快速上升,快速下降;从首例病例发病日期向前推一个最短潜伏期,从病例高峰向前推一个平均潜伏期,从末例病例向前推一个最长潜伏期,可估计暴露时间,如因一次聚餐导致的细菌性痢疾暴发,见图 14-1。持续同源传播是持续暴露于同一传染源而导致疾病的暴发,与点源暴露类似,流行曲线快速上升,达到发病高峰后,出现一个平台期;如果消除传染源,则曲线快速下降,如果传染源自然损耗,则曲线呈缓慢下降,如受污染食物商品导致的沙门菌暴发,见图 14-2。人传播人模式特点是:开始阶段病例数较少,然后病例缓慢增加;在暴发初始阶段每代病例之间间隔时间相等(一个平均潜伏期),具有明显的周期性;发病高峰过后,由于易感人群的减少可导致曲线快速下降,如学校流行性感冒暴发,见图 14-3。

2. 地区分布　地区分布可提示事件发生的范围,有利于进一步建立暴发的假设。早在 1848—1854 年,Snow 以标点地图法揭示了伦敦霍乱死亡的分布规律,分析出污染的饮用水为其传播途径,并推论其病原可能为一种活的物质,进而追溯出污染的源头,29 年后人类才发现霍乱弧菌,这一成功的流行病学调查成为流行病学史上不朽的里程碑。

收集地区分布的资料应包括居住地、工作场所、学校和旅行地等资料,同时还要收集在上述地点详细的活动方式和停留时间等资料。在观察病例的地区分布特点时,要注意分布的独特性,如是否在同一供水系统范围内,班级和交通工具中的座位顺序,同一风向的下风处等。将病例按地理特征绘制成图,有助于分析传播途径和暴露因素。在一起突发公共卫生事件中,比较不同时间的病例标点地图,还可以估计病例在地理位置上的变化趋势,如疫情可能沿着河流、交通线蔓延。

3. 人群分布　按人群特征(如按年龄、性别、职业、文化程度、经济状况,生活习惯等)分别计算其罹患率、死亡率,进行流行病学分布分析,目的在于比较不同人群的罹患率差异,有助于提出与危险因素有关的宿主特征。有些疾病高发于一定的年龄组,如在 2008 年我国手足口病暴发中,病例多集中于 6 岁以下儿童,死亡病例多为 3 岁以下患儿;有些疾病与职业明显相关,如发热伴血小板减少综合征病例,则多为从事农业和林木业生产者。

（七）建立假设及验证假设

根据调查获得的数据和信息产生假设,暴发调查的成功与否取决于假设质量高低。建立假设时要始终保持开放的思维,及时请教相关领域专家,并注重到现场去寻找线索。假设必须建立在分析性流行病学研究之前,在一次暴发调查中经常会产生几个假设。假设应该包括:传染来源、传播方式和危险因素、高危人群、剂量反应关系等。

建立假设后,就需要用病例对照研究和队列研究来验证假设。假设要符合病因推断的几个条件,如关联的强度、暴露与疾病发生的时间先后顺序、剂量反应关系、可重复性、符合现代生物医学知识的合理解释。另外,干预效果评价也是验证假设的手段,如针对病原学病因假设进行临床试验性治疗的效果;根据流行病学病因假设提出初步的控制措施的干预效果。如果通过验证,提出的假设是错误的,则必须重新修改、完善假设,再进行调查研究。

例如,在一起流行性腮腺炎暴发调查中,回顾性队列研究显示,乘坐校车和未应急接种为发病的危险因素(表 14-1)。在一起食源性急性胃肠炎疾病暴发调查中,病例对照研究显示,刀豆加工不当是发病的危险因素(表 14-2)。

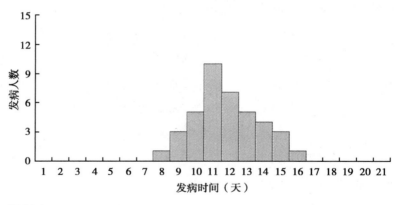

图 14-1
点源传播模式

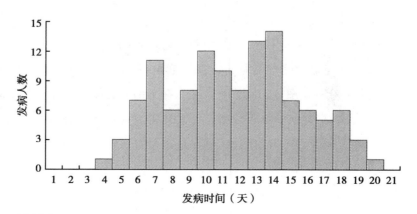

图 14-2
持续同源传播模式

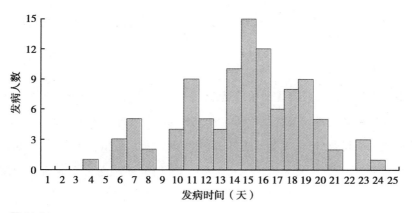

图 14-3

人传播人模式

表 14-1　2013 年某小学流行性腮腺炎发病危险因素回顾性队列研究

危险因素	暴露组		非暴露组		罹患率(%)		RR	RR 95%CI
	病例数	总人数	病例数	总人数	暴露组	非暴露组		
乘坐校车	117	457	35	241	25.60	14.52	1.76	1.27~2.45
集体午餐	141	640	11	58	22.03	18.97	1.16	0.61~2.39
未应急接种	16	262	8	308	6.11	2.60	2.35	1.03~3.46

（李波,2015）

表 14-2　2014 年某公司食堂食物中毒的病例对照研究

饮水类型	病例组		对照组		OR	OR 95%CI
	暴露	非暴露	暴露	非暴露		
刀豆炒肉片	28	0	88	182	56.63	7.91-444.82
西红柿炒蛋	10	18	73	197	1.50	0.66-3.40
酸辣包菜	6	22	90	180	0.55	0.21-1.39
青椒卤肉	2	26	93	177	0.15	0.03-0.63
豆椒白鲢鱼块	7	21	48	232	1.61	0.65-4.00

（缪国忠,2015）

（八）完善现场调查

为使现场调查更加完善,则需进行更加详细的调查,用多种方法调查高危人群,以期发现更多的病例,并力求发现准确、真实的受累人群。对于新发或不明原因疾病,要进一步了解其自然史、病原学/来源和传播模式,对于已知疾病,要掌握其更多的特征,如分析危险因素、评价诊断方法和测量控制措施的效果等。

（九）实施控制措施

现场调查最终目的是为了采取预防控制措施,防止疾病的发生与流行。需要特别注意的是,实施控制措施与现场调查应同步进行,如有些疾病病人一旦被发现就须隔离治疗。在现场调查中一定要提出可操作的、可行的、有效的防制措施。根据调查的结果提出有针对性的控制措施,以排除暴露源,减少人群暴露机会或防止进一步暴露,及时保护高危人群,同时要考虑怎样防止类似事件再次发生。

（十）总结报告

突发公共卫生事件应急反应终止的条件是:突发公共卫生事件隐患或相关危险因素消除后,或末例传染病病例发生后经过最长潜伏期无新的病例出现。调查过程中和调查结束后,调查者应尽快将调查过程整理成书面材料,记录好暴发经过,调查步骤和所采取的控制措施及其效果。最后将材料报上级机关存档备案,或著文发表推广工作经验。在我国《突发公共卫生事件管理信息系统》中报告突发公共卫生事件,一般包括初次报告、进程报告和结案报告。

（1）初次报告:每起事件的初次报告只有一个,核心是强调及时性,而不求准确和全面。主要内容包括:事件名称、发生时间、发生地点、发病和死亡人数、波及人口或潜在影响和联系人等。

（2）进程报告:进程报告可以有多个,随着疫情的发展,要及时报告疫情发展趋势、发病最新情况和调查最新结果。

（3）结案报告:在调查结束后及时写出结案报告。内容主要包括一般情况、事件总体情况描述、暴发的主要原因、采取的控制措施及效果评价、经验教训和下一步工作建议等。

三、暴发调查应注意的问题

1. 调查与控制同步进行　暴发控制才是现场行动的真正目的。随着调查不断获得新的发现,应及时调整控制措施,直至疫情平息。只顾调查暴发原因,而不采取措施,必会招致工作失败,公众反感,甚至是法律诉讼。

2. 充分运用法律武器　法律赋予了流行病学工作者调查疾病暴发的权利和公众合作的义务。对于少数不配合调查者,可依法采取措施,强制其接受调查和提供必要的资料。

3. 伦理道德问题　流行病学调查中的伦理问题主要包括知情同意、尊重当地习俗文化、信息保密、尊重调查对象和及时沟通调查结果等。如被调查者享有司法保护权和隐私权,病人的病案记录和个人资料,未经授权不得披露;流行病学调查不要影响对病人的救治;对密切接触者医学(隔离)观察时不要损害其权益。

4. 广泛合作　暴发调查应讲究工作方法,争取各个部门的协作,获得群众的支持,消除有关人员的顾虑,方能保证调查工作顺利进行。

5. 媒体沟通　突发公共卫生事件发生时,通常引起媒体的极大关注。2013 年 3 月底,上海和安徽两地首先发现并报告人感染 H7N9 型禽流感病例;一经媒体报道,网络信息迅速膨胀扩散。一方面,新闻报道有助于信息传播,有助于发现病例和落实控制措施;另一方面,大众媒体可能导致病人或普通人群对调查产生偏见,影响调查结果。在突发公共卫生事件应对中,应充分把握网络舆论的规律,及时、客观、真实地发布疫情,解答群众的疑虑,以防止引起群众的过激反应和造成不必要的混乱与恐慌。同时要提高专业人员与媒体交流的能力,加强与媒体交流的培训和模拟演练,积极引导网络舆论,尽量不要让没有媒体应对经验的工作人员在突发公共卫生事件处置中接受媒体采访。

第四节　突发公共卫生事件的处置

一、信息收集与报告

（一）信息收集与报告

发生突发公共卫生事件时,应实行卫生应急信息日报告制度,将收集的疫情、病情等突发公共卫生事件相关信息,以及卫生应急工作开展情况在规定时间内,报告上级卫生行政部门和当地人民政府。同时要加强与有关部门和有关方面的信息沟通,及时通报相关信息。

（二）信息报告范围与标准

信息报告范围包括可能构成或已发生的突发公共卫生事件相关信息,详细内容可参见《国家突发公共卫生事件相关信息报告管理工作规范(试行)》。

二、现场卫生学评价

突发公共卫生事件发生后,对人群和环境开展卫生学评估,是有针对性开展预防控制措施的前提和关键。卫生学评估包括早期应急现场快速评估、中期跟踪评估和事件结束后的终期评估。

（一）评价目的

掌握突发公共卫生事件发生后当地卫生学状况;为政府和卫生行政部门的决策提供科学依据;保证当地群众尽快恢复生活和生产秩序。

（二）评价对象与内容

对突发公共卫生事件可能波及的场所,均应开展卫生学评价,重点评价公共、生产、经营、工作和教学场所卫生质量是否符合卫生标准和卫生要求。

（三）资料收集

设计调查计划,确定调查内容和指标。由卫生行政官员、流行病学、食品营养、环境卫生和饮水卫生等方面的专家组成评估小组。获取资料和信息的主要方式有:利用各部门现有资料、实地考察、访谈知情者和快速调查。

（四）评价报告

评价工作结束后,应综合现场流行病学调查、实验室检测、健康危害因素评估和健康检查等资料,进行分析并形成总结报告。并结合事件初期的实验室检测结果做出综合评价,及时将评估报告报送给突发公共卫生事件应急处置指挥部。

三、传染病防控

一旦发生传染病疫情和突发公共卫生事件,疾病预防控制机构应开展核实诊断、现场流行病学调查、标本采集与检测、疫情和突发公共卫生事件控制等工作。重点注意以下几点:

（一）病人隔离与疫区划分

对传染病病人和疑似病人必须隔离治疗；对于甲类传染病和按甲类处置的乙类传染病的密切接触者必须隔离观察。根据疫情可能波及的范围划定疫点、疫区，必要时依法报请政府对疫区实施封锁管制。

（二）疫源地消毒

疫点、留验点消毒工作按照国家卫生和计划生育委员会《消毒技术规范》进行消毒。

（三）病媒生物控制

对不同场所媒介种群及密度进行调查，及时采取有效的杀灭措施。

（四）个人防护

应根据疾病的严重程度、传播机制实现的难易程度和暴露的危害程度分别采取基本防护、加强防护和严密防护的方法。

四、其他处置

1. 医疗救治　严重的突发公共卫生事件会造成大量病人或伤员，因此在突发公共卫生事件发生的最初，最紧迫的任务就是进行及时的诊断和救治。

2. 食品、饮用水卫生措施　加强食品卫生、饮用水卫生和公共场所卫生监督监测工作，依法对饮用水供水单位供水活动和公共场所卫生实施监管。

3. 环境卫生处理　及时清除和处理垃圾、粪便，指导做好人畜尸体的无害化处理工作，对住房、公共场所和安置点及时采取消毒、杀虫和灭鼠等卫生措施。

4. 卫生知识宣传和风险沟通　有针对性地开展自救、互救及卫生防病科普知识宣传，向媒体和公众做好突发公共卫生事件风险沟通工作。

5. 心理援助　根据实际需要，组织专业人员开展心理疏导和心理危机干预工作，消除民众心理焦虑、恐慌等负面情绪。

（苏　虹　叶冬青）

思考题　　1. 请分析暴发调查的基本步骤有哪些？

2. 突发公共卫生事件风险分析方法有哪些？　请进行风险分析方法的对比分析。

第十五章

精神卫生流行病学

Chapter 15　Metal Health Epidemiology

Mental health epidemiology involves knowledge and methods from epidemiology, mental health, behavioral science, social science, and psychology. It deals with the flowing three areas regarding mental health: 1) the occurrence, development, etiology and distribution of mental illnesses in a population; 2) how to promote and maintain healthy mental status and reduce psychological and behavioral problems; and 3) development of preventive and control strategies and evaluation of their effectiveness.

精神卫生流行病学(mental health epidemiology)是近年来发展起来的流行病学的一个新分支,由传统的流行病学和精神病学、行为科学、社会学、心理学等学科交叉融合而成。精神卫生流行病学是研究精神障碍及与精神健康有关的状态在人群中发生、发展的原因和分布规律,从而制定预防和控制精神障碍,以及保障、促进精神健康的策略和措施,并评价其效果的流行病学分支科学。

第一节　概述

一、相关概念

1. 精神卫生(mental health)　这一术语,自 20 世纪 70 年代开始在国内外广泛应用。它属于社会精神病学的一个领域,具有与一般公共卫生相似的性质。精神卫生是指对精神障碍病人进行广泛的防治,积极地采取对策,改善他们的处境和待遇,促进其康复,减少复发率;同时为病人自身及他人的安全实行必要的监护,对广大社会阶层和成员进行相关知识的宣传和普及,去除偏见,争取同情和支持,以及培训专业人员,开展相关的社会调查,推动各种社会保健工作稳步进行。

2. 精神障碍(mental disorder)　是指在各种生物、心理、社会环境等不良因素的影响下,大脑功能失调,导致以人的认知、情感和意志行为等精神活动出现不同程度的障碍为临床表现的一组疾病,如精神分裂症、抑郁症、焦虑症和药物依赖等。精神障碍的诊断标准一般包括症状标准、严重程度标准、病程标准和排除标准四个部分,只有同时满足这四个标准才能诊断为精神障碍。

3. 社会精神病学(social psychiatry)　Kleinman(1986 年)将社会精神病学定义为:"社会精神病学是一门研究社会因素在精神疾病的产生、治疗、预防中的作用和利用社会因素促进精神健康的科学。"

4. 社会心理流行病学（psychosocial epidemiology）　这一概念是由 Le Riche 在 1971 年首先提出，其主要是指采用流行病学的原理与方法对心理疾病（mental illness），诸如精神分裂症、抑郁、自杀、吸毒、药物依赖等进行研究。1985 年 Kasl 提出："社会心理流行病学主要是采用流行病学的方法研究人群健康状态和社会心理因素之间的关系"。基于流行病学的基本概念，目前认为社会心理流行病学是研究社会心理特征的人群分布及其影响因素，探索干预手段及评价其效果的科学。

二、精神卫生流行病学发展史

（一）国外发展概况

精神卫生流行病学大约起源于 19 世纪，根据设计的类型和使用的工具不同，将精神卫生流行病学的发展分为四代。

1. 第一代研究　从 19 世纪中期开始持续到 20 世纪中期。这一代的研究通常是以接受治疗的人群为对象，在研究方法上缺乏系统的设计。1803 年 Jean Etienne 通过对巴黎医院住院病人的统计，发现精神病人在 1786—1801 年的 15 年间增加了 15 倍。美国一项研究通过对关键信息提供者（如牧师、家庭医师）的访谈和查阅医院记录，在美国麻州发现了 2632 个"疯子"和 1087 个"傻子"。Robert Faris 和 Warren Dunham 分析了 1922 年和 1934 年间芝加哥住院精神病人的地理分布，得出距离城市中心越远，精神分裂症的发生率越低的结论。

2. 第二代研究　从第二次世界大战结束到 20 世纪 80 年代。战时士兵和战后老兵中出现的精神卫生问题引起了美国社会、政府和学术界的广泛关注，在很大程度上促进了精神卫生流行病学的发展。这一代的研究主要有两个特点：一是进行了较多的社区普查，二是开始使用症状清单或非定式晤谈作为收集资料的方法。比较有代表性的有曼哈顿中心城区研究、Stirling 县研究和纽黑文研究。曼哈顿中心区研究经过培训的社会工作者对社区居民进行访谈获得第一手资料；然后由精神科医生对访谈记录进行诊断，结果发现 23% 的调查对象精神上曾受到严重伤害。在 Stirling 县研究中，非专业访谈者在该县对 1010 名社区居民进行问卷访谈，并从该县全科医生和精神科医生处获得补充资料；然后精神科医生根据《美国精神障碍诊断和统计手册》（*The Diagnostic and Statistical Manual of Mental Disorders*，DSM）对所获得的资料进行诊断，结果发现精神障碍的患病率为 20%。这是精神流行病学研究第一次应用系统的诊断分类。美国康州纽黑文研究是精神卫生流行病学研究中第一次进行精神卫生服务研究，第一次提出不同社会阶层中精神障碍的分布，研究发现处于社会底层的人精神障碍的患病率更高，更多地接受电休克治疗，而处于较高社会阶层的精神障碍病人更多地接受心理治疗。

3. 第三代研究　从 20 世纪 80 年代到 20 世纪末。使用系统的分类和明确的诊断标准是第三代精神卫生流行病学研究的标志。在这一时期，精神卫生流行病学研究发展非常迅速，全球范围内多个国家开展了相关方面的研究，多个国家和地区参与的国际合作研究也产生了重要的影响。经典的研究有美国国立精神卫生院流行病学责任区（Epidemiological Catchment Area，ECA）研究和美国全国共病调查（National Comorbidity Survey，NCS）。

4. 第四代研究　从 21 世纪初至今。前述三代研究尽管在研究方法和研究工具方面各不相同，但都是针对精神障碍的。第四代研究的主要特点是将研究从精神障碍扩展到了精神健康、精神卫生服务、精神卫生政策、精神障碍的社会文化意义及精神障碍的社会文化反应等广阔的领域。代表性的研究有巴西多中心研究、澳大利亚精神健康普查（The National Survey of Mental Health and Well-Being in Australia）和世界卫生组织精神卫生调查（The Word Mental Health Survey，WMH）。

（二）国内发展概况

我国精神卫生流行病学调查虽起步较晚，但通过广泛深入的交流与合作，目前整体发展速度与水平位于世界前列。总结我国精神卫生流行病学的发展史，大致可划分为三个阶段。

1. 第一阶段　20世纪50年代到80年代，此期间的流行病学调查采用的是线索调查，即筛查出对象后，直接由精神科医生对其进行诊断，或者逐户普查。代表性研究有杨德森等人开展的湖南省精神疾病调查（1958—1959）、刘协和等人进行的四川精神病发病情况调查（1973—1975）和南京神经精神病防治院的南京市精神病流行病学普查（1973—1979）。

2. 第二阶段　20世纪80年代至21世纪初，此期间的调查研究采用精神现状检查（Present State Examination，PSE）第9版和诊断交谈表（Diagnostic interview Schedule，DIS）第2版作为诊断评价工具，使用国际疾病分类（International Classification of Diseases，ICD）第9版、DSM-Ⅲ及中国精神疾病分类与诊断标准（The Chinese Classification and Diagnosis of Mental Diseases，CCMD）作为诊断标准，并采用复杂抽样技术进行样本选择。代表性的研究有中国台湾省精神障碍患病率调查（1982—1985）、1982年的中国12地区精神疾病流行病学调查和1993年的中国七个地区精神疾病流行病学调查。

3. 第三阶段　21世纪初至今，采用ICD-10、DSM-Ⅳ为诊断标准，使用DSM-Ⅳ轴Ⅰ精神障碍定式临床检查（Structured Clinical Interview for DSM-Ⅳ，SCID）、复合性国际诊断交谈检查表（The Composite International Diagnostic Interview，CIDI）等国际通用的访谈工具作为诊断工具，运用复杂多阶段的抽样技术进行的两阶段或多阶段的连续调查，在筛查精神障碍不同风险的基础上，分别由精神科医生进行半定式检查或调查员进行的定式问卷访谈。在此阶段浙江省（2001）、江西省（2002）、西藏自治区（2003）、河北省（2004）、辽宁省（2004）、昆明市（2005）、深圳市（2005）、北京市（2010）、西安市（2010）等省市先后进行过不同规模的区域性精神障碍流行病学调查；WHO世界精神卫生调查组在中国北京和上海两个城市开展的精神障碍流行病学调查。最近的一次全国范围内的调查是2013—2015年由北京大学第六医院黄悦勤教授主持、全国10家单位共同完成的中国精神卫生调查（China Mental Health Survey，CMHS），此次调查覆盖面广、设计科学、方法严谨、质量控制严格、样本对全国具有代表性。

第二节　主要研究内容

一、精神障碍的患病率及流行特征

（一）精神障碍研究常用患病率指标

目前，精神障碍无特异实验室诊断方法，其诊断多为症状学诊断，诊断过程依赖于诊断手册中相关精神症状出现的时间、频度和严重程度。精神障碍患病情况调查时，除时点患病率外，常用的患病率指标还有终生患病率(lifetime prevalence)、12 个月患病率(12-month prevalence)和 30 天患病率(30-day prevalence)。终生患病率是指调查对象中,一生中患有研究疾病者所占的比例,调查症状出现的时间范围为"有生以来";12 个月患病率是指调查对象中,在过去 12 个月内患有研究疾病者所占的比例,调查症状出现的时间范围为"过去 12 个月";30 天患病率是指调查对象中,在过去 30 天内患有研究疾病者所占的比例,调查症状出现的时间范围为"过去 30 天"。

(二)精神障碍的三间分布描述

精神障碍的患病率研究及其影响因素分析对于精神障碍的防治和精神卫生资源的合理配置具有重要意义。阐明精神障碍的分布特征和规律以及疾病负担的大小是精神卫生流行病学研究的重要内容。

1. 时间分布   精神障碍患病率时间分布重点描述精神障碍患病率如何随时间变化、有无变化规律及其所反映的原因等。时间分布规律与变化趋势的描述有利于卫生行政部门制订或调整精神卫生工作的政策和措施、合理配置精神卫生服务资源。

2. 地区分布   精神障碍患病率地区分布重点描述和分析不同地区精神障碍患病率的差异及其产生差异的主要原因。可以描述不同国家和地区、同一国家不同地区以及城乡精神障碍患病率的差异。如表 15-1 为世界精神卫生调查联盟 2000 年启动的全球精神障碍流行病学调查第一批完成的 14 个国家的社区样本,中国的北京和上海两个城市参与了本次调查,并将两个城市的数据进行了单独统计。

表 15-1   14 个国家的 WMH-CIDI/DSM-Ⅳ精神障碍 12 个月患病率(%)

国家(城市)	焦虑障碍	情感障碍	冲动控制障碍	物质滥用	任何障碍
美洲					
哥伦比亚	10. 0	6. 8	3. 9	2. 8	17. 8
墨西哥	6. 8	4. 8	1. 3	2. 5	12. 2
美国	18. 2	9. 6	6. 8	3. 8	26. 4
欧洲					
比利时	6. 9	6. 2	1. 0	1. 2	12. 0
法国	12. 0	8. 5	1. 4	0. 7	18. 4
德国	6. 2	3. 6	0. 3	1. 1	9. 1
意大利	5. 8	3. 8	0. 3	0. 1	8. 2
荷兰	8. 8	6. 9	1. 3	3. 0	14. 9
西班牙	5. 9	4. 9	0. 5	0. 3	9. 2
乌克兰	7. 1	9. 1	3. 2	6. 4	20. 5
中东及非洲					
黎巴嫩	11. 2	6. 6	1. 7	1. 3	16. 9
尼日利亚	3. 3	0. 8	0. 0	0. 8	4. 7

续表

国家(城市)	焦虑障碍	情感障碍	冲动控制障碍	物质滥用	任何障碍
亚洲					
日本	5.3	3.1	1.0	1.7	8.8
中国(北京)	3.2	2.5	2.6	2.6	9.1
中国(上海)	2.4	1.7	0.7	0.5	4.3

（译自，WHO World Mental Health Survey Consortium，2004）

3. 人群分布　　精神障碍的患病率在不同特征人群中是否存在差异,高患病率人群存在哪些典型的高危因素? 明确这些问题将有利于重点人群精神障碍的预防和控制。作为精神障碍患病率的研究首先需要阐明的就是其人群分布特征。人群分布特征的描述主要包括不同性别、年龄、民族(种族)、教育程度、职业以及婚姻状况等特征的患病情况的描述与分析。

二、精神障碍的结局及疾病负担

通过研究精神障碍病人的结局,可以描述其病程变化情况,了解治疗方案对精神障碍病人预后的影响,为精神卫生政策的制订提供科学依据。评估精神障碍结局的常用指标有病死率、社会功能、残障、生活质量与疾病负担等。精神障碍的结局又受多方面因素的影响,如精神障碍的起病时间、亚型、症状特点和严重程度等。精神障碍病人接受治疗的情况包括治疗是否延误、是否系统、疗程是否合适、治疗药物的作用和副作用以及康复治疗等。社会文化因素包括病人的社会经济状况、基本生活条件、社区对精神障碍病人的接纳程度、社会歧视等。

三、精神障碍的病因学研究

与感染性疾病不同,大多数所谓功能性精神障碍没有明确的病因与发病机制,也无明显的体征和实验室指标异常。精神障碍与其他多数躯体疾病一样,均是生物、心理、社会(文化)因素等多个因素相互作用的结果,即内、外因素在其发病过程中共同起作用。但应注意的是两者的作用并非相等,在某些精神疾病中某种因素起着主导作用,而在另一些疾病中起决定性作用的则是另一些因素。如在神经症、心因性精神障碍中心理、社会因素具有重要影响,是发病的主要危险因素。但同时也发现其病人有神经生理学的改变,如焦虑症有神经系统的改变,强迫性神经症有5-HT含量减少的现象等。另一方面,精神分裂症、躁狂和抑郁症等所谓内因性精神障碍,人格障碍、精神发育迟滞的某些类型等,则主要是生物学因素(如遗传因素)或人格特征起主导作用。

精神障碍的病因学研究可以从临床研究、社会心理学研究和流行病学等多个学科角度进行。从流行病学的角度进行精神障碍的病因学研究,主要是采用流行病学的研究设计,从人群的角度研究暴露与精神障碍之间的关联,进而提供病因线索、检验或验证病因假设。目前对于精神障碍的病因学研究主要集中在以下几个方面。

(一)生物学因素

影响精神障碍的主要生物学因素大致可以分为遗传、感染、躯体疾病、创伤、营养不良、毒物等因素,部分中枢神经递质、神经营养因子、激素和神经肽等也参与了精神障碍的发病过程。如中枢神经递质(多巴胺、去甲肾上腺素、5-羟色胺、乙酰胆碱和 γ-氨基丁酸)或受体代谢异常可能与多种精神障碍有关;低单胺氧化酶 A 活性的个体在童年期受到严重虐待较易出现反社会行为;5-羟色胺转运体 S/S 基因型个体,在遭受负性生活事件后,较易发生抑郁症;性传播的梅毒螺旋体在体内潜伏多年后可进入脑内,导致神经梅毒,主要表现为神经系统的退行性变,如痴呆、精神病性症状及麻痹等;人类免疫缺陷病毒(HIV)也能进入脑内,产生进行性的认知行为功能损害。

(二)心理、社会因素

心理、社会因素既可以作为原因因素在精神障碍的发病中起重要作用,如反应性精神障碍、创伤后应激障碍、适应障碍等;也可以影响精神障碍的发展,如神经症、心理生理障碍,甚至是精神分裂症等;还被认为可以在躯体疾病的发生、发展中起重要作用,如心身疾病。应激性生活事件、压力、人格特征、情感状态、种族、父母的养育方式、性别、社会阶层、社会经济状况、文化宗教背景、人际关系等均构成影响精神疾病的心理、社会因素。如应激性生活事件可以导致创伤后应激障碍(post-traumatic stress disorders,PTSD),长时间的应激则会导致神经症、心身疾病等;内向性人格易患神经症、心身疾病、酒精与药物滥用等,具有表演型性格的人容易罹患癔症;具有强迫性格的人容易罹患强迫症;分裂样人格障碍者则患精神分裂症的可能性较大;父母养育方式与神经症发生关系密切。

四、精神障碍的防制策略研究

精神障碍的防制策略研究主要集中在干预措施和防制效果评价、精神卫生服务模式研究、精神卫生服务资源的数量和配置情况研究、精神卫生服务需求、现有精神卫生服务资源的利用情况以及存在哪些未被满足的服务需求等主要问题。同时还应包括精神障碍防制的方法和理论的研究、精神卫生相关法规与政策的制订等重要方面。这些研究结果对于卫生行政部门制订精神卫生政策和合理配置精神卫生资源具有重要意义。如专科医院与门诊的建设、专业人员队伍的培养以及非专业队伍的参与等。

(一)精神卫生服务研究

1. 精神卫生服务需求的流行病学研究　在精神卫生流行病学领域,精神障碍的发病率、患病率反映了对精神卫生服务的需要,但并不是所有精神障碍病人都有条件和有能力利用精神卫生服务,所以精神卫生服务需求并不能完全用发病率和患病率来衡量。大量研究表明,即使在发达国家,也只有一部分精神障碍病人求助于专业精神卫生机构,其他病人或是不寻求任何服务,或是试图自我治疗,寻求超自然力量的帮助,或者从全科医生、综合性医院处获得帮助。世界卫生组织资料表明,美国与加拿大、荷兰、德国接受过治疗的病人比例依次为 22%、31.7%和 29.2%,且这些治疗大多是由初级保健医生完成的。

2. 精神卫生服务供给的流行病学研究　该方面研究重点关注在特定区域内的精神卫生服务资源状况、精神卫生机构提供精神卫生服务的能力、精神障碍治疗和康复手段,以及精神卫生健康教育的开展情况和效果。如专业机构数量与水平、专科医生的数量与水平、专科床位的数量与周转率;精神卫生机构和医务人员识别、诊断、治疗、转诊的能力;治疗药物、心理咨询、心理治疗等精神障碍治疗方式的可获得程度。

3. 精神卫生服务利用水平的综合评估　对精神卫生服务的利用由需求和供给两方面决定,所以必须对精神卫生服务利用进行综合分析才能反映其真实情况。对精神卫生服务利用的综合评估常从求助延误、诊断延误、治疗延误和康复延误等四个方面进行。

(二)精神卫生政策研究

科学有效的精神卫生政策是提高精神卫生服务水平、预防和控制精神障碍的有力保障。利用流行病学研究设计评估目前的精神卫生政策的效果,分析其存在的问题,并提出改进对策是精神卫生流行病学和卫生政策研究的重要内容。其研究的主要内容包括精神卫生立法与精神卫生政策的现状、精神卫生政策和立法的基础、现有精神卫生政策的评估、新的精神卫生政策的效果评价等。

第三节　常用研究方法

精神卫生流行病学研究主要是将传统的流行病学研究方法应用到精神卫生的研究领域,其常用的研究方法为横断面研究、病例对照研究、队列研究和实验流行病学研究等。

一、横断面研究

横断面研究是对目标群体精神卫生问题的现患状况及其相关因素的现况调查,是对疾病危害严重程度的社区诊断、疾病的临床和亚临床特征、未知综合征进行描述的研究方法。它可为探讨精神卫生问题的病因研究提供线索,了解特定时间、地点的精神卫生的医疗卫生服务需求和利用状况。由于精神卫生问题具有不确定性、隐匿性、复杂性、渐进性等特点,横断面研究仅能提供现患资料,难以推论患病率的差异源于发病率不同还是病程不同。因此,不能提供较强的因果关联证据。如2001 年 11 月至 2002 年 2 月的世界精神卫生调查中,在北京和上海共调查了 5201 人,结果显示精神障碍 12 个月患病率为 7%(不包括精神病性障碍);2001 年,浙江省 15 岁及以上人群精神疾病流行病学调查 14 639 人,结果显示调整后精神疾病总时点患病率为 17.3%;2005 年深圳市使用 CIDI 3.0对 7314 人进行了调查,结果显示各类精神障碍终生患病率为 21.9%,12 个月患病率 13.4%;2010 年北京市抽样调查,对 2649 名 16 岁以上的居民进行访谈调查,获得各类精神障碍的终生患病率为11.30%,12 个月患病率为 6.69%,各类精神障碍普遍存在共病情况。

二、病例对照研究

根据某种精神障碍的病例设立可比性对照,比较两组过去暴露于某一或多种危险因素的程度,从而探讨这些危险因素与疾病发生的关联,这是探讨精神障碍发病危险因素的常用方法。张柯等人于 2009 年进行了一项城市社区老年抑郁症危险因素的病例对照研究,该研究对 24 例诊断患有抑郁症的老年人和 96 例无抑郁症的老年人进行 1∶4 配比的病例对照研究,最终多因素条件 Logistic 回归分析结果显示,在调整了年龄、性别和居住地的影响后,自评经济差、自评健康差、负性事件、居住模式为独居 4 个因素是老年抑郁症的危险因素,OR 值(95%CI)分别为 5.151(1.031~25.722)、

4.134（1.017～16.082）、3.595（1.170～11.048）、6.645（1.736～25.436）。

三、队列研究

队列研究中常用的设计类型是前瞻性队列研究,研究中可以前瞻性地观察某一群体在一定时期内精神障碍的发生情况,因精神障碍的发病时间具有不确定性,给新发病例的确定带来一定的困难。精神障碍的前瞻性队列研究又可分为发病率和发病危险因素的研究。发病率研究往往在横断面调查基础上进行,如美国 ECA 项目（Eaton 等,1989）、加拿大 Stirling 县研究（Murphy 等,1988）和瑞典 Lundby 研究（Hagnell 等,1982）,其测量指标均为发病率。发病危险因素研究是根据可疑因素暴露程度确定队列,比较各组将来的发病情况。如观察灾后受灾群体、不同职业人群、战争应激退伍军人及核爆炸事故后周围居民精神障碍发病情况等均属于此类研究。有关发病危险因素的队列研究也可采用历史性队列研究设计,可根据过去危险因素的暴露情况探讨暴露因素与目前疾病状态或某种结局的关系。赵贵芳等于 20 世纪 80 年代和 90 年代先后对精神分裂症和情感性精神障碍的预后和遗传学进行了为期 30 年的历史性队列研究,对先证者一、二级亲属进行了精神障碍访谈调查,分析了遗传因素在精神分裂症和情感性精神障碍发病中的作用。

四、实验性研究

在实验性研究中,研究者将研究对象随机分组,设立对照,施加干预措施,观察实验效果。周斌和顾益玮在 2014 年报道了一项自我管理培训对慢性精神分裂症社区病人服药依从性影响的随机对照试验。试验目的是评估自我管理培训对社区慢性精神分裂症病人服药依从性和复发情况的影响。共纳入上海市城市和农村的社区慢性精神分裂症病人 201 例,随机分为常规治疗组或自我管理干预组,病人数分别为 98 例和 103 例。干预组接受为期 6 个月的每周一次自我管理技能培训,之后参加每月一次的加强小组会议,由社区卫生工作者检查病人的自我管理清单,共 24 个月。由两名不了解病人治疗情况的精神科医生使用 Morisky 服药依从性量表评估病人服药依从性,采用自知力评估量表了解基线时和 30 个月后病人的自知力。研究结果发现在 30 个月后,自我管理干预后病人复发显著减少、服药依从性改善以及自知力提高。

第四节　测量工具的选择与评价

一、测量量表的选择

精神卫生流行病学研究的关键是如何正确地对测量人群的精神状态和严重程度做出测量和评价。精神卫生流行病学广泛地应用心理学理论和测量方法来研究人群的精神障碍和精神卫生状况,这是本学科的特殊研究方法。目前用于精神卫生流行病学研究的工具至少有数百种,针对同一问题的研究工具也有几种甚至几十种之多。测量工具的选择受多方面的影响,如适用对象、使用者、结构、信效度、可行性和文化适用等。

1. 适用对象　精神卫生流行病学的研究工具常因研究对象属性的不同而不同。例如,同是测量抑郁症状或抑郁程度的工具,有些是为儿童设计的,有些是专为老人设计的;有些适合于普通人群进行调查,另一些则更适合于对不熟悉的情况进行探索性研究,以便于提出新的概念和假说。

2. 使用者　在大多数情况下,调查员是经过培训的研究者、访谈员、临床医生、临床心理学家等;根据需要,调查员也可以是被评定者的亲人、朋友、同事或其他熟悉研究对象的人。一般而言,研究工具在设计时就考虑了使用者因素,在使用过程中不应随意改变。

3. 研究工具的结构　定式研究工具适合于概念、理论和内容明确、需要进行定量分析的研究;非定式研究工具则适合于对不熟悉的情况进行探索性分析,以便于提出新的概念和假说。

4. 信度和效度　即研究工具的心理测量学特征。信度(reliability)体现研究工具在不同使用者之间以及不同评测时间之间的稳定程度。效度(validity)体现研究工具反映研究概念和理论构架的准确程度。

5. 可行性　一般而言,研究工具越是复杂、需要占用研究对象的时间越长,其可行性就越低,结果的可靠性也就越低。因此,设计和选择研究工具时,在能够实现研究目的的前提下,使用的研究工具越简单越好。

6. 研究工具的文化适应性　目前大多数流行的研究工具都是西方学者基于西方文化设计的,不一定适用于我国的实际情况。因此对于引进的国际研究工具,必须仔细考察其文化适应性,除需要考虑中文版本的信度和效度外,还必须注意这些研究工具的文化敏感性和文化特异性。

二、测量量表的评价

选择适宜的精神症状测量方法和正确地评价测量工具的信度和效度是保证精神卫生流行病学研究质量的关键。

(一)信度

信度指测量的可靠性或可重复性。信度的评价可以从量表内部的一致性、重测一致性和不同评定者测量的一致性三个方面来实现。

1. 量表内部的一致性(internal consistency)　是指构成量表的各个条目反映所要测量的心理特征或病理维度的一致性。由于某些因素的影响可能造成对信度估计的偏倚。如果各条目反映的不是同一病理维度,将会使信度的估计过低。

2. 重测一致性(test-retest reliability)　是指采用同一测量工具间隔一定时间后再次测量,其前后两次测验结果的一致性。由于人的精神心理状态容易受到多种因素的影响,所以确定适宜的间隔时间十分重要,这主要取决于研究的目的和所测量的心理特征。

3. 评定者间一致性(inter-rater reliability)　是指不同检查者(访谈员)应用同一测量工具对同一被试者测量结果的相同程度。当测量结果为二项分布变量时,可采用 Kappa 值估计评定者间的一致性;当测量结果为等级资料或计量资料时,用 ICC(intraclass correlation coefficient)值来估计一致性。

（二）效度

效度指测量工具的有效性或准确性，即测量工具正确反映所要测量指标的程度。效度的评价可从以下三个方面进行。

1. 内容效度（content validity）　指测量工具所包含的条目与所要测量内容的一致性。测量工具的内容效度取决于选择条目的代表性。内容效度可以通过相关领域的专家或权威人士进行评价，但尚无统计学检验方法。

2. 效标效度（criterion validity）　又称为预测效度（predictive validity），通过比较所要评价测量工具的测量结果与公认标准测量结果或效标的一致性进行评价，强调实际结果而不是内容。根据效标与测量实施的时间关系可分为回顾性、同时性和预测性。

3. 结构效度（construct validity）　又称为构想效度，是评价所要测量指标概念或理论真实性的一个十分复杂的概念。因子分析是检验量表结构效度的有效方法之一。

三、常用测量量表介绍

在精神卫生流行病学研究中常用的测量工具大体可以分为如下几类，即症状评定量表、筛查工具、精神障碍的诊断工具、残障程度和功能水平的评定工具、行为评定工具、应激和生活事件评定工具等。

（一）症状评定量表

症状评定量表常用于描述各种精神症状在人群中的分布和评估个体精神症状的严重程度，在流行病学研究和临床工作中应用广泛。从涉及症状的范围看，有全面评定的量表，也有用于评定某一方面精神症状的量表；从使用方法上看，则可分为自评量表和他评量表两大类。但无论哪种症状评定量表，都不能做出精神障碍的诊断。常用的症状评定量表有症状自评量表（The Self-Report Symptom Inventory，Symptom Checklist 90，SCL-90）、抑郁自评量表（Self-Rating Depression Scale，SDS）、焦虑自评量表（Self-Rating Anxiety Scale，SAS）及简明精神病评定量表（Brief Psychiatric Rating Scale，BPRS）等。

（二）筛查工具

在社区精神卫生流行病学研究中，为了节省成本，通常要使用筛查工具以发现可疑精神障碍病人，然后再对可疑病人进行精神障碍的诊断。目前使用较多的筛查工具有一般健康问卷（General Health Questionnaire，GHQ）、自评问卷（Self-Reporting Questionnaire，SRQ）、个人健康问卷（Personal Health Scale，PHS）。

（三）精神障碍的诊断工具

标准化诊断工具的使用能够提高不同流行病学研究结果的可比性，因此被大量用于多地区、多中心和多个国家的精神障碍流行病学研究。但标准化诊断工具并不能完全解决精神障碍流行病学研究中的案例确定问题，因为精神障碍的诊断在很大程度上依赖专业人员对精神障碍表现的综合判断。目前使用较多的诊断工具包括诊断晤谈提纲（DIS）、复合性国际诊断交谈表（CIDI）、神经精神病学临床评定表（Schedules for Clinical Assessment in Neuropsychiatry，SCAN）、简明国际神经精神障碍访谈问卷(Mini-International Neuropsychiatric Interview,MINI)、定式临床访谈诊断表(SCID)以及人格诊断问卷(Personality Diagnostic Questionnaire,PDQ)。

（四）残障程度和功能水平的评定工具

如果精神损伤达到了不可逆的程度,出现了终生影响个体生活和社会功能的精神问题,会导致精神障碍病人生活或社会功能改变,甚至是伤残的结局。科学地评价精神障碍病人的残障程度和功能水平,对精神障碍的预后研究、疾病负担估计、司法鉴定、精神卫生政策的制订具有重要意义。在精神障碍残障程度和功能水平评定中常用的工具有国际功能、残障和健康分类(International Classification of Functioning,Disability and Health,ICF)、世界卫生组织评定量表(WHO Disability Assessment Schedule,WHO-DAS)第 2 版和功能水平大体评定问卷(The Global Assessment of Functioning Scale,GAF)等。

（五）行为评定工具

精神卫生流行病学研究关心的行为大致可以分为两大类:第一类是本身是精神卫生问题,如自杀行为、进食障碍、物质滥用等;第二类是影响精神卫生状况的行为,如求助行为等。常用的测量工具有 Beck 自杀意念量表、酒精依赖疾患识别测验和 Russell 吸烟原因问卷等。

（六）应激和生活事件评定工具

在精神卫生流行病学研究中,有关心理社会应激的过程和影响健康的中介因素的研究是重要研究内容之一。在心理社会应激方面,目前主要涉及生活事件的评估;中介因素方面,主要包括应对方式、心理防御机制和社会支持等方面。常用的量表有应对方式问卷、社会支持评定量表、生活事件量表、应激反应问卷以及 Kessler 心理压力量表(Kessler Psychological Distress Scale,K10)等。

在实际研究中,由于定式访谈诊断工具需要时间较长,大样本人群调查时实施较困难,此时可采用筛检与访谈相结合的方法,即先用自评式量表或筛查工具进行筛检,然后对于筛检阳性者进行诊断工具的定式访谈,亦可抽取部分筛检阴性者也进行定式访谈,估计漏诊情况和计算校正患病率。这种方法克服了自评式量表和筛查工具的不足,又节省了时间和物力。英国 20 世纪 90 年代初进行的 OPCS(The Office of Population Censuses and Surveys)精神障碍患病率研究中,研究者先用 GHQ 等筛查工具对所有被调查者进行筛检,然后由精神科医生对筛检阳性者用 SCAN 进行访谈诊断。

第五节　精神障碍的防制

同大部分慢性病的防制策略一样,精神障碍的防制也采用三级预防的模式,这对社区精神病学和精神卫生的实践产生了巨大的影响。

一、一级预防

一级预防旨在减少或消除病因,以减少或防止精神障碍的发生。这是最积极、最主动的预防措施。但由于多数精神障碍的病因未明,因此,一级预防主要是针对那些病因已明的精神障碍。主要措施如下:①对某些病因已清楚的精神障碍,果断采取有效的预防措施,杜绝疾病的发生;②对于某些可能与遗传有关的精神障碍,则需法律工作者、社会学家、心理学家和临床医学专家等共同努力,积极开展遗传咨询,制订有关法规,禁止近亲婚配,限制具有遗传性精神障碍病人结婚与生育;③提倡优生优育优教,重视家庭教育,开设幼儿心理卫生课程,注意培养儿童健全的人格,尤其重视对独生子女进行良好、健康的个性培养,使其养成爱劳动、爱集体的品德与作风,培养诚实、坚强、克制和开朗的性格;④加强精神卫生知识的普及宣传教育工作,使社会各界人士重视精神卫生,提高个体处理各种精神刺激性生活事件的能力,减少心理障碍的发生,以保障人群的心理健康;⑤积极开展各年龄阶段的心理卫生咨询及行为指导工作,及时发现并纠正儿童行为问题、情绪问题、青少年违纪行为、老年人心理不适应及大中学生的心理卫生问题;⑥加强基础理论研究工作,积极开展精神障碍的病因学研究;⑦开展精神病的流行病学调查,研究精神障碍在人群中的患病率、影响因素、分布规律及严重程度等,为卫生行政领导在制定防制规划时提供可靠的参考依据。

二、二级预防

二级预防的目标是早发现、早诊断、早治疗。争取完全缓解与良好的预后,防止复发。对目前尚不能通过一级预防措施防制的精神障碍,应给予二级预防措施。早期发现病人并早期诊治对各种精神疾病的病程转归及预后都起到良好作用,尤其是逐渐起病而症状隐匿,不易被发现的病人,如能早诊断、早治疗而不延误病情,则对预防复发以及降低慢性率具有重要的意义。具体措施包括:①有计划地向广大群众宣传精神病防治知识,取得社会各方面的支持,改善社会及家庭对精神病病人的不正确看法,走群众路线,及早发现,早期诊治;②首次治疗时应力争达到完全缓解,并恢复中枢神经和自主神经的正常功能活动,减少复发的残留症状;③对病情已好转的病人,应进行多种形式的心理治疗,除适当介绍一些精神卫生知识和一般精神障碍常识外,还要使病人能正确认识自己,锻炼自己的性格,树立正确的人生观,以便正确处理和对待重返现实生活中的各种心理社会因素;④必须做好出院病人的定期随访工作,建立长期随访制度,使病人能经常接受医疗指导,及时解决各种心理卫生方面的问题,发现病情变化及时得到医疗帮助,并能坚持治疗,从而减少疾病复发的机会;⑤推广在综合性医院设立精神科,对各级医院的卫生人员大力普及精神疾病的基本知识,不断提高精神疾病防治人员的医疗技术水平,使分散在各科就诊的精神病人得到及时的诊断及正确的处理;⑥不可忽视心理、社会环境因素在复发中所起的作用,需做好家属和社会相关方面的工作,使病人能得到及时的医疗监护和心理支持,消除易引起复发的不利因素,以巩固疗效,做好病人出院后的各种合理安排,避免不必要的精神刺激,尊重病人的人格,适当满足病人的合理要求。

三、三级预防

三级预防的目标是做好精神残疾者的康复安排,最大限度地促进病人社会功能的恢复,尽可能地减少精神残疾的发生,把精神残疾的预防和康复作为重要内容纳入到初级卫生保健系统中。主要措施包括:①住院治疗期间,积极开展院内各种生活自理能力、人际交往能力、职业工作能力的康复训练,促使病人在行为技能上争取较顺利地从医院环境过渡到社区环境,让病人保持与家庭接触,与社会交往,尽量缩短住院时间,尽早转入社区康复。②省、市等各级政府成立包括卫生、残联、民政、公安等多部门的精神病防治康复工作协调组,并纳入当地行政领导的工作内容,逐步形成社会化的精神病防治康复工作体系;建立一个能够适合不同病人不同需求的精神病防治和康复机构,提供因人制宜的有效服务,如工疗站、看护小组、家庭病床等多种形式的康复设施;通过社区管理,使病人适当地参加劳动,开展一定的文娱活动,接受一定的医疗措施和再教育。③重视和动员家庭成员支持精神障碍病人的康复活动。家庭成员要正确对待病人,减少病人的压力,促进病人和周围人交往以尽早识别复发的早期症状,以及明确如何预防复发,巩固治疗效果,减少残疾的发生。④康复措施的最终目标是使病人的工作得到重新安置,使其尽可能在工作岗位或家庭生活中发挥作用。在通常情况下,病残者的职业安置原本就比健全人困难得多,至于因精神障碍而致残者的职业安置,更为困难。除了加强舆论宣传外,既要有一定的政策和法规保障,又要争取针对性的职业康复程序和设施。

（寇长贵）

思考题	1. 精神卫生流行病学的主要研究内容有哪些?
	2. 精神障碍的主要危险因素有哪些?
	3. 精神障碍评定量表的信度和效度评价主要包括哪些方面内容?

第十六章

分子流行病学

Chapter 16　Molecular Epidemiology

Molecular epidemiology is a branch of epidemiology that combines theories and methods in both epidemiology and molecular biology. What defines molecular epidemiology, as opposed to traditional epidemiology, is its use of biological and in particular genetic markers as a measure of the propensity of developing a disease or as an indicator of a disease or an exposure in the studies of the distribution and causes of disease. Molecular epidemiology mainly focuses on the biomarkers, including exposure markers, effect markers and susceptibility markers. By way of those markers, molecular epidemiology improves our understanding of the occurrence, development and prognosis of disease, to evaluate the effectiveness of preventive and therapeutic interventions, and to provide essential evidence for clinical and healthcare decision making in a defined population. With the completion of Human Genome Project and rapid development of molecular biotechniques, molecular epidemiology will play a more important role in prevention and control of diseases.

第一节　概述

分子流行病学(molecular epidemiology)是传统流行病学与新兴生物学技术,特别是分子生物学技术相结合而产生的流行病学分支学科,主要从分子水平阐明疾病发生、发展规律及其影响因素,有效解决传统流行病学在微观领域的局限性,使得疾病的防制手段更加有效。分子流行病学可以根据其所研究的疾病进一步细分,如肿瘤分子流行病学、传染病分子流行病学等。纵观分子流行病学的历程和医学、生命科学的发展趋势,分子流行病学代表着流行病学发展的一个重要方向,对流行病学的发展和疾病的防制将产生重大而深远的影响。

一、分子流行病学的定义

分子流行病学中的"分子"是指应用分子生物学理论和技术来解决流行病学问题,而"流行病学"则是指从流行病学的观点出发,运用流行病学研究方法探讨分子生物学技术在人群生物样本中所检测到的结果,将实验室数据转化为对人群中疾病病因、发病机制的诠释。

根据分子流行病学的研究内容,结合传统流行病学的定义,目前较为公认的定义为:分子流行病学是研究人群和生物群体中医学相关生物标志的分布及其与疾病/健康的关系和影响因素,并研究防制疾病、促进健康的策略与措施的科学。

分子流行病学的研究首先必须确定生物标志(biological markers,biomarkers)。生物标志主要指从暴露到疾病这个连续过程中可测量的、能反映功能或结构变化的细胞、亚细胞、分子水平的物质。由于生物的生命现象极其复杂,而且可以说任何生命现象都具有物质基础,所以生物标志的范围非常广泛,包括细胞的、生化与分子生物学的、免疫学的、遗传的或生理功能的等。广义地说,分子流行病学研究一切生物标志,但目前应用较多的主要是分子生物标志,如核酸、蛋白质、脂类、抗体等生物大分子物质。这些与疾病或健康状态相关的生物标志(即可识别的物质特征)就构成了分子流行病学的测量指标。

二、分子流行病学的发展简史

(一)产生背景

分子流行病学是传统流行病学学科发展的强烈需求和分子生物学理论和技术取得的巨大成就相结合的产物,其诞生的原因主要包括以下两方面:

1. 疾病防治中出现的新问题　一直以来,流行病学在疾病的预防和治疗、疾病危险因素的研究和控制等方面都发挥着十分重要的作用。然而,自20世纪后期以来,随着疾病预防控制和健康促进工作的深入和人们对健康的需求越来越高,流行病学研究和应用遇到了一些新的挑战。

(1)传染病防制面临新的挑战,传统流行病学研究方法难以解决。主要表现在:①病原生物不断出现多样性和多变性,如流感病毒、HIV病毒等;传染病流行规律与传播机制愈显复杂,向多因素发展;病因由单病因单效应发展至多病因多效应。②抗生素的广泛应用,使各种耐药性病原体不断出现(如结核杆菌、金黄色葡萄球菌等),且呈现广泛传播的趋势。③新发传染病不断出现,迫使我们需要更有效、更快速的技术方法阐明疾病发生的原因,并进行环境生物群落的研究和监测。

(2)对于慢性非传染性疾病而言,传统的"黑箱原理"式的病因研究方法主要是判断某个(些)暴露因素与某个(些)疾病的发生是否相关联,并不关注中间具体发展过程。多数慢性非传染性疾病具有多病因、多阶段、长潜隐期等特征,从暴露到发病或死亡的时间往往需要几年或几十年,暴露因素究竟是如何导致该疾病发生的?暴露因素作用于人体后,最早的生物学效应是什么?它们与疾病发生、发展的关系如何?传统流行病学的研究方法无法解答上述问题。

(3)生物个体间环境以及遗传因素的不同造成不同个体或群体之间对于疾病的易感性或者治疗的反应差别甚大。例如,在疾病发生发展过程中,不同个体对于病原体的易感程度或者对环境有害物质的代谢能力不同;在疾病治疗的预后转归中,不同个体对于治疗手段的反应程度或者药物不良反应的耐受程度等存在差异。传统流行病学方法在确定这些差异及其在疾病发生发展和防治中的意义常显得无能为力。

在遇到上述难题以后,学者们意识到,如果以一系列疾病发生、发展的中间事件而不是仅以发病结局为测量指标,来研究疾病的分布规律、影响因素以及评价干预效果,将极大地提高流行病学研究的效能;如果将个体间的遗传易感性纳入疾病病因或危险因素的研究与防治效果评价中,将可获得更好的效果。但关键问题是如何测量这些中间事件以及易感性。分子生物学理论的快速发展和分子生物学技术的大量涌现,为解决这一难题带来了可能。

2. 分子生物学理论和技术的迅速发展　20世纪后期,随着基因和蛋白水平研究的不断深入,分子生物学理论(如 DNA 双螺旋模型、遗传中心法则、遗传密码、RNA 反转录、表观遗传修饰、微小RNA 等基因表达调控理论等)和技术(如凝胶电泳、体外核酸扩增、DNA 测序、蛋白质测序、分子杂交、基因克隆、色谱分析等)得到了飞速发展。此外,随着人类基因组计划而发展起来的生物芯片技术和新一代测序技术近年来的应用范围也不断扩大,为基因和蛋白质结构和功能的深入解析及高通量检测提供了更为有效的手段。

这些理论和技术的成熟与发展赋予了流行病学新的特征,使得研究者们在流行病学研究和分析中开始大量采用生物标志作为客观评价指标,来解决关于疾病发生发展过程中的中间结局/事件以及易感性的测量问题,并探讨其影响因素及最佳防制策略和措施,从而最终形成了一门新的学科——分子流行病学。

（二）发展历程

1. 分子流行病学概念的演变　1972 年,Kilbourne 在美国传染病学会第 10 次年会上作了题为"流感的分子流行病学"的学术报告,第一次使用了"分子流行病学"这一术语。1977 年,法国学者Higginson 对分子流行病学做了如下解释:应用精细技术进行生物材料的流行病学研究。这一时期,分子流行病学主要应用于传染病的研究,可称之为传染病分子流行病学的诞生阶段。

20世纪80年代以后,分子流行病学开始被应用到肿瘤、心血管疾病等的研究中。1982 年,Perera 和 Weinstein 提出"癌症分子流行病学"(molecular cancer epidemiology),并认为癌症分子流行病学是一种方法,这种方法应用先进的实验室技术结合分析流行病学方法,在生化或分子水平确定人类癌症病因中起作用的特异性外源因素和(或)宿主因素。1996 年第 14 届国际流行病学学术会议上,Saracci 提出:分子流行病学研究狭义上讲是测量作为暴露或效应的生物标志——信息大分子,即 DNA、RNA 和蛋白质,广义上讲则包括任何实验的、生化和分子生物学的测量,也包括血清流行病学等内容。这些概念的发展丰富了分子流行病学的内涵,扩大了其研究领域。

2. 人类基因组流行病学的产生和发展　随着人类基因组计划(human genome project,HGP)的实施和迅猛发展,人类基因组流行病学(human genome epidemiology,HuGE)应运而生。近年来,基因组学检测平台快速发展,研究者可以在全基因组范围选择上百万个单核苷酸多态性(single nucleotide polymorphisms,SNPs)开展全基因组关联研究(genome wide association study,GWAS)。该方法特别适用于鉴定常见的复杂性疾病如肿瘤、心脏病、糖尿病等的易感基因。

3. 分子流行病学在我国的发展　我国从 20 世纪 80 年代初开始进行分子流行病学研究。早期的分子流行病学研究仅局限于传染病,如对轮状病毒腹泻、大肠杆菌腹泻等病原体基因序列特征分析。90 年代中后期,分子流行病学的概念写入了中文教科书:"分子流行病学是利用分子生物学原理和技术,从分子乃至基因水平上研究医学事件在人群和环境生物群体中的分布及其决定因素和调控手段的学科"。近十多年来,我国学者无论在新发传染病病原体的快速鉴定、基因工程疫苗的研制和应用,还是在肿瘤、心血管病等慢性非传染性疾病的全基因组关联研究等方面均取得了显著进展。目前,分子流行病学已经发展成为我国流行病学研究中最为活跃的研究领域之一。

4. 分子流行病学的应用现状　分子流行病学经过三十多年的发展,已经形成比较完整的理论和方法体系,在传染病的研究和防制中做出了突出贡献,如流感病毒的变异及其监测,艾滋病及 HIV 携带者的监测及病毒变异和耐药性研究,SARS 等呼吸道传染病以及霍乱、痢疾、病毒性腹泻等肠道传染病暴发或流行中传染源、传播途径的确定,疫苗相关病例的判定,病原体耐药性及其传播规律,预防接种效果评价等;在慢性非传染性疾病,如肿瘤、心脑血管疾病、糖尿病等的病因和发病机制以及个体易感性等的研究中,同样做出了巨大贡献。

分子流行病学在疾病的防制中发挥着越来越重要的作用,尤其是近年来发展很快,主要表现在:

(1)研究内容更加丰富:分子流行病学从最初研究传染病,后来逐渐扩展到疾病和健康状态相关生物标志的分布、影响因素、人群易感性、防治效果评价、预后分析及病原生物进化变异规律和检测手段等。

(2)研究手段越来越多:除应用传统流行病学的群体调查研究方法外,分子流行病学还应用一些独特的现场和实验室方法。在分子流行病学产生初期,主要检测手段是质粒图谱、核酸分子杂交、抗原抗体技术等。目前采用先进的生物芯片技术和质谱技术检测生物大分子如核酸、蛋白质和酶等日益普及,检测效率大幅提高。

(3)应用范围不断扩大:随着分子流行病学的快速发展,其应用已从预防医学逐步拓展到基础医学、临床医学、生物学、遗传学、环境科学和人类学等研究领域,并取得了一系列成果。

(4)系统流行病学正在兴起:当前,分子流行病学所倚重的各种分子生物学检测技术正在经历重大变革。包括基因组学、转录组学、表观组学、蛋白组学、代谢组学等新兴组学研究领域正随着高通量检测技术的日新月异而蓬勃发展。这些组学研究的发展推动分子流行病学研究不再局限于单一的分子标志与疾病的关系,而是将传统流行病学理论和多维度的组学数据相结合,形成一个与疾病或表型相关的数据网络系统,这种新的研究模式整合了大量的信息,包括将遗传易感性、表观遗传改变、基因表达、代谢、肠道微生物等信息都整合进人群研究中,为深入理解疾病发生的内在分子机制提供了一个全面、系统的全新视角。因此,系统流行病学(systems epidemiology)的概念应运而生,已经逐渐成为一个由流行病学人群观察、干预研究与系统生物学概念交叉形成的新兴学科。

可以预见,随着分子流行病学、遗传流行病学、人类基因组流行病学以及系统流行病学的发展,今后将会有越来越多的疾病的病因、发病机制、发生发展及转归规律等在分子、基因微观水平上及宏观人群中得到系统阐明。

三、与传统流行病学的关系

传统流行病学以观察病例发生或死亡为基础进行描述和分析,这种以"病例为基础"的研究只能涉及"冰山"的顶部,而更大的、隐没在海水下面的"冰山"则具有更重要的流行病学和公共卫生意义。分子流行病学的发展,使得探索并阐明"海水下面的冰山"成为可能,即通过研究疾病发生发展过程中的各类分子事件(或分子生物标志),将疾病的发生发展过程表现为一系列相关分子事件的相互作用及分布变迁,绘制分子水平的疾病自然史,我们称之为健康-疾病连续带(health-disease continuum,HDC)。HDC 对于深入了解疾病的发生、发展规律,防制疾病、促进健康等具有重要意义。

传统流行病学在病因研究和疾病防制等方面起着十分重要的作用。如 Snow 在 19 世纪中叶对霍乱的流行病学研究和 20 世纪中叶 Doll 和 Hill 关于吸烟与肺癌的研究就是两个典型的例子,它们在流行病学发展史上具有里程碑式的重要意义。但是传统流行病学在研究暴露与疾病关系时,通常从宏观出发观察人群是否暴露于某病因或危险因素,然后根据最终发病、死亡或出现其他事件的结果来推断疾病病因,其中间的过程称为"黑匣子"(图 16-1)。虽然发病和死亡测量可以直接反映人群疾病和健康状况,但由于"黑匣子"的存在,难以得到暴露和疾病之间关系的直接证据,因此远远不能适应现代疾病防制的需要。而分子流行病学应用分子生物学技术从分子和基因水平阐明生物标志在人群中的分布及其与疾病/健康的关系和影响因素,可以全面阐明疾病自然史,打开传统流行病学中的"黑匣子",为病因学研究和防治措施评价开辟新的途径。

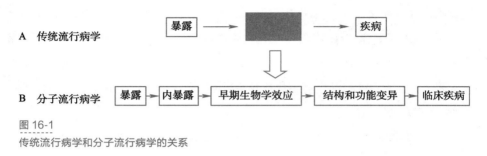

图 16-1
传统流行病学和分子流行病学的关系

　　传统流行病学与分子流行病学的不同特征可以通过图 16-2～图 16-5 举例说明。如图所示,传统流行病学主要采用病例对照研究或者队列研究来评估某种暴露(如吸烟,以"E"表示)与疾病(如肺癌,以 D 表示)之间是否存在关联,暴露信息可以通过问卷调查或者查询医院记录获得。

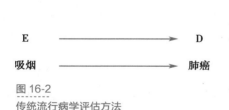

图 16-2
传统流行病学评估方法
传统流行病学主要是探讨 E-D(吸烟-肺癌)之间是否存在关联,但无法解释此类关联的机制

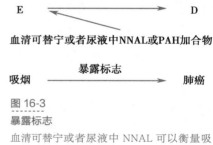

图 16-3
暴露标志
血清可替宁或者尿液中 NNAL 可以衡量吸烟者的暴露水平,而 PAH 加合物可以估计吸烟产生致癌物的实际剂量

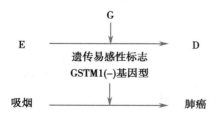

图 16-4
易感性标志
易感性标志是指可以改变宿主对于暴露的易感或者耐受程度的宿主因素,包括遗传或者非遗传因素,如 GSTM1 遗传缺陷导致的代谢能力的改变

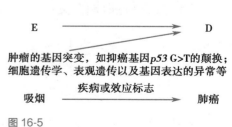

图 16-5
疾病或效应标志
疾病或者效应标志的范围比较广泛,包括抑癌基因的突变、细胞学或表观遗传的改变、表达异常等

需注意的是,分子流行病学不是一门独立的学科,是传统流行病学研究的发展和深入。它虽然应用了许多分子生物学的技术进行生物标志物的检测,能比较客观地反映暴露水平,但是从课题设计直至资料分析仍沿用了传统流行病学的基本研究方法。此外,需要注意分子流行病学与遗传流行病学的区别和联系。遗传流行病学是研究与遗传有关的疾病在人群中的分布、病因以及制定防制对策的学科,一般以家系研究为重点,着重关注所研究疾病是否存在家族聚集性及其产生原因,疾病在家系中的传递方式等问题,其观察指标有同病率、遗传度等。当采用传统病例对照研究对复杂性疾病进行遗传(基因)与环境交互作用分析时,遗传流行病学与分子流行病学所采用的研究技术和分析方法基本一致。

第二节　生物标志

分子流行病学研究实际上是将生物标志的检测技术应用于常规的流行病学研究中。分子流行病学研究中的生物标志总体上可分为三类:暴露生物标志(exposure biomarker),简称暴露标志(exposure marker,M_{exp});效应生物标志(effect biomarker),简称效应标志(effect marker,M_{eff});易感生物标志(susceptibility biomarker),简称易感性标志(susceptibility marker,M_{sus})。其中,易感性标志可以潜在地修饰从暴露到疾病发生及预后的每一步骤(图 16-6)。

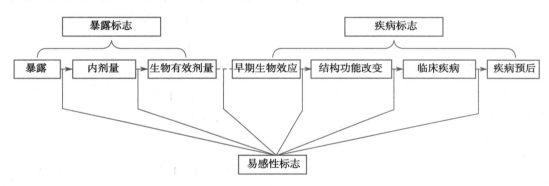

图 16-6
生物标志物的分类:反映了从暴露到疾病的整个过程

生物标志的分类不是绝对的,就某一种生物标志而言,它们的概念是相对的:比如某基因的突变,当我们研究影响其分布的原因时,它是效应标志;但当我们研究其与疾病发病的关系时,该突变又成了影响因素或暴露标志。因此,生物标志的分类应根据具体情况而定。

一、暴露标志

与疾病或健康状态有关的暴露因素的生物标志称为暴露标志,主要包括外暴露(external exposure)标志、内暴露剂量(internal dose)标志和生物有效剂量(biologically effective dose)标志。

(一)外暴露标志

外暴露标志是指暴露因素进入机体之前的标志和剂量,可分为生物性的和非生物性的。生物性因素主要有细菌、病毒、寄生虫和毒素等,主要用于病原生物的分子分型/分类和检测鉴定,病原生物进化变异规律研究,以及传染病病原体传播途径的研究等。非生物性因素主要包括外在的化学、物理因素等,是确定与内暴露和早期生物效应相关的暴露剂量或比例,如吸烟烟雾浓度、环境中的有毒元素和化学物质含量、汽车尾气中一氧化碳和氮氧化物的浓度、空气中大气颗粒物($PM_{2.5}$)的浓度、饮食因素构成等,为进一步的内暴露和早期效应研究提供证据。

（二）内暴露剂量标志

内暴露剂量标志是指被宿主吸收的外源性暴露物质的量,这是外源性物质进入人体的可靠依据。因为内暴露剂量标志测定的精确性、可靠性以及与个体发病危险的相关性,其已被广泛应用于测定人体对外源性致癌物和有毒物的暴露水平。内暴露剂量不仅能反映多种途径暴露的总水平,而且能避免机体在吸收、代谢的生物转运过程中个体差异的影响,定量地显示体内组织和器官的实际暴露水平和分布。

内暴露剂量标志包括对化学毒物、饮食中的营养素和可能致癌剂以及微生物感染的测定等。例如:与吸烟暴露有关的血或尿中的尼古丁(nicotine)水平、烟草代谢产物可替宁(cotinine)浓度、与多环芳烃(PAHs)有关的尿中的1-羟基芘(1-hydroxypyrene)水平、与饮食有关的血液中营养素水平、与工作暴露和环境污染有关的血清或脂肪组织中的杀虫剂DDT(dichloro-diphenyl-trichloroethane)、人乳头状瘤病毒(HPV)在宫颈的表达等。

在进行研究设计时,要充分考虑暴露物在体内的半衰期。不同的暴露物在体内的半衰期可能不同,短的仅有几个小时,长的可持续数十年。体液(血或尿)中的可能致癌物的半衰期相对较短,测定结果仅能表示目前的暴露水平,不能反映以往或长期的真实暴露状况。

（三）生物有效剂量标志

生物有效剂量指经吸收、代谢活化、转运,最终与靶组织细胞内DNA或蛋白质相互作用的外源性物质或其反应产物的含量。它是反映靶细胞分子内接触剂量的生物标志物,主要包括DNA加合物(DNA adduct)、蛋白质加合物(protein adduct)、DNA蛋白交联物(DNA-protein crosslink,DPC)等。例如,香烟中的多环芳烃、芳族胺、亚硝胺等被认为是引起机体形成DNA加合物的主要致癌物;饮水和食物中硝酸盐、亚硝酸盐、胺类化合物摄入量与胃癌有关,前者在体内形成亚硝基化合物,并可与细胞内DNA形成加合物。因此,DNA加合物水平可以视为上述致癌物的生物有效剂量标志,为进一步研究其与致癌效应的关系提供了生物学基础。如果形成的DNA加合物没有被及时修复,可导致基因突变及染色体损伤,进而促使肿瘤的发生。

在肿瘤分子流行病学研究中,由于常常不易取得所有研究对象靶组织的DNA,需要采用替代性的生物标志,如检测周围血细胞或口腔黏膜细胞的DNA加合物。需注意的是,靶细胞的DNA加合物和替代生物标志的关系还有待确定;此外,检测结果一般仅能反映过去数月内对该致癌物的暴露,而无法代表过去数年甚至数十年的暴露水平。

二、效应标志

宿主暴露后产生功能性或结构性变化,并进一步引起疾病亚临床阶段和疾病发生过程的生物标志称为效应标志,主要包括早期生物效应(early biological response)标志、结构和(或)功能改变

（altered structure and function）标志、临床疾病（clinical disease）标志等。

（一）早期生物效应标志

由于结合到靶组织上的外源性物质的持续作用，引起组织细胞的生物改变，从而产生疾病前期的生物标志，称为早期生物效应标志。由于早期生物效应常是暴露因素直接作用的结果，应用此类标志物可以更好地研究不同暴露因素的作用强度和作用机制。早期生物效应标志主要包括细胞毒性反应，染色体畸变，DNA、RNA 和蛋白表达，DNA 甲基化水平，以及细胞功能的一些早期变化（如 DNA 修复以及免疫功能的改变）等。以肺癌为例，许多研究表明，染色体 3p、9p、13q 和 17q 的杂合性缺失与肺癌高度相关，但不同病理类型的肺癌及肺癌的不同阶段情况可能不同。*KRAS*、*EGFR*、*ALK* 等基因的突变被证明与肺癌的发生发展密切相关。此外，*P16* 基因启动子区域甲基化水平的改变是肺癌、胃癌、结直肠癌等常见肿瘤的早期效应标志，而 RASSFiA 基因启动子区域的高甲基化水平可以作为乳腺癌早期效应标志。

外周血因其容易获得，已成为检测早期效应标志的主要来源（红细胞、白细胞、血浆、血清、DNA 及 RNA 等）。此外，其他一些组织来源，如皮肤、宫颈和结肠组织切片、表皮组织刮片或痰液中的上皮细胞等，均可用于早期生物效应的检测。最新的研究发现在粪便中检测 *KRAS* 基因突变以及 *NDRG4* 和 *BMP3* 基因甲基化水平可用于结直肠癌发病风险预测。

（二）结构和（或）功能改变标志

主要指形态学或功能学的改变，是在暴露-疾病连续带中更接近观察终点，即疾病发生的标志物。此时，一些增生或癌前病变可能已经发生，通过标准的病理学方法即可检测。一些更早期的病变则可以通过增殖试验、凋亡试验和细胞分析等反映细胞周期调控早期事件的试验方法进行研究。结构和（或）功能改变标志通常来自于靶器官的组织。

（三）临床疾病标志

指疾病发生后特有的分子生物标志，对于了解发病机制、进行早期诊断及选取个体化治疗方案等有着重大意义。目前，人们已发现多种对肿瘤及其他疾病具有一定辅助诊断价值的标志物，如血清甲胎蛋白（AFP）、癌胚抗原（CEA）、前列腺特异性抗原（PSA）、血清谷草转氨酶（AST）等。但这些标志物的灵敏度和特异性还不够高，因此主要用于疾病的辅助诊断，不能作为疾病诊断的主要依据。

三、易感性标志

在暴露因素作用下，宿主对疾病发生、发展易感程度的生物标志，称之为易感性标志物。遗传与非遗传因素如年龄、健康状况、饮食等都可能影响个体对疾病的易感性。目前，疾病易感性研究主要关注遗传易感性，即由个体遗传背景差异所导致的不同个体对同一疾病易感程度或治疗反应的强弱。

遗传易感性生物标志是机体稳定存在的遗传性的可测量指标，这种生物标志可以是基因型的改变，如某个基因的缺失，某段未知染色体片段的拷贝数变异（copy number variation，CNV）或者 SNPs；也可以是功能学或者表型的改变，如代谢表型、DNA 修复能力等。随着人类基因组计划及环境基因组计划的完成，越来越多的基因及其多态性被发现，这些基因大多行使机体的日常功能，多态性的改变可能影响其参与的多个生物学途径,如细胞分化、细胞凋亡、细胞周期调控以及 DNA 修复等,从而导致一系列健康异常状况的出现。

目前,遗传易感性研究根据其研究设计的不同特点,可以分为以下两种主要类型:

(一)候选基因策略的易感性研究

候选基因策略就是研究者根据已知的基因结构或功能特点,提出某个或某些(通常是几个或几十个)基因可能与待研究疾病易感性存在关联的科学假设。基于这样的科学假设,选择位于特定基因上的一定数量的遗传标志,并对其与疾病易感性的关系进行研究。这种研究设计的优点是比较容易开展,科学假设明确,便于阐述遗传标志与疾病易感性的潜在作用机制,缺点是单次研究所涉及的基因和遗传标志数量有限,效率不高。

(二)全基因组关联研究策略的易感性研究

日益降低的检测成本和不断提升的检测通量,促使遗传易感性研究不断衍生发展,全基因组关联研究(GWAS)应运而生。全基因组关联研究利用高通量的基因分型平台同时检测几十万甚至上百万个 SNPs,同时具有大样本量和多阶段验证的设计特点,研究效率很高。

第三节　主要研究方法

一、研究设计

一般来说,流行病学描述性、分析性、实验(干预)性研究方法都可以应用于分子流行病学研究,可以根据不同的研究内容采用不同的研究设计。然而,描述性研究和前瞻性队列研究需要相当大的样本,且用于检测标志物的分子生物学实验相当昂贵,所以病例对照研究仍然是一种行之有效的方法。下面主要介绍四种常用的研究设计。

1. 病例-对照研究　与传统病例-对照研究的设计和分析思路一样,需要尽可能选择合适、可比的对照和控制偏倚。以基因多态性与遗传易感性研究为例,对照应该选自产生病例的人群,应具有较好的代表性。若某病病例来自携带基因多态频率较高的人群,而对照选自携带基因多态频率较低的另一个人群,则可产生"假阳性"结果。在病例的选择时,应选择新发病例而非现患病例,除非能证明基因多态性和疾病的生存无关,否则将产生现患偏倚。在分子流行病学研究中往往难以获得全部病例和对照的生物样本,尤其是组织样本。若病例的生物样本获得量与对照不一致,或者有样本人群和无样本人群的许多因素不一致,都可导致选择偏倚。此外,由于暴露信息及生物样本的采集一般在疾病诊断甚至临床治疗之后,疾病进程及治疗对于生物标志的影响无从得知,因此研究结果易受到差异性错分偏倚的影响。

2. 病例-病例研究　也称单纯病例研究。其基本原理是:把不同临床类型或具有某些生物学标志的病例与无标志的病例按照病例对照研究的方式处理资料,以探讨不同临床类型的危险因素的差异或者这个生物学标志与该病的其他危险因素之间的关系和相互作用。病例-病例研究的基本特征是仅用病例作为研究对象,对测定环境因素与遗传因素之间的交互作用评价具有独特的价值,所需样本量小,精确度相应提高,同时也避免了由于选择对照而可能产生的选择偏倚。

3. 巢式病例对照研究　巢式病例对照研究是基于大样本人群队列的病例对照研究,由于在基线调查时就已经收集暴露信息并采集了生物样本,可以避免选择偏倚和信息偏倚,使研究对象更具有代表性和可比性,非常适合分子流行病学研究。研究设计可参见第 5 章。

4. 基于家系设计的连锁分析　连锁分析是在家系成员样本中进行基因分型,并运用遗传统计分析方法,通过绘制遗传关系图谱,判断遗传相关疾病的遗传方式和传递规律,鉴定表型相关基因或区域的重要流行病学分析方法。这种方法兴起于 20 世纪下半叶,早期主要用于单基因遗传病病人遗传缺陷的鉴定,最近几年,也开始尝试在复杂疾病或性状相关常见遗传变异的鉴定中应用。但是,这些常见变异的效应通常很低,基于家系样本的连锁分析和基于病例-对照设计的 GWAS 研究相比没有优势。近期有观点认为,罕见变异对于疾病易感性具有更强的影响,而随着新一代测序技术的发展,由于家系设计对分析罕见变异具有其特有的优势,促使家系连锁分析的研究设计在外显子组和全基因组测序的研究中重新受到重视。

二、生物标本采集

(一)生物标本库的概念

分子流行病学需要从生物标本这个载体中获取信息,标本来源一般包括病原标本和人体的生物标本,其采集过程应按照标准的操作流程开展,并按照规范的程序储存于生物标本库,根据研究内容选择相应的标本进行指标的检测。通常将储存有一种类型或多种类型生物标本,并能保持它们的生物活性以供研究之用的系统称为生物标本库(biological specimen bank,BSB),如血清库、组织库、病原生物库等。生物标本库建立的要点有:①在采集和储存过程中不能受到"污染",包括外界生物的、化学的和其他标本的"交叉污染";②储存的生物标本在有效时间内进行检测都可以获得稳定一致的结果;③所有的生物标本都应有详细的背景材料和鉴别标识。

(二)分子流行病学研究中常见的生物标本

常用的生物标本有:病原生物标本、血液(血清、血浆、白细胞、红细胞)标本、组织标本、其他生物标本(如唾液、胃液、尿液、精液、头发、媒介生物等)。

下面对几种分子流行病学研究中常见的生物标本进行简要介绍:

1. 血液　血液中可以分离出多种成分,包括白细胞、红细胞、血小板及血清/血浆等。基因组 DNA 主要存在于白细胞中;血清/血浆可用于检测营养素、激素、血脂、非编码 RNA 以及其他生物标志的循环水平。

2. 口腔脱落细胞　来自唾液或者漱口水中的口腔黏膜脱落细胞可替代血液用于提取基因组 DNA,且标本来源容易、无创伤、简便快速。但因其 DNA 量较低,不适用于对 DNA 量要求高的检测。

3. 尿液　尿液可用于检测多种暴露和代谢相关的生物标志。例如,通过检测尿液中羟基多环芳烃(OH-PAHs)的水平来评价多环芳烃(PAHs)在人体内的暴露状况。

4. 肿瘤组织　恶性肿瘤细胞常伴染色体异常和基因突变,因此分子流行病学研究常采用免疫组化、原位核酸杂交、RT-PCR 等方法检测组织标本中的这些分子标志。

（三）大型人群队列的生物样本库

目前,生物样本库的建立通常与大型人群队列建设紧密结合。因为,生物样本要想在分子流行病学领域发挥巨大的作用,就必须和具有完备的人口信息资料、环境暴露数据以及临床健康档案等信息相结合。大型人群队列研究为系统化的收集生物样本和信息提供了很好的平台。国外在这一领域开展较早,比较著名的有 EPIC(European Prospective Investigation into Cancer and Nutrition)项目,这个项目共纳入了 52 万人,分别来自 10 个欧洲国家,除了收集完备的环境、营养和疾病相关信息和随访数据以外,还同时保存了血浆、血清、红细胞等生物样本。UK Biobank 是另一个有代表性的人群研究项目,共纳入 40~69 岁的英国人口约 50 万人,收集了血液、尿液等生物样本和完善的人群数据。该项目计划为未来 30 年的研究提供高质量的人群数据和样本资源。

我国在上述领域的探索起步较晚,但进步很快。其中以"中国慢性病前瞻性研究(China Kadoorie Biobank,CKB)"最具代表性和国际影响力。该项目由中国医学科学院与英国牛津大学联合开展,旨在通过建立基于血液的基础健康数据库,从遗传、环境和生活方式等多个环节深入研究危害中国人群健康的各类重大慢性病(如脑卒中、冠心病、癌症、糖尿病、高血压等)的致病因素、发病机制及流行规律和趋势,为有效地制定慢性病预防和控制对策,开发新的治疗和干预手段,提供科学依据。项目在中国 10 个省(区)开展,共涉及 51 万余人,是目前世界上最大的涉及长期保存生物样本的前瞻性人群队列研究之一。

三、生物标志的选择和检测

（一）生物标志的选择

机体在从暴露到产生结局的过程中会发生许多生物学特征的变化,但具有代表性且能够作为生物标志的可能只是其中很小一部分。因此,在不同阶段需要根据候选生物标志的特性、在疾病过程中的意义、检测方法等情况结合其关联程度进行筛选。

1. 生物标志选择的原则　在分子流行病学研究中,应根据研究目的的不同,选择相应的生物标志。若要研究暴露及其水平与疾病的关系,则选择暴露标志物;探讨暴露引起的生物学效应及其与疾病的关系,可选择效应标志;研究易感性在疾病发生发展中的作用,则必须确定易感性标志;需要进行多方面的综合研究,就要选择多项(类)生物学标志等。生物标志的选择还需符合下列原则:

（1）生物标志应特异、稳定。

（2）标本采集、储存方便。

（3）检测方法简单、实用,而且操作规范,便于与同类研究结果比较。

（4）检测方法灵敏度和特异度高。

2. 测量指标的选择

（1）暴露指标:暴露可以是内暴露,也可是外暴露;可以是危险因子也可是预防和治疗等保护性因子。选择何种生物标志作为暴露指标应考虑:最好能代表接触剂量或生物作用剂量;前者便于以后进行大样本人群研究和制定疾病防制策略措施,后者对进一步研究早期生物效应等具有意义。

（2）效应指标:宿主暴露以后会产生一系列相应的生物效应,直到最终结局。一般以最早期生物效应标志作为探索暴露因素的致病作用或干预措施的短期效果评价指标,如抗体产生、代谢异常、基因表达异常等;选择结构和功能改变作为确定暴露的致病作用和早期诊断、早期预防的指标;应用临床诊断标志作为干预措施长期效果评价或预后的指标。

（3）易感性指标:传染病易感性标志一般选择抗体水平,而易感基因及其表达产物等可作为心脑血管病、恶性肿瘤、糖尿病、遗传病等慢性非传染病的易感性标志。目前,研究较多的易感性指标主要有 SNPs,这类研究的研究方法比较成熟且结果可靠,人群研究更容易实现。而且,以基因组学为代表的众多生物信息学数据库均可以在线免费获取,从而为广大分子流行病学研究人员在易感性标志研究和筛选过程提供了更便捷高效的途径。

（二）生物标志的检测

1. 生物标志的特性　分子流行病学的研究中需要明确生物标志的具体特性,确保生物标志测量的准确性。生物标志特性主要包括:①分子特性:即生物标志的化学结构和组成、物理特性、稳定性等;②时相特性:即生物标志在不同进展阶段的表现和意义;③个体内变异:由于生物标本采集时间、部位等不同,即使同一个体生物标本检测的结果也可能具有一定差异;④个体间变异:不同生物体之间生物标志检测结果的差异;⑤群体间变异:不同生物群体(如年龄、性别、民族等)生物标志检测结果的差异;⑥储存变异:生物标志的生物特性、储存条件、储存时间等都会影响其检测结果。

2. 生物标志的检测方法　由于流行病学研究的样本量一般较大,生物标志检测花费较高,因此,应选择生物标志检测的"最佳"方法,即具有便捷、高效、稳定的特性,而不应盲目追求所谓的"最新"方法。一般将分子流行病学技术分为分子生物学技术、血清学技术和免疫学技术,应用最多的是分子生物学技术,如核酸研究技术、蛋白质研究技术、酶学技术及生物芯片技术等。

（三）实验中的质量控制

实验室检测中的质量控制极为关键,决定了生物标志物检测结果的真实性和可靠性,属于流行病学研究中信息偏倚的控制范畴,其要点如下:

（1）标本采集和储存:采集的主要影响因素有采集部位、时间和方法;储存的影响因素有储存温度、时间和标本介质等。

（2）试剂和材料:同一测定指标最好使用同一批次的试剂材料,确需使用两批及以上试剂材料时,则不同批次要进行对比分析和标准化。

（3）仪器:原则上使用前对仪器进行统一调校,不要随意更换,特别是有量度的仪器设备。

（4）实验方法:一项研究中,同一种生物标志的测量方法要统一。

（5）操作规范:每一步骤都要制定操作规范,要保证操作者内(即同一操作者)和操作者间(即不同操作者)的可重复性。

此外,设立对照和重复实验也是进行实验室质量控制的重要原则。在实验过程中可以通过盲法的原则在实验样本中加入一定量的标准对照、空白对照和重复对照,以监督和控制检测质量。重复试验包括实验室内重复试验和实验室间重复试验,前者为控制实验室内操作偏倚,在同一实验室内部不定期进行不同操作者之间的交叉重复试验;后者是为控制实验室间系统偏倚或检验实验室内结果可靠性,可在不同实验室进行同一批标本的检测,核查其一致性。

第四节　应用与展望

一、传染病防制

传染病的分子流行病学研究主要指对某一种传染病的病原体在基因水平上分析其特征,从而更准确地解决传染病相关的传染源、传播途径等流行病学问题。

(一)病原体的分离和检测

病原生物分型分类和鉴定是传染病分子流行病学的重要使命。遗传学分型稳定可靠,可以作为鉴定和诊断的重要依据。如流感嗜血杆菌研究表明,其主要毒力因子是 b 型荚膜,因此 b 血清型被视为致病菌。但从因纽特人和阿拉斯加居民中检出的流感嗜血杆菌 b 血清型菌株却不引起发病;分子流行病学研究表明,这些菌株属于一个克隆,其与能引起侵袭性发病的 b 型菌株克隆在遗传学上有一定差异。因此,对病原体进行分型鉴定需要新的分型鉴定方法如遗传标志检测的帮助。

(二)病原生物进化变异规律研究

近年来出现许多新的传染病,如艾滋病、新型肝炎、出血热、O139 霍乱、O157 大肠杆菌肠炎等,严重危害人们健康和生命;同时结核、性病等许多老的传染病又逐渐成为重要的公共卫生问题。因此,研究病原生物群体遗传关系和进化变异规律已成为分子流行病学研究的重要内容。以 SARS 为例,其传染源的变异可分为三个阶段:早期病人分离出的 SARS 病毒与果子狸分离出的 SARS 病毒仅相差 27 个碱基对,因此怀疑其是一种动物来源的传染病;中期 SARS 病毒分子结构稳定,病毒传染力强;后期病毒碱基短缺可达数百个,病毒的传播力大大减少。研究者通过分子生物学的变异与临床特征及传染性关系的分析,对冠状病毒在流行过程中的分子变异规律有了更深刻的认识。

(三)传染源追踪

过去在分析传染源时,由于检测方法的灵敏度和特异度不够,经常遇到传染源无法确定的情况。分子流行病学的发展,使得这些难题得到解决。例如,1992 年美国某地发现一例艾滋病病人,初步调查没有发现明确的艾滋病病人接触史,也不具有 HIV 感染的危险因素,但进一步调查发现,这个病人曾接受一名牙科医生的治疗,检查发现该牙医为 HIV 感染者,并发现还有 6 名接受这个牙医治疗的病人都感染了 HIV。对这 7 名病人和牙医的 HIV 与 35 株从当地其他人分离的 HIV 进行核酸序列分析表明,牙医与其中 5 名病人的 HIV 株具有克隆关系,而与其他 37 株的遗传关系较远,从而判定这名牙医是其 5 名病人 HIV 感染的传染源。

(四)确定传播途径

过去,传染病流行中传播途径或传播媒介的调查通常使用排除法,同时尽可能在媒介物中分离到引起流行的病原体或检测到病原学标志。分子流行病学的发展引入一些新的分子生物学技术,从而可以更准确地确定传播途径。如 1981 年美国俄亥俄、乔治亚、密西根等州发生 S. munchen 菌感染暴发,通过质粒谱分析发现,所有与暴露大麻有关的菌株都含有两个质粒(3.1MD 和 7.4MD),而在对照菌株中却没有这两个质粒,从而确认含有这两个质粒的 S. munchen 菌株是本次暴发的病原体,传播途径是大麻;根据大麻去向预测其他地区的流行情况也被后来的事实所证明。

（五）传染病防制措施及其效果评价

分子流行病学在传染病的研究中应用了分子生物学等现代技术,对传染源的追踪,传染途径、传播媒介和易感人群的确立更为精确,因而据此提出的防制措施更有针对性,更有成效。例如,现在应用最多的是灭活或减毒活疫苗,但存在免疫原性较差、毒力回复等缺点。分子生物学技术可以通过DNA重组技术,把天然的或人工合成的遗传物质定向插入细菌、酵母菌或哺乳动物细胞中,使之充分表达,经纯化后,能制出不含感染性物质的亚单位疫苗、稳定的减毒疫苗及能预防多种疾病的多价疫苗,从而克服了传统疫苗的一些固有缺陷。

（六）宏基因组学在病原体的鉴定中的应用和前景

宏基因组学(metagenomics)是近年来逐渐受到关注的新型研究领域,宏基因组主要指特定环境下所有微生物菌群基因组的总和。利用新一代测序技术和流行病学研究设计针对病毒、细菌、寄生虫等传染病病原体开展宏基因组学和分子流行病学研究,将能够更精准地对病原体型别进行鉴定,掌握病原体致病力的衍变机制及其与宿主机体的相互作用规律,这些对于传染病的预防和控制都具有十分重要的意义。

二、慢性非传染性疾病防治

随着生活水平的提高,肿瘤、心血管病、糖尿病、高血压等慢性非传染性疾病的发病率和死亡率则逐年上升,严重威胁人类健康。分子流行病学在慢性非传染性疾病的病因探索、发病机制研究以及机体易感性测定等方面,同样做出了巨大贡献。

（一）探索疾病的病因及发病机制

分子流行病学把流行病学方法与分子生物学技术相结合,选择多种生物标志,探讨疾病发生的全过程及各事件之间的内在联系,为确定暴露与疾病之间的因果关系提供更可靠的证据。例如,传统的流行病学已证明吸烟是肺癌的主要病因,但具体机制并不明确。分子流行病学通过多种生物标志的检测,研究烟草中的致癌物进入人体后,经代谢活化形成DNA加合物,引起癌基因激活和抑癌基因的失活,并最终导致细胞发生转化及癌变的一系列致癌过程,阐明了烟草致肺癌发生的内在机制。

（二）评估个体易感性和确定高危人群

分子流行病学研究表明心脑血管病、恶性肿瘤、糖尿病等慢性非传染病都存在影响其易感性的遗传标志。GWAS作为揭示疾病遗传易感性的最主要方法,已经取得了巨大成就。以首个中国人群肺癌GWAS为例,已经发现4个染色体区域的6个基因多态性与中国人群肺癌发病相关,结果对于肺癌病因学研究及明确肺癌高危人群具有积极推动作用。

（三）慢性病防治措施的制定及其效果评价

分子流行病学不仅研究疾病的危险因素,而且研究从危险因素暴露到疾病发生过程中一系列尚未知晓的事件,因此可以为慢性病的三级预防特别是第一、二级预防提供更科学的依据。

（四）辅助疾病精准诊疗

分子生物学技术可以检出与癌变等疾病早期生物学改变,如检测 *p53* 抑癌基因、*K-ras* 癌基因的突变以及染色体畸变等可提高早期肺癌的阳性诊断率,实现精确诊断。此外,一些生物标记的改变还有预后价值,如 *CerbB-2* 基因的扩增和过度表达提示乳腺癌不良预后,*EGFR* 基因的突变可影响肺癌病人对化疗药物的敏感性等,这些发现将有助于根据病人的特定基因型制定更准确、更合理的治疗方案,防止复发,提高病人生存质量,实现精准治疗。

三、健康风险评估与预测

建立疾病的风险预测模型,对健康个体进行疾病的早期预测及早期预防一直是疾病防制的重要研究方向。例如,芬兰研究者曾选取了超过 3 万例无心血管病史的健康受试者,对其进行与心脏疾病相关的多位点遗传风险评分,以评价这些位点对个体患病风险的预测效果,并探讨将其与体重指数、血压及家族史等其他因素整合后能否作为冠心病的常规预测指标。

然而,遗传标志用于健康风险评估与预测的意义还存在诸多争议,如已鉴定出的遗传变异可能仅占复杂疾病患病风险的一小部分,与传统的风险因子相比较,这些生物标志对提高疾病风险预测的能力还十分有限;相关评价大都建立在实验室和模拟数据的基础上,一旦应用到流行病学研究的真实数据,情况则会复杂得多。

四、分子流行病学展望

随着基因组学、蛋白质组学、暴露组学、代谢组学等组学研究和生物信息学等学科的发展和融合,以及先进的生物标志检测技术、信息技术和统计学方法等不断引入,大型生物样本库和人群队列日益受到世界各国的重视,分子流行病学将面临许多新的发展机遇,但同样也面临着一些新的挑战:

1. 在流行病学设计上,强调严格的流行病学研究设计和质量控制,大规模的队列研究是最理想的,过去由于技术难度和实施成本等因素的限制,国内可供系统开展分子流行病学研究的人群队列还较少,目前已经建立如 CKB 这样具有国际影响力的大型队列,今后还需根据现有研究基础,有侧重地开展大规模多中心的前瞻性队列研究。

2. 分子流行病学研究应该更加注重临床转化。目前,分子流行病学研究发现了大量具有进一步临床转化价值的生物标志与疾病易感性、药物敏感性、预后结局等有关,但是能够实现人群研究到临床应用转化的效率仍然很低。许多生物标记在人群水平虽然可用来评估暴露、剂量和对被检人群的潜在危险性,但还不足以预测疾病以及定量估计个体危险性。未来分子流行病学研究加强临床转化研究已经是领域内研究人员的共识。

3. 医学或生命科学研究不仅仅要关注人体本身,还要充分认识人所处的环境。在强调遗传生物标志时不能忽略环境因素的影响,需综合评价基因-环境交互作用在疾病发生发展中的意义。人并非孤立的个体,而是和环境辩证统一的有机整体。人体的健康状况必然受到环境因素的密切影响。未来在基因-环境交互作用研究领域还有待进一步加强探索。

4. 当前,大数据时代的序幕已经拉开,精准医学的理念正在被越来越多的研究人员和医务人员所理解和认可。多组学、大数据等新兴理念和技术手段是精准医学得以实现的重要基石。要使多维组学的海量数据充分发挥起作用,必须将其置于分子流行病学思想的框架之下,只有这样才能赋予分子生物标志以丰富的内涵,以帮助研究者更加准确地理解人类疾病发生的生物学机制,最终实现服务人群健康。

可以预料,在今后二三十年里,随着以上问题的解决和相关学科的发展,分子流行病学研究将会更加完善和成熟,在人类防制疾病与促进健康的工作中将做出更大的贡献。

（胡志斌）

思考题

1. 试述分子流行病学与传统流行病学的联系及区别。

2. 在疾病的防治中,分子流行病学具有哪些优势?

3. 分子流行病学在传染性疾病及慢性非传染性疾病的防治中各有什么应用?

4. 分子流行病学有哪些常用的生物学检测技术?

5. 人类基因组计划对分子流行病学的发展有何影响?

第十七章

药物流行病学

Chapter 17　Pharmacoepidemiology

Pharmacoepidemiology is relatively a new field that combines theories and methods in both clinical pharmacology and epidemiology to study the utilization of and effects of drugs in populations. Pharmacoepidemiology was in the first place used to study adverse drug reactions and has been extended to effectiveness, utilization and economics of pharmacological therapies in recent years. Although pharmacoepidemiology touches on the design of clinical trials, its major application is the post-marketing epidemiological studies. The first section starts the concept, research contents and contribution of pharmacoepidemiology. The second section introduces and compares the sources of pharmacoepidemiology data. The third section discusses the issues of epidemiological methods. The investigator must bear in mind the characteristics of the discipline in the choice and design of the study and interpret the results with caution. The chapter also discusses in brief the surveillance systems for adverse drug reactions, the criteria for making causal inference in the study of adverse drug reactions.

药品在诊断、治疗和预防疾病或调节生理功能过程中一方面给用药者带来了巨大的益处,另一方面也可能会给其带来危害,即药源性损害(drug misadventures)。药源性损害包括用药错误(medication errors)、不合理用药(irrational drug use)和药品不良反应(adverse drug reaction,ADR)。此外,还应重视假冒伪劣药品(substandard and counterfeit medicines)对用药者带来的危害。20世纪国外曾发生16起重大药害事件,累计死亡2万余人,伤残万余人。伴随着医药事业的迅猛发展,药品安全性日趋成为威胁人类生命和健康的严重公共卫生问题之一。美国医学研究所的报告显示,美国以用药问题为主的医疗错误引起病人死亡的总数,超过公路车祸、艾滋病、乳腺癌的死亡数。不合理用药也是全世界所有国家都存在的问题,据世界卫生组织统计,在全球死亡的病人中,约有1/3死于用药不当。即使是合格的药品在正常用法用量下使用,也可能给人造成一些不良反应。统计数据表明,美国每年有220万住院病人发生严重ADR,10.6万人因此死亡,而实际上其中可以预防的ADR占20%~70%。ADR带来的经济负担也是巨大的,英国国家医疗卫生服务体系每年要为ADR支出4.66亿英镑(约为8.47亿美元)。我国缺乏全国性的调查数据,据估计每年因ADR而住院的病人达250万,19.2万人因此死亡。此外,我国有2780万听力残疾人,其中3.97%由药物中毒所致,15~59岁组药物性耳聋所占构成比更是高达10.13%。因此预防和控制药害刻不容缓。药物流行病学正是在与药害作斗争的过程中发展起来的一门应用学科,近年来已不限于上市后药品安全性的研究,而是拓展到更为广泛的领域。

第一节　概述

一、药物流行病学的产生和定义

药物流行病学(pharmacoepidemiology)是近些年来临床药理学(clinical pharmacology)与流行病学(epidemiology)两个学科相互渗透、延伸而发展起来的一门较新的医学研究领域中的应用学科,也是流行病学的一个新分支。

(一)药品相关概念

1. 药品与药物　药品指用于预防、治疗、诊断疾病,有目的地调节生理功能并规定有适应证或者功能主治、用法和用量的物质,包括中药材、中药饮片、化学原料药及其制剂、抗生素、生化药品、放射性药品、血清、疫苗、血液制品和诊断药品。而药物指所有具有治疗功效的外源性物质。因此,药品强调其商品属性,是经过国家食品药品监督管理部门审批,允许其上市生产、销售的药物,不包括正在上市前临床试验中的药物。

2. 不良反应与不良事件　药品是把"双刃剑"。即使是合格的药品在正常用法用量下使用,也可能给人造成一些不良反应。我国在《药品不良反应报告和监测管理办法》中对药品不良反应的定义是:"合格药品在正常用法用量下出现的与用药目的无关的或意外的有害反应。"根据药品不良反应与药理作用的关系将其分为 A、B、C 三种类型反应。A 型反应较常见,是由药物的正常药理作用过度增强所致,其特点是可以预测且程度较轻,常与剂量有关,减量后症状很快减轻或消失。常见原因有:受药者接受超过常规用量的药物;受药者对药物的代谢或排泄较慢;因某种原因,受药者对该药物过度敏感。B 型反应一般较少见,是与正常药理作用完全无关的一种异常反应,其特点是一般很难预测且程度较重,需要停药。其包括特异性遗传素质反应、药物过敏反应等。C 型反应是指 A 型和 B 型反应之外的异常反应,一般在长期用药后出现,其特点是难以预测,潜伏期较长,没有明确的时间关系。其原因可能与其致癌、致畸以及长期用药后心血管疾患、纤溶系统变化等有关,有些机制不清。ADR 有轻、重之分。药品严重不良反应是指因服用药品引起死亡,致癌、致畸、致出生缺陷,对生命有危险并能够导致人体永久的或显著的伤残,对器官功能产生永久损伤,导致住院或住院时间延长中的任何一种损害。

药品不良事件(adverse drug events,ADE)与药品不良反应的含义有所不同。药品不良事件是指在药物治疗过程中出现的不利的临床事件,但该事件未必与药物有因果关系。不良事件也可理解为临床新出现的偶然事件及不良结局,例如在使用某种药物期间出现的病情恶化,并发症,就诊或住院,化验结果异常,各种原因的死亡,各种事故如骨折、车祸,或导致这些事故的原因——瞌睡、眩晕、晕厥、视力障碍等,以及可疑的药品不良反应等。药品不良事件是否确为药物所致必须经分析评估,如比较使用该药人群与未使用该药人群的不良反应结局发生率来判断。而药物不良反应常根据病例报告作出主观的临床判断。

3. 药源性损害（drug misadventures）　简称药害，泛指任何与药物有关的医源性灾害或事件。既包含正常用量、正常用法下出现的药品不良反应，也包含不合理用药或用药差错（medication errors，ME）导致的一些严重症状或疾病。需要指出的是，ADR 既非药物质量问题，也不是用药差错。在谈及药品安全性时要区分上述概念，在药品的监督管理、药物安全性研究和对公众的教育方面应区别对待。实际上药物带来的危险有相当一部分，如药物使用不当、药品质量问题和部分已知的副作用等，可以通过仔细选择药物和用途来减小及预防。真正导致损伤和死亡的，是一些无法预期的副作用、长期效应、未研究的用途和（或）在未研究的人群中使用。

（二）药物流行病学的产生

临床药理学是研究药物与人体相互作用的规律和机制的科学，其宗旨在于合理有效地使用药物。为了使药物治疗达到最佳的效果，临床药理学强调治疗的个体化或特定人群的特定给药，即根据每个病人或特定人群的具体情况确定治疗方案。这就要求临床医生综合考虑药物的风险/效益比值、病人自身的临床和其他特征再开处方。而这些信息需要通过大数量的人群调查来获得。

研究药品风险的常用途径是收集、分析与药物有关的发病和死亡的自发报告，但基于没有对照的个案报告很难确定因果关系。这就导致研究人员、制药企业和药政部门转向流行病学领域寻找方法，并进一步将 ADR 研究扩大为 ADE 研究。ADE 是否确为药物所致必须经分析评估，而正确的评价取决于研究设计合理、实施和分析方法得当以及对结果的合理解说，这就需要具备丰富的流行病学知识。

流行病学是研究疾病和健康在人群中的分布及其影响因素的一门科学，药物则是影响疾病和健康分布的重要因素之一，如疫苗的问世导致许多传染病流行谱的改变，抗生素的应用使传染病的死亡率大幅度下降。随着新药不断问世，药品不良反应也相继出现，尤其是 20 世纪 60 年代发生的震惊世界的"反应停事件"，更是促进了人们对药物上市后的安全、有效性的关注。1968 年 WHO 制订了一项由 10 个国家参加的国际药品不良反应监测试验计划，并于 1970 年正式成立 WHO 药品不良反应监测中心。由于研究的视角从临床拓展到广大的用药人群，药物流行病学这门应用科学于 20 世纪 80 年代应运而生。国际药物流行病学学会（The International Society of Pharmacoepidemiology，ISPE）于 1989 年正式成立，我国也于 1995 年成立了中国药学会药物流行病学专业委员会。

（三）药物流行病学的发展

1. 国际药物流行病学的发展　由于政府、企业、公众等越来越关注药品安全问题，药物流行病学越来越受到重视。国际药物流行病学学会每年举办一次，会议涉及内容与参会人数越来越多，其影响愈来愈大。国际药物流行病学学会成员来自 53 个国家或地区。ISPE 的官方杂志《药物流行病学和药物安全杂志》（*Pharmocoepidemiology and Drug Safety*）已经被 Medline 索引和收录。目前流行病学的方法学不断发展，如神经网络、倾向评分、敏感性分析以及其他一些方法得到更多地应用；遗传药理学的发展将促进个体病人的精准医疗。新的研究领域将继续发展，如药物利用研究、药物经济学研究，两种或多种药物同时使用时的相互作用等。计算机化的数据库管理及应用也将需要更多的新技术和新方法。

2. 我国药物流行病学的发展　20 世纪 70 年代后期，我国医药界已经开始关注上市药品安全性及有效性再评价。1988年,原卫生部药政局首次在北京与上海共10家医院中组织了以自愿报告方式进行药物不良反应监测的试点工作。1989年原卫生部成立了"卫生部ADR监测中心"。1998年,国家药品监督管理局成立,国家药品不良反应监测中心成立,该中心指导着全国的药物不良反应监测和合理用药。

此外,一系列杂志、专业书籍及学术会议相继出版或召开。1992年,《药物流行病学杂志》创刊出版,为亚洲第一份药物流行病学专业期刊。1999年,《药物不良反应杂志》(双月刊)创刊出版。2004年,《中国药物警戒》(月刊)创刊出版。1995年首届中国药物流行病学学术会议在武汉召开,同时成立了中国药学会药物流行病学专业委员会,此后每年均有年会召开。1996年,周元瑶教授主编的《药物流行病学》出版,时隔20年该书再版,由曾繁典、郑荣远、詹思延和杜晓曦担任共同主编。此外,2007年,周文教授主编的《药物流行病学》出版。2008年,由曾繁典、施侣元、詹思延主译的《药物流行病学教程》出版。这些专业杂志、专业书籍以及学术年会的召开,极大地推动了药物流行病学的发展。

随着我国药物流行病学研究的不断发展,其研究领域也在不断扩大。从ADR监测到ADE监测,再到药物警戒、药品风险管理的研究;在循证医学思想指导下的药物效应研究;以及药物经济学研究、生命质量评价等。可以说,在中国,目前药物流行病学已经成为一门涵盖数据管理与挖掘、方法学探索、药物效应研究、药品风险管理等方面的系统性学科,其在药物的合理应用中将发挥越来越大的作用。

(四)药物流行病学的定义

自1984年首次把药物流行病学作为一门学科提出至今,国内外学者对药物流行病学的定义的描述不尽相同,其中两个定义比较有代表性。一是"药物流行病学就是应用流行病学的知识、方法和推理研究药物在人群中的效应(疗效和不良反应)及其利用"(Porta和Hartzema,1987);二是"药物流行病学是研究人群中与药物有关的事件的分布及其决定因素,以进行有效的药物治疗"(Last,1988)。这两个定义的出发点和侧重有所不同,前者从临床药理学家的角度出发,借用流行病学方法评价药物的效应,后者从流行病学家的角度着眼,研究与药物有关的事件;但两者的目的是一致的,都是通过在大数量的人群中研究药物的应用及效果,为安全、有效、经济、合理地进行药物治疗提供依据。我国于1995年亦提出,药物流行病学是应用流行病学的原理和方法,研究人群中药物的利用及其效应的一门应用科学。近年来随着药物警戒和药品风险管理的问世,2008年国外学者扩展了传统的药物流行病学定义,提出"药物流行病学应用流行病学的原理和方法,研究人群中药物的利用及其效应,通过发展和评估风险管理策略,优化药品、疫苗、医疗器械的效益风险比,达到提高医疗保健质量的目的"(Hartzema,Tilson,Chan,2008)。

二、药物流行病学的主要研究内容

1. 药物安全性评价　对ADE/ADR发生率和相关风险因素进行调查分析,为药品风险管理提供科学依据;通过数据库挖掘和安全信号的检出和分析,做到快速发现用药人群中出现的不良反应,保证用药人群安全;药品上市后监测方法的规范化与实用化,尤其是计算机的应用与用药人群数据库的建立;研制实用药品不良反应因果关系判断程序图或逻辑推理流程图。

2. 药物有效性评价　疗效比较研究(comparative effectiveness research,CER)指的是系统研究预防、诊断、治疗和监测健康状况的不同干预和策略在真实世界中的风险和效益,它通过开发、扩充和使用各种数据来源和方法,评价不同病人群的健康相关结局,从而告知病人、医务人员、决策者哪种干预最安全、有效、易得。对上市后药品的有效性进一步确定,可采用 CER 回答在"真实世界"中各种预防、诊断、治疗药物的效果,尤其对常见病、多发病的用药(如抗癌药、心血管药、抗感染药、解热镇痛药等)进行重点研究,进而推动合理用药,即如何安全有效地使用药物。

3. 药物利用研究　WHO 将药物利用(drug utility)定义为"药物的上市、销售、处方及使用情况,特别强调其产生的医疗、社会和经济效果"。因此,药物利用研究不仅包括研究影响开药、配药、药物管理以及用药过程的医疗和非医疗方面的问题,还包括研究各个层次的卫生保健系统中药物利用的效果。药物利用研究可以是定量研究或定性研究。对于定量研究,其目的在于量化各个层次卫生保健系统中药物的使用状况、发展趋势以及时间进程。对于定性研究,可通过将处方数据与开药原因相联系来评估药物利用的适宜性。可基于用药指征、日剂量以及治疗期限等来事先制定药物使用标准,从而确定所开药物处方的质量、医疗上的必要性及其适宜性。

4. 药物经济学评价　在对药物疗效、安全性、药物利用综合分析的基础上,考虑药物利用的经济学方面,是药物合理应用的重要一环。药物经济学评价的内容涉及收集药物利用的经济学数据,从成本收益方面对药物进行评价,可以做成本-效益分析、成本-效果分析、成本-效用分析或最小成本分析。

三、药物流行病学的意义

(一)提高上市前临床试验的质量

新药上市前(pre-marketing)的临床试验属于流行病学实验研究的内容之一;因此,具备丰富的流行病学知识和技能有助于高质量地设计人群研究和分析数据,识别混杂和偏倚,从而提高整体研究质量。

(二)主要用于上市后研究

上市前临床试验观察时间短,观察对象样本量有限(500~3000 人),病种单一,多数情况下排除了老人、孕妇和儿童,一些罕见的不良反应、迟发反应和发生在某些特殊人群的不良反应难以发现,所以新药上市后(post-marketing)仍需要开展监测研究,即上市后监测(post-marketing surveillance,PMS),切实保证药物的安全有效。药物流行病学在这方面的主要用途如下:

1. 补充上市前研究中未获得的信息

(1)通过对一定时期大量人群的用药调查,确定药物在治疗和预防时可能发生的不良反应的发生率,或者有效效应的频率。

(2)了解药物对特殊的人群如老人、孕妇和儿童的作用。

(3)研究并发疾病和合并用药的影响。

(4)比较并评价新药是否更优于其他常用药物。

2. 获得上市前研究不可能得到的新信息

（1）发现罕见的或迟发的不良反应或是有益效应，并用流行病学的方法和推理加以验证。

（2）了解人群中药物利用的情况。

（3）了解过量用药的效果。

（4）对药物在预防和治疗工作中的花费和效益进行评价。

是否开展药物流行病学研究，不同的组织和个人有不同的动机，可以从管理、市场、法律和临床四个角度来进一步细化（表 17-1）。通常一项研究是出于多种目的。

表 17-1　开展药物流行病学研究的动机

（A）管理的角度

　　药政部门的要求

　　回答药政部门提出的问题

　　生产者希望尽快批准药物上市

　　生产者希望申请在其他国家的上市

（B）市场的角度

　　占有和扩大市场

　　增加知名度

　　重新定位上市药物

　　　○采用不同的结局，如生命质量评价和经济学评价

　　　○针对不同的病人，如老年人

　　　○发现新的治疗指征

　　　○减少药品标签上的限制

　　保护安全有效的药品免遭不良反应的指控

（C）法律的角度

　　对可能出现的药品责任诉讼未雨绸缪

（D）临床的角度

　　检验假设

　　　○基于药物结构产生的问题

　　　○基于临床前动物实验或上市前人体研究提出的问题

　　　○基于自发报告提出的问题

　　　○需要更好地定量不良反应的频率

　　产生假设（是否需要取决于下述因素）

　　　○是全新的化学物

　　　○同类药物的安全性

　　　○该药物在同类药品中的相对安全性

　　　○药物的配方

　　治疗的疾病，如病程、患病率、严重性、是否有替代疗法

（Strom BL，2000）

第二节　药物流行病学的资料来源及收集

药物流行病学的资料来源和收集方法有其独特的地方,但基本原则与一般流行病学一样,要求资料真实、完整、代表性和可比性好。

一、常规资料

（一）生命统计资料

1. 人口资料　人口资料可以通过人口普查、抽查及户籍管理获得,它在药物流行病学研究中的主要用途包括:①计算相对数,如某地区人口中用某种药物的百分比等;②在比较地区间药物流行病学结果时用于标准化;③用于研究影响药物利用的因素,例如研究人口资料中年龄、性别等对某种药物使用情况的影响。

2. 死亡资料　利用人群死亡率的变化与药物的使用或销售变化进行研究是药物流行病学研究常用的生态学研究方法,往往可以发现进行下一步研究的重要线索。例如,Inman 和 Adelstein 发现 1961—1966 年 0~14 岁儿童哮喘死亡率的明显增高与一种气雾剂销量增加相平行,这就提示了该气雾剂可能是儿童哮喘死亡率增加的原因,由此可以开展进一步研究和采取措施。

3. 疾病资料　疾病资料可以通过医疗卫生机构获得,也可以通过发表在期刊中的相关文献获取。疾病资料对于药物流行病学的重要性主要表现在以下几方面:①为进一步的药物流行病学研究提供线索;②是评价药效的重要资料;③在判断药物与不良反应因果关系中起重要作用,如"反应停事件";④收集与药物有关的疾病资料本身就是药物流行病学研究的重要内容,如药品不良反应自发报告制度等。

（二）有关机构收集的资料

这部分资料包括那些从事医疗和药物管理的机构以及学术研究机构的资料,如国家食品药品监督管理总局、中医药管理局、海关、国家药品不良反应监测中心、医疗保险等机构的资料。

（三）药厂及药商拥有的资料

药厂拥有自身产品及相关的资料,药商往往拥有药品购进、库存、销售的资料,若获取到较为完整的这些资料,则其在药物流行病学研究中将发挥重要作用,但是企业对商业情报的保护可能使这部分资料的获取存在相当的困难,另外也需要注意其完整性。

（四）医院的资料

医院里几乎所有资料都可用于药物流行病学研究,经常利用的资料包括药品出入库记录、处方及病历或病案。但使用医院的资料要注意其代表性有限,每个医院的资料可能存在选择偏倚,以及比较结果时可能受诊疗水平、护理质量及医疗费用等方面不同所带来的影响。

二、电子数据库资料

近几十年来,随着计算机科学技术的发展,许多大型的医药卫生电子数据库逐步建立,为药物流行病学研究提供了便利。国际上常见的电子数据库及其特点见表 17-2。我国近年来也涌现一些代表性的电子数据库,具体见表 17-3。

三、专题资料

常规资料具有容易获得、样本量大、种类多、信息丰富等优点,但因不是为研究设计,因而具有真实性和完整性较差、内容不够深入和相互分割的特点,因此进行药物流行病学研究时常需开展专题研究。

进行专题研究收集资料时应保证真实性、完整性、代表性和可比性。专题资料的收集方式与一般流行病学研究一样,有问卷调查、实验室检查等。

表 17-2　国际常见大型电子数据库和其各自特点

数据库类型	举例	优点	缺点
药品不良反应自发报告数据库（Spontaneous Reporting Database）	世界卫生组织国际药品监察中心 美国药品不良反应自发报告系统（Medwatch） 加拿大药品不良反应监测系统（CADRMP） 英国药品不良反应登记系统（黄卡系统） 澳大利亚可疑药品不良反应报告系统（蓝卡系统,Blue Card）	1）数据库容量较大,例如,WHO 的 Uppsala 监测系统大约包含了 250 万个事件报告,每个报告有 49 个变量 2）覆盖的人群面广,例如,WHO 的 Uppsala 药品不良反应事件报告来自 67 个成员国和地区的报告中心 3）数据库的价格相对比较便宜	1）有漏报的可能性,报告带有随意性,而且内容不完善,较难确定因果关系 2）无法估计不良反应的发生率 3）没有对照组 4）存在报告偏倚
处方事件监测数据库（Prescription Event Monitoring System,PEMS）	1977 英国南安普敦大学成立的药物安全监察小组（Drug Surveillance Research Unit,DSRU）（绿卡系统）	1）数据库容量大 2）数据库记录的质量高 3）可以估算药品不良反应发生率	1）该数据库只包括有限的药物 2）对照组有限
大型的管理型医疗保险、救济、保健数据库	美国国家老年人医疗保险（Medicare） 美国国家低收入人群医疗救助（Medicaid）数据库 加拿大的萨斯喀彻温省（Saskatchewan）的卫生保健数据库 英国的泰赛德区的医疗监测数据库（MEMO）	1）数据库比较大 2）记录了病人的临床治疗情况 3）数据库价格比较便宜	数据库人群的代表性不够
电子医疗病例数据库	英国来源于全科医生的 GPRD 数据库	1）数据库记录质量比较高 2）病人记录信息比较全,人口学,生活方式等信息 3）实验室检查,住院病历等信息	1）数据库价格比较昂贵 2）数据库记录有限;GPRD 病历来源于 550 名英国注册的全科医生,大约覆盖了 4.75% 的英国人口

表 17-3　中国部分代表性电子数据库

名称	简单描述和网址
国家药品不良反应监测数据库	中国国家药品不良反应监测中心遍布中国 32 个地区。数据包括上市后中西药品被监测到并报告的超过 20 多万起不良事件。数据来自药品制造商、临床医生、护士和药剂师。http://sfdachina.com/
中国城镇基本医疗保险数据库	全国城镇人口的医疗保险数据库,由人社部统筹管理。2014 年末全国参保人口 5.97 亿人,覆盖率超过目标人群的 90%。包括了参保人的人口学信息、诊断及医疗服务的全部记录。其中每年全国 2% 参保人的信息被按比例抽取用于研究目的。中国医疗保险研究会,http://www.chira.org.cn/
中国国家卫生服务调查	国家卫生服务调查开始于 1993 年,每五年开展一次,收集包括城乡居民健康状况、卫生服务利用、医疗保健费用及负担等信息。http://www.moh.gov.cn/mohwsbwstjxxzx/s8211/list.shtml
中国军卫一号信息系统	基于中国军队医院系统的数据库,覆盖超 500 万中国人口,包括病人人口统计学资料,药房和病人的电子病历等。http://www.mod.gov.cn/hospital/index.htm
中国中医科学院中医药数据中心	中医科学院中医药数据中心在 25 个国家中医临床研究基地、局直属三甲医疗机构等单位,完成了中医医疗科研共享系统建设,汇集病人临床电子病历信息、中医药科研、古籍与现代科技文献等数据。http://www.catcm.ac.cn/publicfiles//business/htmlfiles/zgzy/yjj/index.html
中国宁波市医疗信息公共服务平台	宁波市医疗信息公共服务平台包覆盖了宁波市约 700 万居民的电子健康档案。完成全市范围的市、县(市)区两级区域卫生信息平台对接,8 家市级医院、疾控、妇幼、血液等单位的信息系统实现互联,实现了宁波全市范围的数据交换和信息共享,全市全年采集数据 1.3 亿条。http://wsgh.nbws.gov.cn/Index.shtml

四、文献资料

发表在各种出版物、期刊上的文献,也是药物流行病学研究中可能利用到的资料。目前对这些资料开展研究最常用的方法为系统综述和 meta 分析,详见第十八章。

第三节　药物流行病学研究方法和设计原则

一、药物流行病学研究方法

药品上市后研究可根据研究目的使用流行病学的各种研究方法(图 17-1),既可以是常用的原始研究,如描述性研究、分析性研究和实验性研究;也可以采用二次研究,如系统综述和 meta 分析。尤其在上市后监测和重大药害事件的调查中,可以灵活运用多种流行病学研究方法确定药物与 ADR/ADE 的关系。

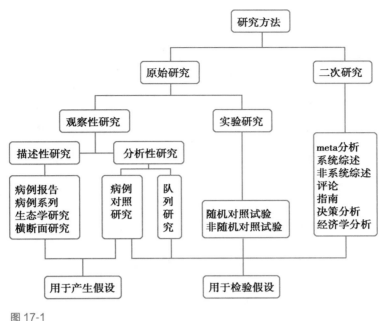

图 17-1
常用的研究方法（按设计类型分类）

（一）药物不良反应信号的产生和分析

1. 病例报告和病例系列 药物上市后发生罕见的不良反应的初次报道多来自医生的病例报告（case report），因此病例报告对发现这些可疑的 ADR 具有重要的信号作用。但病例报告没有对照组，不能确定两者的因果关系；而且一旦对某种药物的怀疑被公布，常引起医生和病人的过度报告，导致偏性结论。

病例系列研究（case series）：药物上市后，通过病例系列可以定量研究某种 ADR/ADE 的发生率；还可以发现某些特殊的不良反应。但这种方法同样没有对照组，不能排除背景事件率的影响，论证因果关系的力度较弱。

2. 生态学研究 ADR/ADE 调查中，生态学研究主要是从群体角度描述某种疾病或 ADR/ADE 和服用某种药物者，在不同人群、时间和地区中所占的比例，并从这两类群体数据中分析某种疾病或 ADR/ADE 是否与服用某种药物有关，为进一步确定该疾病或 ADR/ADE 的原因提供研究线索。

生态学研究又可以分为生态比较研究和生态趋势研究两种类型。例如，比较口服避孕药的销售量与静脉栓塞病死率之间的关系时，得到随着口服避孕药的销售量增加，静脉栓塞病死率也相应增加，这种比较属于生态比较研究。生态趋势研究的例子如图 17-2，可见反应停从上市，销售量达到高峰，直到从市场上撤除，两年中的销售曲线与短肢畸形发病及其消长情况相一致，并且二者刚好相隔一个孕期，因此提示反应停可能是导致短肢畸形的原因。

生态学研究因存在生态学谬误，其所获结果可能是该药物与疾病之间确有联系，但也可能在个体水平上二者毫无联系。生态学研究只是为病因分析提供线索，因果关系的确定还必须采用分析性研究和实验性研究方法。

3. ADR 监测或药物警戒 药品不良反应监测是指药品不良反应的发现、报告、评价和控制的

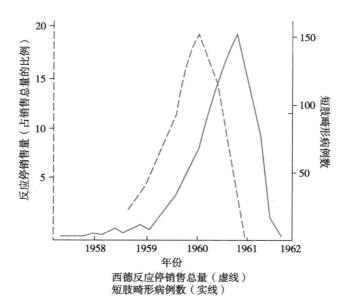

图 17-2
反应停与短肢畸形的生态趋势研究

过程,是药品监管部门的常规工作,也是药品安全性研究的基础。而药物警戒(pharmacovigilance)与药品不良反应监测有所不同。药物警戒一词由法国学者在 1974 年提出。WHO 在 2002 年将其定义为:发现、评估、理解和预防药品不良反应或其他与药物相关问题的科学活动。可见,ADR 监测是药物警戒的重要内容和基础工作,但不是药物警戒的全部。药物警戒还包含着上市后药品的再评价和药品不良反应的预警。更广义地讲,药物在临床前的研制阶段,以及在临床试验阶段都应纳入药物警戒的范畴。也就是说,药物警戒涵盖了药物从研发直到上市使用的整个过程,而 ADR 监测仅仅是指药品上市后的监测。

(1)国际上常用的 ADR 监测方法

1)自愿报告系统(spontaneous reporting system,SRS):该系统又称黄卡制度(yellow card system),早在 20 世纪 60 年代初期就用于 ADR 监测,因英国的报告卡为黄色而得名。这是一种自愿而有组织的报告制度,医务人员或药厂如果怀疑某种药品与服药者的某种不良事件有关,就应当填写 ADR 报告卡片,并向上级主管部门报告。监测中心通过收集大量分散的不良反应病例报告,经整理、分析因果关系评定后储存起来,并将 ADR 信息及时反馈给各监测报告单位以保障用药安全。目前,WHO 国际药品监测合作中心的成员国大多采用这种方法。

自愿报告制度有两种类型,一种是所报告的事件中限于医生(或观察者)认为可疑的 ADR;另一种是指报告所有的医学事件。自愿报告制度收集的数据有如下优点:①可以快速进行追踪;②费用低;③覆盖范围广,理论上包括了暴露于药物的整个人群、所有药物、所有类型的不良反应、所有医生;④研究工作的持续时间没有限制;⑤不影响医生的处方习惯或日常临床工作。但是值得注意的是,自愿报告制度也存在一些缺陷:①不能证明因果关系;②不能对不良反应事件进行完整评价;③得不到 ADR 发生率;④漏报现象严重,存在报告偏倚等。据估计,只有不到 10% 的严重 ADR 和 2%~4% 的一般 ADR 报告给英国自发报告系统。美国食品药品管理局直接收到的可疑严重 ADR 报告更是少于 1%。

2）重点医院监测（intensive hospital monitoring）：即指定有条件的医院报告不良反应，对 ADR 进行系统监测研究。著名的波士顿协作药物监测计划（Boston Collaborative Drug Surveillance Program，BCDSP）就是采用这种监测方法。该方法的目的有四个：①提供医院药物使用的模式；②获得医院中急性 ADR 的发生情况，并确定某些人群亚组是否更容易发生不良反应；③获得住院病人发生某些严重威胁生命事件的频率及其与药物的关系；④确定住院前用药与引起住院的疾病或不良事件直接的关联。具体做法是监测者，通常是护士在病人入院时收集常规的人口学、社会学和医疗信息，入院后短时间内尽快使用标准问卷调查病人入院前的详细用药史，然后参加查房和讨论，收集任何由医生提到的可能与药物使用有关的事件。是否为 ADR 则由医生或临床药师独立判断。这种方法覆盖面虽然较小，但针对性和准确性较高，能反映一定范围内某些药品的不良反应发生率和药物利用的模式。主要缺点是花费较高，多用于临床常用药物，而对目前关心的一些重点药物，尤其是新药的问题无法提供即时回答。

3）重点药物监测（intensive medicines monitoring）：主要是对一部分新药进行上市后监测，以便及时发现一些未知或非预期的不良反应，并作为这类药品的早期预警系统。哪些药物需要重点监测，往往根据该药物是否为新药，其相关药品是否有严重不良反应，并估计该药是否会被广泛应用，然后由药品不良反应专家咨询委员会决定。

4）速报制度（expedited reporting）：许多国家要求制药企业对其产品有关的药品不良反应做出"迅速报告"。如美国、法国等原欧共体成员国和日本均要求，上市后的药品发生严重 ADR 要在 15 日之内向药品安全性监测机构报告，如属于临床试验之中的药品发生 ADR，要在 7 日之内报告。我国规定最迟为 15 个工作日之内上报。

（2）我国药品不良反应监测：我国不良反应监测从 1988 年开始进行试点，并于 1989 年成立国家药品不良反应监测中心。1998 年 3 月我国正式加入 WHO 国际药品监测合作计划并开始履行其成员国义务，随后，各省/自治区/直辖市和地市级陆续成立了本地区的药品不良反应监测中心或机构，监测机构和监测网见图 17-3。

随着《药品不良反应监测管理办法（试行）》于 1999 年出台，尤其 2001 年颁布的《药品管理法》第 71 条明确提出"国家实行药品不良反应报告制度"，药品不良反应监测报告制度也纳入了法制轨道。2015 年，国家药品不良反应监测网络收到 ADR/ADE 报告 139.8 万份，其中，新的和严重 ADR/ADE 报告 39.3 万份，占同期报告总数的 28.2%。药品不良反应报告县级覆盖率达到 96.6%，全国每百万人口平均报告数量达到 1044 份。但由于我国起步晚，人们对 ADR/ADE 的报告意识还不强，ADR/ADE 的漏报率很高；而且我国目前的 ADR/ADE 监测只收集病例资料，没有人群数据，还难以准确估计有关药品的 ADR/ADE 发生率和相关信息。这种情况下，一方面应加强对医疗预防部门、药品生产企业和经营部门的宣传教育和管理，提高 ADR/ADE 的报告率；另一方面应注意抓一些重要选题，充分利用我国人口众多，用药人群基数大的优势，采用重点医院监测和重点药物监测，争取短时间内出来结果。另外，十分有必要建立健全医院的病历和处方登记报告系统，并与 ADR/ADE 监测资料链接，获得真实可靠的 ADR/ADE 发生率。

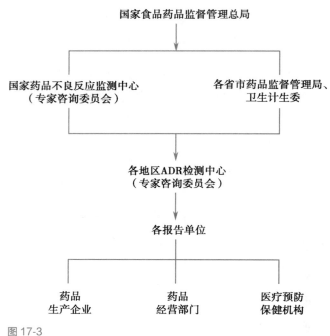

图 17-3
ADR 监测机构及监测网示意图

4. 数据库挖掘和药品不良反应信号的探索与分析　数据库挖掘(data mining)就是从一些大型的计算机数据库中提取一些以前未知的、有效的信息资源。药品不良反应信号是指从发展的趋势看,有可能发展为药品不良反应的不良事件,是在以往发生过的药品不良反应事件报告基础上产生的,用来揭示可疑药物使用和可疑不良反应发生之间可能存在的某种因果关系。在药物流行病学中,数据库挖掘可以理解为在医药卫生相关的数据库中,应用一些传统的流行病学和统计学知识,描述、分析在一定时间内,用药人群中可疑药物使用和不良事件发生的情况,进而探索两者之间可能存在的关联。

(1)ADR 监测数据库的挖掘和分析:目前 ADR 监测数据库不良反应信号检测主要基于比值失衡测量法(measures of disproportionality)。该方法建立在经典的 2×2 四格表的基础上(表 17-4),基本思想是估计自发报告中实际出现的与某种药物有关的不良反应数据量与预期数量或者与其他药物引发的其他不良反应数量的比值进行判断,表 17-5 总结了 4 种计算方法。如果测量的比值大到一定的程度("失衡")时,那么可疑药物和可疑不良反应之间很可能存在某种联系,而并非是由于机会因素或者数据库"嘈杂背景"所造成的。目前,该方法已经被荷兰的药物警戒中心、英国的药品不良反应监测系统、WHO 的 Uppsala 药品不良反应监测中心(WHO,UMC)以及美国国家食品药品监督管理局下的药品不良反应自愿报告系统采用。

表 17-4　比值失衡测量法的四格表

	可疑事件	所有其他事件
可疑药物	A	B
所有其他药物	C	D

表 17-5 比值失衡测量法的 4 种计算方法

测量指标	计算方法	信号判断的临界值	应用
报告比值比 （reporting odds ratio，ROR）	$ROR = \dfrac{A/C}{B/D}$		荷兰药物警戒中心
比例报告比值比 （proportional reporting ratio，PRR）	$PRR = \dfrac{A/(A+B)}{C/(C+D)}$	1）PRR>2， 2）χ^2>2， 3）至少有 3 例以上关于药物导致可疑不良反应事件报告	英国药品不良反应监测系统
信息分数 （information component，IC）[‡]	$IC = \log_2 \dfrac{p(x,y)}{p(x)p(y)}$	IC>0	WHO Uppsala 药品不良反应监测中心
相对比值比 （relative rate，RR）[†]	$E = \dfrac{(A+B)(A+C)}{(A+B+C+D)}$ $RR = A/E = \dfrac{A(A+B+C+D)}{(A+B)(A+C)}$	RR>1 EB05≥2	美国国家药品不良反应自发报告系统

[‡]：p（x）是指药物（x）出现报告中的概率，p（y）指药品不良反应事件出现在报告中的概率，p（x，y）是指药物（x）和不良反应事件（y）同时出现在报告中的概率。[†]：E，预期的与可疑药物有关的不良反应事件；当 A 值比较小时，可以通过 MGPS 来计算 EBGM（empirical bayes geometric mean）和 95% CI（EB05，EB95）

（2）处方数据库的挖掘和分析：处方数据库也是可以充分挖掘和分析的资源。处方序列分析（prescription sequence analysis，PSA）就是一种依据可靠、完整的药品处方记录来监测药品不良反应的研究方法。当某些药物的不良反应本身是其他药物使用的指征时，病人的处方药物记录会显示出某种特定的药物使用先后序列（顺序），因此，在大量的处方记录数据库中就会表现出特定的频率分布。例如，通过对加拿大不列颠哥伦比亚省居民 2000—2008 年期间 420 万份处方记录的分析发现，治疗腿抽筋的奎宁更高比例出现在利尿剂、他汀和吸入性长效 β_2 受体抑制剂（LABA）的处方之后，由此提示这 3 类药可能引起腿抽筋的不良反应。

处方序列对称分析（prescription sequence symmetry analysis，PSSA）是在 PSA 的基础上发展起来的，目前应用较多。该方法是通过评价某种特定药物在服用前、后事件分布的对称性，来评价药物与事件是否存在关联。如在药品处方数据库中先确定一段时间内有抗癫痫药（AED）和降血脂药（LLD）的病人，在没有因果关联的情况下，两种药物的排序应是均等的，即先处方 AED、后处方 LLD 的人数，与开始处方 LLD、后处方 AED 的人数相等。然而，如果 AED 会引起高血脂，那么 AED 处方之后会有 LLD 处方量的增多，即产生了一个不对称的次序分布。

5. 现况调查　现况调查是研究在特定时间与特定范围人群中的药物与相关事件的关系。现况调查在药物利用研究领域的应用更普遍，如了解某人群药物使用的特点而经常采用的两周用药调查，研究医生处方习惯的药物利用回顾（drug utilization review，DUR）研究等。通过现况调查，可以了解与药物有关的事件的分布特征，为进一步的病因研究提供线索，为制定合理的药物使用策略和进行效果考核提供依据。

（二）检验信号的方法

1. 病例对照研究　ADR 研究由于病例数较少，且经常面临要求迅速做出结论的情况，因此病例对照研究特别适用。如选择患有静脉栓塞的年轻女性与未患该病的年轻女性,对其以往用药史进行比较,结果发现两组存在使用口服避孕药的差别,多次的该类研究均证明口服避孕药的使用与年轻女性静脉栓塞间存在较强的关联。

在 ADR 的病例对照研究中,病例、对照的选择,药物暴露信息的真实性,以及偏倚的控制是关键环节。

病例的选择要排除已知病因者。如研究药物性肝损伤时,所选肝炎病例必须排除已知的各种病毒性肝炎和寄生虫引起的肝损害。否则,病例中可能混入非病人或不同型别的病人,从而影响研究结果的真实性。要尽可能使用新发病例,保证回忆信息的准确。但由于 ADR 的发生率一般都很低,若选新发病人可能需要多年才能收集足够数量的病例,因此现患病例相对可能更适用,此时不能单纯依靠病人的回忆,应当尽量查找客观的用药记录,如病历资料等,以获得准确的药物暴露和混杂因素的信息。

选择对照时要注意排除潜在用药者。如研究水杨酸制剂和 Reye 综合征的关系,应当排除那些因类风湿关节炎或其他风湿性疾病而入院的儿童,因为这些儿童使用阿司匹林的机会增加。为了增加研究的把握度,可以增加对照人数,如采用 1∶2～1∶4 的研究。一般而言,应当将已知的危险因素进行匹配,但要避免匹配过头。

药物流行病学观察性研究中最常遇到的偏倚之一是"适应证混杂"(confounding by indication)。适应证混杂指具有一定医学问题的人往往更易于接受某种药物从而造成偏倚。例如在一项结肠纤维化与服用高效胰酶关系的病例对照研究中,几乎所有人都服用了药物,但存在结肠纤维化高度危险的人可能由于某种原因更易于被医生开高效胰酶的处方,例如这些人可能更常去看医生,从而造成了结肠纤维化与高效胰酶相联系的假象。对这种情况的处理非常棘手,因为这种混杂还可能与研究的结局(如 ADR)有关,例如处于高危的病人更易于暴露于某种药物,而使用该药物反过来又加重危险的程度。

对暴露和结局的测量偏倚也是常存在的问题。在设计阶段的小心仔细,在分析时采用合适的分析技术可以在一定程度减少测量造成的偏倚。由于许多病人的依从性并不好,与测量偏倚相关的另一个问题是处方剂量或记录的剂量与实际消耗的剂量可能不同。此时如果要做出什么剂量范围更适于病人的结论,对于特定剂量水平的推论可能会发生错误。可以采用不同来源的数据,在分析阶段对测量偏倚进行校正。

2. 队列研究   队列研究主要用于检验病因假设。在药物流行病学研究中,可追踪观察服药组与未服药组某种疾病(即不良反应)的发生情况,以判断药物与不良反应之间的关联,如反应停与短肢畸形,左旋咪唑与脑炎综合征等的关联就是通过队列研究确证的。

队列研究可以是前瞻性的,也可以是回顾性的。前瞻性队列研究是根据研究对象目前是否服用所研究的药物分为二组,随访观察一段时间获得不良结局的发生情况并加以比较。例如对口服避孕药和使用其他避孕措施的两组育龄妇女进行随访,观察静脉血栓的发病率。但对于不常见的药物暴露或罕见、迟发的不良反应,因其需要很长时间、观察很大的人群才能获得结局资料,前瞻性队列研究不是很适用。此外,如果已经高度怀疑某种药物可能有害,为了研究还让研究对象继续使用该药,就违背了伦理学原则。回顾性队列研究是根据已掌握的历史记录确定研究对象是否服用所研究的药物,并从历史资料中获得不良结局的发生情况,这样一来,服药与不良结局虽然跨越时期较长,但资料搜集与分析却可在较短时期内完成,而且一般没有伦理学问题,因此比较适用于 ADR 研究。需要注意的是服药与不良结局的历史资料必须完整、可靠。随着药物上市后监测的完善和大型数据库链接的实现,"计算机化"的队列会在 ADR 研究中发挥日益重要的作用。

3. 实验性研究　实验性研究,尤其随机化对照试验是评价药物疗效和生物制品预防效果的金标准,但通常不能专门用于 ADR 的确证。例如,虽然理论上研究者可以随机分配一组妇女服用口服避孕药,另一组妇女不服用或采用其他避孕措施,进一步观察两组静脉血栓发病率的差别,从而验证口服避孕药与静脉血栓的因果关系,但很明显,无论从伦理学还是逻辑的角度都很难开展这样的研究。但在一定条件下,如果能利用流行病学随访方法来简化研究方案,就可能会使大规模的随机对照试验得以实施。如为探讨儿童服用布洛芬混悬剂与罕见但严重不良反应风险的关系,在 84 000 名 12 岁以下患发热性疾病的儿童中进行的大样本简单随机试验。

4. 新出现的一些衍生研究方法　除了上述这些传统的流行病学研究方法外,近年来针对短暂药物暴露引起急性不良事件的分析问题,发展了病例交叉设计(case-crossover study),针对疾病严重程度带来的适应证混杂和服药可能随时间而改变的特点又发展了病例-时间-对照研究(case-time-control study)。巢式病例对照研究(nested case-control study)、病例-队列研究(case-cohort study)等一些杂交设计也越来越多地用于药物流行病学研究领域。随着后基因组时代的到来,药物遗传学(pharmacogenetics)和药物基因组学(pharmacogenomics)受到了前所未有的重视,如果能将它们与药物流行病学有机结合,优势互补,不仅能加速新药开发和真正实现个体化给药,而且对这些学科的发展亦有很好的促进作用。此外,倾向评分(propensity score)和工具变量(instrument variable)等调整混杂的统计学技术也被开发出来,从而更好地调整药物流行病学中大量观察性研究不可避免的混杂偏倚。

(三)系统综述和 meta 分析

过去 20 年间这种合成证据的方法在医学研究领域得到了广泛的应用,尤其对药物疗效或安全性存在质疑,又缺乏大样本的研究时,系统综述,尤其是 meta 分析更能起到增强统计学效能的作用。例如,治疗糖尿病的药物罗格列酮(rosiglitazone)可能增加心脏病发病率和相关疾病死亡率的风险就来自一项 meta 分析。

除常规的系统综述和 meta 分析之外,近年来还出现了其他一些合成证据的方法,如累积 meta 分析(cumulative meta-analysis)、个体病人资料的 meta 分析(individual patient data meta-analysis)、网络 meta 分析(network meta-analysis)等,可以根据研究目的和潜在拥有的文献资料灵活选用。

(四)开展真实世界的研究,综合权衡"药品的风险-效益"

上市前临床试验通常要求研究对象患单一疾病,采用标准治疗和单一干预措施,从而评价干预措施在理想状态下所能达到最大效果,即理论疗效(efficacy)。而在临床实际中,病人经常罹患多种疾病,同时接受多种治疗措施,最终的疗效是欲研究的干预措施与其他各种处理因素(如治疗方式、管理、辅助治疗等)的综合效果。疗效比较研究(CER)即是在"真实世界"中的效果(effectiveness)比较研究。对比的策略或措施可以是药物与药物、疫苗与疫苗、手术与观察等待或药物治疗、住院与门诊治疗、介入装置与药物治疗、护理模式（病例管理、技能培训）等，研究方法可以采用系统综述或meta 分析、决策模型、对现有临床或管理数据库的回顾性观察分析、前瞻性观察性研究，包括未将病人分配入特护研究组的登记试验，以及大规模、整群、实用性试验等。毫无疑问，CER 对拓展药物流行的研究视野提供了更广阔的平台。

二、药物流行病学研究设计原则

近年来大量开展的药物流行病学研究，尤其是关于药品不良反应或效益的调查研究，如口服雌激素类避孕药是否引起静脉血栓，长期应用降压药钙拮抗剂是否促进冠心病病人的死亡及增加癌症的发病率，雌激素替代疗法是否具有预防老年性痴呆的作用等，经常出现一些矛盾的研究结果，加之传媒不够充分和全面的报道，都曾引起社会轰动效应和医学界的广泛争论。究其原因主要是调查研究人员对流行病学原则的掌握不够，尤其对药物流行病学研究的一些特殊性认识不够，从而在研究设计、方法选择、资料来源、对药物暴露和结局指标的定义、混杂因素的处理、资料分析及结果解说等方面处理不当所致。因此，进行研究设计时，参考 ISPE 撰写的《优质药物流行病学实践指南》（*Good Pharmacoepidemiology Practice*，*GPP*），并充分注意药物流行病学研究的特殊性是十分必要的。

第一，设计好坏是研究成败的关键。一般情况下，研究设计遵循如下原则。首先要明确本次研究的目的和研究推论的总体人群；进一步要根据研究目的选择合适的研究方法，并明了不同研究方法论证因果关系的强度不同；在研究设计过程中要始终坚持代表性、可靠性、可比性、显著性原则，即研究对象能够代表一般人群，采用的各种诊断、测量方法应当准确、可靠，对比组之间除研究因素外在其他方面应当可比，还必须保证足够的样本量；最终，设计方案一经确定，中途不得任意改变。

第二，要明确定义药物暴露。药物流行病学研究的暴露因素是药物，而药物的使用常随时间改变，也不像年龄、性别、产次等人口学变量可以清楚地定义，因此对所研究的药物必须按服用时间、剂量和疗程给予明确的规定，应尽可能地定量，这样能够进行定量的分析。根据不同情况可采用日剂量、处方药总剂量等。由于药物的一些效应只在暴露于药物足够长的时间后才能观察到，对疗程的考虑也非常重要，以便于不同研究之间的比较和因果关系的推断。

第三，要明确定义结局。药物流行病学经常以疾病作为研究的结局，因此，疾病发生的时间首先要明确定义，只有肯定是服药后发生的疾病才能作为不良反应研究的结局；研究结局的时间窗口也要考虑。例如，在开始服用某种药物的前 4 周内及 10 周后通常不会出现不良反应，那么对不良反应的研究应集中在治疗的 4~10 周，增加无关的观察时间可能降低药物真正的作用。进一步还要排除研究对象中明显由其他原因引起的病例，如研究药物引起的肝损害，应排除急性肝炎病人；此外，还要考虑疾病的严重程度。例如，研究某些降压药物是否容易引发急性心肌梗死时，应当分析研究对象患高血压的严重程度，因为严重的高血压本身也是发生急性心肌梗死的危险因素之一。

第四，要注意控制混杂因素和偏倚。药物暴露与不良反应之间的关系经常受年龄、性别、其他疾病和合并用药等因素的影响，有时甚至歪曲了真实的关系，因此药物流行病学调查研究中必须对这类混杂因素进行分析和控制。对偏倚妥善的处理也是药物流行病学研究的一个重要部分。

第五，正确使用统计分析方法。越来越多的临床工作者尝试用多因素统计分析方法处理药物流行病学数据，但这些统计方法对数据是有一定要求的，如果选用的统计方法不恰当或对变量的定义、分组不正确，就可能得出错误的结论。

最后，要谨慎地解说研究结果。药物流行病学研究，尤其是观察性研究中不可避免地存在一些偏倚，因此这些研究中发现的药品不良反应或有益作用必须遵循因果关系推断的原则合理地解说，以免引起公众不必要的混乱。如 2000 年 10 月发生的 PPA 事件，从保障用药者绝对安全的角度，从市场上暂停乃至撤出感冒药 PPA 是可行的，但仅仅通过一个病例对照研究（苯丙醇胺与出血性卒中关联的流行病学调查报告）就对感冒药 PPA 下结论还为时过早，应当作进一步的研究。

第四节　ADR 因果关系评价

ADR 诊断是病人全面诊断的一部分。如果病人正在服药，鉴别诊断应该包括 ADR 的可能性。首先要弄清病人是否在服药，包括非处方药、可能不被认为是药品的物质（如中草药或传统药物、消遣药或毒品），可能遗忘的长期服用药物（例如口服避孕药）。进一步要明确不良作用是否由药物引起。如果病人正在服用数种药物，要分清哪一种才是其原因。因此要进行 ADR 因果关系评价。

一、ADR 因果关系评价准则

1. 时间方面的联系　用药与不良反应的出现有无合理的时间关系。除了先因后果这个先决条件外，原因与结果的间隔时间也应符合已知的规律，如氰化物中毒死亡仅需几秒；青霉素引起的过敏性休克或死亡在用药后几分钟至几小时发生；吩噻嗪类引发肝损害一般为服药 3～4 周以后出现。另外还应注意，先因后果的先后关系不等于因果关系，而因果关系必须有先后关系。

2. 联系的普遍性　与现有资料（或生物学上的合理性）是否一致，即从其他相关文献中已知的观点看因果关系的合理性，如动物实验的数据、病理生理学的理论、其他有关问题的研究成果等；另外，以往是否已有对该药反应的报道和评述。

3. 联系的特异性　特异性在生物学上并不总适用，如氯霉素可引发再生障碍性贫血，但不是所有服氯霉素者都会发生再障，然而当有较多病例符合时，则说明有极强的因果关系。

4. 是否存在再激发阳性　即发生事件后撤药的结果和再用药的后果，如停药或减量后反应是否消失或减轻，再次用药是否又再次出现同样的反应。

5. 有否其他原因或混杂因素　不良反应是否可用并用药物的作用、病人病情的进展、其他治疗措施来解释。

二、因果关系评价方法

目前世界上使用的 ADR 因果关系评价方法有 20 多种，其中 Karch 和 Lasagna 评定方法被各种评价方法引为基本准则。

1. Karch 和 Lasagna 评定方法　该法将因果关系的确实程度（degree of certainty）分为肯定、

很可能、可能、条件、可疑五级(表17-6)。

表 17-6　ADR 因果关系评定的五级标准

肯定	很可能	可能	条件	可疑
时间顺序合理	时间顺序合理	时间顺序合理	时间顺序合理	不符合前述各项标准
与已知的 ADR 相符	与已知的 ADR 相符	与已知的 ADR 相符	与已知的 ADR 相符	
停药后反应停止	停药后反应停止	病人疾病或其他治疗也可造成这样的结果	不能合理地以病人疾病来解释	
重新用药后反应再现	无法用病人疾病来合理解释			

目前我国采用 WHO 国际药品不良反应监测合作中心建议使用的方法,该方法是根据"药品"和"不良事件"的关系分为肯定、很可能、可能、不可能、未评价、无法评价六个等级。

2. ADR 评价步骤和内容　ADR 评价一般分为两步,个例评价与集中评价。

个例评价指运用 ADR 评价准则,对每一份报表进行评价,包括:

(1)与药物警戒目的相关性:未知的、严重的、新的、报告次数多的,或有科学价值或教育意义的 ADR。

(2)报告的质量:数据是否完整;包括 ADR 表现过程、重点阳性体征、转归和有关临床检验结果等。

(3)可疑药品的信息:厂家、批号、剂型、用法和用量及用药原因。

(4)不良反应分析。

(5)关联性评价。

数据集中评价指收到一批同类报表后经系统研究和分析后统一评价,可产生信号、采取措施等。ADR 的发现过程一般呈 S 形曲线(图17-4),其可分成三期。

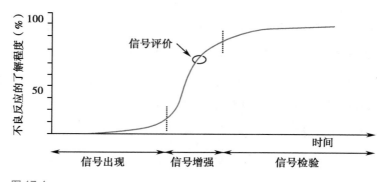

图 17-4
ADR 的发现过程

(1)信号出现期:发现疑问,也称不良反应潜伏期。

(2)信号增强期:为数据加速积累的时期,即可在期刊、信息刊物中见到相应的报道。

（3）评价期：即大量信号产生需对该产品采取相应措施的时期，即不良反应可被确认/解释与定量，也可以说是信号检验期或随访期，一般需通过深入研究，如进行药物流行病学调查，专题研究，做出结论并发布公告等。

总之，ADR 评价在第一步个例评价时实际上是归因或关联度的评价，并不是真正意义上的评价，因为不能消除个例报告的不确定性，也不能定量测定其不确定性，而只是以半定量的方法对报告可靠程度的一种暂时性分类。评价需要全面综合考虑，不能生搬硬套，知识和经验的积累是正确应用评价准则的重要因素，充实的、丰富的证据是进行评价的保证。由于 ADR 反应表现千变万化，性质千差万别，不可能有一项标准化的方法适用于所有的不良反应评价。但是每一例个案就像一块拼图板，当出现一批或一系列有关报告后就能拼出一个完整的图形。这时个例报告才能显示其价值所在。也就是说，只有在 ADR 报告过程的第三期（评价期），才能真正确定其因果关系、发生率、危险度，此时往往发生机制可能还不能确定，科学论证还未完成，政策却不得不出台，因此对药品安全性监测，是一个长时间的过程，需要各方面共同参与紧密配合来完成。

（贾存显　詹思延）

思考题

1. 药品不良反应与不良事件的定义有何区别？
2. 药物流行病学主要研究什么内容？
3. 开展药物流行病学研究有什么意义？
4. 简述常用的药品不良反应监测方法。
5. 简述信号检测的原理和方法。
6. 简述 ADR 因果关系评价准则。
7. 简述药物流行病学研究设计的原则。

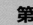

第十八章

循证医学与系统综述

Chapter 18　Evidence-Based Medicine and Meta-analysis

Evidence-based medicine(EBM) is the science and art of making clinical and healthcare decisions that are consistent with current best evidence and also take into account available resources and patients' needs and values. Practice of EBM requires busy clinicians and policy makers to be able to identify, appraise, interpret, and apply evidence in their decision making. Systematic review is a secondary study of results from primary researches. Systematic reviews differ from traditional experts reviews and commentaries in that systematic reviews use a systematic, reproducible, and transparent approach which minimizes biases. Therefore, results from systematic reviews are deemed the best source of evidence for making health care decisions. This chapter starts with a brief summary of the history, concept, foundation and method of EBM, followed by a more detailed account of the definition of systematic review and the principles and processes of conducting systematic reviews including the statistical methods in meta-analysis. The chapter ends with some discussions of potential biases and quality assessment of systematic review and the progress in systematic review and meta-analysis.

第一节　循证医学

一、概述

（一）循证医学的产生

随着医疗实践的迅速发展,临床医生常通过各种途径了解临床研究的进展,如通过查找医学文献、向专家咨询、参加学术会议与讲座等,然而上述资料可能带有不同程度的偏颇,而且不同来源资料的意见也不尽相同,如何从散乱的现象中找出真正有效的治疗方法,如何判断不同治疗方法的优劣,是医生必须解决的问题,同时也是病人最为关注的问题。循证医学就是在此背景下悄然兴起的,其核心思想就是,如何在浩瀚的信息和文献中筛选出针对临床问题的最恰当和最有用的证据。

20 世纪 70 年代,随机对照试验在各个临床学科用来评估治疗措施效果,并累积了大量高质量的科学证据。然而,这些研究证据仅仅在研究者之间传递,既与医学实践、医生和卫生决策者无关,也与病人无关,对医学实践影响甚微。令人遗憾的是,那些过时无效的措施继续广泛使用,而一些新的有效措施迟迟不被采纳。英国流行病学家阿奇·科克伦(Archie Cochrane)意识到这些研究证据对医学实践的重要意义,指出医学界忽视了科学研究对医学实践的重要指导作用,并提出了一个大胆和远见卓识的建议:医学界应系统地总结和传播随机对照试验的研究证据,并将之应用于指导医学实践,提高医疗卫生服务的质量和效率。

英国卫生管理部门对此做出了积极响应,在世界卫生组织支持下,在伊恩·查默斯(Iain Chalmers)的领导下,以产科为试点,开始收集和总结产科各种方法临床效果的研究证据。经过 14 年努力,该研究于 1989 年完成,结果发现 226 种措施中,50% 是没有随机对照试验的证据,在有随机对照试验证据的措施中,40% 有效,60% 无效甚至有害。上述结果震惊了医学界,人们开始认识到,临床经验不足以可靠地回答一项治疗措施是否有效这个医学最基本的问题。一个国家和地区的医疗卫生系统,如果是建立在大量无效的治疗措施上,它不会充分发挥治病救人和促进健康的使命,也不可能提供高质量、高效益的医疗卫生服务。因此,医学必须系统地总结随机对照试验的科学证据,淘汰无效的治疗,所有新的医学技术在投入医学实践以前,都必须经过严格的科学评估。至此,循证医学的思想萌芽开始形成。此后,有更多的学者看到了科学研究对医学实践的意义,并开始寻找将这些研究证据转化到医学实践的方法和途径。

1992 年加拿大 McMaster 大学以大卫·萨基特(David Sackett)为首的一批临床流行病学学者以循证医学工作组的名义,在《美国医学会杂志》发表了一篇题名为“循证医学(evidence-based medicine,EBM):医学实践教学新模式”的文章,第一次在重要医学文献里提出了循证医学。该文指出,由于医学科学的迅猛发展,医生应不断地直接从科学研究中学习新知识,要做到这一点,医生首先必须掌握检索、阅读、理解和应用研究报告的能力。然而,传统医学教育正好缺乏对这些知识和能力的培养,是医学教育的一个缺陷。随后《美国医学会杂志》又刊登了该工作组“解读医学文献指南”(Users' Guides to the Medical Literature)的 30 多篇系列文章,为之后的循证医学教育提供了重要的教学资料。

1993 年国际上还建立了世界考科蓝协助组织(The Cochrane Collaboration),广泛地收集临床随机对照试验的研究结果,在严格质量评价的基础上,进行系统综述(systematic review)以及 meta 分析(meta-analysis),将有价值的研究结果推荐给临床医生以及相关专业的实践者,以帮助实践循证医学。1995 年大卫·萨基特教授受聘于英国牛津大学,担任牛津循证医学中心主任。为了全面地推荐国际上经过严格评价的最佳研究证据,自 1999 年起,《英国医学杂志》整理编辑并出版了临床证据集(Clinical Evidence),每年 2 期公开发行,以推荐临床医生应用于临床医疗实践。

（二）循证医学的定义

循证医学的早期倡导者多是医学院临床流行病学学者,由于其专业特征决定了他们对早期循证医学的导向,在于呼吁提高对临床医生检索、阅读、理解和应用临床(流行病学)研究文献的意识和能力,并明确提出注重以下四个方面能力的培养:①在临床实践中,能够根据实践需要提出问题,识别需解决问题的性质、特征和构成,并依此制定出检索文献的方案;②针对具体问题,选择合适的文献库,检索和收集现有最好的相关证据;③评估收集到文献的方法学质量,判断结果的真实性,总结和解释研究展示的结果,并分析结果的外推性;④依据现有证据的提示,兼顾现有资源的多寡和病人的价值取向,制订出合理的处理方案。这个呼吁背后隐藏着一个重要的假设,即科学研究是回答医学实践问题最可靠的方法,而不是临床经验和依据病理生理基础知识的推理。为此,引起大量学者对循证医学的讨论和批评。焦点多集中在对证据的定义和诠释:①如果说循证医学倡导的是基于证据的医学实践,那么过去医学的实践所遵循的是什么? 难道不是证据吗? ②如果说医学实践必须遵循研究证据,那么临床经验在临床实践中的作用将是什么? ③基础研究的证据在临床决策中的作用是什么? ④研究证据是平均一般性的结论,而医生所面对的是一个个具体的病人,平均研究结果如何用来有效地指导个体病人的诊治? ⑤当研究证据不存在时,如何进行循证实践? ⑥证据是否等于决策,证据是否解决了医学决策的所有问题?

牛津大学循证医学首任主任大卫·萨基特教授和牛津大学卫生科学研究院院长缪尔·格雷(Muir Gray)于1996通过《英国医学杂志》对循证医学进行了定义:循证医学是有意识地、明确地、审慎地利用现有最好的证据制定关于个体病人的诊治方案。2000年大卫·萨基特在其主编的第2版《循证医学:如何实践和教学》一书中进一步指出,循证医学是最佳的证据、临床经验和病人价值的有机结合。即任何临床医疗决策的制定仅仅依靠临床经验是不够的,应当基于当前最佳的科学研究成果,并充分考虑病人对治疗的选择、关注和期望,此即所谓的循证临床决策。在该定义中,现有最好的证据是指来自临床应用型研究的结果,即来自随机对照试验产生的结果,但经常是现有的最好证据不是来自随机对照试验;医生个人的临床经验,即医生通过临床实践获得的处理临床问题的能力;病人的价值观,即病人的爱好、兴趣和期望等。如能将三部分有机结合,促使医生和病人结合,形成诊断和治疗的联合体,将会使临床治疗的结局和病人的生命质量达到最大化。

第一,新的定义将循证医学的核心放在基于证据进行医学实践上。第二,新的定义承认医学历来都是基于证据进行的,但是循证医学对证据的定义和重视程度不同。第三,新的定义承认循证医学的思想早已存在,但是提出循证医学的概念在于呼吁和促使这个思想变成为有组织的有系统的行为。第四,新的定义承认科学研究的结果来自对群体的观察,也强调关于一般规律的证据只能来自对多个个体(即群体)的观察,因此应用到个体时应慎重,必要时要由经验来补充,别无更好的方法。第五,新的定义在重申临床经验的重要性同时,也对其可靠性做了明确的定位。

(三)循证医学理念的拓展

早期的循证医学是一种以治疗病人为目的,不断获得有关重要的诊断、预后、治疗、病因及其他相关健康信息的自我学习实践活动。通过这一活动,临床医生可以尽最大可能捕捉到最可靠的事实证据来解决各种各样的临床问题,正确评价建立在事实证据上的实践结果并将这些结果应用于今后的临床实践中。所以,早期的循证医学应叫做循证临床实践(evidence-based clinical practice)。它忽视了在制定群体或宏观医疗卫生政策时遵循研究证据的重要性和必要性。1997年缪尔·格雷的《循证医疗卫生决策》(Evidence-Based Healthcare)出版,指出群体和宏观医疗卫生决策也必须遵循证据,并对循证卫生决策进行了详尽的阐述。他认为,循证医学的思想适用于各个医学实践领域,并提出依据科学证据,从宏观决策入手,医疗卫生决策者和管理者可以采取多种管理和政策措施,促进循证医学的实现。循证医疗卫生决策强调对个人、群体的任何保健策略和措施的制定不仅要考虑资源和价值,还要以当前科学研究的最佳成果为依据。即使证据的质量很差或最终还是根据价值和资源制定策略和措施,预先也必须去寻找和评价有关证据。循证医疗卫生决策主要包括循证政策(evidence-based policy)、循证采购(evidence-based purchasing)、循证管理(evidence-based management)等内容。循证医疗卫生决策与循证医学的主要不同在于前者是把最好的证据用于病人群体和人群,而后者只限于病人个体。

二、循证医学实践的基础

(一)最佳的研究证据

与医学实践和决策相关的证据是多方面的,由于它们的来源不同,使得可靠性和与医学实践的关联性存在差异。例如,在基础医学研究中,来自于动物试验研究的结果,也是科学证据,是医学实践新思想和新方法产生的重要来源之一,对医疗卫生决策有一定的参考意义,但它们不能直接用来指导医学实践活动,需要进一步在人群研究中得到验证后,才能用于指导医学实践。在人群中进行的探索健康、疾病以及医疗卫生服务一般规律的科学研究主要是流行病学研究,然而流行病学研究种类很多,产生的证据的质量和可靠性也各不相同,也不能都直接用于医学实践和决策。

就干预措施效果而言,最可靠的证据是来自多个随机对照试验的系统综述,其次是单个随机对照试验(图18-1)。非基于研究证据的个人意见、依据病理生理知识的推理以及动物实验和离体实验室研究的结果,可作为决策参考,但它们不属于以人群为研究对象的流行病学研究证据,与临床决策无直接的相关性。

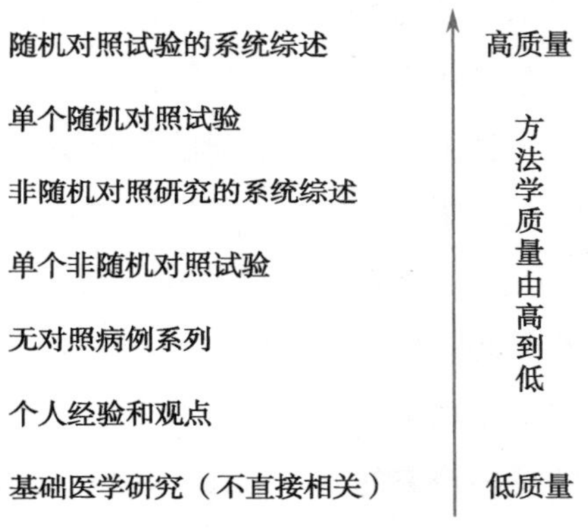

明确区分和对待不同来源的证据是循证医学的重要特征之一,它包含两个层面,一是证据的相关性,二是证据的质量(quality of evidence)。上述的证据质量分级(hierarchy of evidence)有三个重要意义。首先,研究质量的

随机对照试验的系统综述　　高质量

单个随机对照试验

非随机对照研究的系统综述

单个非随机对照试验　　　方法学质量由高到低

无对照病例系列

个人经验和观点

基础医学研究(不直接相关)　　低质量

图 18-1
关于干预效果研究的证据分级

高低是结果可信性的前提,证据质量越高,结果的可信性就越高,决策成功的把握就越大。其次,进行循证实践时,文献检索必须从可能的最高质量的证据开始。例如,关于疗效证据的检索应从随机对照试验的系统综述开始,当可能的最高质量证据不存在时,再依次向下寻找低一级质量的证据,直到检索到证据为止,就此检索到的证据就是"现有最好的证据"(current best evidence)。最后,当面对各种质量的证据时,实践和决策应基于最好的证据。

循证医学强调证据在决策中的重要性和必要性,但是证据本身不是决策,正如砖瓦泥水不等于高楼大厦一样。任何医学决策还必须同时兼顾现有资源和价值取向。面对研究充分证明无效的干预措施时,证据可能是决策的决定因素,阻止或取缔该类措施的使用可能是最好的决定。然而,人们会拒绝采纳一项科学研究充分证明有效的昂贵的治疗,可能是因为经济上负担不起,这是决策中的经济因素。人们也可能会拒绝采纳一项充分证明有效并非昂贵的治疗,可能觉得干预的效果并不可取,更愿意把有限的资源用到更需要的地方,如房子的装修和孩子的教育,这是资源分配中价值取向的问题,不同的个人或人群可能有着十分不同的价值取向。人们也可能会坚持进行无效且昂贵的治

疗,这时价值观主导了决策。因此,医学决策必须兼顾和平衡证据、资源和价值取向三个方面,依据实际情况,做出合理的决定(图18-2)。

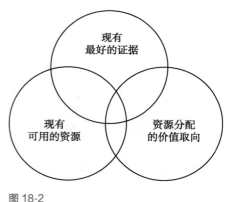

图 18-2
医学决策三要素

（二）高素质的临床医生

医生在循证医学的实践中起非常关键的作用,因为对疾病的诊断、治疗等的决策都是医生做出的。因此,医生的水平,包括医学理论知识、临床经验殊为重要。在强调临床经验的同时,也强调临床医生必须掌握寻找证据、评价证据、应用证据的技能,不断更新和丰富自己新理论和新方法,把临床经验与最好的证据相结合,这样才能科学决策。研究证明某一药物有效,并不等于它可治好每一个病人,判断哪个病人可能从治疗中得益,是所有临床决策共有的难题,这时研究证据必须由临床经验来补充。利用证据对个体病人进行诊治时,医生必须根据病人的具体情况和自己的临床经验,判断病人从治疗中获益的可能性及其大小,并根据病人的经济实力和个人意愿,做出最适合该病人的决定。此外,还必须具备崇高的医德和全心全意为病人服务的精神,这些都是临床医生实践循证医学的必备条件。

（三）临床流行病学的基础知识和基本方法

循证医学的核心思想就是要求医生要根据最佳的科学研究证据来处理病人。因此,要求医生必须能够筛选和识别出最佳证据。要做到这点,要求医生能够鉴别研究设计的科学合理性,掌握严格地评价文献质量的学术标准,分析医学文献所报道研究结果的真实性和可靠性,以及评价医学文献的临床重要意义和研究证据(成果)的卫生经济学意义。前述诸多方面的内容是临床流行病学所研究的核心,因此掌握和应用临床流行病学的基础知识和基本方法学是实践循证医学的基础。

（四）病人的参与

人患病总是要就医,而且对自己所患疾病和对健康的恢复极为关注,对医生必寄以重望。然而,医生的任何诊治决策的实施,都必须得到病人的接受和合作,才会取得相应的效果,因此医患间的平等友好合作关系和医生诊治决策的正确与否,是成功实践循证医学的又一关键环节。即使医生的决策正确,如果病人不予合作和接受,也不可能产生预期效果。所以,循证医学实践,要求医生能充分地关心与爱护病人,尊重病人的正当权益,要与病人友好合作,这样才可能保证有效的诊治措施取得病人的高度依从性(compliance),产生最佳效果,从而使病人获得最大的好处或利益,实现临床经验和病人价值的有机结合。

上述四大因素为循证医学实践的基础(图18-3),它们是有机结合的循证医学的整体框架。

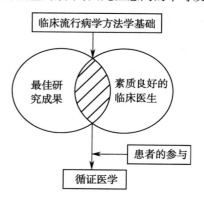

图 18-3
循证医学实践的基础

三、循证医学实践的方法

完整的循证医学实践过程主要包括以下 5 个步骤:提出一个临床实践问题、寻找回答这一问题的最佳证据、严格评价证据、应用最佳证据和后效评价。

(一)提出一个临床实践问题

把所需要的有关疾病的预防、诊断、治疗、预后和因果关系的信息转化为一个可以回答的问题。例如,对一位有乳腺癌家族史的绝经期妇女,是否可以采用雌激素替代疗法治疗骨质疏松? 如果采用,治疗的效果和发生乳腺癌的危险孰大孰小? 宫颈癌对妇女的健康和生命产生严重威胁,是否需要对 40 岁及以上的妇女进行年度例行宫颈涂片检查,这种筛检计划的成本效果如何,能否制定相应的政策,在社区人群中实施这项筛检? 根据病人或人群的实际情况提出这类需要解决的问题,是整个循证医学实践中的第一步,也是非常关键的一步,它关系到卫生工作者能否寻找到最佳的证据来解决所面对的临床或保健问题,能否为病人或人群提供一个满意的医疗卫生服务。

(二)寻找回答这一问题的最佳证据

循证医学实践强调要获得"最佳证据",这些信息可以来源于经同行评估的、高质量期刊上面发表的原始研究论著,亦可以来自经系统综述(systematic review)的各种出版物,如循证教科书、与证据相关的数据库、循证杂志和在线服务等。通过手工检索和计算机检索(如 Medline)可以方便地查询原始研究论著,而系统综述类的报告可以检索一类再版的新型杂志,如美国 ACP 杂志俱乐部和英国 EBM 杂志,或直接登录 Cochrane 图书馆(http://www. update-software. Com/Cochrane/default. HTM)获取证据。通过这些简单而有效的途径,可以找出自己所关心问题的概述。

加拿大医学信息学专家 Brian Haynes 教授用 5S 总结了循证医学信息服务模式演进的过程,5S 分别指 Studies(原始研究),Systematic Review(系统综述),Synopsis(证据概要),Summary(综合证据)和 System(证据系统),相对应的典型证据资源分别是 MEDLINE、Cochrane Library、EBM Reviews、Clinical Evidence、Map of Medicine。原始研究是所有其他证据衍生品的基础,证据系统是提供证据的最高形式,因此证据资源以原始研究为基础,以证据系统为终端,自下而上形成一个不断缩小的证据资源金字塔(pyramid of evidence)(图 18-4)。金字塔的顶是证据演进的终端,也是证据最浓缩最简明的形式。当然,也可以把系统综述的概要与原始研究的概要区分开来,因为前者是更综合性的证据。

(三)严格评价证据

由于研究质量参差不齐,内容丰富多彩,因此对文献的真实性和用途进行严格评价十分必要。阅读文献时应考虑下述问题:研究结果正确吗? 结果是多少? 将研究结果外推到全人群的把握度有多大? 干预措施的好处(有效性、安全性和可接受性)是否大于坏处? 研究结果适用于本地区的人群或卫生服务吗? 阅读文献的同时应对上述各项内容做出"是、否或不清楚"的回答,并进行有关疗效大小的计算和卫生经济学评价,然后再综合评价这些证据的价值。

(四)应用最佳证据

评价证据的目的是为了使用,近年已发展并不断更新的各种临床指南和社区预防指南为卫生保健工作者提供了有益的帮助,因此临床医生可以在自己的临床实践中直接地利用那些真实有效的证

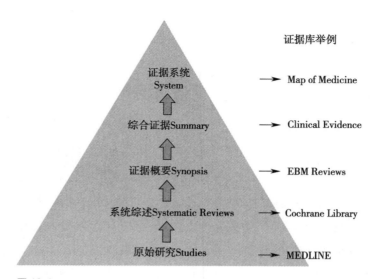

图 18-4

证据提供模式演进的 5S 系统

据为病人服务,更有意义的方式是将这些证据在各级查房或小组讨论中提出,供其他医生学习借鉴。卫生保健工作者也应当利用评价后的最好证据制定决策,进行采购和管理卫生服务,然后改变资金流向和实现卫生资源的有效配置。

（五）后效评价

后效评价是通过对应用当前最佳证据指导解决具体问题的效果进行评价,若成功,则可用于指导进一步实践;反之,则应具体分析原因,找出问题,再针对问题进行新的循证研究和实践,达到提高认识、促进学术水平和提高医疗质量的目的。在日常循证临床实践中,后效评价是指针对临床具体病人的实际情况,提出临床问题后,通过检索收集有关文献,并在严格评价的基础上,具体应用于病人,以评价解决病人的具体临床问题后的结果。后效评价的方式有自我评价和同行评价,前者是临床医生或其他卫生工作者对循证临床实践的结果进行评价,后者是通过专家根据统一的评价标准对群体病人的后效评价。后效评价最简单的方法是评估在一个病人或一系列病人中证据应用的结果。

第二节　系统综述

一、基本概念

系统综述(systematic review,SR)是应用一定的标准化方法,针对某一特定问题的相关研究报告进行全面、系统的收集,并对它们鉴定、选择和严格评价,从符合纳入标准的研究报告中提取相关资料,做整合性分析,最终得出综合性的结论。可见,减少偏倚、确保研究结果真实性是系统综述的灵魂。系统综述属于对研究文献的二次研究,它可只包括一种类型的研究,也可包括不同研究类型。当纳入的是一种类型的研究时,各研究之间具有同质性,可采用统计学的方法对资料进行定量综合,即进行 meta 分析。如纳入的研究没有同质性,即不能对资料进行 meta 分析,但可对资料进行定性综合。

系统综述概念的提出是针对传统综述(review)而言的,二者存在较大的区别,前者是对研究文献的二次综合分析(常进行定量综合),后者是对研究文献的叙述性概括,详细区别见表18-1。

表18-1　系统综述与传统综述的比较

	系统综述	传统综述
问题	常集中于某一问题	涉及面常较广
文献来源和收集	收集全面,有规定的步骤和策略	不系统、不全面,可能存在偏倚
文献筛选	根据统一标准筛选文献	没有统一标准,常存在偏倚
文献质量评价	有严格的评价标准	常没有,随意性较大
资料综合	定量综合,如 meta 分析	常为定性描述
结论	常是在证据的基础上得出	多是基于经验,有时在证据的基础上得出

进行系统综述的目的,就是为循证医学提供最好的证据。随着系统综述和 meta 分析数量的快速增长,其研究质量参差不齐,但只有高质量的系统综述和 meta 分析才能为临床医生、病人和其他决策者提供科学依据。一个高质量的系统综述应具备以下特征:①有清晰的题目和明确的目的;②采用综合、全面的检索策略检索文献;③研究入选和排除标准明确;④列出了所有入选研究;⑤清楚地表达每个入选研究的特点,并对这些研究方法学的质量进行评价;⑥阐明所有排除研究的原因;⑦如可能,使用 meta 分析合并合格研究的结果;⑧如可能,对合成的结果进行敏感性分析和亚组分析;⑨采用统一的格式报告研究结果。

二、步骤和方法

(一)选题和制定研究方案

1. 选题　同科研选题一样,确定系统综述的研究问题至关重要。选题的基本原则是选择比较重要的临床或公共卫生问题,而且目前尚无肯定结论。研究问题要宽窄适宜,研究目的明确。例如,"不饱和脂肪酸对健康有益吗?"这样的问题过于庞大,很难入手。对此可采用 PICO 格式将研究问题结构化,即对研究对象(participants)的特征、干预措施(intervention)、与什么进行比较(comparison)和观察结局指标(outcome)进行定义(表18-2),从而将不易定位的选题用标准化的方式表述出来,使选题精细、目的明确。例如,上述研究问题就可以具体到"老年人服用 EPA+DHA 在改善认知功能上是否优于安慰剂对照?""早产儿服用高剂量 DHA 在促进神经系统发育上是否好于标准剂量?""高脂血症者服用鱼油补充剂是否比安慰剂能更好地改善血脂谱?""慢性肾病病人服用长链多不饱和脂肪酸(n-3 LCPULA)预防或延缓肾病进展是否优于安慰剂对照?"进一步可通过文献复习,寻找有一定研究数量,但结论尚不一致的问题作为本次系统综述的选题,并提出一个明确的检验假设。例如,文献复习发现,有关第 4 个问题的临床试验结果不一致,鉴于慢性肾病的患病率有快速增长的趋势,如果通过营养干预能预防或延缓肾病的发生和进展,将有重要的临床和公共卫生意义,因此有必要总结相关证据。

表18-2　如何构建一个研究问题

对象 P	干预 I	比较 C	结局 O
老年人	EPA+DHA	安慰剂	认知功能
早产儿	高剂量 DHA	标准剂量 DHA	神经发育
高脂血症者	鱼油	安慰剂	血脂谱
慢性肾病病人	n-3 LCPULA	安慰剂	肾小球滤过率

2. 制定研究方案　选题一旦确定,就可制定研究方案,撰写一个详细的课题计划书。以 Cochrane 系统综述为例,计划书主要包含以下内容:①本次系统综述或 meta 分析的背景,即选题或立题的依据;②系统综述的目的;③纳入原始研究的标准;④检索策略;⑤系统综述的方法:选择、评价、收集数据、结果分析;⑥其他:封面、致谢、利益冲突、参考文献;⑦时间安排、人员、经费和结果传播等。

（二）检索和收集原始文献

1. 制定综合检索策略　根据研究问题确定检索词,将检索词进行不同组合形成检索策略。检索策略最好是在信息检索专家指导或参与下制定,以提高检索策略的灵敏度和特异度。灵敏度是查全文献的能力,特异度则反映查准文献的能力,如果检索策略的灵敏度很高时,通常不会漏检文献,但必会包括一些无关文献,增加筛选文献的工作量。如果检索策略的特异度很高时,命中的文献基本符合要求,但会导致文献的漏检率增加。以"慢性肾病病人服用长链多不饱和脂肪酸（n-3 LCPULA）预防或延缓肾病进展是否优于安慰剂对照?"为例,使用了三组检索词,第一组涉及干预措施,即多不饱和脂肪酸的各种可能词汇;第二组检索词涉及疾病,即慢性肾病的各种可能词汇;第三组检索词涉及研究方法。上述每组词汇内部以逻辑符"OR"相连,三组词汇之间则以逻辑符"AND"相连,从而构成检索策略。必要时,也可以使用 PICO 中的 C、O 和研究设计类型（study）或研究的环境和条件（setting）对检索进行限制,以增加检索的特异度,减少不必要的筛选工作量。

2. 文献来源　资料收集的原则是多途径、多渠道、最大限度地收集相关文献。通常要检索多种电子资源数据库（表18-3）,并辅以参考文献的追溯、手工检索等。

检索时特别要注意那些未正式发表的"灰色文献"（grey literature）,如会议专题论文、未发表的学位论文、专著内的章节、制药工业的报告等很难检索到的文献,因为这些文献中可能包含阴性研究结果。由于阴性试验一般较少被投稿和发表,其他来源的资料对这些未发表的试验也较少提及,因此若系统综述只包括那些有限的已发表的试验,可能会导致假阳性结果。同样,如果综述里的文献局限于单一语种,则其结论存在偏倚的可能性也较大。此外,请教相关领域的专家、利用近年来国内外发展的各种循证医学资源也是获得文献信息的有效途径。

通过电子数据库和手工检索,总共获得与"慢性肾病病人服用长链多不饱和脂肪酸（n-3 LCPULA）预防或延缓肾病进展是否优于安慰剂对照?"的相关研究文献 242 篇。

（三）根据入选标准选择合格的研究

通过各种途径,尤其是计算机检索查到的文献可能很多,必须根据本次研究的入选和排除标准进行仔细的筛选,挑出合格的研究进行系统综述和 meta 分析。

表 18-3　系统综述和 meta 分析常用电子资源数据库

语种	数据库名称
中文	①中国生物医学文献数据库（CBMDisc）
	②中文生物医学期刊文献数据库（CMCC）
	③中国期刊全文数据库（CNKI）
	④中文科技期刊全文数据库（VIP）
	⑤万方数据库
英文	①MEDLINE@ OVID，《MEDLINE 网络数据库》
	②PubMed《世界医学文献数据库》
	③EMBASE
	④OVID 电子期刊全文数据库
	⑤Cochrane Library（CENTRAL）
	⑥ClinicalTrials. gov（http://www. ClinicalTrials. gov）

　　文献的入选和排除标准主要取决于研究目的，因此要对 P、I、C、O 四个要素做进一步的界定，如疾病的诊断标准、研究对象的特征、暴露或干预的明确定义、是否排除伴发疾病等。此外，还要考虑研究类型是仅限于随机对照试验，还是包括观察性研究；观察时间和终点是什么。通常可以定义一个稍宽松的入选和排除标准，待收集资料后进行必要的敏感性分析，估计不同入选标准所得结果的稳定性（robustness）。以上述研究为例，其入选标准：①RCT；②使用 n-3 LCPUFAs，包括 EPA 和（或）DHA 或鱼油作为干预措施；③安慰剂作为对照；④报告了肾功能的结果。排除器官移植和终末期肾病病人。

　　选择文献时首先要进行初筛，通过阅读题目、摘要排除不相关的、重复发表的、综述类等文章；进一步精读，通过阅读全文排除不符合纳入标准的文章；对信息不全面的文章，应尽可能与作者联系，获取相关资料。上述 242 篇文献经过初筛、精读，最终有 17 个试验纳入到系统综述和 meta 分析之中。

　　需要指出的是，在文献筛选过程中避免偏倚十分重要，一般要求至少有 2 名评价者独立选择，出现分歧要进行讨论或由研究负责人仲裁。

　　（四）评估入选研究的质量

　　系统综述和 meta 分析是对原始研究结果的汇总分析，实际上是一种观察性研究设计，它不仅不能排除原始研究中存在的各种偏倚，当原始研究质量不高时，合并的结果会遭受"垃圾进、垃圾出"的质疑，因此对原始研究质量的评估十分重要，只有基于高质量的独立研究，才能获得可信的综合结论。质量评估结果可以：①作为纳入评价研究的选择标准（最低质量要求）；②探讨质量差异与研究结果异质性之间的相关性；③在 meta 分析中，根据质量高低，决定赋予各个研究的权重；④作为汇总结果解释的参考，有助于决定结果推论的程度；⑤为将来的研究提出建议。

　　质量评估包括对研究的内部真实性（internal validity）和外部真实性（external validity）进行评价，前者涉及研究的方法学质量，即研究设计和实施过程中避免或减小偏倚的程度；后者涉及研究结果外推的程度。目前已经发表了上百种质量评价工具来评价各种设计类型的文献,没有哪一个是金标准,研究者应该根据研究目的仔细选择恰当的评价工具。

对随机对照试验研究质量的评价有 Jadad 量表,从以下 8 个方面进行考察:①受试者分组是否真正随机;②随机方案是否隐藏;③是否详细说明入选标准;④组间基线是否可比;⑤研究过程中是否使用了盲法;⑥对失访、退出及不良反应病例是否进行了详细记录,是否报告失访原因;⑦是否采用意向分析(intention to treat,ITT)法分析结果;⑧病人的依从性(compliance)如何,进一步可以采用定量或定性的方法进行质量评价。如 Jadad 评分采用 5 分制:1 分或 2 分为低质量,3~5 分为高质量(表 18-4)。

表 18-4　RCT 质量评价的 Jadad 评分

条目	评分标准
随机化方法	恰当——如计算机产生的随机数字或类似的方法(2 分)
	不清楚——试验描述为随机试验,但没有告知随机分配产生的方法(1 分)
	不恰当——如采用交替分配或类似方法的半随机化(0 分)
盲法	恰当——使用完全一致的安慰剂或类似的方法(2 分)
	不详——试验称为双盲法,但未交代具体的方法(1 分)
	非盲法——未采用双盲法或盲的方法不恰当(0 分)
失访与退出	具体描述了撤除与退出的数量和理由(1 分)
	未报告撤除或退出的数目或理由(0 分)

此外,Cochrane 协作组推荐了 Cochrane 偏倚风险评估工具对随机对照试验研究质量进行评价,主要包括 7 个方面:①随机序列的产生(选择偏倚);②盲法分配(选择偏倚);③所有研究参与者和人员采用盲法(执行偏倚);④结果评估的盲法(观察偏倚);⑤结果数据的完整性(失访偏倚);⑥选择报道(报告偏倚);⑦其他。对每个条目依据偏倚风险评估准则做出"低风险偏倚"、"高风险偏倚"和"不清楚"的判定结果(表 18-5)。最后以文字、表格或图示方法显示对所有纳入文献的评价结果。

（五）提取信息,填写摘录表,建立数据库

按事先制定的资料摘录表内容,提取每个入选研究的相应信息并填表,这些信息通常包括:①确定原始研究身份的信息,如第一作者、发表的杂志和年份等;②决定结果适用范围和亚组分析的 PICO 数据,如病人的特征(年龄、性别、种族、疾病严重程度等)、治疗的安排(给药途径、剂量、治疗时间等)、治疗环境和服务质量等;③确定研究真实性的信息,如研究设计类型(RCT、病例对照研究、队列研究)、偏倚的控制措施(随机分组、分组隐藏、盲法、随访率、依从性等);④meta 分析所需的信息,如效应估计值及其标准误、研究的样本量以及四格表中每个格中的例数等。以随机对照试验为例,设计资料提取表(表 18-6)。

表 18-5　Cochrane 偏倚风险评估工具中偏倚风险的评估准则

偏倚类型	偏倚风险评估等级		
	低风险偏倚	高风险偏倚	不清楚
选择偏倚			
随机序列的产生	研究者在随机序列产生过程中有随机成分的描述,例如:利用随机数字表;利用电脑随机数生成器;抛硬币;密封的卡片或信封;抛色子;抽签;最小化*	研究者在随机序列产生过程中有非随机成分的描述,例如随机数的产生通过:奇偶数或出生日期;入院日期(或周几);医院或诊所的记录号。或者直接用非随机分类法对受试者分类,如依据如下因素分组:医生的判断;病人的表现;实验室或一系列的检测;干预的可及性	无充足的信息判定为以上两种等级
分组隐藏	因为使用了以下或等同的方法,受试者和研究者无法预测分配结果:中央随机(包括基于电话,网络,药房控制的随机);有相同外观的随机序列药箱;有随机序列的不透明,密封信封	受试者和研究者有可能预测分配结果,如基于以下的分配:开放的随机分配清单;分配信封无合适的保障(如没有密封,透明,不是随机序列);交替或循环;出生日期;病历号;任何其他明确的非隐藏程序	无充足的信息判定为以上两种等级
实施偏倚 (研究者和受试者施盲)	无盲法或不完全盲法,但综述作者判定结局不太可能受盲法缺失的影响;对受试者、主要的研究人员设盲,且不太可能破盲	盲法或不完全盲法,但结局可能受盲法缺失的影响;对受试者和负责招募的研究者设盲,但有可能破盲,且结局可能受盲法缺失的影响	无充足的信息判定为以上两种等级;未提及
测量偏倚 (研究结局盲法评价)	未对结局进行盲法评价,但综述作者判定结局不太可能受盲法缺失的影响;保障了结局的盲法评价,且不太可能被破盲	未对结局进行盲法评价,但综述作者判定结局可能受盲法缺乏的影响;进行结局的盲法评价,但可能已经破盲,且结局的测量可能受盲法缺失的影响	无充足的信息判定为以上两种等级;未提及
随访偏倚 (结果数据的完整性)	结局无缺失数据;结局指标缺失的原因不太可能与结局的真值相关;缺失的结局指标在组间平衡,且原因类似;对二分类结局指标,结局指标的缺失比例同观察到的事件的风险不足以确定其对干预效应的估计有临床相关的影响;对于连续结局指标,缺失结局的效应大小不足以确定其对观察到的效应大小有临床相关的影响;缺失数据用合适的方法作了填补	结局指标缺失的原因可能与结局的真值相关,且缺失数量或原因在组间不一致;对二分类结局指标,结局指标的缺失比例同观察到的事件的风险足以确定其对干预效应的估计有临床相关的影响;对于连续结局指标,缺失结局的效应大小足以对观察到的效应引入临床相关的偏倚;当有大量干预违背随机分配时,应用"当作治疗"策略来分析;缺失数据用了不合适的填补方法	报告里对随访或排除的信息不足以判定为以上两种等级;未提及

续表

偏倚类型	偏倚风险评估等级		
	低风险偏倚	高风险偏倚	不清楚
报告偏倚	可获得研究方案,所有关注的预先申明的结局都已报告;研究方案不可得,但发表的报告包含了所有期望的结果,包括那些预先申明的	并非所有预先申明的主要结局都已报告;一个或多个主要结局指标使用了未事先申明的测量指标,方法或子数据集。一个或多个主要结局指标未事先申明;综述研究者关注的一个或多个主要结局指标报告不完全,无法纳入 meta 分析;研究报告未报告期望的主要结局	无充足的信息判定为以上两种等级
其他	没有明显的其他偏倚	存在着与特定的研究设计相关的潜在偏倚;有作假;其他问题	无足够的信息评价是否存在重要的偏倚风险;无充分的理由或证据表明现有的问题会引入偏倚

注:＊实施最小化时可能没有随机元素,但可认为等同于随机

表 18-6   meta 分析所需的信息提取表(以随机对照试验为例)

1. 基本信息

(1)系统综述的题目

(2)文献评阅者代码	(3)文献评阅日期	年 月 日

2. 确定原始研究身份的信息

(1)原文的标题

(2)第一作者姓名	(3)文献出处	(4)研究开展的国家
(5)发表年份	(6)卷期号	(7)页码

3. 病人的信息

(1)平均年龄	(2)性别构成	(3)种族
(4)临床分期	(5)病例类型	(6)严重程度

4. 干预措施的信息

(1)给药途径	(2)给药剂量	(3)给药频率

5. 对照的信息

(1)空白 是,否,不清楚	(2)安慰剂 是,否,不清楚	(3)其他治疗 是,否,不清楚

6. 结局指标的信息

(1)定义

(2)诊断方法	(3)诊断的时间点

7. 确定研究真实性的方法学的信息

(1)研究设计	平行对照	交叉对照	其他	补充说明

续表

	是	否	不清楚	补充说明
(2)随机方案产生的方法				
(3)分组隐藏	是	否	不清楚	补充说明
(4)盲法				
病人	是	否	不清楚	补充说明
研究者	是	否	不清楚	补充说明
资料分析者	是	否	不清楚	补充说明
(5)随访期限				
(6)失访率是否低于20%?	是	否	不清楚	补充说明
(7)有无说明退出的原因	是	否	不清楚	补充说明
(8)有无报告依从性的高低	是	否	不清楚	补充说明
(9)处理组间的基线可比性	是	否	不清楚	补充说明

8. meta 分析所需的信息

二分类结局变量　　　　　　　　　　　　　　　　总研究对象数($N=?$)

	治疗组($n_1=?$)		对照组($n_2=?$)	
	发生事件人数	未发生事件人数	发生事件人数	未发生事件人数
1.	a_1	b_1	c_1	d_1
2.	a_2	b_2	c_2	d_2

连续性变量　　　　　　　　　　　　　　　　　　总研究对象数($N=?$)

	治疗组($n_1=?$)		对照组($n_2=?$)	
	均数	标准差	均数	标准差
1.	M_{11}	SD_{11}	M_{12}	SD_{12}
2.	M_{21}	SD_{21}	M_{22}	SD_{22}

　　由于一般资料可能影响摘录者对文章质量的评价,是否对摘录者隐瞒这部分内容也应事先规定。如果采用盲法,可以复印原文,将文章标题页的内容覆盖,再由摘录者提取研究资料。

　　进一步使用专用的 meta 分析软件,如 RevMan,或其他统计软件,如 SPSS、SAS、EXCEL、STATA 等建立数据库。需要注意的是,对计量资料必须注明单位,如浓度用 mmol/L 还是 mg/dl,以便合并结果时使用统一的单位;比较的两组除了有均数还要有标准差;计数资料也要使用相同的比率来表示,如统一用百分率、千分率或万分率。提取资料和计算机录入时应由双人独立进行,以保证资料摘录和输入的质量。

(六)汇总结果

　　对收集的资料,可采用定性或定量的方法进行汇总分析,以获得相应的结果。定性分析(qualitative synthesis)是叙述性合成证据的方法,即通过表格对合格研究的研究特征(如研究设计、研究对象、研究结局、研究质量等)与研究结果进行结构化的比较和总结,定性评价研究结果在不同研究特征上是否相似(即研究结果是否与某些研究特征有关)。定性分析一方面为定量分析打下基础,另一方面,当原始研究存在较大的异质性,不适于定量合并,也只能通过定性分析汇总结果。定量分析

（quantitative synthesis）就是用统计学方法汇总研究结果,涉及异质性检验、meta 分析、敏感性分析和亚组分析等内容。

1. 异质性检验   异质性检验（heterogeneity test）是对统计量的齐性检验,目的是检查各个独立研究的结果是否存在异质性。如果不存在异质性,则说明这些独立研究的真实效应可能是相同的,具有可合并性。由于各独立研究的设计不同,进行试验的条件不同,试验所定义的暴露、结局及其测量方法不同,以及混杂因素的存在均可能产生异质性。异质性的出现,应被看作是件有利的事情,不必回避。因为通过寻找异质性的来源,有助于发现问题,提出问题,有利于开展新的研究。因此,在进行 meta 分析时,要特别注意资料的"可合并性",如果原来各个独立研究的结果缺乏一致性,调查者对资料的汇总要慎重。因为 meta 分析对干预措施的效果进行平均估计,如同所有的平均值,如果合并生成的均值来源差异太大,得出的均值将毫无意义。

这时的重点是要探讨造成差异的可能原因。研究之间是否存在:①临床异质性（概念上的异质性）:如对象特征、诊断、干预、对照、研究地点、评价结局等不同;②方法学异质性:研究设计与质量方面的差异引起,如盲法的应用和分组隐藏的不同,或者由于试验过程中对结局的定义和测量方法的不一致而出现的变异;③统计学异质性:是指不同试验中观察得到的效应的变异超过了机遇（随机误差）本身所致的变异性。统计学计算异质性以数据为基础,其原理是各研究之间可信区间的重合程度越大,则各研究间存在统计学同质性的可能性越大,相反,可信区间重合程度越小,各研究之间存在统计学异质性的可能性越大。临床异质性、方法学异质性和统计学异质性三者相互独立。

异质性的检验有多种方法,通常采用 Q 统计量（Q statistic）。检验的零假设为各项研究的总体效应值相同。Q 可用公式 $Q=\sum w_i(\theta_i-\theta_{合并})^2$ 计算,w_i 为第 i 个研究的权重值,θ_i 为第 i 个研究的效应量,$\theta_{合并}$ 为合并的效应量,θ 为率比的对数值、比值比的对数值、率差、均数差或标准化均数差等。Q 服从于自由度为 k-1 的 χ^2 分布,Q 值越大,其对应的 P 值越小。若 $Q>\chi^2_{(1-\alpha)}$,则 $P<\alpha$,表明研究间存在异质性;反之亦然。

此外,也可用统计量 I^2 定量衡量异质性的大小,I^2 表示由于由研究间变异占总变异（包括研究间变异及抽样误差的残差）的百分比,可用 $I^2=[(Q-df)/Q]\times100\%$,df 是自由度,等于纳入的研究数 k-1。当 $I^2=0$ 时,表明研究间的变异仅由抽样误差引起,没有观察到研究间的异质性;I^2 统计量越大异质性越大,异质性的低、中、高程度分别用 I^2 统计量 25%、50%、75% 表示。若 $I^2>50\%$,则说明存在比较明显的异质性。如果各研究间无异质性或较低（$P>0.1,I^2<50\%$）,采用固定效应模型（fixed effect model）进行资料的合并分析;若存在异质性（$P<0.1,I^2>50\%$）时,但合并资料仍然具有临床上的意义,则采用随机效应模型（random effect model）进行合并分析,并谨慎解释研究结果。如果存在严重异质性,建议不要进行 meta 分析,而是根据试验特征如性别、年龄、病情严重程度、疾病分期、基线危险度、干预的强度和时间等进行亚组分析,或进行敏感性分析,或考虑协变量的影响进行 meta 回归分析,以解释异质性的来源。对异质性的处理可以按图 18-5 的流程来考虑。

2. meta 分析   meta 分析（meta-analysis）就是对某一研究问题的多项独立研究的结果进行收集、合并及统计分析的一种方法,通过该方法以获得能够代表这些研究的平均水平。我国曾翻译为后分析、荟萃分析、元分析、综合分析等。meta 分析是系统综述中使用的一种统计学的定量综合分

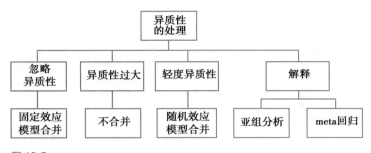

图 18-5

Meta 分析中异质性资料处理的方法

析方法,是以某一问题的多项独立研究的结果为研究对象,运用适当的统计学方法对多个研究结果进行定量的综合分析,得出单一的、量化的综合结论。

meta 分析的效应合并就是对效应值进行加权平均,在计算时根据异质性检验的结果选用固定效应模型或随机效应模型对各研究结果的效应值进行加权合并。在数据合并之前,应根据资料的类型及评价目的选择效应量作为合并统计量。当为计数资料时常用比值比(OR)、相对危险度(RR)、危险度差(risk difference,RD)等来表示效应的大小,以这些值作为合并统计量。当为计量资料时用均数差(mean difference,MD)表示效应的大小,当采用同样测量方法测量同一个指标时使用加权均数差(weighted mean difference,WMD)合并统计量,当对同一治疗效应采用不同的测量方法或单位(如采用不同的量表测定神经功能),可使用标准化的均数差(standardized mean difference,SMD)合并统计量,见表 18-7。具体统计分析可用 meta 分析软件如 RevMan 统计分析,也可用常用的统计学软件如 SPSS、SAS、Stata 等,实际操作时选择相应统计学模块即可。

表 18-7 meta 分析中的效应指标及统计模型选择

资料类型	合并统计效应指标	统计学模型	
		固定效应模型	随机效应模型
计数资料(dichotomous)	比值比(OR)	Mantel-Haensze(M-H) inverse variance(IV) Peto Fleiss	DerSimonian-Laird(D-L)
	危险比(RR)	Mantel-Haensze(M-H) inverse variance(IV)	DerSimonian-Laird(D-L)
	危险差(RD)	Mantel-Haensze(M-H) inverse variance(IV)	DerSimonian-Laird(D-L)
计量资料(continuous)	权重均数差(WMD)	inverse variance(IV)	DerSimonian-Laird(D-L)
	标化均数差(SMD)	inverse variance(IV)	DerSimonian-Laird(D-L)
	率差		

(詹思延,2015)

meta 分析的目的就是将某一研究问题已经完成的研究结果更为客观、定量、有效地反映出来。

但在 meta 分析的过程中,除了获得多项研究的综合结果外,还可达到以下目的:①提高统计效能,加强主要结论的说服力,尤其是对样本量较小的临床实验研究;②提高对效应值的估计精度;③评价文献中各研究结果的一致性,找出研究结果不一致性的原因,并试图解决或调和不同研究间的矛盾结论;④发现某些单个研究未阐明的问题;⑤探讨现有文献发表偏倚的程度;⑥提出新的研究问题,为进一步的研究指明方向。

进行 meta 分析必须遵循以下几个重要假设或原则:①所要综合的原始研究所探索的研究问题必须相同,它们来自同一总体,结果相近。②合并结果时必须纳入所有有关的研究,不能只包括部分研究,以减少选择偏倚。③假设所有纳入的研究都没有偏倚,其结果的差异完全由抽样误差引起。④利用加权平均法对真实值进行定量的估计。其中保证前三条假设或原则的实现,才能控制偏倚,保证 meta 分析结果的可靠性。

目前,系统综述常和 meta 分析共同或交叉使用,其实二者不完全等同。首先,meta 分析是系统综述的一个重要部分,系统综述在对资料进行定量综合时会用到 meta 分析,但不是必要的部分。假如确定研究题目后,进行了全面文献检索,但没有发现有关研究,或发现的研究数目很少,或研究结果存在很大的差异,则可能不需进行 meta 分析。

3. 敏感性分析和亚组分析　敏感性分析(sensitivity analysis)是检查一定假设条件下所获结果的稳定性的方法,其目的是发现影响 meta 分析研究结果的主要因素,解决不同研究结果的矛盾性,发现产生不同结论的原因。敏感性分析最常用的方法是分层分析,即按不同研究特征,如不同的统计方法(固定效应或随机效应模型)、研究方法学的质量高低、样本量大小、是否包括未发表的研究等,将各独立研究分为不同组后,按 Mantel-Haenszel 法进行合并分析,再比较各组及其与合并效应间有无显著性差异。

亚组分析(subgroup analysis)是指针对不同研究特征进行资料的分析,例如将研究对象根据年龄、性别、病情轻重,干预措施不同的剂量或疗程等进行比较,主要目的是探讨临床异质性的来源,即识别效应修饰因素或评价交互作用。通常,在方案制定阶段就应该确定做哪些亚组分析,而不是资料分析阶段的随意分组探索。

（七）总结报告

一般先要对入选文献的基本情况加以描述(表 18-8),再使用直观森林图(forest plots)表示 meta 分析的结果(图 18-6)。图中水平线代表每个研究的结果,线中间的方块代表研究结果的点估计值,方块的大小代表该研究在 meta 分析中的权重,线宽代表研究结果的 95% 可信区间;垂直线代表"无效应线",如果一个研究水平线穿过垂直线,表明该研究结果的 95% 可信区间包含 1,说明研究的效应在比较的两组间差异无显著性;图中的菱形块则代表各个研究合并后的效应估计值,即采用固定效应模型或随机效应模型合并各研究结果后的值,该综合值也可以有 95% 可信区间。图 18-6 展示了表 18-8 中 8 项有关孕期被动吸烟与小于胎龄儿关系的病例对照研究的 meta 分析结果,粗合并效应值 OR = 1.45(95%CI:1.05~2.01),对报告调整 OR 值的 5 篇文献进行分析,调整合并效应值 OR = 1.76(95%CI:1.15~2.69)。

表 18-8　8 篇关于孕妇被动吸烟与小于胎龄儿关系的文献

第一作者	发表年份	研究类型	研究地点	暴露/病例	暴露/对照	未调整			调整			权重（%）	N-O 得分
						OR	95%CI		OR	95%CI			
Chen	1995	病例对照研究	加利福尼亚（美国）	51/106	69/114	0.60	0.35~1.03		-	-		12.61	7
Nafstad	1998	病例对照研究	挪威	17/39	37/83	0.96	0.45~2.07		-	-		9.26	7
Hanke	1999	病例对照研究	波兰	55/111	772/1640	1.10	0.75~1.62		-	-		15.11	6
Eejin-Karlsson	2003	病例对照研究	瑞典	39/43	459/665	4.38	1.54~12.41		2.40	1.20~4.80		6.44	6
Fortier	1994	病例对照研究	魁北克（加拿大）	169/302	2111/4342	1.34	1.06~1.70		1.09	0.85~1.39		17.43	5
Windham	1999	病例对照研究	加利福尼亚（美国）	22/56	272/936	1.58	0.91~2.75		1.40	0.79~2.50		12.30	6
Goel	2004	病例对照研究	印度	45/120	96/456	2.25	1.46~3.47		2.10	1.27~3.48		14.30	6
韩京秀	2006	病例对照研究	北京（中国）	50/155	26/155	2.36	1.38~4.05		3.42	1.44~8.14		12.54	8

注："-"该研究无调整的 OR 值；N-O 得分为研究质量的 Newcastle-Ottawa 量表得分

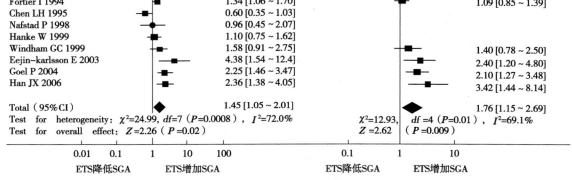

图 18-6
孕妇孕期被动吸烟与 SGA 关系的森林图

另外,也可以参考 2009 年国际上提出的系统综述和 meta 分析优先报告的条目(Preferred Reporting Items for Systematic reviews and Meta-Analyses, PRISMA),简称 PRISMA 声明进行总结报告。PRISMA 由 27 个条目清单(表 18-9)以及一个四阶段的流程图(图 18-7)组成,清单中包括的条目对透明报告系统综述非常重要。

表 18-9   系统综述和 meta 分析透明报告规范(PRISMA)

部分或标题	编号	条目说明
标题	1	明确本研究报告是针对系统综述、meta 分析,还是两者兼有
结构式摘要	2	提供结构式摘要,根据具体情况应包括:背景;目的;资料来源;纳入研究的标准;研究对象和干预措施;质量评价和数据合成的方法;结果;局限性;结论和主要发现;系统综述的注册号
理论基础	3	根据研究背景介绍开展系统综述研究的理由和依据
目的	4	以研究对象、干预措施、对照措施、结局指标和研究类型五个方面(participants, interventions, comparisons, outcomes, study design, PICOS)为导向,清晰明确地陈述需要解决的研究问题
方案和注册	5	如果已有研究方案,则说明方案内容并给出可获得该方案的途径(如网址),并且提供现有的已注册的研究信息,包括注册编号
纳入标准	6	将指定的研究特征(如 PICOS,随访的期限)和报告的特征(如检索年限,语种,发表情况)作为纳入研究的标准,并给出合理的说明
信息来源	7	针对每次检索及最终检索的结果描述所有文献信息的来源(如数据库种类及文献收集的日期范围,对从其他途径获得文献,与研究作者联系获取相应文献的方法)
检索	8	至少说明一个资料库的计算机检索方法,包含所有的检索策略的使用,使得检索结果可以重现

续表

部分或标题	编号	条目说明
研究选择	9	说明纳入研究被选择的过程(包括初筛,合格性鉴定及纳入系统综述等步骤,也可包括纳入 meta 分析的过程)
资料提取	10	描述资料提取的方法(例如预提取表格、独立提取、重复提取)以及任何向研究原作者获取或确认资料的过程
数据项目	11	列出并明确研究变量及获取的研究数据(如 PICOS,资金来源),以及任何推导方式和简化形式
单个研究存在的偏倚	12	描述用于评价单个研究偏倚风险的方法(包括说明该方法在研究或结局水平是否被采用),以及在资料综合阶段该信息被利用的过程
概括效应指标	13	说明主要的综合结局指标[如危险比率(risk ratio),均数差(difference in means)]
结果综合	14	描述资料处理和结果综合的方法,如果进行了 meta 分析,则说明异质性检验的方法
研究偏倚	15	详细说明证据体系中可能存在偏倚风险的评估方法(如发表偏倚,研究中的选择性报告偏倚)
其他分析	16	对于研究中其他的分析方法进行描述(如敏感性分析或亚组分析,meta 回归分析),并说明哪些分析是预先制定的
研究选择	17	报告初筛的文献数、评价符合纳入的文献数,以及最终纳入研究的文献数,同时给出每一步排除文献的原因,最好提供流程图
研究特征	18	说明每一个被提取资料的文献的特征(如样本含量,PICOS,随访时间)并提供引文出处
研究内部偏倚风险	19	提供单个研究中可能存在偏倚危险性的评估资料,如果条件允许,还需要说明结局水平的风险评估(条目 12)
单个研究的结果	20	针对所有结局指标(有效或有害性),说明每个研究:(a)各干预组结果的简单合并数据,以及(b)综合效应估计值及其可信区间,最好以森林图形式报告
结果的综合	21	说明每项 meta 分析的结果,包括可信区间和异质性检验的结果
研究间偏倚	22	说明对研究间可能存在偏倚的评价结果(条目 15)
其他分析	23	如果有,给出其他分析的结果(如敏感性分析或亚组分析,meta 回归分析,见条目 16)
证据总结	24	总结研究的主要发现,包括每一个主要结局的证据强度;分析它们与主要利益集团的关联性(如医疗保健的提供者、系统综述的使用者及政策决策者)
局限性	25	探讨单个研究和结局层次的局限性(如偏倚的风险),以及系统综述的局限性(如文献检索不全面,报告偏倚等)
结论	26	根据其他的证据对结果给出概要性的解析,并提出未来研究的建议
资金	27	描述本系统综述的资金来源和其他支持(如提供资料);以及资助者在系统综述中的作用

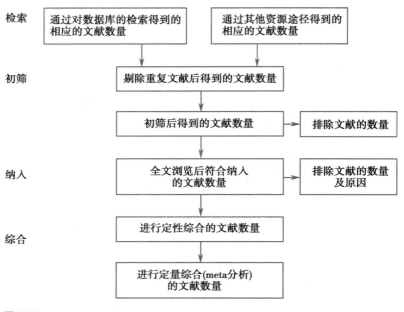

图 18-7
系统综述和 meta 分析流程图

三、偏倚

（一）偏倚的来源与控制

与传统综述比较，系统综述采取了一系列规范的方法全面、系统收集国际上的科研结果，使用定量的统计学方法对不同研究的结果进行整合获得精确定量的信息，尽可能地引入科学可靠的方法以保证研究的质量，大大减低系统综述的偏倚，增加了结果和结论的真实性。因此，系统综述具有系统、定量、可靠的特点。然而，作为文献的二次研究，系统综述如果在设计、实施、分析等环节出了问题，也会引入偏倚，影响最后结果和结论的真实性。同其他流行病学研究一样，系统综述的偏倚也可分为信息偏倚、选择偏倚和混杂偏倚。所不同的是，系统综述的三种偏倚存在于两个层面，即原始研究固有存在的，以及系统综述制作过程中引入的新的偏倚。

系统综述的信息主要源于原始研究的集合数据，如果变量的定义不合理或不明确、数据提取的方式不正确、原始信息不准确以及原始研究中有关信息缺失等，都会导致提取的数据不准确，从而引起最终整合结果的信息偏倚。要控制系统综述的信息偏倚，需要在定义变量和提取数据上下工夫，必要时应和原作者取得联系，核实可疑的信息或索取缺如的信息。

选择偏倚是系统综述中最重要的偏倚来源，原因是实际收集到的研究与"研究总体"之间存在差异。造成实际纳入的研究与"研究总体"存在差异的原因有多种，主要包括纳入和排除标准不当或不明确、文献检索策略和方法不当、发表偏倚（publication bias）、语言偏倚（language bias）、地区偏倚（geographical bias），以及根据结果人为地纳入或排除个别研究等。因此，研究开始，研究者必须根据研究目的制定明确的纳入和排除标准，如没有明显缺陷，不应中途更改，并在筛选研究中严格执行，尽可能杜绝依据研究结果排除或纳入研究的做法。此外，研究者应按照国际上认可的策略，制定系统严密的文献检索计划。一般而言,文献检索是系统综述中最耗时费力的工作,通常需要两个人合作进行,关系到系统综述的成败,必须予以重视。

系统综述的混杂偏倚首先可能来自于原始研究,即使是高质量的随机对照试验,在亚组分析时,不同组的原始研究在其他可能影响效应估计因素的不可比性,仍可能对两组合并效应的比较产生混杂作用。如果有足够的高质量研究,控制混杂的首选方法是尽可能地选用混杂作用较小的原始研究,如随机对照试验,或是充分有效地控制了主要混杂因子的观察性研究。

(二)偏倚的种类

1. 发表偏倚(publication bias)　　指具有统计学显著性意义的研究结果较无显著性意义和无效的结果被报告和发表的可能性更大。对于无统计学意义的研究,研究者可能认为意义不大,不发表或推迟发表;作为杂志编辑则更有可能对这类论文退稿。因为存在发表性偏倚,即使具备周密的检索策略和手段(如与研究者个人联系),也不可能完全地纳入所有相关研究。如果系统综述和meta分析只是基于已经发表的研究结果,可能会夸大疗效,甚至得到一个虚假的疗效,从而导致临床个体治疗与卫生决策的失误。Egger通过追踪医学伦理委员会批准的研究方案在随后几年发表的情况,总结出:阳性结果的研究发表的可能性是阴性结果的研究发表的3倍(95%可信限为2.3~3.9),并且发表偏倚在临床试验和观察性研究中均存在。此外,阳性结果发表的时间也比阴性结果发表的时间平均要早上3~4年。一个好的系统综述和meta分析应包括所有与课题有关的可获得的资料,即包括已发表和未发表的研究。由于未发表的研究难以获得,实际操作中常常以发表的文献为主,但应尽最大可能收集未发表的研究。当然,也有学者认为,真正未发表的资料可能其设计不够严谨,资料质量比较差,可信性低,因而不易将其结果合并;即使合并,对发表和未发表资料给予相同的权重亦似乎不妥。

2. 文献检索偏倚(location bias)　　文献检索偏倚是指在文献检索中采用的检索策略或检索工具不具有代表性,如仅检索中文数据库,语言偏倚如仅收录英文的文章出现的偏倚,因不同语种对发表研究的倾向性不同,如德文杂志较英文杂志更倾向于发表阴性结果的研究等。其中将检索限定在某种语言引起的偏倚,称为语言偏倚(language bias)。例如一项评价研究发现,第一作者相同的情况下,随机化试验的结果为阳性时使用英文发表的占63%,而用德文发表的仅占35%,差异具有显著性($P<0.05$),logistic回归分析显示,阳性结果使用英文发表的OR值为3.8(95% CI:1.3~11.3)。这样一来,如果meta分析只是基于英文报告,就可能引入偏倚。再如,世界上几个主要的医学文献检索库,如Medline、Embase、Science Citation Index(SCI),虽然包括了3000~4000种杂志,但绝大部分来自发达国家,发展中国家仅占2%,而发展中国家具有阳性结果的研究可能更容易发表在来自印度的30种使用英语的杂志中,从而引入偏倚,这种偏倚称为文献库偏倚(database bias)。

3. 引用偏倚(citation bias)　　手工检索文献时,通过文章后面所列的参考文献可以进一步查找其他相关文章。但在meta分析中这种途径可能带来引用偏倚,因为支持阳性结果的试验比不支持的试验可能更多地被作为参考文献加以引用。此外,杂志的知名度对文章的引用也会产生影响。例如,一项很有影响的降脂试验,最初计划包括评价其一级预防和二级预防的效果。一级预防得到了有益的结果,因此1987年发表在《新英格兰医学杂志》。而同期完成的二级预防评价,因效果不显著,直到 1993 年才发表于流通有限的医学年报(*Annals of Medicine*)。前者在发表后的 3 年内被引用了 450 次,而后者只被提及 17 次。

4. 多次发表偏倚(multiple publication bias)　同一研究多次发表会从几方面引入偏倚。首先,阳性结果的研究更容易多次发表或作为会议报告,这就使得这些文章更容易被查到并纳入 meta 分析中。其次,meta 分析中如果包括重复数据会人为地增加了统计学精确性。多次发表偏倚在单一的研究中不是很明显,但在多中心的临床试验中确实存在,因为除了多中心合并的研究结果外,各个分中心也可能报告各自的研究结果。而对 meta 分析人员来讲,很难区分两篇文章是一个研究的重复发表,还是来自两个分别的研究。

5. 有偏倚的入选标准(biased inclusion criteria)　通常文献入选标准由熟悉所研究领域的调查者来制定,那么这个标准就可能受调查者知识的影响。对入选标准的处理可能导致某些阳性结果的研究被选择,而阴性结果的研究被排除。例如,某些降脂治疗的 meta 分析只包括那些有益于心血管的治疗试验,却排除那些发生了不良事件的研究,这种不对称的入选标准可能导致选择偏倚。

6. 权重偏倚(weighting bias)　在对各个研究结果进行整合时,由于使用不恰当的权重而引起的偏倚。产生权重偏倚的原因是由于不同的效应指标赋权的原则不同,使用率差时,事件发生率越低,赋予的权重越大,使用率比时刚好相反,事件发生率越低,赋予的权重越小。例如,一项有 6 个原始研究的 meta 分析显示,使用率差时合并的结果为-6.5%,$P<0.01$,但使用率比时合并的结果为+0.02,$P>0.05$。因此,当不同效应指标的合并结果相差很大时,应参考以样本量为权重的合并结果。

（三）偏倚的检查

meta 分析是对既往已完成的研究结果进行分析,收集到的多是在期刊上公开发表的文章,因此不可避免会发生发表偏倚等,有必要对此开展检查。目前还开发了多种统计学方法,如 RevMan 软件中提供的漏斗图(funnel plots)分析,也可以计算失安全数(fail-safe number,N_{fs})来检查偏倚的程度。

1. 漏斗图　漏斗图是最常见的识别发表偏倚的方法。它是以研究的效应量估计值(如 RR、OR、RD 和死亡比或取其对数值等)作为横坐标,以效应量标准误的倒数作为纵坐标画出的散点图。漏斗图是基于效应量估计值的精度随着样本量的增加而增加的假设,其宽度随精度的增加而逐渐变窄,最后趋近于点状,其形状类似一个对称倒置的漏斗,故称为漏斗图。即样本量小的研究,数量多、精度低,分布在漏斗图的底部呈左右对称排列;样本量大的研究,其精度高,分布在漏斗图的顶部,且向中间集中。利用漏斗图可以直接观察原始研究的效应量估计值是否与其样本含量有关。图 18-8 所示假设为漏斗图的两种情况,左图中所有研究围绕中心线对称排列,表明没有发表偏倚,图中空心散点代表结果无效的小样本研究,小样本研究估计的效应量变异较大,出现效应量极端值的机会多于大样本研究。右图呈不对称分布,表示存在发表偏倚,所缺失部分恰恰为结果无统计学意义的小样本研究。绘制漏斗图,需要纳入较多的研究个数,原则上要求 5 个点以上才能进行。

需要指出的是,导致漏斗图形不对称的原因较多,除了发表偏倚外,也可能因为纳入的试验总体质量较差、样本量较小、试验数较少(机遇的作用)、或干预措施的变异性过大。因此,在解释图形不对称的原因时应综合考虑。此外,当纳入系统综述试验数较少时(如低于 10 个),进行漏斗图分析对结果的解释需慎重,这时候的对称性判断不准确。

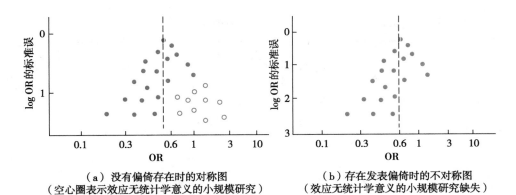

（a）没有偏倚存在时的对称图
（空心圈表示效应无统计学意义的小规模研究）

（b）存在发表偏倚时的不对称图
（效应无统计学意义的小规模研究缺失）

图 18-8
- - - - - - - -
漏斗示意图

2. 失安全数　meta 分析中还可以计算需多少阴性研究结果的报告才能使结论逆转,即失安全数(fail-safe N,N_{fs})来估计发表偏倚的程度。P 为 0.05 和 0.01 时的失安全数计算公式如下:

$$N_{fs0.05} = (\sum Z/1.64)^2 - S \qquad\qquad 式(18-1)$$

$$N_{fs0.01} = (\sum Z/2.33)^2 - S \qquad\qquad 式(18-2)$$

公式中 S 为研究个数,Z 为各独立研究的 Z 值。失安全数越大,说明 meta 分析的结果越稳定,发表偏倚对结果的影响越小,结论被推翻的可能性越小。

四、质量评价

系统综述的质量有高有低,因此系统综述在应用于实践和决策之前,需要对系统综述的真实性进行评价。由荷兰和加拿大的专家在 2007 年制定的 AMSTAR(a measurement tool to assess systematic reviews)是目前较为公认的系统综述质量评价工具。该工具从系统综述是否事先制定了研究方案、文献检索是否系统全面、文献筛选和数据提取是否可重复等 11 个方面,对系统综述的实施过程和所采取的偏倚控制措施进行评价(表 18-10)。

表 18-10　AMSTRA 评价清单与说明

条目	描述说明
1	是否提供了前期设计方案?
	在系统综述开展以前,应该确定研究问题及纳入排除标准
2	纳入研究的选择和数据提取是否具有可重复性?
	至少要有两名独立的数据提取员,而且采用合理的不同意见达成一致的方法过程
3	是否实施广泛全面的文献检索?
	至少检索 2 种电子数据库。检索报告必须包括年份以及数据库,如 Central、Embase 和 MEDLINE。必须说明采用的关键词/主题词,如果可能应提供检索策略
	应咨询最新信息的目录、综述、教科书、专业注册库,或特定领域的专家,进行额外检索,同时还可检索文献后的参考文献

续表

条目	描述说明
4	发表情况是否已考虑在纳入标准中,如灰色文献? 应该说明评价者的检索是不受发表类型的限制 应该说明评价者是否根据文献的发表情况排除文献,如语言
5	是否提供了纳入和排除的研究文献清单? 应该提供纳入和排除的研究文献清单
6	是否描述纳入研究的特征? 原始研究提取的数据应包括受试者、干预措施和结局指标等信息,并以诸如表格的形成进行总结 应该报告纳入研究的一系列特征,如年龄、种族、性别、相关社会经济学数据、疾病情况、病程、严重程度等
7	是否评价和报道纳入研究的科学性? 应提供预先设计的评价方法,如治疗性研究,评价者是否把随机、双盲、安慰剂对照、分组隐藏作为评价标准,其他类型研究的相关标准条目一样要交代
8	纳入研究的科学性是否恰当地运用在结论的推导上? 在分析结果和推导结论中,应考虑方法学的严格性和科学性。在形成推荐意见时,同样需要明确说明
9	合成纳入研究结果的方法是否恰当? 对于合成结果,应采用一定的统计检验方法确定纳入研究是可合并的,以及评估它们的异质性(如 Chi-squared test)。如果存在异质性,应采用随机效应模型,和(或)考虑合成结果的临床适宜程度,如合并结果是否敏感?
10	是否评估了发表偏倚的可能性? 发表偏倚评估应含有某一种图表的辅助,如漏斗图以及其他可行的检测方法和(或)统计学检验方法,如 Egger 回归
11	是否说明相关利益冲突? 应清楚交代系统评价及纳入研究中潜在的资助来源

五、系统综述与 meta 分析的进展

除了前述常规的系统综述和 meta 分析之外,近年来还出现了其他一些文献综述和合成证据的方法,可以根据研究目的和潜在拥有的文献资料灵活选用。

1. 快速综述(rapid review) 快速综述是指对有关决策问题的现有证据进行的快速总结和评估。它采用的仍然是系统综述的整体思路和方法,但是会依具体情况,简化甚至节省某些研究步骤和方法,以达到快速完成的目的。例如,只选用最主要的检索词进行文献检索,而不是使用所有可能相关的检索词;只检索主要的文献库;只提取与结果和质量有关的数据;只进行简单的质量评价和结果整合;如果近期已有相关的系统综述,可能只做一个系统综述的综述(见下文),而不进行原始研究的系统综述。值得注意的是,为了节约时间而简化步骤和方法可能会增加偏倚的风险。因此,

研究者应该详细记录节省和简化的地方,并评估因此而可能产生的偏倚,以便供决策者参考。

2. 系统综述的综述(overview of systematic reviews) 一个系统综述总结的是关于同一问题的原始研究,因此回答的还是同一个问题。例如,一个关于噻嗪类利尿剂通过治疗高血压预防脑卒中效果的系统综述不会包括生活方式和其他抗高血压药物的研究。然而,决策者面对的却是一个病人或复杂的决策问题,而不是一个简单的研究问题,需要一个决策问题所有有关的干预措施的证据,系统综述的综述正是为了解决这样的问题提出的。其制作方法与系统综述类似,但只纳入现有的系统综述,而不是原始研究,其本质就是系统综述的综述。

3. 复合系统综述(multi-arm systematic review) 复合系统综述是针对更为宽泛的研究问题的有关证据的综合,可以看成是一个包括多个独立的并列的系统综述的综述,其研究问题宽于一般系统综述,但窄于系统综述的综述。比如,一个关于青少年摄入蔬菜和水果的促进因素和阻碍因素的综述研究,涉及多个子问题,不同的子问题需要不同的研究方法,因此,此类综述既需要包括临床试验,也涉及观察性研究,甚至定性研究。对每一类研究,都须使用独立的检索策略、合格标准、质量评价方法和数据提取表等,然后分别进行分析和评价,最后做出综合的结论。不同于系统综述的综述,复合系统综述总结的是原始研究,而系统综述的综述总结的是系统综述。

4. 累积 meta 分析(cumulative meta-analysis,CMA) 累积 meta 分析是把有共同研究目的研究结果看成一个动态的连续统一体,每当有新的研究完成后,即将新的研究结果及时纳入重新进行一次 meta 分析,然后再按一定的顺序排列累积的结果,并用森林图表示,以分析每次研究对综合结果的影响。CMA 不仅可以反映研究结果的动态变化趋势,同时还可显示出各个研究对综合结果的影响。CMA 是将各原始研究按照某个变量的变化依次引入 meta 分析过程的一种独特显示方法,类似于序贯分析,但又有所不同,它不是新的统计分析方法。累积变量最常见的模式是按照年代顺序排列,此时结果会显示证据是如何随时间累积而变化的。当然,也可以按照其他变量(如样本量大小、研究质量等)进行排序,逐步引入 meta 分析。

5. 单病例 meta 分析(individual patient data meta-analysis,IPDMA) 单病例 meta 分析是一种特殊类型的系统评价,它不是在已发表的研究中提取数据,而是直接从原始研究人员处获取纳入研究每个受试者的原始研究数据,集中重新分析,并在条件允许时合并进行 meta 分析。IPDMA 可进行时间事件分析,是进行亚组分析唯一最切合实际的方法;还可通过与试验者联系,详细核查和反复校正原始资料,确证随机和随访的质量,通过现有病例记录系统(诸如死亡登记)更新随访信息。

6. 前瞻性 meta 分析(prospective meta-analysis,PMA) 前瞻性是指在任何研究(通常为随机对照试验)的结果尚未出来之前,先进行系统检索、评价和制定纳入及排除标准的一种 meta 分析。PMA 分析可以克服回顾性 meta 分析的某些缺点,并且还有其独特优势,如收集和分析单个病人的资料、进行时间事件分析和亚组分析、标化所有临床试验结果测量方法等。当前认为,PMA 是针对需要进行多中心、大样本研究但现实又不能实现的情况下的最有效方式,但成本非常高、操作困难且需要耗费大量的时间。

7. 网状 meta 分析(network meta-analysis) 在临床实践中,会有一系列的药物可以治疗某种疾病,但 RCT 均是药物与安慰剂的对照,而药物互相之间的 RCT 都没有进行或很少,在这种情况下,就需要将间接比较和直接比较的证据进行合并,即进行网状 meta 分析。多种干预措施效果之间的差异可用一个网状的图展示,因此此类的 meta 分析称为网状 meta 分析。网状 meta 分析首要的是构造一个等级模型,以处理抽样变异、治疗异质性及研究治疗比较间的不一致性,并提供模型的最大似然比。

（陈维清）

思考题

1. 何谓循证医学? 它的核心思想是什么?
2. 简述循证医学实践的基本步骤。
3. 何谓最佳证据? 区分证据质量等级有什么意义?
4. 简述循证医学实践的基础。
5. 试述什么是系统综述及其在循证医学实践中的作用。
6. 简述系统综述的主要步骤。
7. 简述异质性的来源和检验方法、判断原则。
8. 简述系统综述和 meta 分析中可能存在的偏倚及其检测方法。

第十九章

恶性肿瘤

Chapter 19　Cancer

The incidence and mortality of cancer have been on a steady increase in the last three decades. Cancer is now one of the major health problems worldwide as well as in China. Epidemiology of cancer deals with the distributions and risk factors of cancer, development of prevention strategies, and evaluation of interventions. The risk factors of cancer include environmental(biological, physical, chemical and lifestyle) and genetic factors. Gene-environment interactions often exist in the occurrence and development of cancer. Although there are primary, secondary and tertiary prevention strategies for the control of cancer, primary prevention should be placed high on the agenda.

恶性肿瘤是威胁人类健康的最严重疾病之一,全世界和我国恶性肿瘤的疾病负担均呈上升趋势。肿瘤的预防和控制是当今各国面临的重要公共卫生问题之一。

第一节　概述

恶性肿瘤简称为癌症(cancer),它的特征是细胞变异和增殖失控,扩张性增生形成新生物(neoplasm),肿瘤组织无限制增长,并通过淋巴系统向远端转移,侵袭其他脏器,最终导致机体衰亡。恶性肿瘤包括实体肿瘤和液体肿瘤。实体肿瘤在各实质组织或器官内生长,起源于上皮细胞的称为癌(carcinoma),起源于间叶组织的称为肉瘤(sarcoma),起源于脾和淋巴结淋巴细胞的称为淋巴瘤(lymphoma)。白血病起源于骨髓造血细胞,白细胞发生癌变并随血液流动,属液体肿瘤。

随着人口的增长、人口结构的变化以及生活方式和生活环境的改变,全球常见恶性肿瘤的总体发病率和死亡率呈上升趋势。世界卫生组织(WHO)国际癌症研究署(IARC)的肿瘤监测数据表明,2012 年全球癌症总新发病约 1409 万人,死亡约 820 万人。全人群发病顺位前 3 位的恶性肿瘤分别是:肺癌(年新发病人数 182 万,发病构成比 13.0%),乳腺癌(年新发病人数 168 万,发病构成比 11.9%),结直肠癌(年新发病人数 136 万,发病构成比 9.7%)。死因顺位前 3 位的恶性肿瘤分别是肺癌(19.4%)、肝癌(9.1%)和胃癌(8.8%)。发达国家恶性肿瘤发病率约为欠发达国家恶性肿瘤发病率的 2 倍,而死亡率约为欠发达国家的 108% ~ 115%。发展中国家新发病数占全世界的 57%,而死亡数占全世界的 65%。发达国家和欠发达国家之间恶性肿瘤发病率和死亡率的差异受多种因素的共同影响,包括危险因素分布的不同,检出率和检出时限的差异,以及治疗效果的差异等。

WHO 专家预测,随着人口不断增长和老龄化,在今后的几十年内,发展中国家恶性肿瘤疾病负担仍将持续增加。

在我国,随着期望寿命延长和生活环境的变化,恶性肿瘤死亡率一直呈上升趋势,从 20 世纪 70 年代至 2004 年死亡率上升了 83.1%。据国家癌症中心估计,2015 年我国恶性肿瘤新发病例数约 429 万,死亡约 281 万。由于庞大的人口基数,我国恶性肿瘤发病人数约占全球恶性肿瘤发病人数的 22%,恶性肿瘤死亡人数占全球恶性肿瘤死亡人数的 27%。肺癌、胃癌、肝癌、食管癌、结直肠癌以及女性乳腺癌是我国常见恶性肿瘤主要的死亡病因。恶性肿瘤严重影响病人的生存质量和期望寿命,我国恶性肿瘤病人 5 年生存率较低,仅为 36.9%。

恶性肿瘤流行病学(cancer epidemiology)主要研究恶性肿瘤在人群中的分布及其影响因素,探索恶性肿瘤的病因,制定相应的防治策略和措施并加以评价,最终达到降低人群恶性肿瘤发病率和死亡率的目的。肿瘤流行病学研究内容包括肿瘤监测、病因研究和干预研究三个主要部分。

第二节　流行特征及危险因素

一、恶性肿瘤的流行特征

(一)时间趋势

1. 世界范围内肿瘤流行的时间趋势　从世界范围来看,近年来恶性肿瘤发病率呈逐年上升趋势,尤其在欠发达国家和地区,恶性肿瘤发病率增长更为明显(表 19-1)。虽然在全球范围内部分恶性肿瘤如肺癌、胃癌、食管癌和女性宫颈癌的年龄标化发病率略有下降,但随着人口增长及人口老龄化,几乎所有恶性肿瘤的新发病例数仍在逐年增长。在各类常见恶性肿瘤中,肺癌仍是全球最主要的癌症。近年来,肺癌全球发病率有所下降,其中男性发病率自 20 世纪 90 年代中期以来逐年下降,而女性肺癌发病率则缓慢上升。乳腺癌是女性第 1 位肿瘤,近年来,发达国家和欠发达国家的乳腺癌发病率都呈持续上升趋势。由于医疗条件的改善,全球大部分国家和地区的恶性肿瘤死亡率有所下降,但部分欠发达地区恶性肿瘤死亡率仍在不断上升。2013 年,全球因恶性肿瘤造成的伤残调整寿命年高达 19 630 万,相比于 1990 年增加了 29.1%,其中发达国家增加了 9.6%,发展中国家则增加了 40.3%。

2. 我国恶性肿瘤流行的时间趋势　国家癌症中心数据显示,我国恶性肿瘤发病率呈显著上升趋势。2000—2011 年间,我国男性恶性肿瘤发病率以每年 0.2% 的速度缓慢递增,女性恶性肿瘤发病率则以每年 2.2% 的速度快速上升。在多种恶性肿瘤类型中,男性前列腺癌、女性宫颈癌以及女性卵巢癌等发病率上升显著,肺癌发病率趋向稳定,而食管癌、胃癌和肝癌发病率逐年降低。另一方面,近年来我国恶性肿瘤死亡率下降,自 2006 年以来,我国男性恶性肿瘤标化死亡率平均每年下降 1.4%,女性恶性肿瘤标化死亡率每年下降 1.1%。虽然大部分恶性肿瘤死亡率呈下降或稳定趋势,但少数恶性肿瘤死亡率持续上升,其中男性结直肠癌、胰腺癌、白血病、前列腺癌标化死亡率上升明显,女性中卵巢癌、宫颈癌和甲状腺癌标化死亡率仍不断升高。

表 19-1 2002—2012 年世界不同地区性别分层的恶性肿瘤年龄标化发病率和死亡率估计

| 地区 | 2002 年 | | | | 2008 年 | | | | 2012 年 | | | |
| | 发病率[*] | | 死亡率[*] | | 发病率[*] | | 死亡率[*] | | 发病率[*] | | 死亡率[*] | |
	男性	女性	男性	女性	男性	女性	男性	女性	男性	女性	男性	女性
东非	158.7	156.7	133.2	122.7	121.2	125.3	105.4	95.9	120.7	154.7	103.8	110.5
中非	141.9	121.5	120.8	99.0	88.1	96.7	78.5	75.6	91.8	110.7	82.3	82.3
北非	99.0	85.2	83.1	65.1	109.2	98.9	89.5	68.2	133.5	127.7	99.9	75.7
南非	213.7	163.2	158.5	106.3	235.9	161.0	172.1	108.1	210.3	161.1	136.5	98.7
西非	90.0	104.4	73.5	79.7	92.0	123.5	80.1	91.2	78.7	112.4	68.5	75.7
北美	398.4	305.1	154.0	112.1	334.0	274.4	122.4	91.5	344.2	295.4	123.2	91.7
中美	146.1	153.3	95.1	89.6	136.2	134.4	84.7	80.6	125.8	141.9	76.6	72.1
南美	216.4	191.6	131.8	102.2	186.7	162.9	116.6	88.2	206.7	180.6	118.0	88.4
东亚	219.4	136.8	161.8	86.3	222.1	158.1	155.5	87.3	225.4	151.9	159.3	80.2
东南亚	130.4	120.9	102.5	76.2	143.9	141.7	112.3	89.4	147.6	132.6	114.1	79.5
中南亚	105.5	110.1	78.0	69.9	99.7	110.8	78.0	71.7	98.1	103.3	74.8	64.7
西亚	149.5	125.7	108.7	74.0	152.8	119.5	113.9	74.3	192.8	150.2	129.3	81.3
东欧	257.7	175.1	197.2	101.9	259.2	184.2	181.5	94.0	260.0	193.5	173.4	91.6
南欧	299.4	208.1	170.1	92.2	289.9	212.2	149.9	81.2	297.6	220.4	137.9	78.9
北欧	283.1	252.3	161.0	118.1	292.3	249.5	134.6	99.7	298.4	263.9	126.2	94.4
西欧	326.4	244.6	173.9	106.1	337.4	250.9	138.4	84.3	343.7	263.7	131.3	83.6
发达国家	314.1	228.0	169.6	102.5	300.1	225.5	143.9	87.3	308.7	240.6	138.0	86.2
欠发达国家	158.7	128.8	119.2	83.1	160.3	138.0	119.3	85.4	163.0	135.8	120.1	79.8

改编自 WHO/IARC, Global cancer statistics. 2002, 2008, 2012.

注: [*] 发病率和死亡率单位均为 1/10 万

　　恶性肿瘤发病率和死亡率的时间动态变化,提示了相应的危险因素或保护因素的变化。人均期望寿命延长、老龄人口比例增加是全球肿瘤发病持续增加的主要原因。同时,在不同发展水平的国家和地区,人们的生活行为方式、环境污染的状况也决定了各国肿瘤负担的变化趋势。近 30 年来,部分发达国家全面开展了控烟、膳食指导、环境保护、肿瘤早诊早治等干预措施,美国、加拿大、西欧等国男性肺癌、结直肠癌发病率已趋于平稳或略有下降;传统的胃癌高发地区中国和日本发病率明显下降。在推行了宫颈癌筛查项目后,全球的宫颈癌发病率也持续降低。但在发展中国家,乳腺癌、肺癌、结直肠癌等主要肿瘤的发病呈逐年增长的趋势,这些国家在发展工业化和城市化过程中,社会环境改变,自然环境污染加重,同时人们的生活行为习惯(如吸烟、饮酒)以及膳食结构改变等,都增加了人群恶性肿瘤发病的风险。

　　(二)地区特征

　　1. 世界范围内的分布 总体来说,发达国家和地区的恶性肿瘤发病率高于欠发达国家和地区。

据 2012 年全球肿瘤统计报告,东亚地区恶性肿瘤标化发病率约为西非地区的 2 倍,而北美地区恶性肿瘤标化发病率更达到西非地区恶性肿瘤标化发病率的 3 倍以上。尽管如此,北美地区恶性肿瘤标化死亡率却为西非地区恶性肿瘤标化死亡率的 1.5 倍。部分恶性肿瘤在高、低发区的差别可达 10 倍以上,例如男性肺癌标化发病率在中欧和东欧高达 53.5/10 万,在西非仅为 1.7/10 万。一般说来,经济发达国家高发的肿瘤有肺癌、乳腺癌、结直肠癌和前列腺癌;欠发达地区常见肿瘤有肺癌、乳腺癌、肝癌、胃癌、宫颈癌。

2. 不同地理环境中的分布　各类肿瘤在不同地理环境中流行强度也不同,常有明显的高发区和低发区之分,这可能与其病因学特点有关。如肝癌在东亚和东南亚等湿热地区高发,尤其在沿海沿河地区,这与这些国家 HBV 感染率高、粮食易受到黄曲霉污染及饮用水易遭受藻类污染有关;食管癌具有明显的地理聚集现象,尤其在我国有着明显的地方性高发特点:高发区主要分布在河南、河北、山西交界的太行山区,四川省盐亭,湖北和安徽大别山区,福建和广东部分地区等。这些地区共同的特点是居民有食用发酵食物的风俗,粮食易被霉菌污染,土壤和水中微量元素钼、硒、镁及水溶性维生素缺乏,这些都可能增加食管癌的发病风险。

3. 我国恶性肿瘤的城乡分布　我国城乡经济水平、生活条件和卫生资源存在较大差异,因此恶性肿瘤的分布特征在城乡之间也具有显著差异。2015 年,我国农村地区预期年龄标化发病率和死亡率均高于城市地区。其中农村地区年龄标化发病率为 213.6/10 万,死亡率为 149.0/10 万;城市地区年龄标化发病率为 191.5/10 万,死亡率为 109.5/10 万。城乡地区流行的恶性肿瘤的种类也有差别。城市地区表现为发达国家的癌谱特征,肺癌、结直肠癌、乳腺癌等发病率高于农村地区,农村地区食管癌、胃癌、肝癌和宫颈癌发病率高于城市地区。

（三）人群特征

1. 年龄　各年龄段均可能发生恶性肿瘤。一般情况下,40 岁以前恶性肿瘤发病率处于相对较低水平,40 岁以后发病率随着年龄的增长快速增加,并于 80~85 岁达到高峰。然而,各年龄段都有其相应的高发恶性肿瘤。①婴幼儿期发生的肿瘤通常与胚胎形成期细胞、组织分化异常有关,常见的有肾母细胞瘤、神经母细胞瘤、胚胎期横纹肌肉瘤等。这类肿瘤较为罕见,多在婴幼儿期或幼童期发病,以后下降。②儿童、青少年期发生的肿瘤与早期(胎儿期、婴幼儿期)暴露到致癌因素关系密切,常见的肿瘤有各种类型的白血病、脑瘤等,占该年龄段全部恶性肿瘤死因的 70%。③青壮年期的肿瘤与早期接触环境致癌物的量和持续时间有关。在青壮年阶段,职业性的肿瘤如肝癌、肺癌、膀胱癌和白血病高发。④青壮年期及老年期是肿瘤的高发年龄段,这与致癌物长期作用有关,常见肿瘤有肺癌、肝癌、胃癌、结直肠癌、前列腺癌、食管癌、膀胱癌等。⑤部分肿瘤在不同年龄段发病率有所波动,如乳腺癌在绝经前和绝经后分别有两个高峰,提示激素内分泌因素改变与乳腺癌关系密切,且绝经前后可能有不同的致病因子。

2. 性别　除女性或男性特有的肿瘤,如乳腺癌、子宫内膜癌、卵巢癌、宫颈癌、睾丸癌及前列腺癌外,大多数恶性肿瘤发病率都是男性高于女性。这可能与男性在日常生活及职业工作中接触环境致癌因素的风险高于女性有关,也有学者认为不同的激素类型可能影响致癌物在体内的代谢过程。儿童期男女恶性肿瘤发病率比为 1.2∶1,以后随着年龄增长逐渐增高,60 岁以后发病率性别比约为

2：1。

3. 婚育状况　人群研究证据表明,宫颈癌与性行为过早、多性伴、多育有关,这些因素可能增加女性感染 HPV 的风险;行经时间长、无哺乳史的女性患乳腺癌的风险较高。生殖生育因素造成的生物学和内分泌变化可能与这些肿瘤的发生有关。

4. 种族　不同种族的恶性肿瘤发病率和死亡率存在较大差别。鼻咽癌在中国广东人群中发病率最高,且具有明显的家族聚集性,遗传因素可能是该肿瘤的主要病因。皮肤癌与皮肤色素沉着有关,不同肤色的人种对皮肤癌的易感性也不同,其中白种人易患皮肤癌,美国白种人的恶性黑色素瘤发病率比黑种人高几十倍。恶性肿瘤的种族分布差异不仅反映肿瘤遗传易感性的差异,同时与不同种族的生活方式、生活环境具有密切关联。

5. 职业　恶性肿瘤的职业分布通常与职业性致癌因素有关。在工作环境中长期接触致癌因素,经过较长的潜伏期而患某种特定的肿瘤,称为职业性肿瘤。自 18 世纪起,人们就发现从事化工产业的工人皮肤癌(阴囊癌)、膀胱癌及白血病的发病率远远高于一般人群。工农业生产过程中产生的多种物理化学物质是明确的致癌物,如:石棉、联苯胺、苯、氯甲醚、砷、氯乙烯、煤焦油、铬酸盐和职业性放射等。

6. 移民　肿瘤的移民流行病学研究是探讨环境因素和遗传因素对肿瘤发生影响大小的主要方法。美国日裔二代、三代的胃癌发病率、死亡率下降,接近美国当地人水平,而大肠癌、乳腺癌发病率逐渐上升,说明这些肿瘤与环境及膳食结构改变的关系较为密切。而鼻咽癌在二代华裔广东移民中发病率仍然显著高于当地美国人,说明鼻咽癌的发生与遗传因素关系密切。

二、我国主要肿瘤的流行特征

我国在 1973—1975 年、1990—1992 年、2004—2005 年开展了三次全国死因调查,结果显示:20世纪 70 年代至 21 世纪初的 30 年间,我国恶性肿瘤死亡率总体呈上升趋势。20 世纪 70~90 年代为绝对增长期,这一时期的恶性肿瘤死亡率表现出明显的上升趋势;1990—2004 年期间为相对增长期,城市和农村恶性肿瘤死亡率虽然都有较大幅度增长(分别为 33.4% 和 20.5%),但调整了年龄结构后,城市中国人口标化死亡率仅上升了 1.8%,农村则下降了 5.5%,说明我国肿瘤的死亡率上升主要受期望寿命延长和人口老龄化的影响。2015 年,我国男性前 5 位发病的肿瘤排序为:肺癌、胃癌、肝癌、食管癌和结直肠癌;女性前 5 位发病肿瘤分别为乳腺癌、肺癌、胃癌、结直肠癌和食管癌。在女性中,这些常见肿瘤约占全部恶性肿瘤的 56.9%;而在男性中,这一比例则高达 74.3%。结直肠和乳腺癌的死亡率呈明显的上升趋势,胃癌、食管癌和肝癌的死亡率则有了明显下降。

2015 年我国所有的恶性肿瘤新发病例中,53.7% 来自于城市,46.3% 来自于农村。城市地区恶性肿瘤发病率和恶性肿瘤死亡率均低于农村。我国恶性肿瘤总的发病年龄分布特点是,0~39 岁处于较低的水平,40 岁以后快速增加,80 岁处于高峰,85 岁以后下降。现阶段无论是发病率还是死亡率男性均高于女性,且农村地区的性别差异大于城市地区。近年来,我国恶性肿瘤发病的男女性别差异逐渐缩小,恶性肿瘤发病率男女比值由 1989 年的 1.6 下降至 2008 年的 1.4。

（一）肺癌

肺癌是危害我国公众的主要恶性肿瘤之一。20 世纪 70 年代至 21 世纪初,我国的肺癌发病率和死亡率呈持续上升趋势。据全国肿瘤防治研究办公室提供的数据,我国城市男性肺癌发病率已从 1989—1993 年的 61.6/10 万上升到 21 世纪初的 70.7/10 万,女性肺癌发病率也从 1989—1993 年的 29.7/10 万上升至 21 世纪初的 36.5/10 万。全国三次死因调查结果显示,21 世纪初我国肺癌死亡率已达到 30.8/10 万,较 20 世纪 70 年代第一次死因调查的 5.6/10 万和 90 年代第二次死因调查的 15.2/10 万均明显升高。肺癌在所有恶性肿瘤中的死因构成由第一次死因调查的 7.4% 和第二次死因调查的 16.2% 提高至 22.7%。2000 年以来,得益于控烟等多项肿瘤防治项目,我国肺癌发病率和死亡率已呈现相对稳定的趋势。其中男性肺癌发病率略有下降,女性则略有上升:2000—2011 年,我国男性肺癌发病率平均每年降低 0.2%,女性肺癌发病率平均每年升高 0.9%。虽然发病率总体趋向稳定,但在现阶段,我国肺癌的发病率和死亡率均居全部恶性肿瘤之首。据估计,2015 年我国肺癌新发病例人数达 73.3 万,死亡人数达 61.0 万。肺癌的发病率和死亡率随年龄增加而上升。肺癌发病率和死亡率在 45 岁之前缓慢上升,45 岁以后则快速增长。在任何年龄段,男性肺癌发病率均高于女性。此外,近年来我国肺癌的平均发病年龄呈明显增高趋势,男性由 1989 年的 65.3 岁提高到 2008 年的 67.9 岁,女性由 1989 年的 65.1 岁提高到 2008 年的 68.1 岁。

（二）乳腺癌

乳腺癌是威胁我国妇女健康的主要恶性肿瘤之一,居女性恶性肿瘤发病之首,且近年来呈迅速增长的趋势。2000 年至 2011 年,我国女性乳腺癌发病率平均每年增加 3.9%,死亡率平均每年增加 1.1%。预计 2015 年,我国女性乳腺癌新发病例人数约 26.9 万,死亡人数约 7.0 万。乳腺癌的预后较好,生存率相对较高,5 年观察生存率为 72.7%,5 年相对生存率为 73.0%。乳腺癌年龄别发病率随年龄的增加而增加,在 30 岁后发病率随年龄快速增加,到 55 岁年龄组达到高峰,并持续处于较高发病水平。乳腺癌年龄别死亡率随年龄的增加而增加,在 30 岁后死亡率随年龄快速增加,到 55 岁年龄组达到高峰,进入平稳期后随年龄继续上升,85 岁以上年龄组达到死亡高峰。

（三）肝癌

我国是肝癌的高发区,原发性肝癌是我国重要的肿瘤类型。2015 年我国肝癌年发病人数近 46.6 万,死亡人数 42.2 万。根据三次全国死因回顾性调查结果,肝癌死亡率在 20 世纪 70~90 年代间上升较快,增长了近 90%,90 年代至 2004 年增长速度变缓,增长率约为 29%。近年来,我国肝癌死亡率已开始呈现下降趋势,男性死亡率平均每年降低 4.0%,女性死亡率平均每年降低 4.2%。我国肝癌的分布具有地区聚集性,主要特点为沿海高于内地,江苏、广西、福建和黑龙江等为肝癌死亡较高的省份,而云南、贵州、北京、天津等省市为肝癌死亡相对较低水平的省市,高发地区和低发地区死亡率相差约 42 倍。肝癌的发病和死亡情况也具有一定的城乡差异。2011 年,中国城市居民肝癌标化发病率和标化死亡率分别为 17.1/10 万和 15.0/10 万,农村肝癌标化发病率和标化死亡率分别为 22.2/10 万和 20.2/10 万,农村肝癌发病率和死亡率均比城市高。近年来,这种城乡差异有逐步缩小的趋势。肝癌的发病和死亡有较大的性别差异,一般男女患病比为 2∶1。无论男性还是女性,肝癌发病率和死亡率非常接近,发病率略高于死亡率,但 70 岁以后,死亡率高于发病率,提示肝癌病死率高,预后很差,因此亟须在肝癌的预防和治疗方面做大量工作。

（四）胃癌

我国胃癌发病率、死亡率居全球较高水平。据 IARC 公布的统计数据显示,2012 年全球胃癌新发病例 95.2 万,中国胃癌新发病例 40.5 万,占全球胃癌发病的 42.5%;2012 年全球范围内胃癌死亡病例 72.3 万,标化死亡率为 8.9/10 万,我国胃癌死亡病例 32.5 万,标化死亡率为 17.9/10 万,约为全球平均死亡率的 2 倍。我国胃癌高发地区主要集中在东北三省（辽宁、吉林、黑龙江）,西北三省（青海、宁夏、甘肃）及华东三省（福建、江苏、山东）,胃癌死亡率以东部、西北部为最高。而广东、广西等华南地区以及云南、贵州所在的云贵高原为胃癌低发区。胃癌发病率和死亡率均随年龄增长而增加。35 岁以前男性和女性的胃癌发病率较低,从 40 岁起,胃癌年龄别发病率均随年龄增长而迅速增高,并在 80 ~ 85 岁达最高。胃癌年龄别死亡率随年龄的变化与发病率的变化相一致,也是在 80 ~ 85 岁达到高峰。人口的老龄化是造成癌症死亡率上升的主要原因,也是老年人胃癌死亡率上升的主要原因之一。

三、恶性肿瘤的危险因素

恶性肿瘤的发病是多因素、多阶段、多效应的复杂过程。虽然环境因素是肿瘤发生的始动因素,但个体的自身因素,如遗传特质、年龄、性别、免疫和营养状况等,在肿瘤的发生和发展过程中也具有重要作用。同样暴露于特定的致癌环境,有的人发生肿瘤,而另一些人不发生肿瘤,这表明恶性肿瘤是环境因素和遗传因素共同作用的结果。流行病学关注的恶性肿瘤的病因通常是宏观可控的因素。根据危险因素的来源,可分为环境致癌因子和机体内源性因素（免疫、内分泌和遗传因素）,这些因素的联合作用可导致细胞内直接致癌物蓄积、遗传物质损伤、原癌基因突变、抑癌基因失活、DNA 复制调控失败等一系列细胞异常事件,形成恶性肿瘤组织。主要肿瘤的明确的危险因素参见表 19-2。

表 19-2　常见肿瘤的危险因素及预防措施

癌症种类	重要危险因素[1]	病因预防（一级预防）明确有效[2] 的方法及效果[3]	筛查（二级预防）方法及效果[4]
肺癌	①吸烟;②被动吸烟;③氡气;④石棉、砷、铬、镍、焦油暴露;⑤空气污染	①消除职业危险因素（效果显著）;②持续戒烟和消除二手烟（效果中等）;③公共场所禁烟（效果较弱）	①胸部 X 线摄片;②痰液细胞学检查;③胸部低剂量螺旋 CT（LDCT）检查（效果不明确）
肝癌	①感染乙型肝炎（HBV）或丙型肝炎（HCV）病毒;②酗酒;③食用带有黄曲霉素的谷物,常见于亚洲、非洲;④个人肝硬化史	接种乙肝疫苗	①甲胎蛋白（AFP）检测;②肝脏 B 超检查;③乙型肝炎病毒表面抗原检测（效果不明确）
胃癌	①吸烟;②长期食用高盐、烟熏、盐腌、腌腊制品,新鲜蔬菜水果摄入不足;③感染幽门螺杆菌（HP）;④慢性胃炎和胃部良性病变	①控烟、禁烟（效果显著）;②对感染了幽门螺杆菌（HP）的病人进行抗菌治疗（效果中等）	①胃黏膜细胞学筛查;②超微量胃液系列分析;③胃部 X 线检查;④胃镜检查（效果不明确）

续表

癌症种类	重要危险因素[1]	病因预防（一级预防）明确有效[2]的方法及效果[3]	筛查（二级预防）方法及效果[4]
结直肠癌	①结直肠息肉、溃疡性结肠炎和克罗恩病；②结直肠癌症家族史；③基因改变：遗传性非息肉病性结肠癌（HNPCC）基因突变和家族性腺瘤性息肉病（FAP）的 APC 基因突变；④癌症病史；⑤年龄>50 岁	①持续 5 年以上每日摄入阿司匹林（效果显著）；②绝经后女性联合使用雌激素和孕酮（效果显著），但可能增加乳腺癌的风险；③腺瘤性结直肠息肉摘除（效果中等）	①粪便隐血试验（FOBT），RCT 实验证实能降低 15%~33%的结直肠癌死亡率；②乙状结肠镜；③结肠镜检查。筛检试验研究均报告②和③能增加早期癌的发现，提高病人生存率，但 RCT 实验证据尚不足
乳腺癌	①白种人；②乳腺癌家族史；③*BRCA1*和*BRCA2*基因突变；④对侧乳腺癌；⑤胸部放射性治疗史；⑥年龄；⑦己烯雌酚；⑧生育史；⑨乳腺密度；⑩绝经期激素治疗	对特殊人群治疗性预防：①化学预防，选择性激素受体调节剂（SERMs），如他莫昔芬；②芳香酶抑制剂或灭活剂；③对乳腺癌家族史和 BRCA 基因突变的高危女性实施预防性乳腺切除或卵巢摘除术	筛查是降低乳腺癌病死率的有效手段。①钼靶 X 线检查（效果显著）；②乳腺超声（效果显著且经济、无放射），但证据还不足；③MRI，效果显著，但价格昂贵；④乳腺自检
宫颈癌	①HPV 感染；②性生活过早、多个性伴侣或性混乱；③多孕多产（7个或以上）；④长时期（5 年或以上）服用避孕药；⑤免疫抑制；⑥己烯雌酚；⑦香烟暴露	①HPV 疫苗（有效）；②保护性性行为	①宫颈巴氏细胞涂片（可有效降低 80% 发病和死亡）；②HPV DNA 检测。宫颈巴氏细胞涂片和 HPV DNA 检测联合筛查尚存争议

改编自 National Cancer Institute（NCI）at the National Institutes of Health（NIH），USA. http：//www. cancer. gov/

注：[1]重要危险因素：能增加肿瘤的发病风险，且重要性评价为"重要"的因素；[2]"明确有效"：指有大人群随访研究证据，且结论一致，效果评价等级包括"显著"、"中等"和"较弱"；[3]一级预防效果观察指标为：人群肿瘤归因发病率和死亡率降低；[4]二级预防效果的观察指标为：人群肿瘤归因死亡率降低

（一）环境致癌因子

环境致癌因子可通过自然环境和职业环境暴露。自然环境暴露的致癌因子通常增加全人群的患癌风险，暴露方式包括生活行为方式接触（如吸烟、饮酒、膳食因素、性行为）和接触外环境污染（如空气、水及土壤污染）暴露。工农业生产的原料、产品或生产过程可产生多种致癌和可疑致癌物质，因此职业人群是肿瘤的高危人群。

1. 物理因素　电离辐射（X、γ、α、β 射线等）可引起人类多种恶性肿瘤，包括肺癌、乳腺癌、白血病、恶性淋巴瘤、多发骨髓瘤、甲状腺癌、皮肤癌等。电离辐射来源广泛，包括天然辐射源氡和紫外线，原子核泄漏或核爆炸，以及医用和工业用辐照（X 线和 γ 射线）。矿山和建筑石材中的氡气（α 射线）是自然界最大的电离辐射源，据估计，氡污染每年导致数千人死于肺癌。长期紫外线照射已被证实能导致人类皮肤癌。皮肤中的黑色素对紫外线辐射具有屏障作用，因此不同肤色的人种对紫外线辐射诱发的皮肤癌敏感性不同。日本广岛、长崎原子弹爆炸幸存者的白血病患病率显著升高，乌克兰切尔诺贝利地区核电站泄漏事故 25 年后，原居住地儿童和青少年甲状腺癌发病率上升了近 2倍。辐射致癌的机制还不十分清楚，目前普遍认为辐射导致的持续的氧化应激在肿瘤的发生发展中起重要作用，而辐射诱发的基因组不稳定可能是各种致癌因素作用的共同途径。职业因素中，除电

离辐射外,其他常见的物理因素暴露如石棉纤维、煤尘、石英尘等可导致工人患肺癌、间皮瘤。

2. 化学因素 明确的环境化学致癌物主要来源于烟草、饮酒、饮用水、食物、药物以及工农业生产过程。

(1)烟草:吸烟是一个重要的环境致癌因素,15%~30%的癌症可归因于吸烟,每年全球因吸烟导致的癌症死亡更高达150万以上。烟草暴露有三种方式,分别有主动吸烟、被动吸烟(环境烟雾暴露)和非烟雾暴露(咀嚼和嗅闻)。烟草的烟雾中含有的致癌物有苯、多环芳烃、亚硝胺、芳香胺、杂环芳香胺、乙醛、甲醛等,可增加肺癌、膀胱尿道癌、肾癌、口腔癌、鼻咽癌、喉癌、食管癌、胰腺癌、胃癌、肝癌、子宫颈癌、唇癌及白血病的发病风险。自1956年Doll和Hill发表著名的《吸烟与肺癌》的病例对照研究报告以来,已有大量的前瞻性研究报告证实,肺癌死亡风险随吸烟年限和量的增加而增加。相反,控烟可降低肺癌死亡率,相比于1991年,美国2003年肺癌死亡人数下降的40%受益于20世纪50年代以来吸烟率的下降。被动吸烟可能与女性肺癌有关;咀嚼和嗅闻烟草可增加烟草种植工人患口腔癌的风险。

(2)饮酒:WHO和美国癌症学会已经确认酒精可增加口腔、咽和食管等部位恶性肿瘤的危险性。饮酒者同时吸烟患口、咽喉及食管癌的危险则更高。肝脏是酒精主要的代谢器官,长期饮酒可增加肝脏负荷,损坏肝功能,甚至导致肝硬化,继而可能与HBV感染协同增加患肝癌的风险。此外,酒精饮料中可能致癌的物质有乙醛、亚硝胺、黄曲霉毒素、氨基甲酸乙酯及砷等化学物。

(3)膳食因素:膳食因素致癌的原因包括两方面,一方面是膳食结构不合理,表现为高脂、高能量、少膳食纤维、缺乏维生素的膳食,可引起超重、肥胖及微量元素和维生素缺乏;另一方面食物储存、烹制过程不当,可产生各种生物或化学致癌物。由高脂膳食引起的超重和肥胖能够增加多种恶性肿瘤的风险,包括结直肠癌、肾癌、食管癌、胰腺癌以及女性乳腺癌(绝经后)等。关于肥胖增加癌症发病的机制,一般认为身体脂肪会影响体内激素水平,过多的脂肪导致体内激素水平失衡,进而导致肿瘤发生。在气候湿热的地区粮食、玉米和花生储存过程中易受黄曲霉菌污染,增加了当地居民患肝癌和食管癌的风险。腌制、烟熏、过度烹制肉类食品,可产生亚硝胺、杂环胺(HCAs)、多环芳烃(PAHs)等多种致癌物质,可增加肺癌、胃癌、肝癌、乳腺癌的发病风险。

(4)职业化学致癌因子:常见的职业化学致癌因子有20多种,常见的职业肿瘤有肺癌、皮肤癌、膀胱癌、白血病和肝血管肉瘤等。

(5)药物:免疫抑制剂咪唑硫嘌呤可导致肾移植病人患非霍奇金淋巴瘤、皮肤癌、结缔组织癌、肝癌等肿瘤;己烯雌酚、非甾体雌激素增加性激素相关肿瘤(乳腺癌、子宫癌、睾丸癌及阴道癌)的发病风险。

3. 生物学因素 生物因素是人类肿瘤的主要病因之一,目前至少有8种病毒已被证实与人类恶性肿瘤有关。除了病毒,其他生物致癌因素还包括细菌和寄生虫等。已有明确的证据证明乙型肝炎病毒(HBV)和丙型肝炎病毒(HCV)感染是原发性肝癌的致病因子。人乳头状瘤病毒(HPV)感染显著增加宫颈癌风险,相对风险高达20~100倍。Epstein-Barr病毒(EBV)已被列为Ⅰ类致癌因子,其慢性感染可导致各类肿瘤,如Burkitt淋巴瘤、鼻咽癌、霍奇金淋巴瘤、非霍奇金淋巴瘤、T细胞恶性肿瘤、口咽鳞状细胞癌和胃腺癌等。幽门螺杆菌(HP)感染可增加患胃癌的风险。人免疫缺陷病毒

（HIV）感染,引起长期免疫抑制则与卡波希氏肉瘤和非霍奇金淋巴瘤有关。

（二）机体内源性因素

1. 免疫、内分泌及社会心理因素　免疫系统与肿瘤的发生密切相关,肿瘤细胞可以通过一种或多种机制逃避免疫系统的攻击或不能激发特异性抗肿瘤免疫,使得肿瘤发生和发展。与内分泌相关的肿瘤有乳腺癌、卵巢癌、睾丸癌等。未经生育、初潮早、绝经晚、未经哺乳等因素是乳腺癌的危险因素,提示体内雌二醇水平高可能增加乳腺癌的风险。社会心理因素也是恶性肿瘤的重要危险因素之一,重大不良生活事件、抑郁等引起持续的心理应激状态,可能导致机体神经内分泌系统紊乱和免疫力下降,从而增加患癌的风险。

2. 遗传因素　恶性肿瘤通常有一定的家族聚集性和种族差异,遗传因素对肿瘤的发生也起到重要作用。遗传因素对有聚集性和散发的肿瘤都有影响,具体的表现有:

（1）肿瘤的遗传性和家族聚集性:遗传性肿瘤通常由单个基因异常决定,按常染色体显性遗传方式遗传,有清晰的遗传家系谱,肿瘤部位多发,发病年龄早,发病罕见。如视网膜母细胞瘤、肾母细胞瘤、神经母细胞瘤等来源于神经或胚胎组织的肿瘤。如家族中多个成员患同一种癌,有较清晰的家系谱,称为家族癌,如遗传性乳腺癌、遗传性卵巢癌、遗传性结肠癌等。家族癌通常是由单个或少数几个高外显率的突变基因决定的。BRCA1 和 BRCA2 种系突变是家族性乳腺癌的遗传易感因素。据统计,家族性乳腺癌病人中约 25% 携带 BRCA1/BRCA2 突变基因型。此外,存在 BRCA1 和 BRCA2 种系突变的个体到 75 岁时乳腺癌的发病率为 80%,卵巢癌的发病率为 60%,而患胰腺癌和结肠癌的风险增高 3~4 倍。此外,家族聚集性还表现为癌家族,即一个家系中恶性肿瘤发病人数多,肿瘤类型多样,但遗传家系谱不清晰,这可能与该家族成员携带多个易感基因有关。

（2）环境因素与易感基因的联合作用:除了少数肿瘤具有明显遗传性或家族聚集性外,绝大多数恶性肿瘤是散发的。环境暴露与遗传易感因素可能通过交互作用协同增加个体的患癌风险,例如,药物代谢酶细胞色素 P450（cytochrome P450s）家族,能够催化多环芳烃类、亚硝胺和芳香胺类等致癌物的氧化代谢。特定 CYP 基因变异可通过影响致癌物-DNA 加合物形成这一致癌过程的关键环节影响肿瘤易感性。

第三节　预防策略与措施

恶性肿瘤给个人和家庭带来了巨大的痛苦,给社会带来的疾病负担也十分沉重。但是癌症是一类可以预防的疾病。世界卫生组织在 20 世纪 80 年代就已提出了恶性肿瘤的战略认识:1/3 的人类癌症是可以预防的,1/3 的人类癌症是可以通过早发现、早诊断、早治疗而治愈的,另有 1/3 的人类癌症是可以减轻病人痛苦,提高病人生存质量和生存时间的。

癌症预防（cancer prevention）是以人群为对象、以降低癌症发病率和死亡率为目的的肿瘤学分支,是人类抗癌活动的重要组成部分。为了控制恶性肿瘤病情,降低恶性肿瘤对人类的伤害,必须贯彻预防为主的方针,防治结合,才能有效地降低恶性肿瘤发病率和死亡率。

一、预防策略

（一）全球肿瘤预防策略

恶性肿瘤防控的目的是降低癌症的发病率和死亡率,这是一项需要全社会参与的,持久的,系统的工程。2005 年,世界卫生大会通过了预防和控制癌症的决议。WHO 与部分成员国共同实施了"抗击癌症的全球行动计划",并提出以下防控肿瘤的总策略:

1. 病因预防为主　利用现有对肿瘤病因的科学认知积极开展肿瘤预防。详细内容见"一级预防"部分。

2. 治疗和关怀并重　开展诊治技术研究并提供技术支持,促进不同国家和地区开展肿瘤早诊、筛查、充分治疗、关怀和姑息治疗的医疗和社会服务。目标是为不同国家提供与其经济水平和医疗服务水平相符的医疗技术,使病人能获得有效救治,尽可能延长病人的生存时间,减缓病人的痛苦,提高生命质量。

3. 政府主导,全社会参与　各国应根据重点防控需求和资源水平积极制定国家肿瘤控制项目,将肿瘤的预防、控制、治疗及效果评估纳入各国的健康服务系统。政府主导体现在将防控措施以政策或法律的形式制度化。

（二）我国恶性肿瘤预防策略与目标

新中国成立以来,党和政府一贯重视癌症的防治与研究,20 世纪 70 年代、90 年代以及 21 世纪初的三次全国性的死因回顾调查基本查清了我国癌症的流行情况,对癌症的主要危险因素进行了深入的研究,并在某些癌症的防治工作中做出了一定的贡献。此外,我国于 2002 年建立国家癌症登记中心,尤其自 2008 年中央财政支持开展肿瘤登记项目工作以来,全国肿瘤登记点已从 2008 年的 54 个增加到 2014 年的 308 个,覆盖人口数从 2008 年的约 1.1 亿人增加到 2014 年的约 3.0 亿人,并定期发布癌症相关信息,系统整理肿瘤登记、死因监测、地理信息等相关数据,建立数学预测模型,科学指导癌症规范化防治。

我国的肿瘤防控策略是建立在我国的肿瘤特点和经济发展、卫生资源水平以及我国新时期卫生工作方针基础上的,具体是:①坚持"预防为主"、"以农村为重点"及"中西医并重"的卫生工作方针;②癌症防治与其他重大疾病防治相结合,提高疾病防治的综合效益;③重视农村和部分城镇肿瘤高发区,因地制宜开展癌症预防和早诊早治工作;④政府领导,全社会参与。2015 年,国家卫生和计划生育委员会发布《中国癌症防治三年行动计划(2015—2017 年)》提出现阶段癌症防控目标为:坚持预防为主、防治结合、中西医并重,加强癌症防治体系建设,提高癌症防治能力,实施癌症综合防治策略和措施,为遏制癌症增长、降低癌症疾病负担奠定基础。

二、预防措施

恶性肿瘤的预防以病因预防和早诊早治为重点,病因预防多采取干预全人群和高危人群相结合的策略,早诊早治则多采取高危人群策略。此外,为了控制可能引起癌症的不利因素,癌症预防措施还应该包括:危险因素评估、癌症发病登记、人群监测、由政府主导的国民健康工程和涉及社会、生产、生活、教育导向、卫生资源等多个方面。全球主要恶性肿瘤的一级和二级预防措施参见表 19-2。

肿瘤的三级预防

1. 一级预防　肿瘤的一级预防也称肿瘤的病因学预防,主要指针对一般人群消除或降低致癌因素,促进健康,防患于未然的预防措施。人类肿瘤的发生是环境致癌因素与机体长期作用的结果,针对消除这些致癌因素所采取的措施均属于一级预防。有效的一级预防措施包括控烟、合理膳食、节制饮酒,消除职业性危害以及健康教育健康促进等。

(1)控烟:2003 年,在瑞士日内瓦召开 56 届世界卫生大会上,192 个成员国一致通过了全球首个公共卫生协作公约《烟草控制框架公约》(简称《烟草公约》),其目标是提供一个由各缔约方在国家、区域和全球实施烟草控制措施的框架。《烟草公约》要求由政府主导控烟项目,社会力量共同参与,通过立法限制烟草销售(增加税收、限制广告、危害警示)和面向全人群开展健康教育的方式进行干预。我国政府于 2005 年正式向联合国递交了协约批准书,并承诺采用综合措施开展控烟项目。

(2)合理膳食和体力活动:WHO 提出了膳食、体力活动和健康全球策略,为各成员国提供了制定促进全民合理膳食和体力活动的行动指南。膳食方面的指导原则为:达到能量平衡和保持健康体重;限制脂肪摄入,以不饱和脂肪酸为主;多摄入维生素和多纤维素的果蔬和谷类;限制蔗糖和钠盐的摄入。体力活动按年龄段(5~17 岁青少年;18~64 岁成年人和健康的 65 岁以上老人)分别制定指导原则,内容包括活动强度、时间、方式、体力活动重点等。推行合理膳食和体力活动的计划应该纳入国家的癌症预防控制的发展规划中,通过制定相应的规范和指南、开展全民健康教育等方法提高公众的健康行为水平。

(3)消除和降低职业场所致癌物暴露:主要是通过制定职业卫生法和各类职业环境致癌物最大允许剂量标准,开展职业场所致癌风险评估、致癌物日常监测和管理,从业人员健康教育、防护行为干预和定期健康体检。此外,改进生产工艺或替换生产材料,也是消除和减少操作者直接暴露于致癌物质的有效方法。此外,国家可通过立法禁止或限制使用致癌的环境理化物质,并制定处理各类致癌物泄漏的应急处置方案。

(4)控制感染:接种疫苗可有效控制致癌微生物(如 HPV、HBV)的感染,我国于 2002 年将乙肝疫苗免费接种纳入到国家基础免疫程序。2006 年,美国成功研制出 HPV 疫苗,目前澳大利亚、巴西、英国等国家已在女童中开展了全人群免疫接种。此外,治疗 HP 和 EB 感染可能降低胃癌和鼻咽癌的发病率。

2. 二级预防　肿瘤的二级预防主要针对特定高风险人群筛检癌前病变或早期肿瘤,抓住肿瘤治疗的最佳时期,使肿瘤病人得到及时治疗而康复痊愈。二级预防的重要意义在于对肿瘤病人进行早期发现、早期诊断、早期治疗而降低肿瘤的病死率。

(1)症状识别:主要是通过健康教育的方法,提高公众和各级医疗卫生医务人员识别癌前病变和早期癌症状的能力,增加病人的早诊率,从而达到二级预防的目的。WHO 提出应提高警惕的癌症十大危险信号有:①身体任何部位的肿块,尤其是逐渐增大的肿块;②身体任何部位的非外伤性溃疡,特别是经久不愈;③不正常的出血或分泌物;④进食后胸骨后闷胀、灼痛、异物感和进行性吞咽困难;⑤长久不愈的干咳、声音嘶哑和痰中带血;⑥长期消化不良,进行性食欲减退、消瘦等原因不明者;⑦大便习惯改变或有便血;⑧鼻塞、鼻衄,单侧头痛或伴有复视者;⑨黑痣突然增大或有破溃出血者;⑩无痛性血尿。

（2）癌症筛查:癌症筛查是一个全社会参与的系统工程,是通过简便有效的检查方法和诊断方法,从表面健康的无症状人群中发现癌前病变者或早期癌症病人,筛查程序包括早期诊断、早期治疗和随访。

①确定筛查人群:为合理配置卫生资源,肿瘤筛查通常采用高危人群筛查策略,即通过评价人群的疾病风险度筛选出高风险人群进行筛查,可获得较高的收益（检出率）,也更符合低成本高效益的原则。肿瘤筛查的高危人群通常考虑高发年龄段和主要危险因素暴露状况。此外,一个国家或地区的肿瘤筛查方案应该是能确保目标人群中大部分可获得筛查,筛出的异常者能获得下一步的确诊和治疗。

②肿瘤筛查方案的评价:筛查方案评价包括筛查试验、卫生经济学和筛查项目的可持续性评价三大部分。筛查试验主要对筛查技术本身进行真实性和可靠性评价。卫生经济学评价包括成本-效果、成本-效用和成本-效益分析,只有经人群筛查验证具有低成本高收益（效果、效用和效益）的方案才具有推广的价值。筛查项目的可持续性评价涉及政策支持、经费保障、筛查人力资源配备、目标人群接受程度、医疗保障制度是否介入等卫生管理方面的因素。

③适宜开展筛查的恶性肿瘤:一般来说,人类的所有癌种都应该采用二级预防。但受目前条件所限,二级预防只对部分癌种是有效的,确实能通过早期发现和及时治疗而明显提高病人的生存期和治愈率的肿瘤包括:子宫颈癌、乳腺癌、胃癌、肝癌、结肠癌等常见肿瘤。对一些缺乏有效手段的癌种,WHO 尚不推荐开展人群筛查。各国应根据各类肿瘤的疾病负担;筛查技术、后续诊治方法是否成熟;早期治疗能否改善预后;以及本国的经济和卫生资源水平选择优先开展筛查的肿瘤类型。主要肿瘤的筛查方法及效果评价参见表 19-2。

3. 三级预防　肿瘤的三级预防是指针对现患肿瘤病人防止复发,减少其并发症,防止致残,提高生存率和康复率,以及减轻由肿瘤引起的疼痛,提高生活质量,促进康复等措施,如三阶梯止痛、临终关怀等。肿瘤的三级预防涵盖了病人诊断后的所有医疗干预内容,要求专业诊治机构、社区、家庭及病人共同参与,运用综合干预的方法提高病人的整体健康和生存质量。

（缪小平）

思考题

1. 近 30 年来,恶性肿瘤在全球和我国的流行特征发生了哪些变化?
2. 近年来我国恶性肿瘤总发病率逐年上升,恶性肿瘤总死亡率逐年下降,这说明了什么变化趋势?
3. 谈谈你对肿瘤遗传易感性研究意义的理解。
4. 结合一种恶性肿瘤类型（肺癌、肝癌、结直肠癌或乳腺癌）谈谈肿瘤三级预防措施如何实施。

第二十章

糖尿病

Chapter 20　Diabetes Mellitus

With the improvement of living standard and the change of lifestyle as well as population aging, diabetes mellitus(DM) is threatening the health of human being. Apart from 415 million adults who are estimated to currently have diabetes, there are also 318 million adults with impaired glucose tolerance, which puts them at high risk of developing the related disease in the future. Diabetes and its complications are major causes of death in most countries, which is one of the largest health emergencies of the 21st century. There are two main types of DM. Type 2 DM accounts for over 90% of diabetic patients while type 1 only about 5%. DM is etiologically a multi-factorial disease. The risk factors include genetic, environmental, and behavioral factors. Type 1 DM is possibly related to autoimmunity caused by viral infections. Type 2 DM mainly occurs in persons genetically predisposed to the disease and is more likely to occur in the presence of other risk factors such as obesity, low physical activity, high-energy intake, and low fiber intake. Prevention of DM requires community-based comprehensive health promotion programmes, which must be realistic and tailored to meet the needs of different groups in the population.

糖尿病(diabetes mellitus,DM),我国古称消渴病,医史记载已逾两千年。1999 年 WHO 专家咨询委员会提出,糖尿病是由多种病因引起的代谢紊乱,其特点是慢性高血糖,伴有胰岛素分泌不足和(或)作用障碍,导致碳水化合物、脂肪、蛋白质代谢紊乱,造成多种器官的慢性损伤、功能障碍衰竭。

近几十年来,随着生活水平的提高、生活方式的改变和人口的老龄化,糖尿病患病率呈现世界性的上升趋势,成为继心脑血管疾病、肿瘤之后的严重危害大众健康的慢性非传染性疾病。WHO 发布的首份全球非传染性疾病现状报告证实,在非传染性疾病死亡病例中,糖尿病所占比重位居第四位。2015 国际糖尿病联盟(International Diabetes Federation,IDF)报告显示,2015 年 20~79 岁人群中因糖尿病造成的死亡人数高达 500 万,占所有死亡人数的 14.5%,相当于每 6 秒钟就有一个成年人死于糖尿病,其中 46.6%因糖尿病死亡的病人年龄低于 60 岁。2017 年《JAMA 杂志》发布的中国 50 多万成年人(30~79 岁)队列研究结果显示,被诊断为糖尿病的中年人平均寿命缩短 9 年。糖尿病已经成为全球性重大公共卫生问题。

糖尿病的急、慢性并发症,尤其是慢性并发症累及多个器官,致残、致死率高,严重影响病人的身心健康,并给个人、家庭和社会带来沉重的负担,尤其在低、中收入国家。2015 年全球用于治疗糖尿病以及预防并发症的费用达 6730 亿~11 970 亿美元,占全球医疗支出的 11.6%。预计到 2040 年,与糖尿病相关的全球医疗费用将达到 8020 亿～14 520 亿美元。美国糖尿病协会（American Diabetes Association，ADA）估计，美国 2015 年用于糖尿病的总费用达 3200 亿美元，并且这一费用还将进一步增长，2040 年可达到 3490 亿美元。根据 WHO 估计，2005—2015 年间中国由于糖尿病及相关心血管疾病导致的经济损失达到 5577 亿美元。随着近年医疗费用的迅速增加，糖尿病所致的经济负担还将继续加重，因此预防和控制糖尿病成为世界各国亟待完成的任务。

第一节　诊断与分型

一、糖尿病的诊断标准

WHO 于 1999 年提出糖尿病新的诊断标准，即：有典型糖尿病症状，且任何时候血糖 ≥ 11.1mmol/L（200mg/dl）；或空腹血糖（fast plasma glucose，FPG）≥7.0mmol/L（126mg/dl）；或糖耐量试验（oral glucose tolerance test，OGTT）中，葡萄糖负荷（75g 无水葡萄糖）后 2 小时血糖（2h PG）≥ 11.1mmol/L（200mg/dl）。在估计糖尿病患病率和发病率的流行病学研究中，对于糖尿病的诊断标准应该采用 FPG≥7.0mmol/L（126mg/dl）。这个建议一是为了将不同研究者的流行病学调查方法统一、标准化，二是为了方便现场工作，特别适合于那些 OGTT 很难实现，或经费和参加者的时间不允许的情况。不过，使用这个方法测得的糖尿病患病率略低于联合使用 FPG 和 OGTT 标准（即满足 FPG 或 OGTT 任一标准即可诊断糖尿病）所得到的结果。

二、IFG 或 IGT 的诊断标准

除了糖尿病病人以外，还有一组个体，他们的血糖水平尚未达到糖尿病的诊断标准，但又不能被认作是正常，而是处于从正常向糖尿病发展的中间阶段，即糖调节受损阶段或糖尿病前期。当 FPG ≥6.1mmol/L 且 <7.0mmol/L，负荷后 2 小时血糖<7.8mmol/L，称为空腹血糖受损（impaired fasting glucose，IFG）。当 FPG<7.0mmol/L，负荷后 2 小时血糖≥7.8mmol/L 且<11.1mmol/L，称为糖耐量减低（impaired glucose tolerance，IGT）。与 FPG 界值 6.1mmol/L 相比，用 2 小时 OGTT 的界值 7.8mmol/L 确定的葡萄糖代谢平衡损害的个体可能会更多一些，所以研究者在报告研究结果时，一定要说明采用的是何种检验方法。2003 年 ADA 根据多个种族的受试者工作特征曲线研究结果，将 IFG 的下限下调至≥5.6mmol/L，上限不变，但对于我国人群的适用性还需要研究证实。

三、糖尿病的分型

糖尿病作为一组病因和临床表现不同的疾病，恰当的分类对开展流行病学和临床研究以及病人管理是十分必要的。目前采用的是基于病因的分型方案，由 WHO 咨询报告（WHO/NCD/NCS/99.2）和 IDF 西太区委员会（IDF-WPR）于 1999 年正式公布，我国也于同年决定正式采用该分型。新的分型将糖尿病分为 1 型糖尿病、2 型糖尿病、其他特殊类型和妊娠期糖尿病四种类型（表 20-1）。

表 20-1 糖尿病的病因分型(中国 2 型糖尿病防治指南 2013 年版)

1. 1 型糖尿病
   ①免疫介导性
   ②特发性
2. 2 型糖尿病
3. 其他特殊类型糖尿病
   ①胰岛 β 细胞功能遗传缺陷
   　染色体 12,肝细胞核因子 1α(HNF-1α)基因突变(MODY3)
   　染色体 7,葡萄糖激酶(GCK)基因突变(MODY2)
   　染色体 20,肝细胞核因子-4α(HNF-4α)基因突变(MODY1)
   　线粒体 DNA
   　其他
   ②胰岛素作用遗传缺陷
   　A 型胰岛素抵抗、矮妖精貌综合征、Rabson-Mendenhall 综合征、脂肪萎缩性糖尿病及其他
   ③胰腺外分泌疾病:胰腺炎、创伤/胰腺切除术后、胰腺肿瘤、胰腺囊性纤维化、血色病、纤维钙化性胰腺病及其他
   ④内分泌疾病:肢端肥大症、库欣综合征、胰高糖素瘤、嗜铬细胞瘤、甲状腺功能亢进症、生长抑素瘤、醛固酮瘤及其他
   ⑤药物或化学品所致的糖尿病:Vacor(N-3 吡啶甲基 N-P 硝基苯尿素)、喷他脒、烟酸、糖皮质激素、甲状腺激素、二氮嗪、β-肾上腺素能激动剂、噻嗪类利尿剂、苯妥英钠、α-干扰素及其他
   ⑥感染:先天性风疹、巨细胞病毒感染及其他
   ⑦不常见的免疫介导性糖尿病:僵人(stiff-man)综合征、胰岛素自身免疫综合征、胰岛素受体抗体及其他
   ⑧其他与糖尿病相关的遗传综合征:Down 综合征、Klinefelter 综合征、Turner 综合征、Wolfram 综合征、Friedreich 共济失调、Huntington 舞蹈病、Laurence-Moon-Biedl 综合征、强直性肌营养不良、卟啉病、Prader-Willi 综合征及其他
4. 妊娠糖尿病(gestational diabetes mellitus,GDM)

第二节 流行特征

随着社会经济水平的提高和生活方式的现代化,糖尿病广泛分布于世界各地,发病率和患病率在不同国家、不同地区以及不同人群中不同,并呈现逐年上升的长期趋势。2015 年全球 20~79 岁人群中糖尿病病人数量上升到 4.15 亿,糖尿病患病率为 8.8%(大致范围 7.2%~11.4%),其中 75% 的糖尿病病人在中等和低收入国家,并且在这些国家呈快速上升的趋势。预计到 2040 年全球 20~79 岁人群中将有 6.42 亿糖尿病病人,患病率会上升到 10.4%(大致范围 8.5%~13.5%)。同时,全球还有 1.93 亿糖尿病病人未得到及时的诊断和治疗,3.18 亿人(6.7%)处于糖耐量减低阶段。糖尿病中 90% 为 2 型糖尿病,1 型糖尿病仅占 4%~6%,其他类型的糖尿病更少,因此本节主要介绍 1 型和 2 型糖尿病的流行病学特征。

一、地区分布

1. 国家和地区间分布　来自全球 220 个国家和地区的 7 个 IDF 区域数据(表 20-2)显示,2015 年,居住在西太平洋地区(包括中国)的成年患病人数最多,达到 1.53 亿人,占全球糖尿病总人数的

37%,患病率为9.3%。北美及加勒比海地区的患病总人数虽位列第四,但患病率最高,已经达到12.9%。虽然数据显示非洲患病人数及患病率最低,但是该地区有66.7%的糖尿病病人未被诊断,可见其低患病率与卫生体系发展滞后,难以应对糖尿病的相关负担等方面因素相关。

表20-2　全球不同地区20～79岁人群(不分型)糖尿病患病人数及患病率

地区	2015年		预测2040年	
	患病人数(百万)	患病率(%)	患病人数(百万)	患病率(%)
西太平洋地区	153.2	9.3	214.8	11.9
东南亚地区	78.3	8.5	140.2	10.7
欧洲	59.8	9.1	71.1	10.7
北美及加勒比海地区	44.3	12.9	60.5	14.7
中东及北非地区	35.4	9.1	72.1	11.4
南美及中美地区	29.6	9.4	48.8	11.9
非洲	14.2	3.2	34.2	3.7
合计	415		642	

(IDF,2015)

从国家分布看,目前糖尿病患病人数最多的国家为中国,其次为印度、美国(表20-3)。如未采取有效预防策略与措施,2040年的患病人数将显著增加。

表20-3　2015年及预测2040年全球20～79岁人群中糖尿病患病前十位的国家及患病人数

排名	2015年		预测2040年	
	国家	患病人数(百万)	国家	患病人数(百万)
1	中国	109.6	中国	150.7
2	印度	69.2	印度	123.5
3	美国	29.3	美国	35.1
4	巴西	14.3	巴西	23.3
5	俄罗斯联邦	12.1	俄罗斯联邦	20.6
6	墨西哥	11.5	墨西哥	16.2
7	印度尼西亚	10.0	印度尼西亚	15.1
8	德国	7.8	德国	14.4
9	埃及	7.2	埃及	13.6
10	日本	7.1	日本	12.4

(IDF,2015)

1型糖尿病发病率在不同国家和地区分布差异很大。WHO DiaMond项目调查和监测全球儿童1型糖尿病的发病率,统计50个国家100个协作中心的监测结果表明,全球年龄调整发病率最大可相差 350 倍,以意大利撒丁岛(每年 36.8/10 万)和北欧的芬兰(36.5/10 万)发病率最高,其他欧美国家发病率中等(每年 5.0/10 万~19/10 万),亚洲国家(如中国、日本和朝鲜)以及美国印第安人、墨西哥人、智利人、秘鲁人的发病率最低(每年 0.1/10 万~5.0/10 万),非洲和拉丁美洲发病率也较低。从全球范围看,1 型糖尿病存在着越远离赤道发病率越高的现象,过去推测与环境因素尤其是病毒感染有关,近来认为这种趋势可能主要是由于全球人口的种族和民族分布特点所致。IDF 2015 年数据显示,全球 1 型糖尿病病人(<15 岁)数量达 54.2 万,并按每年 3%的增长率增长;欧洲地区 1 型糖尿病病人达 14 万,患病率位居世界第一。

我国 1 型糖尿病的发病率为世界较低水平,1990—1999 年我国 0~14 岁儿童 1 型糖尿病的年标化发病率为 0.89/10 万。来自 WHO DiaMond 项目中国 1 型糖尿病登记分中心的登记结果显示,武汉的年发病率最高(4.5/10 万),遵义年发病率最低(0.1/10 万),基本呈现以长江为界北高南低的特点。

2 型糖尿病的患病率在不同国家及同一国家不同地区间亦不同。西太平洋及北美地区患病率最高,高收入国家 2 型糖尿病的患病率较高。从表 20-2、表 20-3 看,保持传统生活方式的地方患病率低,在生活方式不断西化的发展中国家如中国、印度等,糖尿病患病率高于欧洲地区。

2. 城乡分布 来自我国 7 个地区糖尿病登记中心的资料显示,城区与郊县(农村)儿童 1 型糖尿病的年发病率分别为 1.12/10 万和 0.38/10 万,城市市区儿童的发病率显著高于郊县和农村。这种现象一方面可能与市区生活水平较高,或接触环境有害因素的可能性较高有关,这个原因还有待于进一步验证;另一方面,农村医疗条件相对较差,发生漏报或未诊断的情况可能较多。

2 型糖尿病的患病率因经济发展水平的不同,在城市和乡村分布亦有所不同。2010 年我国 31 省市 95 658 名糖尿病及糖尿病前期成年病人调查资料显示(图 20-1),糖尿病的患病率随着经济的发展而增加,在我国欠发达地区患病率为 9.9%,中等发达地区为 10.5%,发达地区患病率约为 14.3%;而糖尿病前期患病率在欠发达地区最高(53.2%),发达地区次之(49.5%),中等发达地区最低(47.7%);从城乡分布看,糖尿病的患病率在城镇明显高于农村,糖尿病前期患病率无明显差别。

二、人群分布

1. 性别和年龄分布 与其他自身免疫性疾病女性多于男性不同,1 型糖尿病的发病率男、女性别相近。但在一些发病率低的人群中,女性发病率稍高于男性。相反,在发病率高的北欧地区,男性患病率高于女性。1 型糖尿病的高发年龄为青春期,发病风险最高的年龄段是 10~14 岁,青少年以后,发病率下降。值得注意的是,近年来欧洲 1 型糖尿病发病率的上升呈现出 5 岁以下儿童加快的现象,是否与生命初期的暴露有关需要进一步研究。

2 型糖尿病的患病率男、女性别多有差异。在西欧与美国,女性患病率高。美国的年轻妇女患病率略高于年轻男性,40~69 岁组,女性患病率是男性的 2 倍,随后,女性的患病率下降,几乎与男性相同或稍高。这可能与中年妇女容易肥胖,女性发病年龄比男性早 10 年及男性肾糖阈略低于女性有关。韩国及日本男性患病率高于女性。2010 年我国 31 省市调查结果显示(图 20-2),18 岁以上人群糖尿病患病率已上升至 11.6%,其中男性糖尿病患病率为 12.1%,女性患病率为 11.0%。男性和女性的糖尿病患病率都会随着年龄的增长而增加。

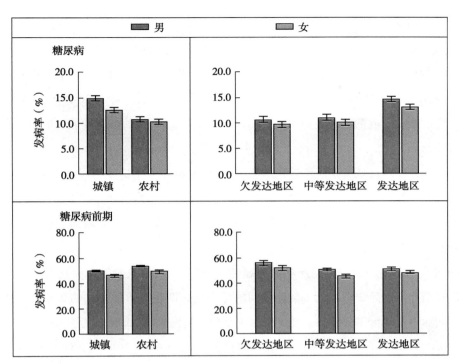

图 20-1

2010 年我国 18 岁以上人群糖尿病及糖尿病前期患病率地区分布

（Y Xu 等，JAMA，2013）

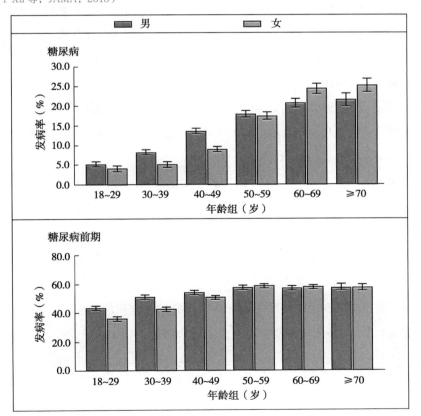

图 20-2

2010 年我国 18 岁以上人群糖尿病及糖尿病前期患病率年龄分布

（Y Xu 等，JAMA，2013）

　　几乎全世界的调查都显示 2 型糖尿病的患病率随年龄增加而上升,在 40 岁以上人群中患病率显著升高。美国 45~74 岁糖尿病患病率为 34%;南太平洋国家>60 岁的男性糖尿病患病率为 29.4%,女性为 46.2%,都非常显著地高于平均人群的水平。2007 年我国 14 省市糖尿病患病率在 20~39 岁、40~59 岁、60 岁及以上各年龄组分别为:3.2%、11.5%、20.4%。2010 年我国 31 省市糖尿病患病率随年龄增长上升的趋势更加明显(见图 20-2),与 2007 年的数据比较,40 岁以下人群患病率增长了近三倍。

　　近年来 2 型糖尿病出现了发病年轻化的趋势,儿童和青年人中 2 型糖尿病的患病率越来越高。美国新发的儿童糖尿病病人中,2 型糖尿病所占的比例在近几年内由 1%~2% 上升到 8%~45%,患病率明显增加,且主要发生在少数族裔。日本及欧洲的一些国家也有类似报道,其原因尚不清楚,可能与儿童肥胖率不断增加以及运动少有关。

　　2. 种族和民族等分布　　美国的一项研究显示,白种人 1 型糖尿病发病率显著高于黑种人。科罗拉多登记表明非西班牙语种人的 1 型糖尿病的危险性是西班牙语种人群的 2.5 倍。这一差异是由于种族不同而不是地区差异所致。亚洲国家 1 型糖尿病发病率(0.1/10 万~2.0/10 万)明显低于欧洲国家(10.0/10 万~36.0/10 万),黄种人也明显低于其他人种。1988—1996 年我国<15 岁儿童发病率的民族差异较大,以哈萨克族最高为 3.06/10 万人年,满族最低为 0.25/10 万人年,差异 12 倍,说明中国是 1 型糖尿病低发病率国家,但不是该病遗传均一性的国家。1 型糖尿病在某些民族高发可能与遗传有关,但也不可忽视环境因素的作用。如具有相同遗传背景的中国台湾人(1.5/10 万人年)、中国香港人(2.0/10 万人年)、移居美国的华人(4.9/10 万人年)和大陆儿童,由于生活环境不同,1 型糖尿病的发病率差异较大,提示 1 型糖尿病可能与生活环境因素有关。

　　世界上不同种族,2 型糖尿病患病率亦不同,患病率最高的是美国亚利桑那州的比马印第安人。其他印第安人部落,瑙鲁人,以及别的太平洋岛国如斐济、萨摩亚(南太平洋)、汤加(西太平洋)的患病率较高。患病率最低的是阿拉斯加的因纽特人及 Athabansca 印第安人。印度洋次大陆的其他种族、日本、中国和印度尼西亚患病率相对较低。

　　流行病学资料表明,相同环境条件下不同种族 2 型糖尿病的患病率不同。新加坡的印度人、马来人、中国人患病率分别为 6.1%、2.4% 和 1.6%。印度人患病率高不是肥胖所致,因为该人群体重最轻。南非的开普敦、印第安人患病率(19.1%)高于班固人(4.2%)与高加索人(3.6%)。印第安人男女城乡患病率均高于斐济的美拉尼西亚人。比较我国同一省区不同民族糖尿病患病率发现,贵州、青海、广西三省(自治区)中,苗汉、藏汉及壮汉之间无显著差异。新疆维吾尔族的患病率高于汉族和其他民族。这些不同民族之间及同一地区不同民族间糖尿病的差别,提示民族间的某些因素(如遗传、生活方式)可能与糖尿病的发生有关,但尚未明确。

三、时间分布

　　1 型糖尿病的发病有一定季节性,北半球的病例多发生在 12 月至次年 2 月,而南半球则多发生在 6~8 月。这种秋冬季节性升高的现象主要由于感染因素所致,与饮食、运动、激素水平也可能有关。2 型糖尿病的发病无明显季节性。

Onkamo 等总结了 1960—1996 年 27 个国家 37 个人群研究的结果,发现 1 型糖尿病年增长率为 3.0%,尤其在低发病率人群中增长更明显,到 2010 年芬兰年发病率达到 50/10 万。1988—1996 年,我国儿童 1 型糖尿病的发病率也呈逐年上升趋势,表明儿童糖尿病的疾病负担正在不断增加。

近几十年来,2 型糖尿病的患病率呈现持续增长趋势。美国健康调查资料表明,1991—1993 年糖尿病患病率平均为 2.9%,是 1960 年(0.91%)的 3 倍多,是 1935 年(0.37%)的 8 倍多。而最新资料显示,过去 10 年间美国全人口糖尿病患病率再次翻番,2002 年已达到 6.2%。第二次世界大战结束时日本糖尿病患病率为 1%,现在为 3%,而侨居檀香山的日本人由于生活方式的西化,患病率高达 5%。在新加坡,糖尿病患病率 1975 年为 2%,1985 年为 4.7%,1992 年为 8.6%。自 1980 年起我国开展了 6 次大规模的流行病学调查(表 20-4),结果显示我国人群的糖尿病和糖尿病前期患病率快速增加。

表 20-4　我国 6 次全国性糖尿病流行病学调查情况

调查年份 (诊断标准)	调查人数 (万)	年龄 (岁)	DM 患病率 (%)	IGT 患病率 (%)	筛选方法
1980[a](兰州标准)	30	全人群	0.67	–	尿糖+馒头餐 2h PG 筛查高危人群
1986(WHO,1985)	10	25~64	1.04	0.68	馒头餐 2h PG 筛查高危人群
1994(WHO,1985)	21	25~64	2.28	2.12	馒头餐 2h PG 筛查高危人群
2002(WHO,1999)	10	≥18	城市 4.5 农村 1.8	IFG 2.7 1.6	FPG 筛查高危人群
2007—2008(WHO,1999)	4.6	≥20	9.7	15.5[b]	OGTT 一步法
2010(2010ADA)	9.57	≥18	11.6	50.1[b]	空腹+75g 葡萄糖 2h PG + HbA1c

[a]诊断标准为空腹血浆血糖≥130mg/dl 和(或)餐后 2 小时血糖≥200mg/dl 和(或)OGTT 曲线上 3 点超过诊断标准(0′:125mg/dl;30′:190mg/dl;60′:180mg/dl;120′:140mg/dl;180′:125mg/dl。 其中 0′、30′、60′、120′、180′为时间点[分],30′或 60′为 1 个点)。 血糖测定为邻甲苯胺法,葡萄糖为 100g
[b]糖尿病前期(包括 IFG、IGT 或二者兼有之)患病率
HbA1c:糖化血红蛋白

导致糖尿病患病率升高的主要原因是人口的老龄化、肥胖和生活方式的改变。此外,死亡率下降、诊断标准变化、诊断指标灵敏度提高,以及医疗保健的改善等也是影响因素。

第三节　危险因素

一、1 型糖尿病

1 型糖尿病的发生可能与 T 细胞介导的自身免疫导致 β 胰岛细胞的选择性破坏、胰岛素分泌减

少和绝对缺乏有关。遗传、环境、免疫调节和化学因子等多种因素都可能增加或降低糖尿病的发生风险。遗传因素的作用可能是提供了发病的易感性,而环境因素可能具有促发疾病的作用。

1. 遗传因素 1型糖尿病具有遗传易感性。双生子研究表明,同卵双生子发生1型糖尿病的一致率为25%～30%,明显高于异卵双生子(5%～10%)。家系调查亦显示先证者的一级亲属患1型糖尿病的危险性增加。如美国白种人1型糖尿病的发病率为0.2%～0.4%,但先证者的兄弟姐妹发生1型糖尿病的发病率为5%。当母亲患有糖尿病时,后代的发病率为2%～3%,当父亲患有糖尿病时,后代的发病率为5%～6%。

通过全基因组关联研究(genome-wide association study,GWAS)已经发现与1型糖尿病遗传易感性相关的多个基因位点,其定位的染色体区域按IDDM1、IDDM2、IDDM3等依次命名。IDDM1即人类白细胞抗原(HLA)基因,是最主要的易感基因,位于人类染色体6p21。约50%以上的1型糖尿病遗传易感基因定位在HLA Ⅱ类基因区(DQ和DR位点)。已证实HLA-DR3和DR4等位基因与白种人1型糖尿病的遗传易感性紧密连锁,其中DRB1*04:05同1型糖尿病呈最强联系,该基因亚型也是导致中国人1型糖尿病易感性的主要原因之一。HLA基因出现频率与种族、民族有关,这也可能是导致1型糖尿病发病存在种族差别的原因之一。如白种人中大约80%的1型糖尿病病人为DRB1 Asp-57和DQA1 Arg-52纯合子,或者是其中之一为纯合子,另一位点为杂合子。但在韩国和日本的1型糖尿病病人中,仅40%多存在这种基因型。

IDDM2即胰岛素基因,位于人类染色体11p15.5,约10%的1型糖尿病遗传易感基因定位在该区域。除了主效基因IDDM1和IDDM2外,近年的GWAS研究还证实IDDM3－IDDM18等多个基因位点与1型糖尿病的易感性相关。

2. 病毒感染 1型糖尿病发病随纬度增加而增高($r=0.76$),而与年平均气温呈负相关($r=-0.67$),且具有明显的短期快速时间波动以及时空聚集性等流行病学特征。这些都提示1型糖尿病的发病与感染因素有关,特别是与病毒感染有关。柯萨奇病毒与人类1型糖尿病的关系比较肯定。1978年,从一名死于1型糖尿病男孩的胰腺组织中分离出柯萨奇病毒CB4变种,用于接种动物可引发糖尿病。Banatrala等报道英国、澳大利亚新诊断的1型糖尿病病人153例,血清柯萨奇病毒特异性IgM阳性率显著增高。其他病毒如腮腺炎病毒、巨细胞病毒及风疹病毒也可能有关。病毒一直被认为是有可能引发1型糖尿病的启动因子,病毒感染后主要造成自身免疫性胰岛β细胞的损害。

3. 自身免疫 90%的1型糖尿病新发病例血浆中有胰岛细胞自身抗体(ICA),包括胰岛细胞胞质抗体(ICCA)、胰岛细胞表面抗体(KSA)、细胞毒性的胰岛细胞抗体、抗胰岛素6.4kD抗体及胰岛素自身抗体(IAA)。已证实,迟发1型糖尿病病人血清谷氨酸脱羧酶抗体(DCA)阳性。这些抗体与特定补体结合从而激发自身免疫,而且细胞免疫比体液免疫更为重要。

4. 其他环境因素 用牛乳人工喂养的新生儿容易罹患1型糖尿病。病例对照研究显示母乳喂养时间短(<3个月)和早期牛乳喂养与发生1型糖尿病呈正相关,OR值约为2。上述研究提示母乳喂养具有保护作用,而牛乳喂养,主要是早期暴露于牛乳蛋白可增加患1型糖尿病的易感性。饮食中的其他成分,如维生素和抗氧化剂也可能与1型糖尿病有关。此外,一些化学品和药物对胰岛β细胞也可造成损害。

二、2 型糖尿病

2 型糖尿病主要是由遗传和环境因素引起外周组织（主要是肌肉和脂肪组织）胰岛素抵抗（insulin resistance，IR）和胰岛素分泌缺陷，导致机体胰岛素相对或绝对不足，使葡萄糖摄取利用减少，从而引发高血糖，导致糖尿病。

1. **遗传因素** 2 型糖尿病有很强的家族聚集性，糖尿病亲属中的患病率比非糖尿病亲属高 4~8 倍。双生子研究也说明糖尿病有遗传性。Barnett 等收集 200 对同卵双生子的资料，每对中至少有一个糖尿病病人，发现 1 型糖尿病双生子共显性为 54%，2 型糖尿病双生子共显性为 91%。中国人 2 型糖尿病的遗传度为 51.2%~73.8%，一般高于 60%，而 1 型糖尿病的遗传度为 44.4%~53.7%，低于 60%，可见两型的遗传是各自独立的，2 型糖尿病具有更强的遗传倾向。目前，经过对三个 2 型糖尿病家系的全基因组扫描，初步发现几个与中国人 2 型糖尿病相连锁的染色体位点如 1q21-q25，1p36.3-1p36.23，D9S171-D9S175，6q21-q23 等。

2. **肥胖（或超重）** 肥胖是 2 型糖尿病最重要的易患因素之一。大量的横断面研究和纵向研究都表明，体质指数（body mass index，BMI）与发生 2 型糖尿病的危险性呈正相关关系，无论男女性别和许多种族都如此。1999 年我国 11 省市的调查发现，糖尿病和 IGT 患病率随着体重的增加而上升，超重者患糖尿病的危险（RR）为正常人的 2.36 倍，而肥胖者的 RR 达 3.43。对比马印地安人的随访亦证实，2 型糖尿病的发病率随 BMI 的增加而呈线性增加趋势，BMI $<20kg/m^2$ 者的发病率为 0.8/1000 人年，而 BMI $>40kg/m^2$ 者高达 72/1000 人年。

肥胖类型也决定着 2 型糖尿病的发病率。瑞典的研究发现，老年人群中 BMI 与 2 型糖尿病的发病率密切相关，然而，把体质指数按照腰臀比（腰围/臀围，waist-to-hip ratio，WHR）分成不同的亚组时，WHR 高的 2 型糖尿病发病率高。这说明向心性肥胖与糖尿病的关系更为密切。我国 11 省市的调查结果显示，糖尿病病人腰臀比平均为 0.90，IGT 病人平均为 0.86，正常人平均为 0.83。糖尿病病人与正常人腰臀比差异显著，也支持向心性肥胖者易患糖尿病。其他一些研究还发现，WHR 比 BMI 可能对 2 型糖尿病的预测更有价值，尤其在亚洲人群。

肥胖的时程也影响糖尿病的发病率。以色列对 40~70 岁的 2000 人进行研究发现，2 型糖尿病的高患病率与 10 年前较高的 BMI 有更大的相关性。Kenywest 证明在 25 岁时达到的最大体重比目前体重是预测糖尿病的更好指标。

3. **体力活动不足** 许多研究发现体力活动不足增加 2 型糖尿病发病的危险，活动最少的人与最爱活动的人相比，2 型糖尿病的患病率相差 2~6 倍。这种现象存在于欧洲人、美国土著人、亚洲印第安人、中国人、毛里求斯克里奥尔人、波利尼西亚人、马艾克鲁尼西亚人和美拉尼亚人、毛里塔尼亚人等多种人群。在毛里塔尼亚人中，调整体重的影响后，缺乏体力活动仍然是糖尿病独立的危险因素，而有规律的体育锻炼能增加胰岛素的敏感性和改善糖耐量。1999 年我国 11 省市的调查结果也表明糖尿病患病率随职业体力活动的加强而下降，表明增加体力活动是预防糖尿病的重要干预措施之一。2002 年中国居民营养健康状况调查显示，业余静态生活时间越长，体重指数越大，血压升高，血糖、血脂显著升高；与每日静态生活时间不足 1 小时的人相比，静态生活超过 4 小时者糖尿病患病率增加 50%;其中看电视的时间与慢性病的关系最密切。2015 年英国 Henson 的研究也证实久坐后每半小时站立 5 分钟能够显著改善超重、绝经后妇女糖尿病前期的餐后血糖代谢。

4. 膳食因素　高能量饮食是明确肯定的 2 型糖尿病的重要膳食危险因素。日本相扑运动员每日摄能达 4500~6500kcal,比一般日本人的 2500kcal 高得多。他们中 40% 发展为 2 型糖尿病。目前认为,摄取高脂肪、高蛋白、高碳水化合物和缺乏纤维素的膳食也可能与 2 型糖尿病的发生有关。

5. 早期营养　有人提出生命早期营养不良可以导致后来的代谢障碍和增加发生 IGT 和 2 型糖尿病的危险。低体重新生儿较高体重新生儿在成长期更容易发生糖尿病,母亲营养不良或胎盘功能不良可以阻碍胎儿胰腺 β 细胞的发育。

6. 糖耐量减低　IGT 是指病人血糖水平介于正常人和糖尿病之间的一种中间状态。WHO 咨询报告和 IDF-WPR 委员会在 1999 年公布的新的糖尿病诊断标准与分型方案中,已正式将 IGT 看成 2 型糖尿病的一个高危险因素。在 IGT 患病率高的人群,糖尿病患病率一般也高。研究发现,在诊断 IGT 后 5~10 年进行复查时,大约有 1/3 的人发展为糖尿病,1/3 转化为血糖正常,1/3 仍维持 IGT 状态。如果 IGT 伴有以下因素,即原 FPG≥5.0mmo/L,餐后 2 小时血糖≥9.4mmo/L,BMI>25,腹部肥胖和空腹胰岛素水平增加等,更易转化为糖尿病。而改善膳食和增加体力活动有利于降低 IGT 向糖尿病的转化率。

7. 胰岛素抵抗　临床观察发现,肥胖、2 型糖尿病、高脂血症、高血压、冠心病及脑卒中等病理过程常同时存在,提示这些疾病可能存在共同的病理生理机制,即胰岛素抵抗。胰岛素抵抗是指机体对一定量的胰岛素的生物学反应低于预期正常水平的一种现象,常伴有高胰岛素血症。研究证实胰岛素抵抗是 2 型糖尿病高危人群的重要特征之一。在糖耐量正常或减低的人发展为 2 型糖尿病的过程中,循环胰岛素水平起主要作用。空腹胰岛素水平高的人更易发展为 IGT 或 2 型糖尿病。肥胖者发展成 2 型糖尿病前,先有胰岛素抵抗出现。

8. 妊娠和 2 型糖尿病　妊娠糖尿病是指妊娠期间发生或者发现的糖尿病。妊娠期间高血糖的主要危害为增加新生儿畸形、巨大儿(增加母、婴在分娩时发生合并症与创伤的危险)和新生儿低血糖发生的危险性。妊娠期发生糖耐量减低的母亲也易患 2 型糖尿病。在波士顿、曼彻斯特进行了妊娠期糖尿病前瞻性研究,追踪 20 年后发现,在妊娠期间有糖耐量减低的妇女 50% 发展为 2 型糖尿病,而对照组发生率不到 10%。高龄妊娠、糖尿病家族史、超重(或肥胖)也是妊娠糖尿病的危险因素。反复阴道真菌感染、自然流产、南方居民等与妊娠糖尿病也有关。但这些研究仅限于城市地区,只能代表城市的情况。

妊娠糖尿病与后代患糖尿病的危险也有关。在比马印第安人中,母亲在孕期发生糖尿病的孩子在 20~24 岁 45% 发生 2 型糖尿病。这些孩子发生 2 型糖尿病的危险性远比父亲患有 2 型糖尿病或母亲虽患有 2 型糖尿病但不发生在孕期的孩子高。这种现象提示孩子的 2 型糖尿病发生与子宫内环境关系密切,也可能与孩子在儿童及青少年时期肥胖有关。

9. 社会经济状况　糖尿病与社会经济状况紧密相关。富裕国家的糖尿病患病率高于发展中国家。即使在不发达国家,富人的糖尿病患病率也明显高于穷人。我国 1994 年的调查亦发现,糖尿病的患病率随收入的增加而增加。而且经济收入越高、文化程度越低者发生糖尿病的危险性越大。

10. 高血压及其他易患因素　许多研究发现高血压病人发展为糖尿病的危险比正常血压者高,然而这可能与二者有共同的危险因素有关。其他如文化程度、社会心理因素、出生及 1 岁时低体重、服药史(如皮质激素)、心血管疾病史也可能是 2 型糖尿病的易患因素。

总之,糖尿病的发生是遗传与环境因素共同作用所致。无论 1 型或 2 型糖尿病,单由遗传因素或环境因素引起者仅占少数,95% 是由遗传、环境、行为多种危险因素共同参与和(或)相互作用引起的多因子病。遗传因素是糖尿病发生的潜在原因,具有遗传易感性的个体在病毒感染时,通过自身免疫而易于发生 1 型糖尿病;在环境因素如肥胖、体力活动减少、高能量膳食、纤维素减少等因素的作用下,更易于发生 2 型糖尿病。

第四节　预防策略与措施

糖尿病是 21 世纪全球面临的重大公共卫生问题,世界各国都十分重视糖尿病的防治。1989 年WHO 发起国际糖尿病防治行动,1991 年糖尿病联盟成立,确认每年的 11 月 14 日为世界糖尿病日。我国于 1995 年颁布《1996—2000 年国家糖尿病防治规划纲要》(九五纲要),随后原卫生部成立糖尿病防治专家咨询委员会。2003 年《中国糖尿病防治指南》出台,近年来修订为《中国 2 型糖尿病防治指南(2013)》。目前,糖尿病已成为国家慢性病防治的重点之一。

一、预防策略

糖尿病的有效控制应该包括三级预防:旨在减少糖尿病发病率的一级预防;通过早发现、早诊断和早治疗尽快对高血糖等生化异常的控制,进而减少糖尿病并发症患病率的二级预防;以及减少或延缓糖尿病并发症致残、早亡和提高生命质量的三级预防。2013 年版《中国 2 型糖尿病防治指南》更加强调从预防疾病出发,加大社会健康教育力度,重点关注糖尿病高危人群的筛查,早期发现和监护;在治疗方面,制定和完善糖尿病的三级管理,特别是运用健康教育和个体化指导的方式,使病人掌握防治知识和技能,进行自我管理。目前我国主要开展了以下工作:

1. 制定长远的糖尿病防治国家行动计划。2012 年国家卫生部等 15 部门联合印发《中国慢性病防治工作规划(2012—2015 年)》,对糖尿病等慢性病防治工作的目标和策略措施进行了明确。近年来,国家先后制定印发了《中国成人超重和肥胖症预防控制指南》、《中国学龄儿童少年超重和肥胖预防与控制指南》、《中国居民膳食指南》、《中国 2 型糖尿病防治指南》和成人糖尿病病人膳食指导标准等,推动糖尿病防控工作的科学性和规范性。截至 2015 年 12 月底,全国超过 80% 的县(区)启动了全民健康生活方式行动。

2. 建立糖尿病三级防治和疾病监测网,完善糖尿病监测体系,使糖尿病治疗和管理科学化、制度化。2009 年开始,糖尿病病人管理被纳入国家基本公共卫生服务项目免费向城乡居民提供,包括健康教育、病人筛查、随访评估、年度健康体检和分类干预等内容。截至 2014 年底,我国糖尿病病人管理人数达到 2500 万,综合、连续的糖尿病规范化管理体系逐渐完善。

3. 开展糖尿病分级诊疗试点。2015 年,国务院办公厅印发《关于推进分级诊疗制度建设的指导意见》,要求以高血压、糖尿病等慢性病作为突破口,进行先行试点。截至目前,全国已有 29 个省(区、市)和四川省汶川县开始了糖尿病分级诊疗试点工作。

4. 开展社区综合防治。积极研究和评价糖尿病社区综合防治管理机制,提供公平、可及、有效的糖尿病防治措施。

5. 有计划地对糖尿病专科医生、护士、营养师、各级卫生行政管理人员和糖尿病教育工作者等专业人员开展教育和培训,为糖尿病的防治提供足够、专业的保健人才资源。

6. 提高糖尿病防控核心信息的人群知晓率,对一般人群、高危人群和糖尿病病人采取有针对性的防治措施,提倡在开展一级预防的同时,强调二级预防和三级预防。

7. 加强与 WHO、IDF 等国际组织和其他国家的合作与交流,积极开展国内多地区的协作,进行流行病学、发病机制和危险因素干预的研究。

二、预防措施

(一)一级预防

一级预防措施的对象是一般人群,目的是预防和延缓易感高危人群和高危社区发生糖尿病。由于公共卫生资源的限制,预防 2 型糖尿病应采取分级管理和高危人群优先的干预策略。

一级预防措施包括:①通过健康教育和健康促进手段,提高全社会对糖尿病危害的认识;②提倡健康的生活方式,加强体育锻炼和体力活动;③提倡膳食平衡,注意蛋白质、脂肪和碳水化合物摄入的比例,多吃蔬菜和水果,戒烟限酒,限盐,防止能量的过度摄入;④预防和控制肥胖。

多项随机对照试验研究显示,IGT 人群接受适当的生活方式干预可延迟或预防 2 型糖尿病的发生。糖尿病前期病人应通过饮食控制和运动以降低糖尿病的发生风险,并定期随访,给予社会心理支持,以确保病人能够长期坚持良好的生活方式(定期检查血糖;同时密切关注其他心血管疾病危险因素,如吸烟、高血压、血脂紊乱等),并给予适当的干预措施。强化生活方式干预预防 2 型糖尿病的具体目标是:使超重或肥胖者的 BMI 达到或接近 $24kg/m^2$,或体重至少减少 5%~10%;每日饮食总热量至少减少 400~500kcal;饱和脂肪酸摄入占总脂肪酸摄入的 30% 以下;中等强度体力活动至少保持在 150 分钟/周。不推荐使用药物干预的手段预防糖尿病。

(二)二级预防

二级预防主要是针对高危人群,根据《中国 2 型糖尿病防治指南(2013 年版)》,成年人中糖尿病高危人群指在成年人(>18 岁)中,具有下列任何一个及以上的糖尿病危险因素者:①年龄≥40 岁;②有糖调节受损史;③超重、肥胖(BMI≥$24kg/m^2$)和(或)中心型肥胖(男性腰围≥90cm,女性腰围≥85cm);④静坐生活方式;⑤一级亲属中有 2 型糖尿病家族史;⑥有巨大儿(出生体重≥4kg)生产史或妊娠糖尿病史的妇女;⑦高血压[收缩压≥140mmHg 和(或)舒张压≥90mmHg],或正在接受降压治疗;⑧血脂异常[HDL-C≤35mg/dl(0.91mmol/L)、TG≥200mg/dl(2.22mmol/L)],或正在接受调脂治疗;⑨动脉粥样硬化性心脑血管疾病病人;⑩有一过性类固醇糖尿病病史者;⑪多囊卵巢综合征(PCOS)病人;⑫长期接受抗精神病药物和(或)抗抑郁药物治疗的病人。

儿童和青少年中糖尿病高危人群的定义为：在儿童和青少年（≤18 岁）中，超重（BMI>相应年龄、性别的第 85 百分位）或肥胖（BMI>相应年龄、性别的第 95 百分位）且合并下列任何一个危险因素者：①一级或二级亲属中有 2 型糖尿病家族史；②存在与胰岛素抵抗相关的临床状态（如黑棘皮病、高血压、血脂异常、PCOS）；③母亲怀孕时有糖尿病史或被诊断为妊娠糖尿病。

就糖尿病筛查的年龄和频率而言，对于成年人的糖尿病高危人群，不论年龄大小，宜及早开始进行糖尿病筛查，对于除年龄外无其他糖尿病危险因素的人群，宜在年龄≥40 岁时开始筛查。对于儿童和青少年的糖尿病高危人群，宜从 10 岁开始，但青春期提前的个体则推荐从青春期开始。首次筛查结果正常者，宜每 3 年至少重复筛查一次。

（三）三级预防

对已诊断的糖尿病病人应根据综合控制目标（表 20-5）进行管理，采用个性化的方案，除了控制血糖，还要同时控制其他心血管危险因素。通过健康教育提高病人对糖尿病的认识，采取合理的治疗手段，进行血糖的自我监测，通过规范的药物治疗、饮食治疗和体育锻炼，控制血糖稳定。

在年龄较大、糖尿病病程较长和已经发生过心血管疾病的病人中，要充分平衡强化血糖控制的利弊，在血糖控制目标的选择上采用个体化的策略，并制定以病人为中心的糖尿病管理模式，应在个体化血糖控制的基础上，采取降压、调脂（主要是降低 LDL-C）和应用阿司匹林治疗的措施，以降低心血管疾病反复发生和死亡的风险，并且降低糖尿病微血管病变的发生风险。对已发生并发症的病人主要采取对症治疗、预防病情恶化、防止伤残和加强康复等措施，以降低糖尿病的死亡率、病死率，提高病人的生活质量。

表 20-5　中国 2 型糖尿病综合控制目标

指标	目标值
血糖（mmol/L）	
空腹	4.4~7.0
非空腹	10.0
糖化血红蛋白（%）	<7.0
血压（mmHg）	<140/80
总胆固醇（mmol/L）	<4.5
高密度脂蛋白胆固醇（mmol/L）	
男性	>1.0
女性	>1.3
甘油三酯	<1.7
低密度脂蛋白胆固醇（mmol/L）	
未合并冠心病	<2.6
合并冠心病	<1.8
体质指数（kg/m²）	<24.0

续表

指标	目标值
尿白蛋白/肌酐比值[mg/mmol(mg/g)]	
男性	<2.5(22.0)
女性	<3.5(31.0)
尿白蛋白排泄率[μg/min(mg/d)]	<20.0(30.0)
主动有氧活动(分钟/周)	≥150.0

《中国 2 型糖尿病防治指南(2013 年版)》

（曾小云）

思考题	1. 综合描述糖尿病的主要危险因素。
	2. 面对我国糖尿病患病率逐年上升的严峻形势，试述糖尿病防治的策略与措施。

第二十一章

流行性感冒

Chapter 21　Influenza

Influenza is an acute respiratory communicable disease caused by influenza viruses. Typically, influenza is transmitted through the air by coughs or sneezes, creating aerosols containing the virus. The average incubation period of influenza ranges 1 to 3 days. The communicable period is from 1 day prior to the onset of symptoms to 5-7 days after disease. Influenza appears anytime of whole year, but has seasonal variation when outbreak and epidemic occurs. Three influenza pandemics occurred in the 20th century and killed tens of millions of people, with each of these pandemics being caused by the appearance of a new strain of the virus in humans. Often these new strains appear when an existing flu virus spreads to humans from other animal species, or when an existing human strain picks up new genes from a virus that usually infects birds or pigs. For prevention, the effective method is the influenza vaccine which can be used in high-risk groups one or two months before the regular epidemic season. The objective of treatment is mainly to reduce fatality.

　　流行性感冒(以下简称流感)是一种由流感病毒引起的常见急性呼吸道传染病。主要通过飞沫传播,一般通过空气中的飞沫、人与人之间的接触或与被污染物品的接触传播。潜伏期较短,全年均可发病,但暴发或流行具有一定的季节性。临床上发病较急,表现为发热或寒战、咳嗽、咽痛、流涕或鼻塞、肌痛或全身痛、头痛、乏力等,部分病人(更常见于儿童)可出现呕吐和腹泻。

　　20 世纪发生过 3 次流感大流行。1918 年的流感大流行造成全球大约 4000 万~5000 万人死亡,这次罕见的大流行被认为是人类历史上最致命的事件之一。1957 年和 1968 年流感大流行的死亡估计数分别为 200 万和 100 万。最近的一次是 2009 年的"甲型 H1N1 流感"大流行,全球报告实验室确诊死亡病例超过 1.8 万人。

　　流感引起的每年季节性流行和不定期的世界范围内大流行在全球造成了严重的疾病负担,流感也是第一个实行全球监测的传染病。中国是全球流感监测的重要哨点,目前以国家流感中心为核心的全国流感监测网络规模显著扩大,监测内容和范围不断完善,监测质量迅速提升,为流感监测提供了可靠的数据保障。

第一节　病原学

一、流感病毒的结构和分类

（一）流感病毒的基本结构

流感病毒在分类上属正黏病毒科（Orthomyxoviridae），是多形性有包膜病毒，多为球形，直径80~120nm。其病毒颗粒结构由外至内分为三层，最外层有两种表面抗原，即血凝素（hemagglutinin，HA）抗原和神经氨酸酶（neuraminidase，NA）抗原（图21-1）。血凝素能使病毒颗粒吸附于敏感细胞的表面受体从而造成感染，神经氨酸酶则能去除细胞膜表面糖蛋白末端的唾液酸，使病毒颗粒从感染细胞表面释放下来，导致病毒感染扩散。HA和NA均易发生变异。中间层为类脂膜下面的基质蛋白（matrix protein 1，M1）形成的厚的球形蛋白壳，具有维持病毒外形及保护核衣壳的作用。最内层为核衣壳，由病毒基因组与核蛋白（nucleoprotein，NP）组成。病毒基因组由分子量不等的7个或8个节段单链RNA组成，每个节段编码1~2种蛋白。8个节段单链RNA的特定组成，及流感病毒RNA在复制过程中不具有校正功能，决定了其易于发生变异，并且不同毒株之间也易于发生基因重配。NP和M1是决定流感病毒型别的主要型特异性抗原。

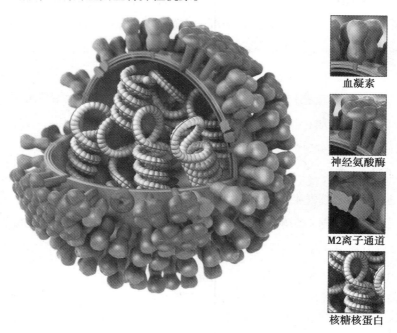

血凝素

神经氨酸酶

M2离子通道

核糖核蛋白

图 21-1
流感病毒结构示意图
（美国 CDC，2009）

（二）流感病毒的分类

根据流感病毒NP和M1抗原特异性及其基因特性的不同，分为甲（A）、乙（B）、丙（C）三型。甲型流感抗原变异性最强，可引起季节性流行和世界性大流行；乙型流感抗原变异性较弱，可引起中、小型流行或局部暴发;丙型流感的抗原性比较稳定,多引起婴幼儿和成人散发病例。

根据甲型流感病毒 HA 和 NA 抗原结构及基因特性不同可将其分为若干亚型,HA 有 16 个亚型(H1~H16),NA 有 9 个亚型(N1~N9)。1980 年 WHO 对流感病毒提出了新的分类与命名方法,甲型流感病毒的命名规则如下:型别/宿主/分离地点/毒株编号/分离年代(HA 和 NA 亚型)。宿主若为人则省略不写,其他宿主必须注明。如马甲型流感病毒的全称为 A/equine/Miami/1/63(H3N8),1997 年中国香港分离的人感染禽流感毒株命名为 A/Hong Kong/156/97(H5N1)。乙型和丙型流感病毒由于没有 HA 和 NA 亚型的划分,故在"分离年代"后无需注明亚型,如 B/Beijing/184/93和 C/Johannesburg/1/66。

二、抗原变异

流感病毒可引起季节性流行和流感大流行,主要是其 HA 和 NA 的抗原性容易发生变异所致,其中以甲型流感病毒的抗原变异最容易发生,它同流感的世界性大流行密切相关。乙型病毒的抗原变异速度较甲型慢,丙型病毒抗原相对稳定。流感病毒抗原变异幅度的大小直接影响流感流行的规模。

(一)变异种类

1. 抗原漂移　　抗原漂移(antigenic drift)是指流感病毒亚型内部经常发生的小幅度的变异,属于量变。这种漂移是不定向的,HA 和 NA 的抗原漂移是独立进行的,漂移的结果常引起流感的季节性流行。

2. 抗原转换　　抗原转换(antigenic shift)是指流感病毒抗原变异幅度大,形成新的亚型,即新毒株的 HA 和(或)NA 与前次流行株不同,是抗原的质变。如 H1N1 转换成 H2N2,转换的结果常引起流感的世界性大流行。

(二)变异机制

目前认为抗原漂移的主要原因是病毒抗原基因的突变及宿主对病毒选择作用的结果。而抗原转换的机制主要是病毒株表面抗原发生一种或两种变异,形成新的亚型,从而导致流感大流行。

1. 基因突变(gene mutation)　　流感病毒在其传播过程中自然发生的突变,称为自然突变(natural mutation)。

2. 基因重配(gene reassortment)　　两种不同亚型的人流感病毒之间或人流感病毒与动物流感病毒之间基因片段的重配是导致流感抗原转换的重要原因。如 20 世纪 3 次流感大流行的病毒基因(1918 年 H1N1、1957 年 H2N2、1968 年 H3N2)均完全或部分来源于非人类的宿主。

三、致病力

(一)抵抗力

流感病毒对热敏感,通常 56℃ 30 分钟、100℃ 1 分钟即可将其灭活;在 0~4℃ 可存活数周,在-70℃ 可存活数年,冷冻干燥后可长期保存。干燥、日光、紫外线及通风等都不利于它的存活,对乙醚、乙醇、甲醛、丙酮、氯仿等均敏感。不耐酸,最适 pH 为 7.0~8.0,在 pH 为 5.0 以下或 9.0 以上病毒感染力很快被破坏。抗生素对流感病毒无效。

（二）致病性

甲型流感病毒不仅可以感染人类，还可感染多种动物，特别是禽类以及猪、马、牛、狗、海豹、水貂和鲸等。感染后常引起发热、呼吸道感染等症状，可并发肺炎和心肌炎等。婴幼儿、老年人、慢性病病人、孕妇等感染后较易发展为重症，甚至可引起死亡，孕妇还易导致流产。乙型流感病毒主要感染人，丙型流感病毒可感染人和猪，但致病性较弱。

四、免疫力

（一）体液免疫

人感染流感病毒后可产生三种抗体：血凝素抗体、神经氨酸酶抗体和核蛋白抗体。其中血凝素抗体（HA 抗体）是主要的保护性抗体，它能结合并覆盖病毒的吸附位点，从而使流感病毒降低或失去吸附细胞的能力，因此能中和病毒。人感染病毒后 4~7 天在呼吸道分泌物和血清中即可检出 HA 抗体，若无再次抗原刺激，至少可维持 2~3 年。若经同一亚型的不同变异株反复多次感染（隐性或显性感染）后，则抗体滴度逐步升高并可维持多年。HA 抗体具有株特异性，随着抗原漂移，其保护性减弱。神经氨酸酶抗体（NA 抗体）不能中和病毒感染，但能抑制病毒从感染细胞表面释放再感染其他细胞，减少病毒的增殖和扩散。核蛋白抗体 NP 和 MP，均为型特异性抗体，没有保护作用。NP 抗体只有感染发病后才增加，一般认为 1 个月后下降，因此，它的增高可作为新近感染的标志。

（二）细胞免疫

感染流感病毒后 2~3 周，外周血出现细胞毒性 T 细胞（CTL）介导的细胞毒作用，在 6 个月后恢复正常，该细胞能识别 NA 和 NP 抗原。另外，辅助 T 细胞（TH）受病毒抗原的诱导，产生亚型特异性和型特异性的细胞群，对抗体的产生及 CTL 介导的免疫应答都有重要作用。

（三）局部免疫

流感病人在发病后 4~7 天，呼吸道分泌物中出现特异性中和抗体分泌性 IgA，2 周后达高峰，持续大约 3 个月，其主要作用是在局部形成第一道防线，对预防流感有重要意义。

第二节　流行过程

一、传染源

（一）病人和隐性感染者

流感病人是主要的传染源。多数既往健康的成年人感染流感病毒后，出现症状前 1 天至病后 5~7 天可排出流感病毒，具有传染性。但少数病人尤其婴幼儿和免疫力低下人群，传染期可维持更长时间。轻症病人和隐性感染者虽然排毒量小、时间短，但因其活动范围大，作为传染源的作用不容忽视。

（二）动物传染源

某些禽流感病毒已跨越种属屏障引起人类感染。1997 年中国香港人禽流感 H5N1 疫情被证实与当地同期禽间高致病禽流感 H5N1 疫情暴发有关,病死禽是多数人禽流感 H5N1 病例的传染源。

二、传播途径

主要经飞沫传播,流感病毒由传染源通过咳嗽、喷嚏、谈话排出的呼吸道分泌物散布于空气中,飞沫可落至周围人群的口腔、鼻腔或眼睛引起感染,其传染性可保持 30 分钟;也可通过接触被污染的物品后触摸口腔、鼻腔或眼睛获得感染。

三、易感人群

人对流感病毒普遍易感,男女之间易感性没有差别。各型流感病毒之间无交叉免疫,不同亚型间仅有部分交叉免疫。新生儿因免疫功能尚未健全,加之母体通过胎盘传给新生儿的抗体较少,因此新生儿的易感性高,感染后症状重,病死率高。老年人由于经历过各种亚型病毒的多次攻击,可能存在不同亚型间部分交叉免疫,但有慢性疾病的老年人感染后往往使病情加重,甚至导致死亡。

四、影响流行过程的因素

（一）自然因素

1. 温度和湿度　　在低温高湿的条件下排入外界的病毒存活时间延长,人感染流感病毒的机会增加;同时,寒冷刺激会引起人的上呼吸道黏膜的抵抗力下降,因而有利于流感的流行。

2. 自然灾害　　在洪灾、地震等自然灾害发生时,灾民的生活条件恶化,抵抗力下降,也易导致流感的流行。

3. 动物性因素　　有研究指出动物是对人传播流感病毒的根源,也是基因重配出现新亚型的根源。此外,野鸟、候鸟的跨境迁徙增加了禽流感疫情传入的风险。

（二）社会因素

人口密度与居住环境等社会因素影响流感的流行特征。人口密度大、居住拥挤,增加了人与人之间接触的机会,使流感的传播易于实现。我国大多数流感暴发发生于城市;当病毒抗原转换,新的亚型出现时,大流行的第一波往往也是发生在城市。此外,人口流动、国际贸易和旅游业的发展也使流感病毒在全球范围传播成为可能。

第三节　流行特征

一、流行概况

（一）全球流行概况

流感的流行史在公元前 412 年希腊就有记载,最早的世界性大流行发生于 1580 年,20 世纪发生了 3 次世界性大流行(表 21-1)。2009 年的甲型 H1N1 流感大流行始于墨西哥,实验室标本分析显示,此次流行病毒此前从未在人类中传播。这是一种由猪流感、禽流感和人流感病毒基因重配形成的动物源病毒,与 1977 年以来造成季节性流感疫情的 H1N1 病毒的基因组截然不同。

表 21-1　20 世纪 3 次世界性流感大流行的特征

流行年份	甲型流感病毒亚型	估计的超额死亡数（万人）	主要感染人群	GDP 损失(%)
1918—1919	H1N1	2000~5000	青年	−16.9~2.4
1957—1958	H2N2	100~400	儿童	−3.5~0.4
1968—1969	H3N2	100~400	所有年龄组	−0.4~−1.5

GDP：国内生产总值(gross domestic product)　　　　　　　　　　　　　　　　　　(WHO,2009)

（二）我国的流行概况

1953—1999 年,我国发生大、中、小规模的 H1N1、H2N2、H3N2 等亚型的流感流行十余次,2009 年后又出现了甲型 H1N1 流感病毒流行。综合我国流感流行情况,具有以下几个特点：

1. 不可预见性,大流行间隔无规律可循,流行发生与否主要取决于病毒变异程度和人群的相应免疫状态。

2. 新亚型出现后,人群普遍易感,波及范围广,但各年龄组发病率不同。

3. 季节性流感,南方可出现夏季和秋冬季两个流行高峰,北方则有明显的冬春季流行高峰。

4. 国内、外流行的病毒抗原性基本一致。

二、流行分布

（一）时间分布

1. 季节性　不同纬度地区,流感的季节性流行特征不同。在温带地区,流感大多呈现明显的冬春季流行高峰;而在热带或亚热带地区,流感流行的季节性并不明显,全年均有流感病毒的循环,一年内通常会在秋冬季和夏季出现两次流行高峰。流感大流行期间,高峰期可发生改变。

2. 周期性　由于甲型流感病毒抗原的易变性和人类对流感免疫的不持久性,流感流行呈现一定的周期性,这种周期性流行与亚型病毒变异及人群免疫水平有关,乙、丙型流感周期性不明显。

3. 长期变异　流感的长期变异主要表现在流感病毒的抗原转换,其结果常导致世界性大流行。

（二）人群分布

流感的人群分布特征主要受人群免疫力水平及接触机会这两个因素的影响,流感发病率在男女之间没有差异。各年龄组人群均可发病,其中儿童感染率最高。但老年人、婴幼儿、慢性病病人、孕妇等高危人群的流感并发症发生率、住院率和死亡率最高。

（三）地区分布

流感在世界各地均可发生,但各地之间的发病率可存在较大差异。这种地区分布的差异与病毒抗原的变异、人群密集程度、交往频度、传染源数量、人群免疫状况及防疫措施等有关。一般是先城市后农村,先平原后山区,沿交通线路发展。

（四）超额死亡率

流感的超额死亡率即流感流行高峰期的观察死亡率与非流行期死亡率基线之差。研究中多采用数学模型的方法建立死亡率基线,比较流行期死亡率与非流行期死亡率基线之差,以流感的超额死亡率来估计其流行所导致的疾病负担。大流行期间,流感通常是基于临床表现的临床诊断而不是实验室确诊,因此难以直接计算其疾病负担。2010—2012 年,甲型 H1N1 型流感引发的广州市全人群流感和肺炎的年均超额死亡率为 3.99/10 万,≥65 岁人群的超额死亡率显著高于全人群。研究流感超额死亡率有助于了解流感流行的严重程度、时间变化规律及其在不同人群和地区的流行特征,从而指导流感疫苗的应用。

第四节　预防策略与措施

流感是一个世界性问题,目前尚缺乏有效控制流行的措施,一旦出现新的亚型,各国都难幸免。WHO 正积极引导各国完善流感大流行的准备和应对,主要措施包括以下几个方面,重点为疫情监测和疫苗的使用。

一、全球应对流感大流行的准备

流感大流行是不可预知但又是反复出现的事件,可对人类健康和全球经济造成严重影响。为积极应对流感大流行,WHO 于 1999 年首次发布了《流感大流行准备和应对计划》,希望通过引导各国事先制定流感大流行准备计划,从而有效地应对突如其来的流感疫情,减少流感对人类造成的损失。随后又分别修改发布了《WHO 全球流感准备计划——大流行前期和大流行期 WHO 的角色和国家措施的建议》《全社会参与的流感大流行准备——WHO 对非卫生部门流感大流行准备和应对指南》等一系列的流感大流行应对和准备指导文件,详细阐述了流感大流行阶段划分、在不同阶段 WHO 拟采取的行动和建议各国考虑采纳的行动以及全社会参与方法的原理和应用等。现在较多的国家已有大流行应对计划,我国也于 2005 年制定了《应对流感大流行准备计划与应急预案》。

历次流感大流行的特征显示,一旦大流行相关毒株在一个地区出现,会迅速造成国家和洲际间的广泛传播。大流行的蔓延速度之快可能使得特定的疫情防控措施无的放矢,进而导致基础设施、服务提供、商业以及政府所有部门瘫痪。因此在大流行之前,各国均应做好充分准备。

全球甲型 H1N1 流感进入流感大流行后期时,WHO 于 2011 年通过了关于大流行性流感的防范框架,其中涵盖的 14 个要点包括:WHO 协调大流行性流感的防范和应对;大流行风险评估和风险应对;提供大流行性流感防范候选疫苗株病毒;提供诊断试剂和检测包;提供确定疫苗效力的参考试剂;实验室和流感监测能力建设;管制能力建设;抗病毒药物储备;大流行性流感防范疫苗储备;在大流行间期提供疫苗供发展中国家使用;提供大流行性流感疫苗;对流感疫苗和抗病毒药物分层定价;技术转让;可持续和创新性筹资机制。

二、疫情监测

流感监测目的是:①掌握疫情动态、流行规律,及早发现疫情;②掌握流感病毒的分布和变异情况;③掌握人群免疫水平变化情况;④评价疫苗效果;⑤为流感流行趋势的预测、预警和制定防制措施提供科学依据;⑥不断筛选新的疫苗代表株。

WHO 于 1952 年成立了全球流感监测和应对系统(GISRS,2011 年之前原名为全球流感监测网络 GISN),负责全年流感监测,评估大流行性流感的风险并协助采取防范措施。截至 2016 年 4 月,该系统包括 6 个流感参比和研究合作中心(WHO CC),4 个基本管理实验室和来自 113 个国家的 143 个国家流感中心。1957 年我国成立了国家流感中心(CNIC),开始在全国范围内开展流感监测和防制指导工作。1981 年 CNIC 加入 WHO 全球流感监测网络,2011 年成为 WHO 任命的全球第 5 家、也是发展中国家首家流感参比和研究合作中心。

1. 监测内容

(1)流行病学监测:包括门急诊流感样病例哨点监测和流感暴发疫情监测。前者主要通过长期连续地监测门诊、急诊就诊的流感样病例数及占哨点医院就诊总人数百分比的动态变化,并综合流感病毒实验室检测和分离情况,分析判断流感活动状况和流行趋势。后者是指对一个地区或单位短时间出现异常增多的流感样病例,应作为疑似流感暴发疫情报告并进行流行病学调查和采样、检测。

(2)病原学监测:目前病原学监测除病毒培养、分离、鉴定等常规方法外,以病毒核酸检测和蛋白质分析技术为主的分子生物学方法对监测流感病毒的变异及其起源分析有重要作用,发现新型毒株或异常毒株时,还应收集病人和密切接触者等血清进行血清学检测。

2. 监测的注意事项

(1)注意研究样本:由于流感在不同时间和地区并非均匀发生的,其流行强度差异较大,因此,当对从不同地区不同研究样本得来的资料进行综合分析时应特别注意,若差异较大时应分别描述,研究单位宜小不宜大。

(2)临床病例的确诊:在流感研究中,首先需确认所发现的急性呼吸道疾病是否由流感病毒引起。由于流感病毒分离的阳性率不高,且临床上流感与普通感冒难以区分,因此,平时对流感的监测以及对流感流行的诊断均须注意要有明确的诊断依据。

三、流感疫苗

流感免疫接种是控制流感季节性流行和流感大流行所必需的公共卫生干预措施。每年在流感流行季节之前对易发生并发症的高危人群进行免疫接种是减少流感危害,即预防流感及其严重并发症、减轻流感疾病负担的最有效方法。而由于病毒不断变异,特别是大流行期间往往难以及时获得流行毒株疫苗,2006 年 WHO 与流感疫苗及免疫接种领域主要利益攸关方代表合作通过了全球流感疫苗行动计划,缓解季节性流感疫苗和大流行疫苗的临时短缺情况,以加强全球大流行的防范和应对。

(一)疫苗种类

1. 灭活疫苗　由高度纯化病毒灭活后制成,可制备成全病毒疫苗、裂解疫苗、亚单位疫苗。因其包括的病毒型较全,免疫效果较稳定而被普遍接受,包括我国在内的大多数国家使用灭活疫苗。流感全病毒灭活疫苗具有较高的免疫原性和相对较低的生产成本,但是在接种过程中不良反应发生率也较高,同时不得应用于6岁以下儿童,这些都限制了流感全病毒疫苗的应用。裂解型流感疫苗可降低全病毒灭活疫苗的接种不良反应,并保持相对较高的免疫原性,适用人群为6月龄以上儿童和成人。流感亚单位疫苗具有较纯的抗原组分,英国在疫苗临床试验中证实了其免疫效果与裂解疫苗相同,并可用于儿童。对鸡蛋或疫苗中任何其他成分(包括辅料、甲醛、裂解液等),特别是卵清蛋白过敏者禁用灭活疫苗。

2. 活疫苗 由于流感病毒RNA分节段,可利用生物重组技术获得基因重配的减毒活疫苗株。减毒活疫苗保留了病毒原有的部分活性,可通过自然途径感染机体并在体内复制,激发机体产生长期而有效的免疫应答。该疫苗可包含HA基因、NA基因,以及甲型或乙型流感病毒其他RNA片段的减毒基因。减毒活疫苗可以通过鼻腔免疫,与灭活疫苗相比,其诱导持续时间较长并有交叉保护性免疫,再受到病毒感染时危害性明显降低。但疫苗效果严重受人群免疫状态的制约,同时重配的疫苗株的基因常不稳定,易出现返祖。

3. 其他 随着科学技术的发展,流感病毒基因工程疫苗、核酸疫苗等仍在进一步研究之中。

（二）疫苗使用

流感疫苗能有效保护与疫苗株抗原相似毒株引起的感染、发病,是流感大流行期间减少病患和死亡的最重要措施之一。由于每年流行的毒株都有变异,所以疫苗的成分也要随之改变从而与流行株匹配,才能更有效地预防流感。全球流感监测和应对系统在整个年度时刻监控着流感的流行趋势,收集流感病毒的基因组信息并鉴定其基因变异的情况。根据监测的结果,WHO将会预测下一年冬季最有可能暴发流行的流感病毒株并告知疫苗生产商,后者随即开始着手准备生产相应的流感疫苗。WHO每年2月和9月召开技术会议分别预测北半球和南半球冬季的流感流行株。在流感流行高峰前1~2个月接种流感疫苗能更有效发挥疫苗的保护作用。疫苗株与流行株之间的抗原性差异、抗原成分、疫苗接种率的高低、流行强度的大小、疫苗接种与流行间隔时间等都是影响疫苗接种效果的主要因素。一般情况下各国会参考WHO对全球流感疫情趋势估计及疫苗代表毒株的推荐意见,制定当年本国的流感疫苗预防接种技术指导意见,对疫苗类型、抗原组分及适用年龄组,建议优先接种人群,以及禁忌证等进行说明和限定。实际使用中应该注意疫苗株与流行株之间的抗原性差异和疫苗的抗原成分都会影响疫苗效果。

四、药物预防

由于流感传播迅速,病毒易变异,大流行期间流行株疫苗不能及时获得,因此,仍需要使用特异性抗流感病毒药物进行化学预防或治疗。WHO推荐各国储备的抗病毒药物需覆盖全国人口的20%。理想的预防流感药物应该是:①长期使用而无毒副作用;②对甲、乙、丙三型流感均有效;③效果不因病毒抗原变异而变化;④用药者感染后不出现症状却形成免疫。然而能同时满足这些条件的药物尚未发现。流感抗病毒药物可分为神经氨酸酶抑制剂和M2离子通道抑制剂两大类,神经氨酸酶抑制剂以奥司他韦(Oseltamivir)和扎那米韦(Zanamivir)为代表,实际应用中应根据流感病毒的耐药性监测结果具体选择。流感的预防药物仍有待研究,在目前条件下,不宜滥用。

五、疫情暴发的控制

（一）预防策略

1. 采取加强监测、免疫预防为主的综合防制措施。

2. 加强全国流感监测网络建设，提高工作质量。

3. 扎实抓好流感监测的核心任务。包括做好流感样病例和流感暴发的监测工作；及时准确掌握流感流行毒株的分布和变异情况以及人群免疫水平；综合分析流行病学监测和实验室监测资料；科学预报流感流行趋势，为流感防制决策提供科学依据；为 WHO 及国家卫生和计划生育委员会每年推荐疫苗株提供科学依据。

4. 制定国家流感疫苗免疫指导性方案，作好重点人群免疫。

（二）预防措施

1. 早发现、早诊断、早报告、早隔离　临床医师要时刻警惕流感流行，加强登记报告制度。如果医院门诊连续 3 天发热病人增加，或连续发现症状典型的流感病人，或家庭内 2 例以上病人的户数增加时，都应当作为可疑流感流行的信号。采取急性病人鼻咽洗液分离病毒是确诊流感流行的重要依据；其次也可分别采集恢复期和急性期病人血清测定 HA 抗体，若恢复期血清抗体滴度较急性期有 4 倍以上升高，也可作出诊断。病人确诊后，应尽快向疾病预防控制中心（CDC）和监测部门报告，并尽快采取隔离措施。病人在隔离期间要卧床休息，症状消失后可解除隔离，发生流感流行的医院隔离室要谢绝探视病人，并保证卫生间等生活条件完全与健康人分开，封闭性单位要禁止出入。

2. 对接触者的措施　流感流行期间应禁止集会，以减少相互接触的机会。居室要加强通风换气，接触者可紧急接种流感灭活疫苗或口服金刚烷胺以预防发病或减轻症状。

第五节　两种重要的流感

一、人感染高致病性禽流感

禽流感（avian influenza），是禽流行性感冒病毒感染的简称，主要发生在鸡、鸭、鹅、鸽等禽类动物中，是由 A 型流感病毒引起的禽类呼吸道感染的传染病。禽流感病毒可分为高致病性和低致病性两大类，其中高致病性禽流感是由 H5 和 H7 亚型某些毒株引起的疾病。高致病性禽流感因其在禽类中传播快、危害大、病死率高，被世界动物卫生组织列为 A 类动物疫病，我国将其列为一类动物疫病。高致病性禽流感病毒已突破种属屏障，引起少数人类感染，称人感染高致病性禽流感（human highly pathogenic avian influenza）简称"人禽流感"（human avian influenza）。

（一）流行概况

1. 全球流行概况　1997 年，在中国香港特区 3 个农场发生家禽 H5N1 流感，并导致了 18 人感染发病，6 人死亡，首次证实高致病性禽流感可以危及人的生命。2003 年 2 月，H5N1 病毒开始在部分东南亚国家禽类中广泛循环，数月内迅速波及 8 个国家。

自 2003 年 1 月~2016 年 8 月 19 日,报告给 WHO 的人感染 H5N1 禽流感病例为 854 例,死亡 450 例。人禽流感疫情已波及中国、越南、泰国、柬埔寨、印度尼西亚、阿塞拜疆、吉布提、埃及、土耳其、伊拉克、老挝、缅甸、尼日利亚、巴基斯坦、孟加拉、加拿大等 16 个国家。

2. 中国流行概况　原卫生部追溯诊断的结果证明,中国内地目前已知最早的经实验室确诊的人禽流感病例发生在 2003 年。截至 2016 年 8 月 12 日,中国内地确诊人感染 H5N1 禽流感病例达 53 例,其中死亡 31 例。

2013 年 3 月 31 日,中国报告了世界上首例人感染 H7N9 禽流感病毒病例,该次事件也标志着 H7N9 亚型第一次在人类、家禽或其他动物中发现。随后我国持续出现人感染 H7N9 禽流感病例,截至 2016 年 6 月 30 日,全国已累积报告人感染 H7N9 禽流感 770 例,死亡 315 例。此外,人感染 H5N6 禽流感等确诊病例也有报告。

（二）流行过程

1. 传染源　人禽流感的传染源多为患禽流感或携带禽流感病毒的鸡、鸭、鹅等家禽,但不排除其他禽类或哺乳动物成为传染源的可能。H5N1 病毒不断进化,其宿主范围也相应不断扩大,可感染虎、家猫等哺乳动物。水禽可排出病毒但表现为隐性感染,在维持传播方面的隐蔽作用不容忽视。目前仅出现有限的人际传播。

2. 传播途径　禽流感病毒主要经呼吸道传播,通过密切接触感染禽类、人禽流感病人及其分泌物、排泄物等,以及直接接触病毒毒株被感染。

3. 易感人群　一般认为任何年龄人群均具有易感性。与不明原因病死家禽或感染、疑似感染禽流感家禽密切接触的人员为高危人群。

（三）预防策略与措施

1. 控制传染源

（1）加强禽类疾病的监测:一旦发现禽流感疫情,动物防疫部门立即按有关规定进行处理。严格执行封锁、隔离、消毒、焚烧发病鸡群和尸体等综合防制措施。养殖和处理的所有相关人员做好防护工作。同时应加强对禽类的控制,尽量减少和避免野禽与家禽、饲料和水源的接触,防止野禽进入禽场、禽舍和饲料贮存间内;避免家禽散养、混养等。

（2）对人禽流感医学观察病例、疑似病例、临床诊断病例和确诊病例应尽早采取住院隔离,确诊病例可安置于同一房间,其余的应置单间隔离。限制病人只在病室内活动,原则上禁止探视、不设陪护,与病人相关的诊疗活动尽量在病区内进行。

（3）加强检测标本和实验室禽流感病毒毒株的管理,严格执行操作规范,防止医院感染和实验室的感染及传播。

2. 阻断传播途径　对禽类养殖场、市售禽类摊档、屠宰场进行彻底消毒,对死禽及禽类废弃物应销毁或深埋。针对可能的人间传播途径,应对病人所在单位、家庭进行彻底消毒,以及避免和病人在无保护状态下密切接触。

3. 保护易感者　针对易感者的预防措施主要是免疫预防、药物预防和个人防护。

（1）疫苗接种:目前尚无可用于人的商品化甲型流感（H5）疫苗。减毒活疫苗、冷适应性鼻内疫苗亦正在开发中。

（2）药物预防：对于病死禽的密切接触者和人禽流感病例的密切接触者可以使用抗病毒预防药物（奥司他韦）做预防性治疗。同时应保证抗病毒药物储备，以便治疗疑似病例和确诊病例。

（3）个人防护：应全面避免直接接触家禽以及有家禽的农场或活物市场，避免接触受到家禽粪便或分泌物污染的物品。不要进食未煮熟的鸡蛋或家禽制成的食物，保持良好的卫生习惯，以减少暴露可能性。面临职业性接触风险者，应使用个人防护装备。

二、甲型 H1N1 流感

2009 年 4 月中下旬，美国、墨西哥相继发现甲型 H1N1 流感病毒引起的急性呼吸道感染性疾病暴发，随后疫情迅速跨国、跨洲传播，WHO 于 6 月 11 日宣布全球进入甲型 H1N1 流感大流行 6 级。甲型 H1N1 流感的临床症状与季节性流感类似，如发热、咳嗽、鼻塞、流涕、疲劳、食欲不振等，部分病人出现腹泻和呕吐等消化道症状。少数病例病情重，进展迅速，可出现病毒性肺炎，合并呼吸衰竭、多脏器功能损伤，严重者可以死亡。

（一）流行概况

1. 全球流行概况　2009 年 4 月 11~23 日，墨西哥、美国相继出现甲型 H1N1 流感病例，疫情在数日内扩散至 11 个国家，报告了 257 例病例；9 周内病毒蔓延到所有大陆。WHO 于 2009 年 4 月 27 日宣布将流感大流行警戒级别从 3 级提升到 4 级，4 月 28 日公布实验室诊断方案，4 月 29 日宣布提升至 5 级，6 月 11 日提升至 6 级，这是 41 年来 WHO 首次发布最高级别的传染病流行警告，意味着甲型 H1N1 流感进入全球大流行，当时该病已经蔓延到世界 74 个国家，报告病例数达到 28 744 例。

2010 年 8 月 10 日，WHO 基于对疫情的评估，宣布取消 6 级警戒级别，全球甲型 H1N1 流感进入流感大流行后期（post-pandemic period）。截止到 2010 年 8 月 10 日，此次流感大流行期间，全球共 214 个国家、领地和地区报道了实验室确诊的甲型 H1N1 流感病例，确诊死亡病例达 18 449 例。

2. 中国流行概况　随着甲型 H1N1 流感疫情在全球的扩散，2009 年 5 月 11 日，中国内地发生首例确诊甲型 H1N1 流感输入性病例，5 月 29 日，广东省发现内地首例二代病例。在 6 月 11 日中国内地出现不明原因本土甲型 H1N1 流感病例后，确诊病例陆续增多，并很快扩散至全国各地，并在不同流行阶段呈现出不同的分布特点，5~6 月以输入性病例为主，6~8 月开始出现本土感染和传播、社区扩散和蔓延，9~10 月疫情快速上升，11~12 月达到高峰，2010 年 1 月至今疫情出现下降，并维持在较低水平。截至 2010 年 8 月 10 日，全国 31 个省份累计报告甲型 H1N1 流感确诊病例 128 033 例，死亡 805 例。

（二）流行过程

1. 传染源　甲型 H1N1 流感病人为主要传染源，无症状感染者也具有一定的传染性。目前尚无动物传染人类的证据。

2. 传播途径　主要通过飞沫经呼吸道传播，也可通过口腔、鼻腔、眼睛等处黏膜直接或间接接触传播。接触病人的呼吸道分泌物、体液和被病毒污染物品亦可能造成传播。通过气溶胶经呼吸道传播有待进一步确证。

3. 易感人群　人群对甲型 H1N1 流感病毒普遍易感。慢性病病人、孕妇、肥胖者、婴幼儿和老人等易成为甲型 H1N1 流感重症的高危人群。

（三）预防策略与措施

在出现甲型 H1N1 流感疫情后,各国采取的主要防控措施包括:

1. 疾病监测　包括病毒监测、哨点监测、症状监测、实验室监测、主动监测以及疫苗上市后的监测等。

2. 药物干预　流感大流行初期,由于缺乏有效的疫苗,主要依靠抗病毒药物。甲型 H1N1 流感病毒对神经氨酸酶抑制剂奥司他韦、扎那米韦敏感,对金刚烷胺和金刚乙胺耐药。

3. 疫苗接种　疫苗生产初期由于疫苗数量有限,无法覆盖所有人群,为了更好地发挥疫苗保护作用,WHO、欧盟疾病预防控制中心(ECDC)、美国、日本等国际组织和国家确定了疫苗优先接种人群,同时各国及各公司根据临床试验和上市后评价的结果,逐步调整优先接种人群和接种剂量。2009 年 9 月初,我国甲型 H1N1 流感疫苗正式投入生产,成为世界上第一个完成疫苗研发和注册使用的国家,并逐步在人群中接种。有研究表明甲型 H1N1 流感疫苗在不考虑接种率的情况下保护率可达到 80.9%,疫苗具有良好的安全性和流行病学保护效果。

4. 增加社会距离　包括隔离、关闭学校、取消集会和限制旅行等。

5. 国境检疫　口岸传染病监测对甲型 H1N1 流感疫情防控起着重要的把关作用。其中,体温监测是口岸传染病监测的重要手段,同时应加强健康申报和医学巡查工作,以便及时发现有症状人员,延缓疫情的输入。

6. 信息沟通和公众健康教育　流感大流行期间各国就疫情和相关信息进行有效沟通,并及时向各级卫生专业人员和公众传播禽流感和流感大流行相关知识有助于更好地推动疾病预防控制措施的实施。

（关　鹏）

| 思考题 | 1. 如何理解全社会参与在流感大流行防控中的重要性?
2. 谈一谈流感疫苗的正确使用对流感大流行控制的作用。
3. 结合 2009 年 H1N1 流感在中国的流行概况,谈一谈你对流感大流行防控的认识。 |

第二十二章

病毒性肝炎

Chapter 22　Viral Hepatitis

Viral hepatitis is a group of infectious liver diseases that are caused by different hepatitis viruses and have liver inflammation as the major damage. Currently, there are five identified hepatitis viruses known as A, B, C, D, and E, which cause hepatitis A, B, C, D, and E, respectively. Viral hepatitis occurs worldwide and is a significant public health problem in many countries, resulting in considerable morbidity and mortality. Its epidemiological features in China are as follows: high prevalence, high infectivity, multiple routes of transmission, and a great health burden. Hepatitis A and E are spread mainly through the fecal-oral route of transmission and often cause food and water-borne outbreaks. Hepatitis B, C, and D virus are acquired through horizontal and vertical transmissions. The former mainly includes transfusion of blood or blood products and person to person contact, and the latter mainly refers to mother to fetus transmission. The chapter ends different strategies and measures for two kinds of transmission.

　　病毒性肝炎(viral hepatitis)是由不同肝炎病毒引起的以肝脏损害为主要特征的一组传染性疾病。肝炎病毒主要包括甲型肝炎病毒(hepatitis A virus, HAV)、乙型肝炎病毒(hepatitis B virus, HBV)、丙型肝炎病毒(hepatitis C virus, HCV)、丁型肝炎病毒(hepatitis D virus, HDV)和戊型肝炎病毒(hepatitis E virus, HEV),分别引起甲、乙、丙、丁和戊型肝炎。

　　病毒性肝炎传染性强,传播途径复杂,感染率高,呈世界范围流行。我国是病毒性肝炎高发区,2004—2015 年全国法定传染病报告信息管理系统显示,病毒性肝炎发病率始终位居所有法定报告传染病的第一位。虽然近年来通过卓有成效的预防与控制,其发病率已有明显下降,但仍严重危害着人类健康,给家庭和社会造成了沉重的疾病与经济负担,是我国目前重大的公共卫生问题之一。

　　按传播途径的不同,又可将病毒性肝炎分成两大类:一类为经肠道传播的病毒性肝炎,主要经粪-口途径传播,包括甲型和戊型肝炎,其发病有一定的季节性,可引起暴发及流行,感染后多为急性,呈自限性;另一类为经肠道外传播的病毒性肝炎,主要通过血液传播,包括乙型、丙型和丁型肝炎,多为散发,但也可见医源性或特殊高危人群中暴发,无季节性,感染后易转为慢性肝炎,部分病例可发展成肝硬化和肝细胞癌。掌握病毒性肝炎的流行规律,采取有效的预防与控制措施,不断减少疾病的发生,一直是我国传染病流行病学工作者的重要任务。

第一节　病原学和临床特征

一、病原学

（一）甲型肝炎病毒

HAV 属小 RNA 病毒科（Picornaviridae）肝病毒属（*Hepatovirus*）。基因组为单股正链 RNA 分子，长度约为 7.5kb。

HAV 分为 6 个基因型（genotype）（Ⅰ~Ⅵ），每个基因型又可分为不同亚基因型（subgenotype），如ⅠA、ⅠB、ⅡA、ⅡB 等。基因型Ⅰ~Ⅲ来源于人类，基因Ⅳ~Ⅵ型来源于猿猴。HAV 只有一个血清型（serotype），不同基因型病毒株共同具有一个高度保守的抗原中和作用位点，因此甲肝疫苗对不同基因型 HAV 的感染均具有交叉保护作用。

（二）乙型肝炎病毒

HBV 属嗜肝 DNA 病毒科（Hepadnaviridae）正肝 DNA 病毒属（*Orthohepadnavirus*）。基因组为双股环状 DNA，全长约 3.2kb，有 4 个开放读框区（open reading frame，ORF），分别为 S、C、P 和 X 基因区，主要编码 HBsAg、HBcAg、HBeAg 和病毒 DNA 多聚酶等蛋白。

HBV 可分为 10 个基因型（A~J），每个基因型分若干个基因亚型。另外，根据不同抗原决定簇的组合表达，HBV 还可分为 11 个血清亚型：ayw1、ayw2、ayw3、ayw4、ayr、adw2、adw3、adw4q+、adw4q-、adrq+及 adrq-。不同的血清型可属同一基因型，同一血清型可分布于不同的基因型。乙肝疫苗对所有 HBV 基因型和血清亚型的感染均具有保护作用。

（三）丙型肝炎病毒

HCV 归于黄病毒科（Flaviviridae）肝炎病毒属（*Hepacivirus*）。基因组为单股正链 RNA，全长约 9.6kb。

HCV 基因易变异，目前至少可分为 6 个基因型（HCV 1~6）及多个亚型（如 1a、1b、1c、2a、2b、3c 等）。不同的 HCV 基因型有不同的地理分布特征，对抗病毒药物的敏感性也不同。

（四）丁型肝炎病毒

HDV 是沙粒病毒科（Arenaviridae）δ 病毒属（*Deltavirus*）的一个成员。基因组为单股负链环状 RNA，全长约 1.7kb。HDV 为缺陷病毒，必须得到 HBV 或其他嗜肝病毒的辅助才能复制、表达抗原及引起肝损害。

HDV 有 3 个常见的基因型（1 型、2 型、3 型），但仅有 1 个血清型。HDV 的不同基因型不仅有地区分布差异，可能也存在致病性的差异。

（五）戊型肝炎病毒

HEV 属戊型肝炎病毒科（Hepeviridae）戊型肝炎病毒属（*Hepevirus*）。基因组为单股正链 RNA 病毒，全长 7.2kb。

HEV 有 4 个基因型（HEV1~4）及 20 余个亚型（如 1a~1e，2a、2b，3a~3j 等）。HEV1 和 HEV2 基因

型是人源性病原体,造成人际戊肝流行。而 HEV3 和 HEV4 基因型是一种人畜共患病原体,其自然宿主包括猪等多种野生哺乳动物,多引起急性散发性戊肝。因此 HEV 不同基因型的临床和流行病学特征有着明显的区别。HEV1~4 基因型属于同一种血清型,相互之间具有交叉保护作用,有利于疫苗的研制。

二、抵抗力

(一)经肠道传播的肝炎病毒

HAV 对热和酸碱有一定的耐受性,60℃ 1 小时仍可存活,4℃ 下其抗原性和组织培养活性可保持 1 年,−20℃ 可存活数年并保持传染性。HAV 在粪便和污染的食物中可存活数周,在污水、泥土及毛蚶等水产品中能存活数月,这对 HAV 通过食物和水传播十分有利。HAV 对紫外线、氯、甲醛等敏感,对化学消毒剂的抵抗力强于一般肠道病毒属病毒,氯(1mg/L)30 分钟方可将其灭活。

HEV 较 HAV 抵抗力弱。HEV 不稳定,经超速离心、反复冻融易降解,因此造成 HEV RNA 的检测容易出现假阴性。但在酸性和弱碱性环境中较稳定,可存在于肝内和胆囊内的胆汁中。带病毒的猪肝 56℃ 加热 1 小时仍有感染性,100℃ 煮沸 5 分钟可灭活病毒。

(二)经肠道外传播的肝炎病毒

总体上讲,经肠道外传播的肝炎病毒(HBV、HCV 和 HDV)的抵抗力要强于经肠道传播的肝炎病毒(HAV 和 HEV)。

HBV 对外界环境抵抗力强,对低温、干燥、紫外线均有耐受性。自然条件下可停留在医疗器械、牙刷、剃刀、奶瓶、玩具、餐具等物体表面 1 周而不失去感染性。病毒在 30~32℃ 可存活至少 6 个月,−20℃ 可存活 15 年。121℃ 高压消毒 20 分钟和 100℃ 煮沸 10 分钟可灭活 HBV,0.5% 过氧乙酸、3% 漂白粉液、5% 次氯酸钠、环氧乙烷和碘伏有较好的灭活效果。

HCV 耐热,100℃ 5 分钟、60℃ 10 小时、高压蒸汽方可灭活病毒。但对一般化学消毒剂敏感,10%~20% 三氯甲烷、1∶1 000 甲醛熏蒸等方法均可灭活病毒。

HDV 对各种灭活剂较为敏感,抵抗力较 HBV 和 HCV 弱。

三、临床特征

不同型别病毒性肝炎的临床表现较为相似,主要症状为全身乏力、食欲缺乏、厌油、黄疸,并可伴有发热、腹痛、恶心、呕吐等。从临床表现上难以区分感染的究竟是哪型肝炎病毒,需要结合血清学等实验室检测来明确型别。

(一)甲型肝炎

HAV 感染后通常表现为急性肝炎,偶尔出现重症肝炎,其病程通常在 2 个月内,呈自限性。

HAV RNA 可通过 RT-PCR 技术从感染者的粪便和外周血中检测到,也可在污染的食物、水源等环境样本中检测到,但由于 HAV 感染后病毒血症短暂,RNA 易降解,实验技术要求高,因此目前主要用于研究或作为参考指标。甲肝的诊断主要是依靠特异性的血清免疫学标志物检测,即抗-HAV 抗体,包括抗-HAV IgM 和抗-HAV IgG。甲肝感染后的病原学和临床表现经过见图 22-1,抗-HAV IgM 为甲肝早期诊断的指标。抗-HAV IgG 是中和抗体,是既往感染或疫苗接种后产生保护性抗体的标志。

临床疾病期
IgG
病毒血症期
IgM
粪便排出病毒期
ALT
0 1 2 3 4 5 6 7 8 9 10 11 12 13
周

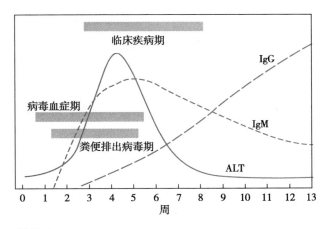

图 22-1
急性甲型肝炎的自然史和临床特征
（改编自：Matheny SC，2012）

（二）乙型肝炎

人感染 HBV 后可表现多种多样的状态，如急性或慢性，黄疸型或无黄疸型，无症状、有症状或重症。与甲型肝炎不同的是，急性乙肝起病较为缓慢，黄疸和发热少见。

HBV 感染时的年龄是影响慢性化的最主要因素。围生期感染 HBV 后通常会有 90% 发展为慢性感染，婴幼儿时期感染 HBV 约有 25%～30% 将会发展成慢性感染，而成人感染者仅有 5%～10% 发展为慢性感染。婴幼儿期 HBV 感染的自然史被划分为 4 个期，即免疫耐受期、免疫清除期、非活动或低（非）复制期和再活动期（图 22-2）。青少年和成年时期感染 HBV，多无免疫耐受期而直接进入免疫清除期。不同感染期的传染性大小有所不同。

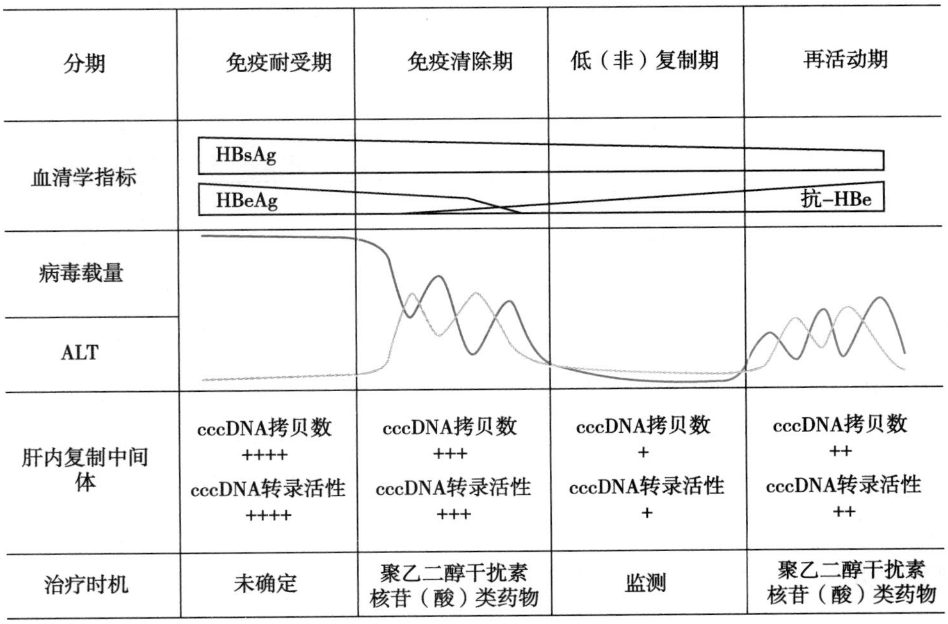

分期
免疫耐受期
免疫清除期
低（非）复制期
再活动期
血清学指标
HBsAg
HBeAg
抗-HBe
病毒载量
ALT
肝内复制中间体
cccDNA拷贝数 ++++
cccDNA转录活性 ++++
cccDNA拷贝数 +++
cccDNA转录活性 +++
cccDNA拷贝数 +
cccDNA转录活性 +
cccDNA拷贝数 ++
cccDNA转录活性 ++
治疗时机
未确定
聚乙二醇干扰素 核苷（酸）类药物
监测
聚乙二醇干扰素 核苷（酸）类药物

图 22-2
慢性乙肝自然史和临床特征
（改编自：Burns GS，2015）

乙型肝炎的特异性诊断主要依靠 HBV 血清学检测,其血清学标志物主要包括 HBsAg、抗-HBs、HBeAg、抗-HBe、抗-HBc IgG、抗-HBc IgM 和 HBV DNA 等。HBsAg 可于 HBV 感染后 1~2 周检出,是机体感染后最早出现的血清学标志之一。成人急性感染一般可持续 6 周,慢性携带者和病人可持续多年,甚至终生,是现症感染的标志。抗-HBs 是 HBsAg 相应的抗体,为 HBV 感染恢复或接种乙肝疫苗后产生的中和抗体,是保护性免疫指标。HBeAg 阳性主要见于 HBsAg 阳性的乙肝病人和无症状 HBsAg 携带者,其中大多数伴 HBV DNA 阳性,提示有较强的传染性。抗-HBe 阳转后大多病毒复制低下,传染性降低,但有时也可检出 HBV DNA,表明仍具有传染性。抗-HBc 也不是保护性抗体,而是反映 HBV 感染的重要指标。抗-HBc IgM 在 HBV 感染早期出现,是急性期或慢性乙肝急性发作的重要标志。抗-HBc IgG 在抗-HBc IgM 下降及消失后出现,可在血清中长期存在,主要见于慢性感染和既往感染。HBV DNA 是 HBV 复制和具有传染性的直接标志,HBV DNA 定量检测对于确定 HBV 感染者的病毒复制水平具有重要的意义。通过了解体内 HBV 复制情况,可判断乙肝病人和慢性携带者的传染性大小。这些 HBV 血清学感染标志物的常见组合模式及其临床和流行病学意义参见表 22-1。

表 22-1　HBV 血清学标志实验室检测结果的常见模式及意义

| 模式 | HBsAg | 抗-HBs | HBeAg | 抗-HBe | 抗-HBc | | HBV DNA | 临床及流行病学意义 |
					IgG	IgM		
1	+	−	+	−	−	+	+	急性乙肝,有传染性
2	+	−	+	−	+	+/−*	+	慢性乙肝或携带状态(俗称"大三阳"),传染性强
3	+	−	−	+	+	+/−*	+/−**	慢性乙肝或携带状态(俗称"小三阳"),有传染性
4	+	−	−	−	+	−	+/−**	慢性乙肝或慢性携带者,有一定传染性
5	−	+	−	+/−	+	−	−	HBV 既往感染,已恢复
6	−	+	−	−	−	−	−	乙肝疫苗接种后产生保护性抗体,有免疫力

注:*慢性乙肝急性发作时,抗-HBc IgM 呈阳性(+)
　　**HBV DNA 水平低于检测下限(<10^3IU/ml)时呈阴性(−)

(三)丙型肝炎

HCV 感染后大多数无症状,表现为隐匿性感染,慢性化率较高,可达 55%~85%,可进展为肝硬化和肝癌,是慢性丙肝病人的主要死因。

丙肝的特异性诊断主要依靠血清学检测,主要的指标包括 HCV RNA 和抗 HCV。暴露于 HCV 后 1~3 周,在外周血可检测到 HCV RNA。抗 HCV IgM 在发病后即可检出,一般持续 1~3 个月。抗 HCV IgG 随后出现,但非保护性抗体,既可是现症感染,也可是既往感染。对于该抗体阳性者,应进一步检测 HCV RNA,以确定是否为现症感染。因此 HCV RNA 定量检测是确认 HCV 现症感染、判断传染性大小和评估抗病毒治疗效果等的主要指标。

(四)丁型肝炎

丁肝的临床特征与乙型肝炎基本相同,但比乙肝更为严重。

人感染 HDV 后,表现为 HBV/HDV 协同感染(co-infection)和重叠感染(super-infection)两种感染类型。协同感染是指同时感染 HBV 和 HDV。重叠感染是指 HBsAg 携带者或慢性乙肝病人在原有 HBV 感染的基础上,又感染了 HDV。

急性 HDV 感染时,抗-HDV IgM 一般持续 2~20 周,可用于早期诊断;恢复期出现抗-HDV IgG,可作为诊断慢性 HDV 感染的血清学标志;血清或肝脏组织中检测到 HDV RNA 是诊断丁肝的最直接依据。

(五)戊型肝炎

戊肝可表现出多种疾病谱,从无症状感染者到急性黄疸性肝炎,再到急性重型肝炎。但绝大多数人感染 HEV 后为亚临床感染,很少出现临床症状。戊肝一般不发展为慢性,多数病人于病后 4~6 周恢复。

病人感染 HEV 后,在出现临床症状前 1 周至发病后 6 周可在粪便中检测到 HEV RNA,在发病后的 3~4 周可在血清中检测到 HEV RNA,是诊断戊肝的依据之一。但是由于 HEV RNA 不稳定,检测阴性也不能排除诊断。在发病后 4 天即可在病人的血清中检测到抗-HEV IgM,可持续 3~5 个月;抗-HEV IgG 约在发病后 4 周出现,可持续多年,是既往感染 HEV 的标志,具有防护再感染作用。

第二节 流行过程

一、甲型肝炎

(一)传染源

甲肝的传染源主要是急性期病人和亚临床型感染者。该病的潜伏期为 15 ~ 50 天,平均为 30 天。

1. 急性期病人

(1)急性黄疸型病人:急性黄疸型病人的传染性强,是重要的传染源。人感染甲肝病毒 1~2 周后,在 ALT 升高前,甲肝病毒即可随粪便排出,持续约 3~4 周。从潜伏期末到黄疸出现后 1~2 天的这段时间里,病人粪便中的病毒数量最多。由于在黄疸前期的病人一般不易被确诊而无法及时隔离,因此,早期诊断和早期隔离对控制甲肝的传播有重要意义。

(2)急性无黄疸型病人:在甲肝临床型感染中,急性无黄疸型病例远比黄疸型病例多,约占甲肝病例总数的 50%~90%,是危险的传染源,尤其是 6 岁以下的儿童,90% 为急性无黄疸型病例。此型病人症状不典型,易被误诊,传播机会多,作为传染源的意义更大。

(3)重型肝炎病人:可分为急性重型肝炎和亚急性重型肝炎。此型肝炎病例所占比例极少,且易被早期诊断和早期隔离治疗,作为传染源的意义相对较小。

2. 亚临床型感染者   亚临床型感染者是指感染 HAV 后,无明显的临床症状和体征,肝功检测 ALT 可正常亦或轻度升高,但血清和粪便中存在病毒。也被称为隐性感染者。此型感染者人数多(与显性感染者之比约为 8∶1),活动范围大,不仅可作为暴发的传染源,而且在散发病例的传播中也起重要作用。

3. 感染的动物　黑猩猩、狨猴、残尾猴、短尾猴、恒河猴是 HAV 易感的动物。HAV 感染动物后，病毒或病毒抗原通常可在血清、肝组织、胆汁和粪便中测到。工作中密切接触非人类灵长类动物者 HAV 感染率较高。

（二）传播途径

甲肝主要经粪-口途径传播，常见的传播途径有：经食物传播、经水传播和日常生活接触传播。

1. 经食物传播　最常见的是食用受污染的贝类水产品，如蛤类、牡蛎、毛蚶、泥蚶和蟹等。毛蚶等贝壳类动物不仅可以把污水中的 HAV 浓缩 5～15 倍，而且可将其长期蓄积于体内。食用前仅用开水冲烫毛蚶不能杀死其中的 HAV，而生食毛蚶更易感染。1988 年上海发生甲肝暴发流行，仅 2～3 个月病人多达 31 万人，死亡 47 人，平均罹患率为 4.08%，是平常发病率的 12 倍。通过病原学、血清学、流行病学的全面调查，证明这起甲肝流行是由于生食被 HAV 污染的毛蚶引起。

此外，生吃被 HAV 污染的蔬菜水果（如莴苣、草莓）、凉拌食品（如沙拉），感染 HAV 的炊事员或其他饮食行业工作人员在采集、制作及销售过程中污染了食物，也可引起甲肝暴发或散发。

2. 经水传播　在发展中国家或卫生条件差的地区，经水传播是甲肝呈地方性流行的重要原因。在粪便和水源管理较差的地方，尤其在雨季或暴雨后，雨水冲刷粪便污染水源，易发生甲肝经水传播。2013 年 10 月中旬，云南省某中学自备水井大雨后被旱厕污染造成甲肝暴发，100 余名学生感染。

3. 日常生活接触传播　主要是通过污染的手、食品、玩具等，直接或间接经口传入。学校、托幼机构、工厂和部队等集体单位以及家庭常发生这种传播，特别是在卫生条件差、居住拥挤的地方，粪便管理不当时更易通过此种途径传播。由日常生活接触引起的甲肝多为散发，但若不及时采取防疫措施，易发生续发病例，也可引起暴发或流行。

4. 其他途径　HAV 偶可通过输血与血制品传播，主要是在甲肝潜伏期末和发病初期出现甲肝病毒血症时，才有可能经此途径传播。美国、欧洲和日本等国家有报道男男同性性行为者（men who have sex with men，MSM）和静脉药瘾者（injecting drug users，IDU）中也可见甲肝传播。

（三）人群易感性

人对 HAV 普遍易感。新生儿经胎盘从母体接受了抗-HAV，但在两年内基本消失，因而婴幼儿期甲肝的易感性最高。不同国家或地区人群易感性的年龄分布有所不同：在发达国家或地区，大年龄组人群中因有较大比例的人未曾感染 HAV 而易感性较高；在发展中国家或地区，因卫生条件差，传播途径容易实现，甲肝的易感人群主要是学龄前儿童，大多数人在儿童时期通过亚临床感染而获得免疫。因此，甲肝的高危人群包括在校学生及其工作人员、病人的家庭成员、MSM、IDU 和旅行者等。

人体只要感染了 HAV，无论是显性还是隐性感染，血清中 HAV 抗体滴度都将逐渐增高，2～3 个月后达高峰，并至少在 5～7 年内保持有牢固的免疫力。已具有免疫力者再度感染 HAV 可引起回忆应答，使已下降的抗体滴度再度升高，从而获得稳固而持久的保护性抗体，使免疫力维持时间更长，甚至终生。甲肝再次发病极为罕见，但仍有感染其他型肝炎的可能。

人群易感性是影响甲肝流行的关键因素。如果人群中抗-HAV 水平低于 40% 时,一旦输入甲肝传染源并存在传播条件,即可发生甲肝流行;当人群抗体达到 80% 左右时,则可形成免疫屏障,即使存在传染源和传播因素,流行也会被终止。因此,接种甲肝疫苗是降低人群易感性、提高群体免疫水平的重要措施。

二、乙型肝炎

(一)传染源

乙肝的传染源主要是急性、慢性乙肝病人(包括不同类型慢性乙型肝炎、肝硬化和肝癌病人)和无症状病毒携带者。HBV 主要存在于病人的血液、体液和分泌物中,如阴道分泌物、精液、唾液等被证实有传染性,传染性强弱与其中的病毒载量有关。乙肝的潜伏期一般为 30~120 天,平均 60~90 天,最短的为 2 周,极少数可长达 9 个月。潜伏期的长短取决于病毒感染量、感染途径和机体免疫状态。

1. 病人(急性和慢性乙肝病人) 急性乙肝(包括重症肝炎)病人在潜伏期末出现 HBV DNA 即有传染性,但因尚未发病和未被隔离,可经各种途径传播,且急性感染时血中 HBV 浓度高,是重要的传染源。由于无黄疸型病例多、不易被发现且常被误诊,因此作为传染源的意义比黄疸型更为重要。慢性乙肝病人的病情隐匿、反复发作或迁延不愈,带毒时间长,也是重要的传染源。

2. 无症状病毒携带者 无症状病毒携带者(也称 HBsAg 携带者)是指血清 HBsAg 阳性,无肝炎临床症状和体征,肝功能检查正常,经半年的观察无变化者。与乙肝病人相比,HBsAg 携带者数量大,分布地区广,携带病毒的时间长,且活动不受限制,作为传染源的意义更大。病毒携带者的传染源作用和传播机制与其职业有关,如医务人员及供血员 HBsAg 携带者对所接触的易感者构成很大威胁。孕妇 HBsAg 携带、同时 HBeAg 阳性者造成母婴传播的传播率非常高,且可引起免疫耐受,致终生携带病毒,是人 HBV 重要储存宿主及传染源。

(二)传播途径

乙肝主要传播途径有经血传播、母婴传播、性接触传播和日常生活接触传播,不同国家或地区的主导传播途径不尽相同。

1. 经血传播 经输入含有 HBV 的血液及血制品(包括血清、血浆、全血以及血液制品)引起乙肝,也称输血后肝炎。多年来,随着我国对献血者实行严格的 HBsAg 和 HBV DNA 筛查及加强对血液制品的管理,经输血和血液制品引起的 HBV 感染已较少发生。

在静脉注射、采血、针灸、手术、血液透析、器官移植、口腔治疗等过程中,使用被 HBV 污染且未消毒或消毒不彻底的医疗器械(如手术刀、注射器、牙钻、内镜、腹腔镜)也可引起 HBV 传播。该途径也被称为医源性传播。但是,随着一次性注射器和医疗器具的普及应用,极大地减少了医源性的传播。此外,文身、修足、扎耳孔、刮痧等也易使 HBV 经破损的皮肤和黏膜而传播。

2. 母婴传播 母婴传播又称垂直传播。HBV 可由患急性或慢性乙肝感染的母亲传播给婴儿,在代代相传的恶性循环中,这一途径起重要作用,是人群中 HBV 感染者积累的重要原因。若母亲在孕期外周血中 HBV DNA 载量较高,其婴儿很容易感染 HBV,感染后也易向慢性化发展,约有 85%~

90%将转为慢性 HBV 携带者,其中一部分进入成年后将发展成肝硬化和原发性肝癌。母婴传播的主要方式有:产前传播、产程中传播及产后传播。

(1)产前传播(或宫内传播):HBsAg 携带者孕妇的胎儿宫内感染率为 5%～10%,宫内传播可发生在孕中期,但主要是孕晚期。宫内感染可能经过以下两条途径:①血源性:由于先兆早产等事件引起胎盘破损,使含高浓度 HBV 的母血直接进入胎儿血循环造成感染;②细胞源性:HBV 感染胎盘屏障的不同细胞,经"细胞转移"方式突破胎儿绒毛毛细血管内皮细胞致使感染。

(2)产程中传播(或分娩期传播):此型传播危险最大,感染机会最多,约占母婴传播的 80%左右。在分娩过程中,HBV 阳性产妇的血经胎盘细微裂口渗入胎儿血中,或胎儿吸入含 HBV 的阴道分泌物、羊水等,或因胎头吸引器及产钳助产操作时损伤新生儿的皮肤或黏膜而引起 HBV 感染。

(3)产后传播:指 HBV 感染的母亲在抚育婴儿的过程中与婴儿密切接触,由乳汁、唾液等造成传播。此外,由于婴儿的皮肤黏膜尚未发育完全,母亲的体液或血液可通过皮肤或黏膜,将 HBV 传染给婴儿;哺乳母亲轻微的皮肤破口也可将病毒传染给吮乳的婴儿。

3. 性接触传播　乙肝是最早被肯定的性传播疾病。乙肝病人或 HBsAg 携带者的唾液、精液和阴道分泌物中均可检测出 HBV,可通过接吻、性交传染给对方。研究报道,慢性乙肝病人配偶的 HBV 血清标志物阳性率明显高于一般人群对照组和其他家庭成员对照组,夫妻间性接触传播 HBV 的高危险性是导致乙肝家庭聚集性的主要原因之一。性传播是一些发达国家乙肝传播的重要途径。在西方国家,男男同性性行为和共用针头是 HIV 感染的两个主要传播途径,由于有相似的传播危险因素,HIV 感染者合并 HBV 感染较为常见,其流行率约是普通人群的 10 倍。

4. 日常生活接触传播　HBV 感染呈明显的家庭聚集性,其中密切接触是家庭内传播的方式之一。乙肝病人或病毒携带者的唾液、尿液、血液、胆汁及乳汁中均可含有 HBV,日常用品(如牙刷、指甲刀、修脚刀、剃须刀、玩具等)若被污染也可引起 HBV 传播。但同一办公室工作(包括共用计算机等办公用品)、握手、拥抱、同宿舍、同一餐厅用餐、共用厕所等无血液暴露的接触一般不会传播 HBV。

(三)人群易感性

人对 HBV 普遍易感,感染后可获得一定程度的免疫力。人初次感染 HBV 后 6～23 周出现抗-HBs,一般抗体滴度不高,称原发性抗体反应。再次感染时体内已存在抗-HBs,感染后 2 周抗-HBs 水平迅速升高,但不发病,称继发性抗体反应。HBV 各亚型之间有交叉免疫,但与其他型肝炎之间无交叉免疫。

人群易感性一般随年龄增大而降低,但不同国家和地区表现有所不同。在乙肝高度流行地区,人群 HBsAg 携带率高,母婴传播和水平传播均易实现,在低年龄组 HBV 感染率迅速升高,接近成人时达到相对稳定的水平。在多数发达国家,虽然 HBV 感染率也有随年龄增加而上升的趋势,但各年龄组 HBV 感染率普遍较低。

HBV 高危人群包括 HBV 感染者的性伴侣及家人、HBsAg 阳性母亲的胎儿和婴儿、经常接触血液的医务人员、受血者、器官移植者、血液透析者、免疫能力低下者、HIV 感染者等。IDU、MSM 和性工作者也是感染 HBV 的高危人群。

三、丙型肝炎

（一）传染源

丙肝的潜伏期为 2~26 周,常见为 6~9 周。主要传染源是急性和慢性病人。丙肝病人在发病前12 天血液即有传染性,持续整个急性期和慢性期,并可携带病毒数年或数十年。急性丙肝虽然临床症状较轻,但更易转为慢性,慢性丙肝病人是主要的传染源。

（二）传播途径

丙肝的传播途径与乙肝类似,主要传播途径为经血传播和性接触传播,母婴传播概率较低,日常生活接触等其他传播途径较少见。

1. 经血传播　既往 HCV 主要经输血和血液制品、单采血浆还输血细胞传播。欧美国家 75%~90% 输血后肝炎为丙肝,输血后丙肝发病率为 2%~20%;在我国,丙肝占输血后肝炎的 60%~80%,输血后丙肝发病率为 2%~3.4%。自 1992 年开始,对供血人员增加了抗-HCV 抗体检测,2015 年开始对抗-HCV 抗体阴性献血员筛查 HCV RNA,经输血和血制品传播已很少发生。但是,在目前就诊的病人中,大多有 1993 年以前接受输血或单采血浆还输血细胞的历史。

目前经破损的皮肤和黏膜传播已成为丙肝最主要的传播方式,有些国家或地区医源性感染可占到 70%。包括非安全注射、重复使用医疗器械、共用医药瓶、血液透析、侵入性诊疗和针刺等。由于血液透析中医疗操作不当引起的丙肝暴发流行在国内外均有报告。

在某些国家,因静脉注射毒品导致 HCV 传播可占到 60%~90%。共用剃须刀、共用牙刷、文身和穿耳环孔等也是 HCV 潜在的经血传播方式。

2. 性接触传播　HCV 可通过唾液、精液和阴道分泌物传播。与 HCV 感染者性交及有性乱行为者感染 HCV 的危险性较高,尤其是 HIV 阳性的 MSM 感染 HCV 的危险性更高,该人群中的抗-HCV 抗体阳性率可达 5%~8%。美国 CDC 监测资料显示,15% 的 HCV 感染者可能与性接触传播有关。男性同性恋者 HCV 感染率高于异性恋者,感染机会与性伴侣数、性伴侣稳定性以及是否使用安全套有关。

3. 母婴传播　抗-HCV 抗体阳性母亲将 HCV 传播给新生儿的危险性为 2%,若母亲在分娩时HCV RNA 阳性,传播的危险性可达 4%~8%,合并 HIV 感染时,传播的危险性增至 20%。所以,母亲 HCV 病毒高载量、合并 HIV 感染等是母婴传播的重要危险因素。

部分 HCV 感染者的传播途径尚不明确,日常生活接触的传播作用有待进一步证实。接吻、拥抱、喷嚏、咳嗽、食物、饮水、共用餐具和水杯、无皮肤破损及其他无血液暴露的接触一般不传播 HCV。

（三）人群易感性

人对 HCV 普遍易感,无年龄、性别和种族差异。人感染 HCV 后所产生的保护性免疫力很差,可能与 HCV 感染后病毒血症水平低有关。HCV 与 HBV 传播途径相似,但各型病毒性肝炎之间无交叉免疫,常发生双重感染。有研究报道,丙肝病人中 HBsAg 阳性率为 2%~10% 或更高,慢性乙肝感染者中 5%~20% 抗-HCV 呈阳性。

多次输血或血液制品者、血液透析者、肾移植者、牙病病人、医务人员、IDU 和 MSM 等性滥交者皆属于丙肝高危人群。近期有研究报告,IDU 人群的抗-HCV 流行率为 36%～90%,我国达 67%。在 HIV 阳性的 MSM 人群中时有急性丙肝暴发的报道。

四、丁型肝炎

（一）传染源

丁肝的潜伏期为 1～6 个月,平均 3～7 周。丁肝的传染源是急、慢性丁肝病人和 HBV/HDV 携带者。黑猩猩、土拨鼠和鸭虽可感染 HDV,但其作为 HDV 传染源的意义尚不明确。

协同感染者常呈自限性,较少转为慢性,其作为传染源意义较小。重叠感染的 HBsAg 携带者是 HDV 感染的最为重要的传染源。

（二）传播途径

丁肝的传播途径与乙肝相似,主要经血或血液制品传播。

1. 经血或血制品传播　输入 HDV 污染的血液、血制品,使用 HDV 污染的注射器等医疗器械可造成 HDV 的传播。在西方国家,IDU 感染 HDV 最为多见。

2. 日常生活接触传播　破损的皮肤或黏膜接触含有 HDV 的血液、唾液、汗液、精液及阴道分泌物等污染物,可引起 HDV 感染。据意大利报道,同一家族中的配偶及兄弟姐妹间 HDV 感染率达 75%。婴儿在围生期若感染了 HBV,出生后有可能通过家庭中 HDV 阳性者的水平传播,发生 HBV/HDV 重叠感染。性接触可传播 HDV。

3. 母婴传播　HDV 母婴传播率低。HBsAg 和 HBeAg 双阳性且抗-HDV 也为阳性的母亲易将 HDV 传播给新生儿,表明 HDV 母婴传播需在 HBV 复制活跃时发生。

（三）人群易感性

人对 HDV 普遍易感。HBsAg 携带者和乙肝病人都是 HDV 的易感者,乙肝高发区和高危人群一般也是 HDV 感染的高发区和高危人群。HDV 一旦传入 HBV 高度地方性流行区,可引起严重的丁肝流行。感染 HDV 后产生的抗-HDV 抗体不是中和抗体,对 HDV 的再次感染无保护力。

HBsAg 阳性的 IDU、MSM、多次输血或血液制品者、血友病病人均是丁肝的高危人群。HBsAg 阳性的肾透析和肾移植病房的工作人员由于经常接触血液,也易发生 HDV 感染。

五、戊型肝炎

（一）传染源

戊肝的传染源主要是戊肝病人和感染的动物。戊肝的潜伏期为 10～60 天,平均 40 天,比甲肝的潜伏期长。

1. 病人　戊肝病人可分为临床型和亚临床型两类。在症状出现前 1 周就可从病人的粪便中检出 HEV,一般在发病后 2 周传染性消失,这些病人在潜伏期末和急性发病早期传染性最强。亚临床型和隐性感染者也可随粪便排出 HEV。

2. 动物　由 HEV3 和 HEV4 引起的戊肝是一种人畜共患性传染病。猪与人类生活最为密切,接触最为频繁,是 HEV 最重要的自然宿主,被认为是人类戊肝散发病例的主要传染源。此外,在许多其他的动物(如鸡、猴、猫、狗、牛、羊和啮齿类动物)中也发现抗-HEV 阳性,且在同一地区分离到的人、猪及其他动物的 HEV 分离株在基因核苷酸序列上有高度的同源性。

(二)传播途径

戊肝主要通过粪-口途径传播,以饮水污染造成流行居多。有时可与甲肝共同暴发。

1. 经水传播　戊肝常为水型流行,主要是粪便污染水源所致,是人源戊肝(HEV1 和 HEV 2 基因型)最为常见的传播模式。戊肝经水传播主要有两种类型:一是暴发流行型,由于水源被一次性污染而引发,可持续几周,流行曲线为单峰型,病例集中在最短和最长潜伏期之间。例如,1955 年 12 月至 1956 年 1 月 20 日,印度新德里由于水源污染引起戊肝暴发流行,约 29 000 人发病,几乎遍及新德里全邦。另一类型是持续流行型,由于水源被持续性污染所致,可持续几个月或更长时间。

2. 经食物传播　是人畜共患型戊肝(HEV3 和 HEV 4 基因型)最常见的传播方式,由进食感染 HEV 的动物脏器或肉制品,或粪便或水源污染食物所致。美国、德国、荷兰、日本、印度和我国均在市场采集的生猪肝中检测出了 HEV Ag 和 HEV RNA,动物实验证实这些 HEV 阳性猪肝具有较强的感染性。我国已有多起食物型戊肝暴发的报道,多为集体聚餐时吃了被污染的食物引起。在日本冲绳两家医院的 32 例散发性戊肝病人中,有 25 例(78%)曾在发病前 2~8 周食用未煮熟的猪肝和猪肠。食源性传播也是散发型戊肝发生的主要原因之一。

3. 日常生活接触传播　戊肝也可通过日常生活接触传播,主要是戊肝病人粪便污染外环境或日常生活用品所致。戊肝有家庭聚集现象,戊肝病人的家庭成员 HEV 阳性率高,家庭接触者的二代发病率显著高于一般人群,但接触传播率明显低于甲肝。

有报道,HEV 感染可通过母婴垂直传播,HEV 感染的母亲其新生儿血样或脐带血中可检测出 HEV RNA。近几年也有报道 HEV 可通过血液传播,献血员中有较高的 HEV 感染率,IDU、血液透析病人的抗-HEV 阳性率高于一般人群。

(三)人群易感性

人对 HEV 普遍易感。从事畜牧业及养殖业工作者、食品从业人员、难民营人员、野外考察者、商务旅客等,由于暴露机会多,其感染率较高。此外,某些高危行为者感染风险也比较高。有研究发现 MSM 人群,特别是近 6 个月有肛交行为的人群也是 HEV 的高危人群。

第三节　流行特征

一、甲型肝炎

甲型肝炎是世界上最为常见的传染病之一,每年发生约有 140 万例。近年来,随着卫生条件的改善和甲肝疫苗在人群中广泛接种,我国甲肝发病率已明显下降,但局部地区时有暴发或流行。

（一）地区分布

甲型肝炎呈全球性分布，可分为很高、高、中和低度地方性流行区。在很高度流行区，90%以上10岁前儿童已感染HAV，如非洲、中南美洲、中东和东南亚部分地区；在高度流行区，10岁前儿童HAV感染率<50%，15岁青少年HAV感染率约为90%，如亚洲的印度尼西亚、泰国、斯里兰卡和马来西亚等；在中度流行区，30岁以上成人HAV感染率低于50%，如北美、澳洲和西欧等。在低度流行区，30岁以上成人HAV感染率低于30%，如北欧、日本等。

HAV基因型和亚型呈现明显的地区分布差异特征，Ⅰ型在世界范围内流行最为广泛。ⅠA型主要流行于亚洲、美洲和欧洲等地区，如我国ⅠA型占到98%以上，ⅠB型主要流行于中东和南非，Ⅱ型主要局限于非洲部分地区。通过研究HAV基因型，可帮助我们判断传染源和传播途径。例如，有一段时期欧洲甲肝病例的发生，经追踪是由于进口自土耳其的西红柿干污染所致。

甲肝流行与社会、经济和卫生因素有很大关联。随着社会经济的发展和卫生水平的提高，尤其是甲肝疫苗的普及接种，在很多国家和地区，甲肝的流行病学模式发生了巨大变化。如南美、北非和西亚一些国家，已经由高度地方性流行转变为中度地方性流行；亚洲的印度、尼泊尔、孟加拉、巴基斯坦、缅甸和菲律宾等国，已经或正在向中、低度地方性流行转变。我国近10余年来已从中度流行区转变为低度流行区。不同流行区传播途径和防控措施的重点有所不同。在甲肝高流行区，主要的传播途径是人与人的日常生活接触传播、污染的食物和水传播；而在低流行区，多通过共同来源的食物和水传播，另外到高流行地区旅游和一些特殊的感染方式如MSM、IDU等也较为常见。

（二）时间分布

甲肝流行有周期性现象，一些国家在开展甲肝疫苗免疫前，甲肝发病率每隔10~15年出现一个高峰。不同国家和地区周期性的间隔期不同，与易感者积累和人群免疫力下降等因素有关。甲肝全年均有发病，但有一定的季节性。温带地区甲肝发病高峰多在秋末冬初，而热带地区则在雨季。我国甲肝发病呈春季高发现象，但近年来流行高峰已逐年趋平。

我国甲肝发病率由2005年的5.61/10万下降至2014年的1.92/10万，下降了65.78%，而且很多省份已下降到1/10万以下。但是需要指出的是，我国局部地区仍有甲肝突发公共卫生事件发生，主要集中在学校等集体单位，传播的途径主要是污染的食物和水。

（三）人群分布

在高度流行区，甲肝发病主要集中于低年龄人群，以婴幼儿为多，5~14岁发病率高，14岁后随年龄增长发病率下降；在低度流行区，发病年龄后移，成人发病比例高。我国2005—2012年报告的甲肝病例中，各省市均有报告，西南、西北地区的甲肝发病率最高，华北地区的发病率最低，发病人数最多的是农民，其次为学生、家务和待业人员和散居儿童，男女性别比为1.44∶1，病例的年龄主要集中在5~15岁儿童，约占全部病例的30%~40%。

二、乙型肝炎

据WHO报道，全球约20亿人曾感染或正感染HBV，其中约有2.4亿人为慢性HBV感染者，每年新发感染者约为400万人。我国估计HBsAg携带者约9 300万人,慢性乙肝约为2 000余万例,约15%~25%最终将死于与HBV感染相关的肝病。在各型病毒性肝炎中,乙肝对我国居民健康危害最大。

（一）地区分布

乙肝呈世界性分布,但不同地区HBV感染的流行强度差异很大。WHO根据人群HBsAg携带率水平,将全球划分为高、中、低三类流行区域:①高地方性流行区如亚洲、东南亚、次撒哈拉非洲、太平洋岛屿等,一般人群HBsAg流行率≥8%,HBV感染率>60%,新生儿和婴幼儿HBV感染常见;②中地方性流行区如东欧、中东、印度次大陆等,一般人群HBsAg流行率为2%~7.99%,HBV感染率为20%~60%,儿童感染较常见;③低地方性流行区如北美、西欧和澳大利亚等,一般人群HBsAg流行率<2%,HBV感染率<20%,成人感染较常见。有些乙肝高发区,如非洲部分地区,HBsAg流行率高达15%以上;有些乙肝低发区,如西欧、北欧、北美和澳大利亚,HBsAg流行率仅为0.2%~0.5%。

HBV的不同基因型也有明显的地区分布差异,其中A和D基因型主要流行于欧洲、美洲和南非,B和C大多分布于亚洲和大洋洲。我国以B型和C型为主,约占总感染人群的90%以上,其中南方地区以B基因型多见,而北方地区以C基因型常见,少部分D基因型主要流行于西部一些地区。

我国人群乙肝感染的程度已由高度流行区降至中度流行区,据2015年的一项meta分析研究表明目前我国1~59岁普通人群的HBsAg流行率已降到6%左右,但各地人群HBsAg流行率分布并不一致。中西部地区高于东部地区。北京、山东等地区人群HBsAg流行率已低于3%,而在西部较不发达地区HBsAg流行率仍高于7%。农村人群HBsAg流行率高于城市。

（二）时间分布

乙肝发病无明显的季节性,全年均有病例报告,多呈散发或地方性流行。自开展乙肝疫苗免疫预防接种以来,一些国家和地区的乙肝流行病学特征和分布特点发生了明显改变,人群HBsAg携带率、HBV感染率均有明显下降。自1992年我国将乙肝疫苗接种纳入儿童免疫规划后,人群HBsAg流行率明显下降,一般人群HBsAg流行率已由过去的10%左右降至目前的6%左右,下降约40%以上。

（三）人群分布

1. 年龄和性别分布　在乙肝高度流行区,各年龄组人群均有较多的感染机会,HBV感染从新生儿开始即普遍存在,病人主要集中在青少年和30~40岁的成人;在乙肝中度流行区,新生儿和儿童均有感染,但以成人感染为主;在乙肝低度流行区,儿童感染较少见,多形成20~29岁年龄组发病高峰。

我国通过乙肝疫苗免疫,特别是新生儿乙肝疫苗的计划免疫,人群HBsAg流行率明显下降,15岁以下儿童的HBsAg流行率下降更为明显。2014年我国乙肝流行病学调查表明,1~4岁儿童HBsAg流行率为0.32%,5~14岁为0.94%,15~29岁为4.38%。

男性乙肝发病率、HBsAg阳性率、慢性乙肝现患率和肝癌发病率均高于女性。我国各年龄组乙肝报告发病率均是男性高于女性,男女性别比约为1.79:1。

2. 职业分布　不同职业人群HBsAg阳性率与HBV暴露机会和强度有关。据调查,医务人员HBV感染率比其他职业人群高3~6倍。经常接触血标本的实验室工作人员、血液透析病房和口腔科医务人员由于皮肤破损、割伤或意外针刺,有感染HBV的较高危险。

3. 家庭聚集性　HBV感染有明显的家庭聚集现象。HBV高度流行区,乙肝家庭聚集率亦高,可能与母婴传播和长期密切接触有关,亦可能与遗传基因有关。最近我国贵州地区一项流行病学调查发现,乙肝家庭聚集率为19.58%,主要危险因素包括家庭成员HBsAg阳性和家庭人口较多,乙肝疫苗接种史是保护因素。

三、丙型肝炎

据WHO估计全世界HCV的感染率约为3%,慢性携带者超过1.5亿人,每年新发感染者约为300万~400万人,因HCV感染导致的死亡病例约35万例。我国2008—2013年期间共报告新发病例约90万,平均每年发病约15万例,年均发病率为11.02/10万。HCV感染后慢性化倾向严重,与HBV重叠感染后更容易重症化,发展为肝硬化和肝癌的危险性增加。

(一)地区分布

丙肝呈世界性流行,但HCV感染率在不同国家和地区有很大差异。大多数发达国家如西欧、北欧国家、加拿大和澳大利亚等国的HCV感染率低于1%,美国、日本和东欧各国在1%~2.4%之间,亚洲部分国家和南美洲大部分地区在2.5%~9.9%之间,埃及和非洲大部分地区超过10%。但是,由于HCV感染具有隐匿性,多数感染者并不知道自己感染HCV,因此,全球确切的丙肝发病率尚不清楚。

我国属丙型肝炎低度流行区。2006年全国血清流行病学调查显示,我国1~59岁人群抗HCV流行率为0.43%。全国不同地区的抗-HCV阳性率有一定差异,以长江为界,北方(0.53%)高于南方(0.29%)。抗-HCV阳性率随年龄增长而逐渐上升,1~4岁组为0.09%,50~59岁组升至0.77%。但是,由于我国人口基数巨大,现症病人总人数仍是世界上最多的国家,HCV感染的防控不容忽视。

HCV不同的基因型地理分布明显不同。欧美国家主要流行1a、1b、3a型,非洲地区主要流行基因1、2、4、5型。我国以1b、2a型为主,HCV 1b型约占56.8%,其次为2型(24.1%)和3型(9.1%),未见基因4型和5型报告,6型相对较少(6.3%);在西部和南部地区,基因1型比例低于全国平均比例,西部基因2型和3型比例高于全国平均比例,南部(包括中国香港和澳门特别行政区)和西部地区基因3型和6型比例高于全国平均比例。丙肝的基因及亚型的分型在HCV分子流行病学研究、病情预测和个体化抗病毒方案制定中具有重要的指导意义。

(二)时间分布

丙肝发病无明显的季节性,以散发为主。在特殊人群(如供血员和接受血液制品者、血液透析者等)中可出现小型暴发。近年来我国丙肝报告发病率有逐年增加趋势(图22-4),2008年为8.98/10万,至2013年增加到15.72/10万。其可能原因有:①检测技术的发展;②人们对 HCV 感染的认识也在不断提高，主动筛查的意识越来越强；③局部地区仍然时有新的 HCV 暴发流行。

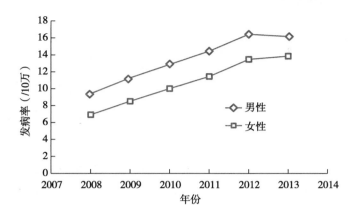

图 22-4

我国丙肝 2008—2013 年报告发病率变化趋势

（三）人群分布

各年龄均可发生 HCV 感染，但感染集中在 15 岁以上年龄，青壮年高发。15 岁以下人群 HCV 感染率低，婴幼儿 HCV 感染者少，随着年龄增长，感染人数增多。男性略高于女性。据统计我国 HCV 病人年龄主要集中在 40~50 岁，平均感染时间超过 20 年。估计随着时代变迁，由于人群感染危险因素的变化以及防制措施的改进，高发年龄段也会有所变化。

四、丁型肝炎

在各类病毒性肝炎中，丁肝的预后最差，更易转化为肝硬化等不良结局。据估计，世界上约有 5% 的 HBsAg 阳性者发生丁肝，感染人数约 1500 万。我国是低流行地区。

（一）地区分布

HDV 感染呈全球性分布。HDV 感染的地区分布与乙肝地方性流行区分布相似，但并不完全一致，不同地区的 HDV 感染率差异很大。地中海地区、中东、中北亚、西非、南美亚马逊河盆地、日本等地区是 HDV 高度流行区，HBsAg 携带者中 HDV 感染率高达 20%~60%；在北欧、北美、南非和东亚等地区，丁肝的感染率较低。

我国是 HBV 感染的高、中度流行区，但 HDV 感染并不高。据 2012 年的调查资料，人群抗-HDV 阳性率约为 1.21%。不同地区之间人群抗-HDV 阳性率有所差异，东部地区为 0.73%，西部地区为 0.64%，中部地区为 0.92%，北部地区为 1.37%，南部地区为 2.13%。

HDV 基因型有明显的地区分布差异。欧洲、中东、北美和北非和我国以 1 型最为常见，远东地区 2 型为主，南美亚马逊河盆地可见 3 型。

（二）时间分布

近年来 HDV 的流行趋势有所变化，总体呈下降趋势，但在欧洲一些地区 HDV 感染率有所增高，与 HDV 流行区的移民有关；地中海地区及一些其他地区 HDV 感染率下降，与一般人群 HBsAg 携带率下降有关。我国有关丁肝感染率的调查较少,不同地区不同时间的报道结果不一,有调查显示 2006 年 IDU 人群中抗-HDV 阳性率为 2.2%。2012—2014 年不同的调查表明,在乙肝病人人群中 HDV 重叠感染率为 8.33%~13.20%。

(三)人群分布

丁肝的暴发流行仅发生在某些不发达地区的某些人群中,如南美北部亚马逊河流域发生过多次丁肝暴发流行,病情严重,呈暴发性肝衰竭表现,病死率很高,主要累及儿童及青少年。在欧洲,大多 HDV 病例发生在 IDU 人群中,近年来自 HDV 流行区的移民人群中 HDV 病例也有明显增加。

五、戊型肝炎

WHO 估计每年 HEV 新发感染者约 2 千万人,其中急性病例约 300 万人,死亡约 6 万人,尤其是孕妇戊肝的病死率高达 25%。

(一)地区分布

戊肝呈世界性分布,主要流行于亚洲、非洲和中美洲发展中国家。我国是戊肝高发区之一。据我国传染病疫情报告,自 2004 年以来,戊肝发病呈波动上升趋势,每年报告病例平均约 2 万余例。年均报告发病率居前三位的是辽宁(4.22/10 万)、江苏(4.06/10 万)和浙江(3.93/10 万);西藏 (0.05/10 万)、甘肃(0.31/10 万)、宁夏(0.45/10 万)和河南(0.45/10)报告发病率最低,呈现自东向西逐渐下降趋势。

不同 HEV 基因型在全球的地理分布有明显的差异。HEV1 主要分布于亚洲和北非等发展中国家;HEV2 主要分布于墨西哥和西非;HEV3 在世界各地广泛分布,已经在美国、部分欧洲国家和日本散发的急性戊肝病人和家猪中分离出;HEV4 主要分布在亚洲一些国家。我国主要为 1 型和 4 型。

(二)时间分布

流行性戊肝有较明显的季节性,多发生在暴雨与洪水灾害后,雨季和夏季常是戊肝暴发流行的高发季节。随着近年来我国经济的发展和卫生设施的改善,戊肝流行已基本控制,HEV 的流行株发生了从 1 基因型向 4 基因型的转变,戊肝感染全年散发,但可见集中在 3~4 月份的现象。

(三)人群分布

HEV1 和 HEV2 基因型戊肝多发生于 15~30 岁青壮年,而 HEV3 和 HEV4 基因型戊肝多发生于 50 岁以上的中老年人群。男性发病率高于女性,尤其是戊肝散发性病例。孕妇在孕晚期发生戊肝后病死率高,并且常会导致流产、产儿低体重和死胎。

第四节　预防策略和措施

一、经肠道传播的病毒性肝炎的预防

甲型和戊型肝炎主要经肠道传播,应采取以切断粪-口传播和疫苗接种相结合的综合性预防策略。

（一）管理传染源

1. 疫情报告 各级医务人员应依照《中华人民共和国传染病防治法》，做好传染病报告，对病人应早发现、早诊断、早报告、早隔离、早治疗。各级疾病预防控制中心需加强对甲肝和戊肝疫情监测和预警，提高队伍应急能力，积极应对甲肝和戊肝突发公共卫生事件。

2. 隔离 甲肝和戊肝病人可住院或留家隔离治疗。急性甲肝隔离期自发病日起 3 周；不能确知发病日者，可从确诊日期算起。对密切接触者进行医学观察 45 天。戊肝病人在潜伏期即有传染性，所以应及早发现并采取隔离措施，其隔离期暂同甲肝。

3. 消毒 甲肝和戊肝病人隔离治疗后，应尽早对病人居住地和活动场所（包括家庭、宿舍及单位机构）进行终末消毒，对病人接触过的用品、呕吐物、排泄物等要彻底消毒。隔离期间应按病毒性肝炎消毒方法做好及时消毒和妥善处理病人的用品。

4. 管理 甲肝和戊肝病人不得从事直接为顾客服务的工作。对饮食行业人员和保育员每年作一次健康体检，发现肝炎病例立即隔离治疗。急性甲肝病人或急性戊肝病人痊愈后，半年内无明显临床症状和体征，肝功能持续正常，可恢复原工作。

（二）切断传播途径

大力开展健康教育和健康促进，防止"病从口入"，提高个人卫生水平，增强自身防病意识。搞好饮食行业卫生监督，认真执行《中华人民共和国食品卫生法》，加强饮食从业人员健康体检，饮食经营环境须保持内外整洁，防止生熟食品交叉污染，注意聚餐卫生，提倡不食生毛蚶等贝类水产品，保证肉制品烹调充分加热。加强饮水和环境卫生监督，做好水源保护和粪便无害化处理。

（三）保护易感人群

保护易感人群特异性预防法包括主动免疫（active immunity）和被动免疫（passive immunity）。

1. 主动免疫 甲肝疫苗和戊肝疫苗预防接种是预防和控制甲肝和戊肝的有效手段。

2007 年我国将甲肝疫苗纳入了国家免疫规划，成为适龄儿童进行常规接种的疫苗之一。目前有甲肝减毒活疫苗和甲肝灭活疫苗两种，免疫重点是 1~15 岁儿童和高危人群。免疫程序为甲肝减毒活疫苗接种 1 剂次，儿童 18 月龄接种；甲肝灭活疫苗接种 2 剂次，儿童 18 月龄和 24~30 月龄各接种 1 剂次。两种疫苗接种后抗-HAV 抗体的阳转率均可达 95% 以上，但从接种经济负担、疫苗的副作用、接种的易实施性方面，甲型肝炎减毒活疫苗要优于甲型肝炎灭活疫苗。不过减毒活疫苗易受环境影响、免疫有缺陷的人群不宜，也有毒力返祖的潜在危险。因此，我国不同省份根据实际情况有不同的选择。据 2014 年的调查，我国 2~6 岁儿童甲肝疫苗接种率已达 90% 以上。

我国自主研制的戊肝疫苗已经在 2011 年获准上市，目前主要是在 16~65 岁的重点人群中使用，包括从事畜牧业者、食品从业人员、学生、军人、育龄妇女以及到流行区的旅行者。近期通过对 10 余万人的现场随机对照试验研究，经过 4.5 年的观察表明，戊肝疫苗保护效果为 86.8%，并且 87% 的疫苗接种者保护性抗体在观察结束时仍呈阳性，无明显的不良反应。从而为戊肝疫苗在普通人群中广泛应用提供了可靠的现场试验证据。

2. 被动免疫 人免疫球蛋白（human immunoglobulin）主要用于与甲肝病人接触的托幼儿童、学生以及成年人，如家庭密切接触者的紧急预防。也可用于甲肝高流行地区旅游者的暴露前和暴露后预防。最迟接种时间不应超过暴露后 2 周,保护率可达 90%,保护期限约 5 个月,主要与接种的剂量有关。

二、经肠道外传播的病毒性肝炎的预防

乙、丙、丁型肝炎系经肠道外途径传染,以血液传播途径为主。我国乙肝防制采取免疫预防为主,防治兼顾的综合措施。丙肝和丁肝的防制原则与乙肝基本相同,但是随着丙肝高效抗病毒药物的问世,目前丙肝防控策略已发生重大改变,在切断传播途径为主的同时,重点是在高危人群中开展筛查使更多的 HCV 现症感染者得到早发现、早诊断和及时治疗,从而有望通过以治为防的策略达到控制丙肝的目标。预防 HDV 感染的策略主要是通过对乙肝易感者接种乙肝疫苗和重点人群的防护。

(一)管理传染源

1. 发现、报告和管理　　各级医疗卫生人员应依照《中华人民共和国传染病防治法》,对发现的各类病毒性肝炎病人立即登记上报疾病预防控制中心。由于乙肝和丙肝感染大多非常隐匿,应加强高危人群的筛查工作,及早发现 HBsAg 携带者和 HCV 现症感染者。

2. 隔离和消毒　　对急性期和慢性活动期病人应进行适当的隔离,并对传染源可能污染的物品和环境进行必要的消毒。

3. 特异性药物治疗　　对具有适应证的乙肝病人和 HBsAg 携带者通过积极的抗病毒药物治疗能够抑制传染源体内病毒的复制,从而可有效减少其作为传染源的作用。但是由于目前抗病毒药物的副作用、易产生耐药、需长期服用和费用昂贵等问题,尚需结合临床和流行病学指征综合考虑。

随着高效新型抗病毒药物的问世和广泛应用,我国丙肝病人的"临床治愈率"(持续病毒学应答率,sustained virologic response,SVR)可达 80% ~ 90%。因此也必将会为 HCV 的防控带来新的机遇。丙肝病人开展抗病毒治疗的目标是清除体内 HCV,防止 HCV 相关肝损伤。同时还可极大地消除其作为传染源的作用,从而预防 HCV 的传播。

4. 管理　　对慢性 HBV 感染者及非活动性 HBsAg 携带者,除不能捐献血液、组织器官及从事国家明文规定的职业或工种外,可照常工作和学习,但应定期进行医学随访,并建议对其家庭成员进行血清 HBsAg、抗-HBc 和抗-HBs 检测,对其中的易感者接种乙肝疫苗。

对发现的丙肝和丁肝病人也应开展定期随访和健康防治知识教育工作。

(二)切断传播途径

1. 预防和控制经血传播　　加强用血或血液制品安全和管理的各项措施,减少和防止经血传播疾病的危险。防止血液透析和器官移植引起的 HBV、HCV 和 HDV 传播,加强对介入性医疗器械的管理。大力推广安全注射(包括针灸的针具),并严格遵循医院感染管理中的预防原则。服务行业所用的理发、刮脸、修脚、穿刺和文身等器具也应严格消毒。注意个人卫生,杜绝共用剃须刀和牙具等用品。

2. 阻断母婴传播　　HBV DNA 水平是影响 HBV 母婴传播的最主要因素。HBV DNA 高载量(> 10^6 IU/ml)母亲的新生儿更易发生母婴传播。对 HBV DNA 阳性的孕妇,应避免羊膜腔穿刺,并尽量

缩短分娩时间,保证胎盘的完整性,减少新生儿暴露于母血的机会。近年越来越多的研究显示,对这部分母亲在妊娠中后期应用口服抗病毒药物,可使孕妇产前血清中 HBV DNA 水平降低,从而提高母婴阻断成功率。目前推荐的孕期抗病毒药物主要有替诺福韦(TDF)、替比夫定(LdT)或拉米夫定(LAM)。

对 HCV RNA 阳性的孕妇是否进行抗病毒治疗尚缺乏研究证据。但是鉴于目前抗病毒治疗的高效性,建议孕前先开展特异性治疗,获得 SVR 后再考虑怀孕比较妥当。

3. 预防和控制性接触和静脉吸毒传播　鼓励群众婚前进行 HBsAg 检查,对 HBsAg 阳性者的配偶接种乙肝疫苗。加强性健康教育,禁止卖淫嫖娼,正确使用安全套。对 MSM 和有多个性伴侣者应定期检查,加强管理。严禁吸毒,尤其是静脉注射吸毒。

（三）保护易感人群

1. 主动和被动免疫　HBV 易感者可采取乙肝疫苗主动免疫和乙肝免疫球蛋白(hepatitis B immune globulin,HBIG)被动免疫,用于 HBV 暴露的预防与保护。目前世界上已经有超过 183 个国家开展了婴幼儿的乙肝疫苗普及接种,全程接种覆盖率达到约 80%。极大地预防和控制了 HBV 在人群的传播和流行,并有效地降低了婴幼儿和青少年人群中急性和暴发性乙肝的发病率。通过接种乙肝疫苗为主的综合性防控措施的实施,我国乙肝防控已取得了举世瞩目的成就。1~4 岁人群 HBsAg 携带率由 1992 年的 9.67% 下降到 <1%。2012 年 5 月,经 WHO 西太平洋区的正式确认,我国实现了 2012 年将 <5 岁儿童慢性 HBV 感染率降至 <2% 的目标。

（1）乙肝疫苗主动免疫:乙肝疫苗免疫接种是预防和控制 HBV 感染的最有效的措施。乙肝疫苗的接种对象主要是新生儿,其次为 15 岁以下未免疫人群和高危人群(如接受器官移植病人、经常接受输血或血液制品者、免疫功能低下者、HBsAg 阳性者的家庭成员、MSM、有多个性伴侣者和静脉内注射毒品者等)。乙肝疫苗全程需接种 3 针,按照 0、1 和 6 个月程序,即接种第 1 针疫苗后,在 1 个月和 6 个月时注射第 2 和第 3 针疫苗。新生儿接种第 1 针乙肝疫苗要求在出生后 24 小时内,越早越好。单用乙肝疫苗阻断 HBV 母婴传播的阻断率约为 87%,因此对 HBsAg 阳性母亲所生婴儿要与 HBIG 联合免疫。

接种乙肝疫苗后有抗体应答者的保护效果一般至少可持续 10~15 年以上,因此,一般人群不需要进行抗-HBs 监测或加强免疫。但对高危人群可进行抗-HBs 监测,如抗-HBs<10mIU/ml,可给予一剂乙肝疫苗加强免疫。

通过乙肝疫苗接种对 HBV/HDV 协同感染模式的预防最为有效,另外也可使普通人群对 HBV 的感染产生免疫力,从而间接达到预防 HDV 感染的目的。但需要指出的是,对已经感染 HBV 的人进行乙肝疫苗接种预防 HDV 重叠感染是无效的。

（2）乙肝免疫球蛋白被动免疫:HBIG 可用于暴露后应急预防。HBIG 为高滴度的 HBV 中和性抗体,当有破损的皮肤或黏膜意外暴露于 HBV 感染者的血液和体液后,应立即肌内注射 HBIG,最迟不超过 7 天,间隔 3~4 周可重复注射一次。

对母亲 HBsAg（尤其是 HBeAg）阳性的新生儿,应使用乙肝疫苗和 HBIG 联合免疫。在出生后 24 小时内尽早(最好在出生后 12 小时)注射 HBIG,同时在不同部位接种乙肝疫苗,在 1 个月和 6 个月时分别接种第 2 和第 3 针乙肝疫苗。可显著提高母婴传播的阻断成功率至 90%~95% 以上。

2. 健康教育　在普通人群中开展乙肝预防知识的健康教育对于我国乙肝的防控也有着重要意义。尤其是应在高危人群中利用各种传媒加强乙肝和丙肝防治知识的宣传教育,可明显提高防病水平和疫苗全程接种率,增强自我保护意识。在 HBsAg 阳性和 IDU 等重点人群中开展丁肝防治知识的健康教育也很有必要。

(闫永平)

思考题

1. 试述甲肝的传染源、传播途径和人群易感性。

2. 乙肝的血清学常见模式有哪些? 各有何临床和流行病学意义?

3. 目前我国丙肝的流行特征有哪些?

4. 试述经肠道外传播的病毒性肝炎的预防策略和措施。

第二十三章

感染性腹泻

Chapter 23　Infectious Diarrhea

Infectious diarrhea is a group of the human diseases that are caused by a host of bacterial, viral and parasitic organisms, and has diarrhea as the typical clinical presentation. Rotavirus and Escherichia coli are the two most common etiological agents of diarrhea in developing countries. Infectious diarrhea could be classified into three groups according to the duration of the disease: acute diarrhea(within 2 weeks), lasting diarrhea(between 2 weeks and 2 months), and chronic diarrhea(over 2 months). Infectious diarrhea is spread through contaminated food or drinking-water, or from person-to-person as a result of poor hygiene. Food is the major cause of diarrhea when it is prepared or stored in unhygienic conditions. Water can contaminate food during irrigation. Fish and seafood from polluted water may also contribute to the disease. Globally, there are nearly 1. 7 billion cases of infectious diarrhea every year. Infectious diarrhea is the second leading cause of death in children under five years old. It is both preventable and treatable. Key measures to prevent infectious diarrhea include: access to safe drinking-water; use of improved sanitation; hand washing with soap; exclusive breastfeeding for the first six months of life; good personal and food hygiene; health education about how infections spread; and rotavirus vaccination. Death can follow severe dehydration if body fluids and electrolytes are not replenished, either through the use of oral rehydration salts(ORS) solution, or through an intravenous drip.

　　感染性腹泻(infectious diarrhea)是指由病原微生物及其产物或寄生虫引起的、以腹泻为主要临床特征的一组肠道传染病;腹泻是指每日排便 3 次或 3 次以上,且排便量和粪便性状异常,出现稀便、水样便、黏液便、脓血便或血便等。根据基层卫生机构的实际情况和治疗的需要,将腹泻划分为三类:凡急性起病,病程在 2 周以内者,称为急性腹泻;超过 2 周但未超过 2 个月时,称为迁延性腹泻;反复发作,持续时间 2 个月以上,甚至迁延数月或数年时,称之为慢性腹泻。

　　感染性腹泻在世界范围内流行广泛,尤其在发展中国家,是当今全球性重要公共卫生问题之一,受到 WHO 和各国政府的高度重视。感染性腹泻的危害主要表现在传播速度快、波及范围广、发病率高,治疗不及时或不合理可致死亡。我国感染性腹泻发病率较高,据估计我国居民感染性腹泻年发病率为 0. 7 次/人,5 岁以下儿童年发病率为 1. 9 次/人,对人们的健康和生命造成巨大危害。感染性腹泻对社会和经济也产生很大影响。例如,霍乱是国际检疫传染病之一,也是我国《中华人民共和国传染病防治法》规定的甲类传染病,一旦发生霍乱流行,除对病人进行及时治疗和隔离外,对易感人群和疫区还须采取一系列卫生和检疫措施,对当地的社会、经济、交通、旅游、贸易,以及人们的生产和生活都将产生不利的影响。感染性腹泻也是引起突发公共卫生事件的主要原因。感染性腹泻的病原体复杂多样,近年来腹泻病原体的耐药性产生和传递,为感染性疾病的预防控制和治疗带来巨大挑战。因此,WHO 将感染性腹泻作为世界重大公共卫生问题之一,我国也将其列入重大疾病预防控制规划。

第一节　病原学

一、病原体的种类

感染性腹泻的病原体主要有三大类:细菌、病毒、寄生虫。细菌是最早被确认的感染性腹泻病原体,如霍乱弧菌、痢疾杆菌等;细菌也是感染性腹泻病原体中最大的一个家族,而且最为常见。20 世纪 70 年代,随着电镜和免疫电镜技术发展,人类致泻性病毒逐渐被发现和引起重视,如轮状病毒、肠腺病毒等。引起感染性腹泻的人体寄生虫主要是原虫,如溶组织阿米巴、蓝氏贾第鞭毛虫、隐孢子虫等约有几十种。感染性腹泻病原体种类繁多,广泛存在于环境中,所引起的人类腹泻也多种多样,主要的病原体及其引起的疾病见表 23-1。在一些特殊状态下,例如免疫缺陷,人体也可以感染某些真菌并导致腹泻。

表 23-1　感染性腹泻的主要病原体

种类	主要病原体	所致疾病
细菌	**弧菌属**	
	O_1 群和 O_{139} 群霍乱弧菌	霍乱
	其他致泻性弧菌(如非 O_1 和非 O_{139} 群霍乱弧菌,副溶血性弧菌,拟态弧菌,河弧菌,霍利斯弧菌,弗尼斯弧菌等)	弧菌性肠炎
	志贺菌属	
	痢疾志贺菌,福氏志贺菌,鲍氏志贺菌,宋内志贺菌	细菌性痢疾
	沙门菌属	
	鼠伤寒沙门菌,肠炎沙门菌,猪霍乱沙门菌等	沙门菌肠炎
	埃希菌属	
	肠产毒性大肠杆菌(ETEC)	旅行者腹泻、婴幼儿腹泻
	肠侵袭性大肠杆菌(EIEC)	痢疾样腹泻
	肠致病性大肠杆菌(EPEC)	婴儿腹泻
	肠出血性大肠杆菌(EHEC)	出血性肠炎
	弯曲菌属	
	空肠弯曲菌,结肠弯曲菌等	弯曲菌肠炎
	葡萄球菌属	
	金黄色葡萄球菌等	急性胃肠炎、假膜炎肠炎

续表

种类	主要病原体	所致疾病
细菌	**厌氧芽胞梭菌属**	
	产气荚膜梭菌,艰难梭菌等	腹泻、假膜性肠炎等
	耶尔森菌属	
	小肠结肠炎耶氏杆菌等	小肠结肠炎
	芽胞杆菌属	
	蜡样芽胞杆菌等	急性胃肠炎
	其他菌属	
	变形杆菌,土拉弗氏菌,亲水气单胞菌,类志贺毗邻单胞菌等	感染性腹泻
病毒	轮状病毒,杯状病毒(诺如病毒和扎如病毒),星状病毒,肠腺病毒,冠状病毒等	急性胃肠炎
寄生虫	溶组织阿米巴原虫	阿米巴痢疾
	隐孢子虫,蓝氏贾第鞭毛虫,类圆线虫,结肠小袋虫等	感染性腹泻

虽然自然环境和生产、生活方式不同的地区,引起感染性腹泻的主要病原体有所不同,但在发展中国家大肠埃希菌及轮状病毒是最常见的病原体。

二、主要病原体

(一)霍乱弧菌

霍乱弧菌(*V. cholerae*)是弧菌属中的一个种,应用血清学方法可分为 200 多个血清群,其中 O_1 群和 O_{139} 群霍乱弧菌是霍乱的病原菌,其他群统称为非 O_1 群霍乱弧菌,为一般感染性腹泻的病原菌。在 O_1 群霍乱弧菌中,根据生物学特性,可以分为古典生物型(classical biotype)和埃尔托生物型(El Tor biotype);两种生物型均可分为稻叶型(Inaba)、小川型(Ogawa)和彦岛型(Hikojima)三个血清型。1961 年之前,以古典生物型霍乱流行为主,目前流行的霍乱均为埃尔托生物型霍乱。我国研制的噬菌体-生物分型方法可以将 O_1 群霍乱弧菌区分为 32 个噬菌体型和 12 个(a~l)生物型;其中:1~5 噬菌体型,且为 a~f 生物型的菌株称为流行株,具有引起霍乱流行或大流行的能力,其他称为非流行株。流行株按霍乱病原菌对待,非流行株按一般感染性腹泻病原菌对待。1992 年 10 月在印度东南部又发现了一个引起霍乱流行的新血清型菌株(O_{139}),它引起的霍乱在临床表现及传播方式上与古典型霍乱完全相同,但不能被 O_1 群霍乱弧菌诊断血清所凝集,也不与 O_2 ~ O_{138} 群霍乱弧菌菌体"O"抗原发生凝集,是一种新的弧菌,因而命名为 O_{139} 群霍乱弧菌。

霍乱弧菌的形态呈弧形或逗点状,Koch(1883 年)首次分离到霍乱弧菌后称其为"逗点弧菌";霍乱弧菌为革兰染色阴性,培养要求不高,属兼性厌氧菌,繁殖的温度范围较广(16~44℃,最适温度为 37℃),在 pH 为 6.0~9.2 环境条件下均可繁殖,适宜 pH 为 7.2~7.4。由于在高 pH(碱性)条件下其他细菌不易生长,而霍乱弧菌生长较好,所以常用碱性蛋白胨水(pH 8.4~8.6)作为分离霍乱弧菌前的增菌培养基。霍乱病原菌主要致病因子是霍乱毒素(cholera toxin,CT),此外,菌毛、鞭毛和其他毒素也起一定作用。

（二）志贺菌

志贺菌属（*Shigellae*）细菌（简称志贺菌）也称痢疾杆菌（dysentery bacteria），是感染性腹泻最常见的病原体之一，所引起的疾病称为细菌性痢疾。志贺菌为无芽胞、无荚膜、无鞭毛、有菌毛的革兰阴性菌，有 O 和 K 两种抗原，其中 O 抗原是分类的依据，分为群特异性抗原和型特异性抗原，借此可将志贺菌分为 4 个群 47 个血清型。志贺菌包括 A 群：痢疾志贺菌（*S. dysenteriae*），含 12 个血清型；B 群：福氏志贺菌（*S. flexneri*），有 16 个血清型（亚型）；C 群：鲍氏志贺菌（*S. boydii*），有 18 个血清型；D 群：宋内志贺菌（*S. sonnei*），有 1 个血清型。志贺菌的主要致病因子是侵袭力、内毒素和外毒素。感染志贺菌后对同型细菌具有一定免疫力，但免疫期较短、不巩固。

（三）沙门菌

沙门菌属（*Salmonella*）细菌（简称沙门菌）是一大群寄生于人类和动物肠道中、生化反应和抗原构造相似的革兰阴性杆菌，具有诊断意义的抗原有 O、H、K 三类，其中至少有 67 种 O 抗原和 2000 个以上的血清型，但仅少数对人致病。O 抗原为耐热性菌体抗原，由多糖-磷脂复合物组成；H 抗原为不耐热抗原，系鞭毛中的蛋白质；K 抗原为存在于荚膜和被膜之中的多糖抗原，可分为 Vi 抗原和 M 抗原。在沙门菌中，除伤寒沙门菌（*S. typhi*）和副伤寒沙门菌（*S. paratyphi*）分别引起伤寒和副伤寒，为全身系统性疾病，引起腹泻的比例较低外，其他沙门菌一般常会引起感染性腹泻，其中鼠伤寒沙门菌（*S. typhimurium*）最常见。我国已发现 37 个 O 群、285 个血清型的沙门菌。

（四）埃希菌

埃希菌属（*Escherichia*）包括 7 个种，其中大肠埃希菌（*E. coli*），通称大肠杆菌，作为埃希菌属的模式种（type species）最为重要。大肠杆菌一般不致病，是人类和动物肠道中的正常菌群，其在婴儿出生后数小时即进入肠道，并终生相伴，每克大肠内容物中约含大肠杆菌 10^6 个菌细胞。大肠杆菌主要有菌体抗原（O）、鞭毛抗原（H）和荚膜抗原（K）三种血清分型抗原，其中 O 抗原>170 种、H 抗原>56 种、K 抗原>100 种。大肠杆菌血清分型是按 O：K：H 排列，如 O111：K58：H2。常见的致泻大肠杆菌有：①肠产毒性大肠杆菌（enterotoxigenic E. coli，ETEC），能分泌耐热肠毒素（stable toxin，ST）、不耐热肠毒素（labile toxin，LT），具有与致病相关的菌毛，是婴幼儿和旅游者腹泻的重要病原菌，可产生类霍乱样腹泻。②肠侵袭性大肠杆菌（enteroinvasive E. coli，EIEC），较少见，在毒力和致病机制上与志贺菌一致，可致细菌性痢疾样腹泻。③肠致病性大肠杆菌（enteropathogenic E. coli，EPEC），具有质粒编码的 BFP 菌毛，噬菌体编码的志贺样毒素（shiga-like toxin，SLT）和染色体编码的 *eae* 基因，具有与侵袭性大肠杆菌机制不同的侵袭上皮细胞的能力。④肠出血性大肠杆菌（enterohemorrhagic E. coli，EHEC），能引起人出血性结肠炎、尿毒综合征等，以大肠杆菌 O157：H7 血清型菌株为主。⑤肠集聚性大肠杆菌（EAggEC），可在黏附于肠黏膜时呈聚合状，释放耐热、不耐热肠毒素和 Vero 毒素，是儿童持续性腹泻的重要病原。近年来还不断有其他大肠杆菌可以引起肠道感染的报道。

（五）弯曲菌

弯曲菌属（Campylobacter）是一类呈逗点状或 S 形的革兰阴性菌，广泛分布于动物界，1977 年被证实能引起人类感染性腹泻，主要包括空肠弯曲菌（*C. jejuni*）和结肠弯曲菌（*C. coli*）。空肠弯曲菌可以产生一种与大肠杆菌 LT 和霍乱弧菌 CT 相类似的不耐热肠毒素,主要引起婴幼儿急性肠炎,可造成暴发、流行或集体食物中毒。其在国内许多地区的感染率仅次于志贺菌和致泻性大肠杆菌。

（六）轮状病毒

人类轮状病毒(human rotavirus,HRV)为呼肠病毒科一个新的属,1973 年被发现。目前已知轮状病毒可分为 7 个组(A~G),其中 A~C 组轮状病毒能引起人类和动物腹泻。A 组轮状病毒最为常见,是引起婴幼儿急性肠胃炎的主要病原体,也称婴儿腹泻轮状病毒,在发展中国家是导致婴幼儿死亡的主要死因之一。据 WHO 估计,全世界每年有 1.3 亿婴幼儿患轮状病毒腹泻,造成 87 万人死亡。B 组轮状病毒在我国成人腹泻暴发或流行中发现,因此也称成人轮状病毒(adult diarrhea rotavirus,ADRV)。C 组引起的腹泻仅有个别报道。

（七）诺如病毒

诺如病毒又称诺瓦克病毒(Norwalk Viruses,NV),是人类杯状病毒科(Human Calicivirus,HuCV)中诺如病毒(Norovirus,NV)属的原型代表株。它是一组形态相似、抗原性略有不同的病毒颗粒。诺如病毒最早是从 1968 年在美国诺瓦克市暴发的一次急性腹泻病人粪便中分离的病原。2002 年 8 月第八届国际病毒命名委员会批准名称为诺如病毒,它与在日本发现的札幌样病毒,合称为人类杯状病毒。诺如病毒感染性腹泻在全世界范围内均有流行,全年均可发生感染,感染对象主要是成人和学龄儿童,寒冷季节呈现高发。美国每年在所有的非细菌性腹泻暴发中,60%~90%是由诺如病毒引起。荷兰、英国、日本、澳大利亚等发达国家也都有类似结果。1995 年,中国报道了首例诺如病毒感染,之后全国各地先后发生多起诺如病毒感染性腹泻暴发疫情。在中国 5 岁以下腹泻儿童中,诺如病毒检出率为 15%左右。血清抗体水平调查表明中国人群中诺如病毒的感染亦十分普遍。中国 90%的病毒性感染性腹泻暴发是诺如病毒引起的。

第二节　流行过程

一、传染源

（一）病人

腹泻病人和亚临床病人是感染性腹泻的重要传染源。因为病人的排泄物含有大量病原体,且排放量较大、次数频繁、污染范围广。病人作为传染源的意义还与病期、个人卫生习惯、职业等因素有关。因此注意病人的隔离、治疗和卫生处理在感染性腹泻防制中具有重要意义。

（二）病原携带者

常见的有潜伏期携带者、恢复期携带者、慢性携带者和健康携带者。其中,痢疾因治疗不彻底容易形成慢性病原携带者。虽然病原携带者排出病原体的量较少,频率较低,但由于病原携带者的活动未受任何限制,慢性携带者可长期(数月甚至多年)带菌、排菌,因此作为传染源的流行病学意义不容忽视。

（三）受感染的动物

动物传染源包括患病和(或)受感染的动物(包括家畜、家禽及一些野生动物)。常见的动物传染源的感染性腹泻有：弯曲菌肠炎、沙门菌肠炎、耶氏菌肠炎及某些细菌性食物中毒等。

二、传播途径

感染性腹泻主要是通过粪-口-粪方式传播。由于传播因素的复杂性导致传播途径的多样化。主要传播途径包括水、食物、间接接触及苍蝇等单一或交错地进行。

（一）经水传播

水在传播感染性腹泻方面十分重要，主要是由于：①水体极易受到传染源粪便的污染，如洗涤病人衣物、倾倒吐泻物和经河道运输等；②一些腹泻病原体在水体中存活的时间较长，一次污染可以使水体在较长时间内具有感染力；③污染的水体很容易使水冲洗的生冷食品受到污染，如瓜果、海产品、蔬菜等；④一般在流行地区和流行季节，人们多有饮食生冷习惯。

经水传播很容易造成感染性腹泻的暴发或大范围流行，如1991年霍乱侵入南美洲，由于水体受到广泛污染，流行的前4个月仅在2200万人口的秘鲁就发生数十万病例。再如我国广西某地一个小镇（1983）由于大雨后水源被污染，发生成人轮状病毒腹泻暴发，一个多月发病5183例。因此，加强水源管理、搞好饮水卫生是控制感染性腹泻的重要措施。

（二）经食物传播

经污染的食物传播是感染性腹泻的重要传播途径。经食物传播常引起的感染性腹泻的暴发，常见的有沙门菌肠炎、痢疾等。据报道美国由食物传播引起的暴发中，66%是由细菌所致；近年来，沙门菌引起的食物性感染性腹泻暴发有增加的趋势。我国关于经食物传播引起的感染性腹泻暴发时有报道，如食用污染的冷饮品引起细菌性痢疾、沙门菌肠炎等暴发。

（三）经间接接触传播

经间接接触传播通常引起感染性腹泻散发，被污染的手是传播的重要因素，尤其是卫生状况较差的儿童。在人口密度大、卫生设施简陋、卫生制度不健全的地区或集体单位，感染性腹泻的发病率较高。

（四）经苍蝇等媒介生物传播

由于苍蝇的习性，在流行季节可造成食物或食具的污染而引起感染性腹泻发生。由苍蝇传播的感染性腹泻一般也成散发。此外，蟑螂等也可引起感染性腹泻传播。

三、易感人群

人群对感染性腹泻病原体普遍易感，感染后可获得一定程度的特异性免疫力；但对于不同的病原体，人体获得的免疫力持续时间不同，一般较短，几个月到数年。另外，病原体毒力、菌量、机体状态等与发病易感性有一定关系，如人们对古典型霍乱弧菌一般呈现显性重型病例，而埃尔托型霍乱弧菌则多有隐性感染和轻型病例。

对于某种特定的感染性腹泻地方性疫区而言，人群的易感水平随年龄的上升而有所下降，这可能是感染性腹泻地方性疫区婴幼儿感染性腹泻高发的原因之一。新病原体的流行可以证明这一点，如1992年印度和孟加拉国发生新型霍乱弧菌——O_{139}群霍乱弧菌引起的霍乱流行，最初发病率在各年龄之间没有明显差异,而既往已流行多年的埃尔托霍乱则是在儿童中的发病率较高。

第三节　流行特征

一、地区分布

感染性腹泻在全世界分布广泛,全球每年发生 17 亿腹泻病例。发展中国家比发达国家流行更为严重,在发达国家儿童感染性腹泻平均每人每年 1~2 次,在发展中国家儿童平均每人每年 6~7次;发展中国家由感染性腹泻引起的 4 岁以下儿童死亡率约为 3.8‰,而在发达国家由感染性腹泻引起的儿童死亡却很罕见。总体上说,霍乱、痢疾等在发展中国家发病率较高,但空肠弯曲菌、沙门菌、大肠杆菌、葡萄球菌、耶氏菌以及病毒和寄生虫等引起的感染性腹泻在欧美发达国家也很严重。发展中国家常为水型和食物型暴发或流行,而发达国家以食物型暴发和旅游者散发多见。

我国非常重视感染性腹泻的研究和防治工作,取得了历史性成就,如新中国成立后不久即消除了曾经给中国人民带来巨大灾难的古典生物型霍乱流行,还成功地控制了痢疾等重要感染性腹泻的大流行。但由于社会经济、文化、卫生习惯和医疗水平等方面的原因,感染性腹泻在我国的危害迄今依然比较严重。2015 年我国共报告感染性腹泻 83 693 例(包括霍乱、细菌性和阿米巴痢疾、其他感染性腹泻),居法定传染病第四位。我国每年报告的感染性腹泻发病人数变化不大,长期位居法定报告传染病发病的第三或第四位。

二、时间分布

感染性腹泻全年都可发生,但具有明显的季节高峰。细菌性腹泻的发病高峰一般在夏秋季节,如霍乱、细菌性痢疾、沙门菌肠炎等;而轮状病毒腹泻主要发生在寒冷季节,以秋冬季节发病较多。但发病高峰季节也常随地区和病原体的不同有一些变化。

三、人群分布

感染性腹泻以婴幼儿和青壮年发病率较高,随着年龄的增加,发病率有所下降。腹泻病原体不同,其高发年龄也有明显差异。WHO 估计,5 岁以下儿童每年约 760 000 人死于腹泻,是 5 岁以下儿童的首位死因。对于新病原体引起的感染性腹泻,则各年龄组发病差异不大。不同经济、文化、卫生状况、职业背景的人群之间感染性腹泻的发病率有明显的差异,原因可能与感染机会、机体免疫状态、行为特点、卫生条件等因素有关。近年来旅游者中的感染性腹泻也越来越受到人们的重视。

四、流行形式

感染性腹泻可以呈现为散发、暴发或流行,甚至大流行。一般经水和食物传播的感染性腹泻以暴发和流行为主,尤其是霍乱、痢疾、沙门菌感染、致泻性弧菌感染、致泻性大肠杆菌感染等。在感染性腹泻流行季节和流行地区可以表现为暴发或流行,而在非流行季节和地区常表现为散发。卫生状况较差、人口密度较高的地区和人群容易发生暴发和流行。

五、流行影响因素

1. 自然因素　感染性腹泻的流行受自然因素的影响,如气温较高利于病原体的存活和繁殖,使感染性腹泻病例容易发生,并容易造成流行,尤其是经食物传播的感染性腹泻,更与气温的高低密切相关。再如,降雨容易导致水源污染,造成较大范围的感染性腹泻流行。

2. 社会因素　社会因素对感染性腹泻的影响非常大。国内部分地区感染性腹泻监测表明,饮生水、食用未加热的隔餐饭菜、饮用水被粪便污染和食品卫生差是影响发病强度的主要因素;其他影响因素包括:家庭卫生、文化程度、经济收入、母亲个人卫生(饭前便后是否洗手)、儿童个人卫生、人工和混合喂养等,都对感染性腹泻的发生和流行具有一定影响。

3. 病原体特征　近年来,人们逐渐认识到病原体特征是影响感染性腹泻流行的重要因素之一,如霍乱、细菌性痢疾、沙门菌肠炎等常常表现为暴发或流行,而其他细菌性肠炎或寄生虫肠炎常表现为散发或局部流行。再者,新病原体的出现,也常引起疾病的暴发或流行,如 O_{139} 霍乱弧菌、肠出血性大肠杆菌、轮状病毒等新病原体的出现,由于人群缺乏免疫力,都曾发生较严重的暴发或流行。病原体变异也对感染性腹泻的流行具有一定影响,如病原体抗原变异、耐药性增加、毒力改变等。

第四节　防制策略与措施

一、预防策略

1978 年 WHO 制定并在全球实施了腹泻病控制(control of diarrheal diseases,CDD)规划。该规划的核心是要求世界各国有计划地落实:①感染性腹泻家庭治疗三原则;以口服补液盐(oral rehydration salts,ORS)为核心的口服补液疗法(oral rehydration therapy,ORT)治疗和 ORS 生产及供应,以降低感染性腹泻死亡率;②通过普及 7 项预防措施(如母乳喂养、合理添加辅食、喝开水及使用清洁水、洗手、使用厕所和正确处理粪便等)以降低感染性腹泻发病率。该规划在全球 130 多个国家实施,被证明是一套科学、实用、有效的规划和措施。目前 WHO 倡导的关键的预防策略包括 7 个方面:获得安全饮用水,使用经过改良的卫生设施,用肥皂洗手,前六个月纯母乳喂养婴儿,良好的个人卫生习惯及食品卫生,有关感染如何传播的健康教育,接种轮状病毒疫苗。

2013 年 WHO 又制定并实施了预防控制肺炎和腹泻的全球行动计划(Integrated Global Action Plan for Pneumonia and Diarrhoea,GAPPD)。GAPPD 中关于腹泻的目标是:到 2025 年三岁以下儿童腹泻导致的死亡率降到 1‰以下;相比 2010 年,减少 75%的严重腹泻的发病。主要干预手段包括:前六个月纯母乳喂养婴儿,疫苗接种,用肥皂洗手,喝安全的饮用水,使用经过改良的卫生设施,适当的治疗等。

二、预防措施

我国主要采取以切断传播途径为主导的综合性措施,同时加强群体预防和个体预防相结合、医学预防和社会预防相结合的策略。

（一）切断传播途径

主要采取以下三项措施：

1. "三管一灭" 管理水源、粪便、饮食和消灭苍蝇是我国多年提倡的感染性腹泻预防措施，实践证明是有效的，可大大降低感染性腹泻发病率。

2. 个人卫生 主要是饭前便后用肥皂洗手。

3. 改善饮食 主要是提倡喝安全饮用水和使用清洁水，提高婴儿母乳喂养率。

（二）对传染源的措施

传染源的早期发现与管理是感染性腹泻防制的重点之一，为此要开展以下几项工作：

1. 建立防治门诊 各级医院和乡卫生院都应在感染性腹泻流行季节（或常年）设立腹泻病门诊。

2. 开展疫情监测 疫情监测主要是病原搜索和病人（含感染者）搜索。①人群监测：在常规监测的同时，在流行季节对部分人群抽样检查或普查，开展主动人群监测；②环境监测：在流行季节前或流行时，对有关环境，尤其是水体、水产品等进行病原体监测。

3. 建立健全疾病监测系统和报告制度 对传染源采取的具体措施，要求做到"五早一就"，即早发现、早诊断、早报告、早隔离、早治疗和就地卫生处理。

（三）保护易感人群

1. 疫苗预防 疫苗预防是保护易感人群的有效手段。WHO 强烈推荐轮状病毒疫苗，建议所有国家均应在国家免疫规划中纳入供婴儿使用的轮状病毒疫苗，腹泻性疾病所致死亡占 5 岁以下儿童死亡 10% 及以上的国家应引进轮状病毒疫苗。目前我国上市的腹泻病疫苗有轮状病毒疫苗、口服 rBS/WC 霍乱疫苗和伤寒 Vi 多糖疫苗。轮状病毒疫苗首剂接种时间应在 6~15 周龄之间，接种最后一剂的最大年龄建议为 32 周龄。rBS/WC 霍乱疫苗适用于 2 岁以上人群，安全性高，可与其他疫苗同时接种。在霍乱呈地方性流行的地区、霍乱暴发流行的高危地区，可作为预防措施之一。rBS/WC 霍乱疫苗还可预防产毒性大肠埃希菌引起的感染性腹泻。伤寒 Vi 多糖疫苗可用于 2 岁以上儿童及成年人，可与其他供国际旅行人员使用的疫苗同时接种。在伤寒发病率高且伤寒沙门菌已普遍对常用抗生素耐药的地区，可考虑对学龄儿童和（或）学龄前儿童等高危年龄人群接种伤寒 Vi 多糖疫苗；由于伤寒所具有的流行潜力，在控制伤寒暴发时，可以考虑应急接种伤寒 Vi 多糖疫苗，作为防止伤寒疫情扩散和流行的措施之一；对前往伤寒地方性流行或高发地区的旅行者、从事伤寒微生物实验人员，可以接种伤寒 Vi 多糖疫苗；因伤寒 Vi 多糖疫苗对预防甲型副伤寒无效，在甲型副伤寒暴发疫点或流行地区不建议接种伤寒 Vi 多糖疫苗。

2. 药物预防 原则上不提倡使用药物预防，但在流行特别严重的地区或突发紧急情况下某些特殊人群中，为控制流行局势、防止疫情扩散，可考虑对病例密切接触者或某些职业人员等小范围内采用预防服用抗生素的措施。

（四）其他防制措施

开展广泛的卫生宣传教育，普及卫生防病知识，动员全社会参与和提高个体自我保护能力也是感染性腹泻防制的重要措施。

三、主要问题与对策

（一）主要问题

1. 发病率高、漏报率高　我国感染性腹泻的防制虽然取得了巨大成就,但发病率仍然较高。例如,每年报告的感染性腹泻病例超过 8 万,但由于感染性腹泻就诊率低、漏诊率高,每年实际发生的感染性腹泻远高于报告数;霍乱疫情时有发生;大肠杆菌等病原体感染造成的腹泻在一些地区呈上升趋势;5 岁以下儿童病毒性腹泻流行持续发生。随着人员流动的增加、交通运输业的发达、饮水饮食卫生状况尚不令人满意,感染性腹泻的发病威胁仍然很严峻。

2. 诊断困难　由于感染性腹泻的病原体种类繁多,发病形式各异,传统的病原检测方法不能使腹泻病人做出快速、准确的诊断,难于满足疾病诊断、治疗和防制的要求。

3. 病原体耐药严重　病原体耐药已成为 21 世纪医学的重大课题。在感染性腹泻的病原体中,尤其是细菌性病原体耐药现象非常普遍,许多细菌耐药率达到 60% ~ 80%,而且耐多药菌株越来越多。

4. 病原体变异与新病原体　进入 20 世纪后期,人类新的病原体不断被发现,引起人类腹泻的新病原体(包括细菌、病毒、寄生虫等)也是层出不穷,如 O_{157} ：H_7 大肠杆菌、O_{104} ：H_4 大肠杆菌、O_{139} 霍乱弧菌、轮状病毒等。而且受环境的变化、人类活动空间的加大、物质流动的加快、抗生素的大量使用等因素的影响,病原体的变异速率似有加快的征象。这些都给感染性腹泻的防治带来困难。

5. 病原体传播快速　由于国际物流的频繁和交通运输的发展,使病原体远距离传播得以快速实现,因此也促进了感染性腹泻的流行或大流行。尤其是食源性传播或水源性传播,如 2011 年美国李斯特菌污染水果,波及 20 个州,造成 20 余人死亡。2011 年德国因芽苗菜等污染引起的 O_{104} ：H_4 大肠杆菌肠炎流行,疫情波及欧美十余个国家。

（二）对策与措施

1. 加强健康教育, 改善环境和饮食卫生状况　健康教育是最经济有效的疾病防制手段之一,尤其是对感染性腹泻的防制。因此要加强对健康教育对象、内容、方法等的研究和实施效果评价,建立科学、规范、高效、实用的健康教育体系。

2. 切实做好环境改造和饮食卫生的管理, 落实感染性腹泻防制规划　以霍乱为例,近 20 年来亚非等发展中国家每年都报告病例达数万、数十万,但欧洲、北美等发达国家每年仅有几例、几十例,最多上百例。这就提示,感染性腹泻是可以防制的,卫生条件改善是基础,增强大众保健意识和能力是关键。

3. 研制高效多价疫苗　疫苗是疾病防制的重要手段之一。对于感染性腹泻来说,研制高效、多价疫苗也成为当务之急。目前虽然几种重要的感染性腹泻病原体的疫苗在研制中,但与疾病防制的需要还有很大差距,有待加快步伐,基因工程技术为实现这一理想带来了光明。

4. 建立快速诊断方法　应用现代分子生物学技术研制新的实验室诊断方法是解决感染性腹泻快速、准确诊断的关键,尤其是对于新发现的病原体要迅速形成方便、快速的诊断方法并予以普及。

生物芯片技术、PCR 技术等为我们提供了技术支持,多病原体筛查及一次诊断正在成为现实。

5. 加强病原体耐药性研究和控制　加强病原体耐药机制研究及其在疾病防治中的应用将成为今后相当长时间内的重要课题。尤其是应用分子流行病学手段研究耐药基因变异规律、耐药传递规律及耐药防制是非常必要的。

6. 建立和完善疾病监测体系　感染性腹泻防制的一项重要工作是对病人和病原的监测。因此,必须建立和完善全国范围的疾病监测体系,并有效地开展工作。

总之,感染性腹泻的防制与公共卫生事业的发展、社会经济发展和环境卫生的改善密切相关,改善卫生条件是基础,提高大众的卫生防病意识和能力是关键,"三管一灭"是防制工作重点,按"五早一就"的要求管理传染源,大力推广口服补液是一般病人治疗的首选。

第五节　几种重要的感染性腹泻

《中华人民共和国传染病防治法》规定霍乱为甲类传染病,痢疾为乙类传染病,其他感染性腹泻列为丙类传染病,下面将分别对他们进行简要论述。

一、霍乱

(一)流行概况

霍乱(cholera)是由霍乱弧菌(O_1 群和 O_{139} 群)引起的急性肠道传染病,主要临床表现是腹泻(水样便)、呕吐,如不及时治疗,病人可死于低血容量性休克、代谢性酸中毒及肾衰竭等。霍乱至今已发生 7 次世界大流行,前 6 次都是由古典型霍乱弧菌引起的,1961 年开始的由埃尔托霍乱弧菌引起的霍乱第 7 次世界大流行,50 年来已波及世界五大洲的 150 个国家和地区,以亚洲、非洲、拉丁美洲流行较为严重。1990 年以后,霍乱流行出现了许多新的问题,首先是 1991 年拉丁美洲发生了 20 世纪首次霍乱大流行,不到一年时间报告病例数近 40 万;其次是多年来人们一直认为只有 O_1 群霍乱弧菌可以引起霍乱,其他非 O_1 群霍乱弧菌仅作为一般腹泻病原菌对待,但 1992 年从印度和孟加拉国开始的由新型霍乱弧菌—O_{139} 群霍乱弧菌引起的典型霍乱流行来势凶猛,仅 1992 年底到 1993 年前几个月即造成数十万人发病,数千人死亡,而且有扩大蔓延趋势,致使许多学者惊呼这可能标志着第 8 次霍乱世界大流行的开始。据 2014 年 WHO 估计,每年有 300 万~500 万霍乱病例,10 万~12 万人由此丧命。

从 1820 年第一次霍乱世界大流行以来的每次世界大流行,我国都会受到波及。1961 年以来霍乱疫情时有发生,并且有时非常严重,于 1993 年首次发生了 O_{139} 霍乱的局部暴发,因此对霍乱防制必须认真对待。

(二)诊断标准

1. 诊断要点　霍乱最短潜伏期为 3~6 小时,最长为 5~7 天,一般为 12~72 小时,国际检疫规定的最长潜伏期为 5 天。霍乱诊断依据如下:

(1)流行病学:①生活在霍乱流行区、或 5 天内到过霍乱流行区、或发病前 5 天内有饮用生水或进食海(水)产品或其他不洁食物和饮料等饮食史。②与霍乱病人或带菌者有密切接触史或共同暴露史。

(2)临床表现:①轻型病例:无腹痛腹泻,可伴有呕吐,常无发热和里急后重表现。少数病例可出现低热(多见于儿童)、腹部隐痛或饱胀感,个别病例有阵发性绞痛。②中、重型病例:腹泻次数频繁或剧烈,粪便性状为水样便,伴有呕吐,迅速出现脱水或严重脱水,循环衰竭及肌肉痉挛(特别是腓肠肌)等休克表现。③中毒型病例:为一较罕见型(干性霍乱),在霍乱流行期出现无泻吐或泻吐较轻、无脱水或仅有轻度脱水,但有严重中毒性循环衰竭。

(3)实验室检测:①粪便、呕吐物或肛拭子细菌培养分离到 O_1 群和(或)O_{139} 群霍乱弧菌。②在腹泻病病人日常生活用品或家居环境中检出 O_1 群和(或)O_{139} 群霍乱弧菌。③粪便、呕吐物或肛拭子标本霍乱毒素基因 PCR 检测阳性。④粪便、呕吐物或肛拭子标本霍乱快速辅助检测试验阳性。

(4)诊断标准:依据病人的流行病学、临床表现及实验室检查结果进行综合判断。

1)带菌者:无霍乱临床表现,但符合实验室检测"①"。

2)疑似病例:流行病学"②"加临床表现"①",或临床表现"①"加实验室检测"③",或临床表现"①"加实验室检测"④",或临床表现"③"加实验室检测"③",或临床表现"③"加实验室检测"④",或临床表现"②"。

3)临床诊断病例:具有临床表现"①~③"中的任何一项,且具备实验室检测"②";或在一起确认的霍乱暴发疫情中,暴露人群中具备临床表现"①~③"中的任何一项。

4)确诊病例:具备临床表现"①~③"中的任何一项,且具备实验室检测中的"①";或在疫源检索中,粪便培养检出 O_1 群和(或)O_{139} 群霍乱弧菌前后各 5 天内有腹泻症状者。

(三)防治要点

1. 对病人(包括亚临床病人和带菌者)采取"五早一就",对首例病人要诊断准确,并进行认真的流行病学调查。

2. 环境做到"三管一灭",尤其做好水源的管理和消毒是预防霍乱的重要措施;提高个体卫生水平和防护能力(饭前便后洗手、不饮生水等)。

3. 对疫点的处理要坚持"早、小、严、实"的原则,即时间要早,范围要小,措施要严,落在实处。如果疫区面积较大、流行形势严峻,可以依照有关法律法规采取应急措施。

4. 对轻、中度脱水病人可使用 ORS 治疗,对重度脱水病人需静脉补液。重症病人在治疗过程中,可加用敏感的抗生素,以减少腹泻量、缩短腹泻持续时间,并降低病后带菌率。鼓励继续进食。

二、细菌性和阿米巴性痢疾

(一)流行概况

痢疾(dysentery)是由志贺菌和溶组织内阿米巴引起的肠道传染病,其主要临床表现是发热、腹痛、里急后重和黏液脓血便。痢疾在世界范围内引起的发病率和死亡率居感染性腹泻之首位,其中主要是细菌性痢疾。发展中国家发病率较高,如阿根廷 990.6/10 万、印度 972/10 万;发达国家相对较低,如美国 6/10 万~12/10 万、德国 2.7/10 万、法国 0.3/10 万。2010 年以来我国的痢疾发病率在

11.33/10 万~18.90/10 万,呈逐年降低趋势。细菌性痢疾发病率一般居乙类传染病的第三位。细菌性痢疾高发的原因可能是:痢疾感染后免疫力不持久、型间无交叉免疫;菌型多、菌株易变迁、菌株耐药性增加;卫生状况不良等。细菌性痢疾在不同国家和地区、不同人群中菌群分布差别很大,如美国等发达国家以 D 群志贺菌为主,我国仍是 B 群志贺菌为主,部分地区 D 群志贺菌占较大比例,但国内有 A 群升高的趋势。志贺菌耐药性问题目前较为突出,对多种抗生素同时耐药的志贺菌的分离比例逐年升高,已成为临床治疗和疾病防制的重要课题。

（二）诊断标准

1. 细菌性痢疾　潜伏期一般是 1~3 天,病例可分为疑似病例和确诊病例,在诊断方法上可分为临床诊断和实验室确诊。

（1）疑似病例:腹泻,有脓血便或黏液便或水样便或稀便,或伴有里急后重症状,尚未确定其他原因引起的腹泻者。

（2）临床诊断病例:病人有不洁饮食和(或)与菌痢病人接触史,有菌痢的临床表现,且粪便常规检查白细胞或脓细胞≥15/HPF(400 倍)、可见红细胞和吞噬细胞,并排除其他原因引起的腹泻。

（3）确诊病例:临床诊断病例,且粪便培养志贺菌阳性。

2. 阿米巴痢疾

（1）疑似病例:起病稍缓,腹泻,大便带血或黏液便腥臭,难以确定其他原因引起的腹泻者。

（2）临床诊断病例:进食不洁食物史,有阿米巴痢疾的临床表现,粪便涂片检查可见大量红细胞、少量白细胞、夏科-雷登结晶;或抗阿米巴治疗有效。

（3）确诊病例:进食不洁食物史,阿米巴痢疾的临床表现,粪便涂片检查可见溶组织内阿米巴滋养体和(或)包囊。

（三）防制要点

对病人采取"五早一就",隔离期限视粪检志贺菌结果而定。对传播途径落实"三管一灭",尤其要注重饮食管理和监督、检测。提高个体卫生防护水平(特别是饭前便后洗手,不喝生水、不吃生冷和腐败食物等)。阿米巴痢疾有动物宿主如猪、狗、猴等,对人也有一定的传播作用。

三、其他感染性腹泻

（一）流行概况

根据《中华人民共和国传染病防治法》(2004 年修订)和《中华人民共和国卫生行业标准》(感染性腹泻诊断标准 WS 271-2007)的规定,其他感染性腹泻是指除霍乱、痢疾、伤寒、副伤寒以外的感染性腹泻,为我国丙类传染病,如沙门菌肠炎、大肠杆菌肠炎、弧菌肠炎、空肠弯曲菌肠炎、小肠结肠耶尔森菌肠炎、轮状病毒肠炎、蓝氏贾第鞭毛虫肠炎等。此类疾病虽在病原学、流行病学、发病机制等方面各有不同的特点,但主要临床表现均可为腹痛、腹泻,并可伴有发热、恶心、呕吐等,其处理原则也基本相似。其腹泻类型可分为炎症型腹泻和分泌型腹泻。

炎症型腹泻(inflammatory diarrhea)指病原体侵袭肠上皮细胞,引起炎症而导致腹泻。通常伴有发热,粪便多为黏液或脓血便,镜检有较多的红白细胞,如侵袭性大肠杆菌肠炎、弯曲菌肠炎等。

分泌型腹泻(secretory diarrhea)指病原体刺激肠上皮细胞,引起肠液分泌增多和(或)吸收障碍而导致的腹泻。病人多不伴有发热,粪便多为稀水便。镜检红白细胞不多,如肠产毒大肠杆菌肠炎、轮状病毒肠炎等。

近年来,由病毒和寄生虫引起的感染性腹泻有上升的趋势。例如,2004 年 11 月至 2005 年 1 月日本报告 236 起集体感染性胃肠炎疫情,发病 7821 人,其中诺如病毒感染 5371 人,死亡 12 人。我国 2006 年 11 月至 2007 年初发生多起诺如病毒感染引起的腹泻暴发,较大的暴发有上百人发病。美国 2005 年一个水上乐园发生感染性腹泻暴发,一周内发病 2000 余人,游乐场被迫关闭;病原检测结果显示可能为隐孢子虫感染。

(二)诊断标准

1. 诊断原则　由于引起腹泻的病因复杂,本组疾病的诊断必须依据流行病学资料、临床表现和实验室检查进行综合判断。

2. 诊断标准

(1)流行病学资料:本组疾病一年四季均可发生,夏秋季多见。有不洁饮食(水)和(或)腹泻病人、腹泻动物、带菌动物接触史,或有去不发达地区旅游史。如为食物源性则常为集体发病及有共进可疑食物史。某些沙门菌(如鼠伤寒沙门菌等)、肠致泻性大肠杆菌、A 组轮状病毒和柯萨奇病毒等感染在医院婴儿室可引起暴发。

(2)临床表现:①腹泻、大便每日 ≥3 次,粪便的性状异常,可为稀便、水样便,也可为黏液便、脓便及血便,可伴有恶心、呕吐、食欲缺乏、发热、腹痛及全身不适等;病情严重者因大量丢失水分引起脱水、电解质紊乱,甚至休克。②已除外霍乱、痢疾、伤寒、副伤寒。

(3)实验室检查:①粪便常规检查可为稀便、水样便、黏液便、血便或脓血便,镜检可有多量红白细胞,也可有少量或无细胞。②病原学检查粪便中可检出霍乱、痢疾、伤寒、副伤寒以外的病原生物,如肠致泻性大肠杆菌、沙门菌、轮状病毒或蓝氏贾第鞭毛虫等;或检出特异性抗原、核酸或从血清检出特异性抗体。

临床诊断病例:具备腹泻的临床表现,实验室检查粪便有性状改变:常为黏液便、脓血便或血便、稀便、水样便,镜检可有红、白细胞;且有流行病学资料作参考。

确诊病例:符合临床诊断和病原学检查阳性。

(三)防制原则

在预防方面应采取以切断传播途径为主导的综合措施,同时加强传染源管理。在疫情控制方面主要是立即隔离治疗病人,尽快查明病原和传染来源,采取迅速阻断疫情发展的措施。

四、肠出血性大肠杆菌肠炎

上述"其他感染性腹泻"包括"肠出血性大肠杆菌肠炎",但是考虑到近些年来该病流行较为广泛,且其所致腹泻的严重性,所以将其单独列出作一简述。

(一)流行概况

O_{157}：H_7 大肠杆菌是 1982 年由美国首次分离获得的、可以引起人类出血性肠炎的大肠杆菌,因此也称为肠出血性大肠杆菌。此后,世界各地不断报告 O_{157}:H_7 肠出血性大肠杆菌肠炎(简称 O_{157} 肠炎)的小型暴发和散发,且有逐年上升趋势。如美国仅 1993—1995 年就发生食物引起的 O_{157} 肠炎 63 起,最为严重的是 1993 年发生涉及 4 个州的流行,感染 700 多人,51 人继发溶血性尿毒综合征 (hemolytic uremic syndrome,HUS),4 人死亡,震动了美国国会。加拿大 1983—1987 年发生食物性 O_{157} 肠炎 14 起,其中 1987 年 9 月的一起暴发,73 名病人中 12 人继发 HUS,17 人死亡。日本 1996 年 5~8 月发生 O_{157} 肠炎流行,涉及 30 个都府县,造成上万人(尤其是小学生)感染,400 多人住院,10 余人死亡,一度引起日本国内甚至世界范围内的惊恐。2011 年德国又出现一种 O_{104}:H_4 大肠杆菌引起的出血性肠炎,疫情波及欧美十几个国家,仅德国就发生 4000 余例病人,死亡 50 多人,引起世界范围的关注和不安。我国自 1986 年首次在江苏散发腹泻病人中分离到 O_{157}:H_7 肠出血性大肠杆菌以来,已有多个地区报告有 O_{157} 肠炎发生或局部暴发、流行的报道,目前尚没有 O_{104}:H_4 大肠杆菌引起肠炎的病例报道。

（二）诊断标准

临床诊断:肠出血性大肠杆菌感染包括无症状感染、轻度腹泻、出血性肠炎、HUS、血栓性血小板减少性紫癜(thrombotic thrombocytopenic purpura,TTP)。EHEC 感染的潜伏期为 2~7 天(平均 4 天)。病人大多急性起病,常突然发生剧烈腹痛和非血性腹泻,数天后出现血性腹泻,低热或不发热。大多数病人在 2~9 天后可痊愈(平均 4~8 天),病死率为 0~10%;严重感染者尤其是婴幼儿、学龄儿童和体弱老年人,有 10% 的感染者可能继发 HUS。出血性大肠杆菌感染后有较多的并发症和后遗症,如 HUS 可并发癫痫、昏迷、发作性出血、慢性穿孔、胰腺炎、高血压、急性呼吸窘迫综合征、心肌病等, HUS 并发症中病死率为 15%。

实验室检查:对于确诊肠出血性大肠杆菌肠炎起关键作用,方法包括:生化反应、血清学方法、DNA 分子探针杂交、PCR 技术、Vero 毒素检测等。检测步骤为:①收集标本(粪便、食品等);②选择性增菌培养(36℃,6 小时);③用免疫磁性玻璃珠捕集 O_{157}:H_7 大肠杆菌;④用 TC-SMAC 琼脂培养基分离培养(36℃,18~20 小时);⑤定性培养、O 抗原鉴定,PCR 检测;⑥快速检测是否产 Vero 毒素,在上述步骤②、③即可进行 PCR 检测。

（三）防制原则

防制措施原则上同其他感染性腹泻。

（张卫东）

思考题

1. 感染性腹泻在发达国家和发展中国家的流行情况有何不同,为什么?
2. 全球感染性腹泻流行的新趋势怎样?
3. 根据经济、社会和环境情况,如何制定不同地区的感染性腹泻预防控制策略?
4. 感染性腹泻预防控制的基本手段有哪些?
5. 用于预防感染性腹泻的疫苗较少且发展较慢的主要原因有哪些?

第二十四章

性传播疾病

Chapter 24　Sexually Transmitted Diseases

Sexually transmitted infections(STIs) are infections that are spread primarily through person-to-person sexual contact. More than 30 different bacteria, viruses and parasites are known to be transmitted through sexual contact. Eight of these pathogens are linked to the greatest incidence of sexually transmitted disease. They are syphilis, gonorrhoea, chlamydia, trichomoniasis, hepatitis B virus(HBV) , herpes simplex virus (HSV or herpes) , human immunodeficiency virus(HIV) , and human papillomavirus(HPV) . Most STIs are a-symptomatic. STIs are called sexually transmitted diseases(STDs) when they cause symptoms. Acquired immunodeficiency syndrome(AIDS) , caused by HIV infection, as one of major STDs, has spread rapidly all over the world. Sharing needles for injectable drugs, unprotected sex, unscreened blood transfusions or blood products from high-risk individuals and HIV-positive mothers can spread HIV. The burden of STDs is aggravated by the high rate of complications, and the spread of STDs has harmfully influenced the human development. The most important strategies for STDs control are: interrupting transmission by promoting safer sexual practices, rapidly curing those infected, and preventing the development of complications and sequelae by screening for the diseases in high-risk groups. Prevention of mother-to-child transmission and unscreened blood transfusion and intervention of drug abuse are also of great importance.

性传播感染(sexually transmitted infections,STIs)是指主要通过人与人之间的性接触而传播的感染,目前证实有超过30种的病原体,包括细菌、病毒和寄生虫。最常见的STIs有8种,它们是衣原体感染、淋病、梅毒和滴虫病以及由乙型肝炎病毒、单纯疱疹病毒、人类免疫缺陷病毒和人乳头状瘤病毒引起的感染。大多数STIs呈现无症状感染,有临床症状的STIs称为性传播疾病(sexually transmitted diseases,STDs)。艾滋病(acquired immunodeficiency syndrome,AIDS)是一种重要的STDs,由人类免疫缺陷病毒(human immunodeficiency virus,HIV)引起,在全球广泛蔓延;不安全的性行为、注射吸毒时共用针具、输入受污染的血液或血液制品、母婴传播是AIDS的主要传播途径。防治STDs的重要策略包括促进安全性行为、开展高危人群筛检和及时治疗感染者,阻断母婴传播和对吸毒行为进行干预也具有重要意义。

第一节　概述

性传播疾病(sexually transmitted diseases,STDs)是一组古老且流行广泛、传播迅速的疾病。

WHO 对 STDs 的定义为：以性行为接触或类似性行为接触为主要传播途径的、可引起泌尿生殖器官及附属淋巴系统病变的一类疾病，也可导致全身主要器官的病变。STDs 是世界性的社会问题和公共卫生问题，被认为是危害人群健康的主要疾病之一。

由于许多性传播疾病感染后没有明显的临床症状，容易造成治疗延误并导致严重的并发症，加之无症状感染者还是一种容易被忽视的传染源，导致 STDs 更广泛的传播和流行，对社会造成危害；因此，WHO 在 2003 年完成的《性传播感染管理准则》中推荐以性传播感染（sexually transmitted infections，STIs）代替 STDs。STIs 包括有临床症状的疾病和无症状感染。目前，世界许多国家已经采用 STIs 的概念来替代 STDs。然而，由于无症状感染难于识别，有症状感染管理仍然是最经济有效的 STIs 基础管理模式，同时，以传统传染病监测报告体系为依托的 STDs 病例报告也是目前估计 STIs 流行状态的主要资料来源；因此，除特别注明，本章仍沿用 STDs 这一名称。

一、病原学

目前较常见的 STDs 及其病原体如表 24-1 所示。

表 24-1　常见性传播疾病及其病原体

病原体	主要相关疾病
细菌性感染	
淋病奈瑟菌 Neisseria gonorrhoeae	淋病 尿道炎、附睾炎、睾丸炎、不育；宫颈炎、子宫内膜炎、输卵管炎、盆腔炎症性疾病、不孕；直肠炎、咽炎；新生儿结膜炎、角膜瘢痕等
沙眼衣原体 Chlamydia trachomatis	衣原体感染 尿道炎、附睾炎、睾丸炎、不育；宫颈炎、子宫内膜炎、输卵管炎、盆腔炎症性疾病、不孕；直肠炎、咽炎、Reiter 综合征；新生儿结膜炎等
沙眼衣原体（L1-L3） Chlamydia trachomatis （strains L1-L3）	性病性淋病肉芽肿 溃疡、腹股沟肿胀、直肠炎
苍白螺旋体 Treponema pallidum	梅毒 一期溃疡（下疳）伴局部淋巴结肿大、皮疹、扁平湿疣、骨、心血管和神经系统损害；妊娠失败（流产、死胎）、早产；死胎、先天梅毒
杜克雷嗜血杆菌 Haemophilus ducreyi	软下疳 疼痛性生殖器溃疡等
克雷伯氏菌属（肉芽肿荚膜杆菌） Klebsiella （Calymmatobacterium）granulomatis	腹股沟肉芽肿（杜诺凡病） 腹股沟及肛门生殖器部位的结节性肿胀和溃疡性损害
生殖支原体 Mycoplasma genitalium	非淋球菌性尿道炎；细菌性阴道病等
解脲脲原体 Ureaplasma urealyticum	非淋球菌性尿道炎；细菌性阴道病等

续表

病原体	主要相关疾病
病毒性感染	
人类免疫缺陷病毒 Human immunodeficiency virus	获得性免疫缺陷综合征(艾滋病)
单纯疱疹病毒 2 型 单纯疱疹病毒 1 型(较少见) Herpes simplex virus type 2 Herpes simplex virus type 1	生殖器疱疹;肛门生殖器水疱性损害和溃疡;新生儿疱疹(往往是致死性的)
人类乳头瘤病毒 Human papillomavirus	生殖器疣 阴茎和肛门疣;外阴、肛门和宫颈疣、宫颈癌、外阴癌、肛门癌等
乙型肝炎病毒 Hepatitis B virus	病毒性肝炎;肝硬化、肝癌等
巨细胞病毒 Cytomegalovirus	巨细胞病毒感染;亚临床或非特异性发热、弥漫性淋巴结肿大、肝病等
传染性软疣病毒 Molluscum contagiosum virus	传染性软疣;生殖器或泛发的脐状坚硬的皮肤结节
卡波希氏肉瘤相关疱疹病毒 (人类疱疹病毒 8 型) Kaposi sarcoma associated herpes virus (human herpes virus type 8)	卡波西肉瘤等
原虫感染	
阴道毛滴虫 Trichomonas vaginalis	滴虫病;非淋球菌性尿道炎;阴道病、早产、低出生体重儿
真菌感染	
白色念珠菌 Candida albicans	念珠菌病;阴茎龟头浅部感染;外阴阴道炎
寄生昆虫侵袭	
阴虱 Phthirus pubis	阴虱病
疥螨 Sarcoptes scabiei	疥疮

(改编自 WHO,2007)

　　我国新修订的《性病防治管理办法》于 2013 年 1 月 1 日起正式实施。其中对 STDs 范围做了调整,包括《传染病防治法》规定的乙类传染病中的梅毒和淋病,我国重点防治的生殖道沙眼衣原体感染、尖锐湿疣、生殖器疱疹,以及国家卫生与计划生育委员会根据疾病的危害程度、流行情况等因素确定需要管理的其他性病等。艾滋病防治管理工作依照《艾滋病防治条例》的有关规定执行。根据《全国性病监测方案(试行)》要求,我国将淋病、梅毒、生殖道衣原体感染、尖锐湿疣及生殖器疱疹这 5 类疾病列为重点监测和防治的 STDs。

二、危害

STDs 带给人类巨大的健康损失和沉重的经济负担。据估计,世界范围内每天有 100 多万人获得 STDs,每年有 3.57 亿人新感染衣原体、淋病、梅毒或滴虫中的一种。STDs 除本身造成的直接影响外,还可以引发严重后果。疱疹和梅毒等感染可能使感染 HIV 的风险增加三倍甚至更多。STDs 的母婴传播可导致死产、新生儿死亡、低出生体重和早产、败血症、肺炎、新生儿结膜炎和先天性畸形。2012 年,超过 90 万的孕妇感染了梅毒,导致包括死胎在内的近 35 万例不良分娩结果;没有治疗的早期梅毒是导致 1/4 的死产和 14% 的新生儿死亡的原因,在非洲大约 4%~15% 的妇女梅毒试验阳性。STDs 是引起输卵管损伤导致女性不孕的主要原因;女性新发盆腔炎感染中大多数是由于衣原体感染、淋病或细菌性阴道炎未治疗或未彻底治疗而导致的病情恶化,其直接后果就是异位妊娠和输卵管损伤导致的不孕;异位妊娠是美国孕妇在第一产程中死亡的首位死因,9% 的妊娠相关死亡是由它引起的。STDs 及其并发症所致的社会经济费用巨大,已成为许多发展中国家成年人就医的主要疾病之一,其带来的生理、心理和社会后果严重影响感染者及周围人群的生活质量。

三、流行概况

(一)流行趋势

由于以病例报告为主的被动监测系统所得数据的漏报严重,加之 STDs 本身存在大量的无症状感染,以及社会舆论对 STDs 病人的压力所造成的心理畏惧,这些都使得 STDs 的确切流行情况难以掌握。但根据各国监测统计数据,仍然可以发现 STDs 在全球尤其是发展中国家流行态势严峻。1990 年,WHO 估计全球每年约有 2.5 亿 STDs 新病例;1995 年上升到 3.3 亿;2005 年则上升为 4.5 亿。目前,估计每年 15~49 岁人群中新感染沙眼衣原体 1.31 亿例、淋病奈瑟菌 7800 例、梅毒 600 万例和阴道毛滴虫 1.42 亿例;每年感染生殖器疱疹病毒超过 5 亿人,感染人乳头瘤病毒的妇女超过 2.9 亿。

性病在新中国成立前流行猖獗,以梅毒和淋病为主,梅毒患病率在某些民族地区高达 21%~48%。新中国成立后,党和政府十分重视性病的防治工作,采取了一系列措施,性病发病率迅速下降,1964 年我国正式宣布基本消灭了性病。20 世纪 70 年代末,STDs 在我国内地又死灰复燃。1977 年再次报告新发性病病例,之后 STDs 疫情连年上升,发病地区不断扩大,发病人数日益增多,疫情从沿海向内地、城市向农村、社会向家庭蔓延。

2000—2013 年,我国梅毒报告病例数呈快速上升,淋病报告病例数呈下降趋势;2009 年梅毒和淋病的报告发病率分别为 19.49/10 万和 9.0/10 万,2013 年则分别为 32.86/10 万和 7.61/10 万。STDs 报告病例数的下降可能受多方面因素的影响,一方面各地加强 STDs 的预防控制和干预工作可能有效地减少了新发病例,另一方面部分地区 STDs 疫情漏报也可能影响报告病例数的准确性,而疾病诊断分类标准的变化也可能影响不同阶段 STDs 报告疫情的变化。WHO 估计全球由于存在严重的漏查和漏报,STDs 报告的病例数仅为实际发病数的 20%~25%,而我国医院 STDs 的漏报情况可能更为严重。我国 STDs 流行形势依然十分严峻。

（二）地区分布

STDs 在世界不同地区分布差异较大,南亚和东南亚是全球 STDs 流行最严重的地区。STDs 对发展中国家的影响较发达国家更为明显,已居许多发展中国家成人就医原因的前 5 位。此外 STDs 还是发展中国家育龄妇女疾病、死亡和健康生命损失的主要原因,也是胎儿和新生儿死亡的重要原因。多数孕产妇梅毒病例和不良妊娠结局发生在中低收入国家,且半数以上在撒哈拉以南非洲国家。非洲撒哈拉以南地区 21% 的围生期死亡婴儿与先天梅毒有关;而在东南亚、北非和俄罗斯等地区和国家,先天梅毒的发病率亦呈上升态势。

我国报告 STDs 地区分布特点为:沿海省市高于内地,经济发达地区高于经济落后地区,城市高于农村。值得注意的是,我国内地、边远地区 STDs 报告率受监测系统功能的影响较大,如青海、西藏、内蒙古等地区 STDs 的实际流行情况仍很严重。绝大部分报告的 STDs 病人分布在城市,尤其是大中城市和经济发展较快、交通便利的城市;全国 STDs 发病率较高的地区为珠江三角洲、长江三角洲、闽江地区、东北三省、京津地区、重庆地区。由于大量人口在农村和城市间流动,我国农村主要 STDs 的病例报告数也呈上升趋势。此外,少数民族所在边远地区,梅毒一直是威胁民族繁衍、影响人口素质的大问题。在考虑 STDs 地区分布差异时,不能忽略各地区在 STDs 发现、登记和报告方面的系统完整性和监测能力的差别。在一定时间段内,登记报告系统相对完善地区的 STDs 报告发病率会高于病例发现能力低的地区。

（三）人群分布

1. 年龄　STDs 好发于性活跃人群。2013 年美国的调查显示,新发的 STDs 中,一半为 15~24 岁的年轻人。我国 STDs 以 20~39 岁年龄组人群发病较高。北京市一项调查显示,2008—2015 年 5 种监测 STDs 报告病例中该年龄段占全部病例数的 50.7%。

2. 性别　大多数 STDs 的发病率都是男性高于女性。据全国监测资料显示男性 STDs 报告数和发病率均高于女性,但女性报告病例数的增长幅度高于男性,男女性病例的性别比逐渐缩小。女性病例报告数的增长可能与女性主动就诊的人数增加、诊断水平的提高和女性实际发病数不断增加有关。我国男女性 STDs 首位均为梅毒,排在第二位的男性为淋病,女性为衣原体感染。

第二节　流行过程

一、传染源

无论有无症状,只要体内有 STDs 病原体生长繁殖并能通过直接性接触或间接性接触感染他人者都是 STDs 的传染源。社会舆论和心理压力往往导致 STDs 病人不愿就医,或仅进行非正规治疗而使病情迁延、感染加剧;另外许多 STDs 感染者没有或仅有轻微的临床症状,常不能主动就医。上述事实的存在使大量 STDs 感染者不能被及时发现、诊断和治疗,成为最危险的 STDs 传染源。

作为 STDs 传染源的高危人群包括：

1. **性乱者**　性乱者是 HIV 感染和其他 STDs 的高危人群，也是传播 STDs 的最重要人群。性乱者可通过性伴向普通人群传播 STDs。频繁发生不安全性行为使性乱者很容易发生 STDs，成为传染源。

男男性行为者(men who have sex with men, MSM)是当今 STDs 急剧上升的另一个重要因素，常可引起 AIDS、乙型肝炎、淋病、梅毒等多种 STDs 传播感染，是 STDs 重要的传染源。2006 年以来，我国共有 107 个 MSM 人群哨点，每年监测约 4.3 万 MSM，根据 2006—2016 年我国 MSM 哨点监测数据，MSM 的 HIV 抗体阳性检出率(中位数)在 3.1%~8.2%。此外，多性伴的双性性行为者也是 STDs 的高危人群。

2. **吸毒人群**　尤其是静脉注射吸毒人群是 AIDS、梅毒及肝炎的高危人群。2012 年《世界禁毒报告》的数据显示，通过静脉方式吸毒的人员中约 20% 患有 AIDS，46.7% 患有丙型肝炎，14% 患有乙型肝炎。

3. **特殊人群**　STDs 病人的性伴与配偶也是 STDs 的高危人群。特殊人群还包括收容审查、看守和劳教劳改人员等，这部分人群人员流动性大，来源复杂，性乱、吸毒现象较普遍，是 STDs 不可忽视的重点人群。

4. **献血者和输血者**　有些 STDs 如 AIDS、乙型肝炎、丙型肝炎等可通过血液传播，感染者的血液中含有病原体，输入这样的血液或血制品可使人发生相应的 STDs。多次接受输血和血制品者风险更大。

关于 STDs 传染来源的调查往往涉及病人的隐私，呈现出较大比例的来源不详。

二、传播途径

(一)性行为传播

性行为的直接接触(包括异性、同性及双性性接触)，如阴道性交、肛交和口交，是 STDs 的主要传播途径。此外，接吻、触摸等性行为也可传播某些 STDs，初发部位常在唇、舌或扁桃体。性行为中受感染的机会可随着与已感染 STDs 者的性行为频度增加而增加。

(二)非性行为的直接接触传播

当皮肤有破损时，通过直接接触病人的病变部位或其含有病原体的分泌物，如血液、精液、生殖道分泌液等，也可导致感染。

(三)医源性传播和血源感染

医源性传播可分为两类：一类是易感者在接受检查或治疗时由污染的器械而导致疾病的传播；第二类是由于输血或所使用的生物制品和药品遭受污染而造成的传播。

STDs 的医源性传播可因医疗操作过程中防护不严格或病人用过的器械、注射器等清洗不充分、销毁不及时或消毒不严格所致；也可因输血或使用血液制品而发生传播。除了医源性传播外，吸毒(共用针具)、非正规途径采供血等血源感染也是 HIV 等疾病的重要传播途径。国内外均有因输血或应用血制品如第Ⅷ因子而感染 HIV 或 HBV、HCV 的报道。

（四）母婴传播

梅毒、淋病、AIDS、乙型肝炎、衣原体感染等多种 STDs 病原体可经胎盘、产道、哺乳等途径由母亲传给胎儿或新生儿。据报道,全球 90% 以上婴儿和儿童的 HIV 感染是通过母婴传播的。STDs 的垂直传播严重威胁母婴健康,影响 STDs 的预防和控制效果。

（五）日常生活接触传播

病人的衣物、被褥、毛巾、浴盆、用具、便器等可被生殖器病变或分泌物污染,可能传播除 HIV/AIDS 之外的其他多种 STDs。我国近年儿童 STDs 发病率呈上升趋势,提示应注意日常接触传播对儿童 STDs 的影响。

三、人群易感性

人群对 STDs 普遍易感,几乎没有年龄、性别的差异。人群对大多数 STDs 的病原体无先天性免疫力,对一些病原体也无稳固的后天获得性免疫力,可以反复感染 STDs,也可迁延不愈、反复发作、多重感染。感染其他种类的 STDs,可大大增加机体感染 HIV 的危险性。

四、影响流行过程的因素

（一）生物学因素

STDs 病原体种类繁多,所导致的疾病表现也各异。首先,许多 STDs 存在无症状感染或感染后临床表现不典型,如约有 50%~80% 的淋病为轻型或不典型病人,大约 70% 的女性衣原体感染没有明显症状,从而造成这部分人群的漏诊、漏治,增大了流行的范围。近年来一些 STDs 病原体如淋球菌耐药菌株的出现在一定程度上促进了淋病的迅速传播和广泛流行。其次,人群因对 STDs 病原体缺乏特异性免疫力而普遍易感,可发生重复感染、反复发作、间歇性排菌甚至多重感染。另外,至今尚无有效针对大多数 STDs 的人工免疫方法,而化学预防如微生物杀灭剂等的使用又尚未普及。这些都是造成 STDs 在全球绵延不断、发病率居高不下、流行严重的主要生物学基础。

（二）社会因素

1. 人口流动　因经济迅速发展所产生的城市化加快了人口流动。我国每年约有 2 亿左右流动人口集中于人口密集地区,而且这些人多为性活跃人群。人口的高度集中和大量迁徙、流动,为 STDs 的传播提供了机会。

2. 健康教育不充分　我国每年有 2000 万人进入性成熟,处于青春期的青少年达 3 亿以上,对他们进行预防 STDs 的知识教育、身心健康教育和人格品德教育,在当前极为重要。

3. 吸毒、贩毒　吸毒、贩毒是 STDs 传播的另一不容忽视的社会因素。根据 2014 年 4 月国家禁毒委发布的数据显示,我国登记吸毒人数为 258 万人。戒毒是个长期过程,不能忽视其对 STDs 传播的作用。

4. 商业性行为　经济发展与社会资源分配、人口素养和健康知识发展间的不平衡,为商业性行为的存在和蔓延提供了基础。性交易现象屡禁不止,已成为 STDs 传播的主要社会因素。

5. 性病医疗市场混乱　非法无照行医、个体游医充斥社会,漏报疫情。许多病人因得不到正规有效地治疗,延误最佳的治疗时机而长期不愈,甚至产生耐药菌株,这些人又可作为传染源造成 STDs 进一步蔓延。

6. 性行为因素　STDs 的发生和流行也受到性行为因素的影响。20 世纪 50 年代之前美国梅毒发病率高达 60/10 万,但自青霉素开始应用于临床、政府采取各种卫生措施以后,梅毒发病率迅速下降。70 年代后期,美国性解放运动、同性恋自由、之后梅毒重新开始在美国流行,在 1990 年达到发病高峰(20/10 万)。这些充分说明性行为因素在 STDs 流行中的作用。性接触者越多,感染 STDs 的危险性越大。无论对同性性行为还是异性性行为者,在同一时期内与多个性伴发生性关系,都是 STDs 的高危因素。

第三节　预防策略与措施

一、预防策略

STDs 是重要的公共卫生问题,从宏观、战略、全局来讲还是一个人类发展问题。2016 年第 69 届世界卫生大会通过了《2016—2021 年全球卫生部门性传播感染战略草案》,它是以 2006—2015 年《预防和控制性传播感染:全球战略》的成就和经验为基础,其目标是在 2030 年终结作为公共卫生威胁的性传播感染流行,为在全球、区域和国家层面上的联合行动提供了一个框架,主要包括:

1. 全民健康覆盖　指提供更广泛、更优质和更可及的基本卫生干预措施和服务;根据所需,更公平、合理地覆盖需要服务的人口;降低成本,为需要服务的人群提供资金保障。

2. 完整连续的 STDs 防治服务　从预防、诊治到随访一整套干预措施覆盖所有人群,包括预防活动覆盖的人群、接受检测的人群、了解自己状况的人群、加入医疗计划的人群、开始治疗的人群、完成治疗的人群、治愈的人群以及接受长期医护服务的人群。

3. 公共卫生方针　在资源有限的环境下推广简单规范的干预措施和服务,旨在确保大众能够最大程度获得优质服务。提倡"将卫生问题融入相关政策"的原则,必要时可借助立法、监管和政策改革实现,加强防治 STDs 工作与其他工作的整合和衔接,提高服务与效率。

二、预防措施

和其他传染病一样,STDs 预防控制包括针对传染源、传播途径和易感人群的多种措施以及 STDs 的监测。

(一)针对传染源的措施

积极发现病人、管理病人、治疗病人,是消灭和管理传染源、减少携带状态的有效措施。对 STDs 病人要给予积极、规范的治疗,密切随访观察,掌握病情演变情况,提供医学、心理咨询,采取综合措施防止 STDs 扩散。同时要建立良好的医患关系,鼓励病人采取积极的生活态度。

（二）针对传播途径的措施

1. 改变不安全性行为，预防和控制经性接触传播 STDs　通过健康教育和健康促进活动如同伴教育、流动宣传和电话咨询等，传播安全性行为知识，减少性伴数，促进安全套的使用，可以有效控制 HIV 和其他 STDs 的传播和流行。

2. 切断医源性感染、经血传播和日常生活接触传播　严格保证血液及血制品安全；供血者及血源需符合健康要求；采血、输血及血液、血制品储存均应进行严格检验。防止医院内感染的发生，强制推行使用一次性注射和输液器具。注意做好浴池、旅店、游泳池、理发店等公共场所的卫生、消毒。

3. 防止母婴传播　梅毒、乙型肝炎、HIV 等阳性母亲在妊娠、分娩或哺乳期间向婴儿传播病原体，对这类目前强调规范化使用药物或疫苗来预防 STDs 的母婴传播。

（三）针对易感人群的措施

健康教育是 STDs 控制措施中最为经济有效的方法。特别要在青少年中开展早期性教育、普及性卫生知识，提高群众预防和自我保护的意识。

（四）监测

STDs 监测是为了及时掌握 STDs 的流行动态，了解其传染的来源，调查各方面的影响因素，考核防治效果，为制定防治措施提供依据。如何及早发现、彻底治疗并追踪检查其性伴也是 STDs 监测工作的重要内容。

第四节　艾滋病

一、概述

艾滋病亦称获得性免疫缺陷综合征（acquired immunodeficiency syndrome，AIDS）是由人类免疫缺陷病毒（human immunodeficiency virus，HIV）感染引起的以 T 细胞免疫功能缺陷为主的一种免疫缺陷病。HIV 本身并不直接致病，而是当受感染者的免疫系统被 HIV 破坏后，出现多种临床症状和疾病导致死亡。

1981 年在美国男性同性恋者中发现首例艾滋病病人，1983 年法国巴斯德研究所 Montagnier 从一男性同性恋者体内分离到一株新反转录病毒，命名为淋巴腺病相关病毒（lymphadenopathy associated virus，LAV），1984 年美国国立癌症研究所 Gallo 从一名艾滋病病人的活体组织中分离到反转录病毒，命名为嗜人 T 淋巴细胞 Ⅲ 型病毒（human T-cell lymphotropic virus type 3，HTLV-Ⅲ），同年美国加州大学 Levy 等也宣告从病人的末梢血中分离到这种病毒，称艾滋病相关病毒（AIDS related virus，ARV），1986 年国际微生物学会及病毒分类学会将这些病毒统一命名为 HIV。

（一）病原学

HIV 是一种能在人的血液中生存并以 CD4$^+$T 淋巴细胞为主要攻击目标的病毒；它属于反转录

病毒科、慢病毒属,是 RNA 病毒。迄今为止,全球流行的 HIV 根据血清学反应和病毒核酸序列测定可分为 HIV-1 和 HIV-2 两型病毒。根据编码包膜蛋白的 *env* 基因和编码壳蛋白的 *gag* 基因序列的同源性又可将 HIV-1 进一步分为 M、O、N 三组。M 组内又可分为 A~J 10 个亚型。HIV-2 至少有从 A~F 6 个亚型。

HIV-1 和 HIV-2 都起源于非洲,但二者核苷酸序列同源性仅 45%,它们在全球的分布和流行特征也不相同,目前广泛流行于全球的是 HIV-1 的 M 组病毒,O、N 组只在非洲局部地区流行。我国以 HIV-1 型 M 组中的 B、B'、B/C、C、E 和 AE 亚型流行为主。HIV-2 型过去仅在非洲局部地区流行,但现在西欧、美国、南美、印度及亚洲的一些国家和我国个别地区也被检测到。

HIV 分型在研究 AIDS 的流行和分布、临床、诊断、药物筛选和疫苗研制等方面具有重要意义。

(二)艾滋病的分期

从感染 HIV 到发生 AIDS 有一个完整的自然过程,临床上将这个过程分为四期:急性感染期、无症状感染期(潜伏期)、艾滋病前期、典型艾滋病期。不是每个感染者都会完整的出现四期表现,但每个疾病阶段的病人在临床上都可以见到。四个时期不同的临床表现是一个渐进的和连贯的病程发展过程。

急性感染期:是 HIV 感染人体后出现的急性反应,表现为发热、皮疹、淋巴结肿大、乏力等;一般为 2~12 周,多以 6 周为主,在此期间,血清 HIV 抗体低于检测限。因症状较轻微,容易被忽略,在被感染 2~6 周后,抗体可呈现阳性反应。此后,临床上出现一个长短不等的、相对健康的、无症状的潜伏期。

无症状感染期(潜伏期):感染者可以没有任何临床症状,但病毒在持续繁殖,破坏免疫系统,此期具有传染性。潜伏期指的是从感染 HIV 开始,到出现 AIDS 临床症状和体征的时间,一般是 2~10 年。

艾滋病前期:潜伏期后开始出现与 AIDS 有关的症状和体征,直至发展成典型的 AIDS 的一段时间。这时,病人已具备了 AIDS 的最基本特点,即细胞免疫缺陷。

典型的艾滋病期:是 HIV 感染的最终阶段,会出现严重的细胞免疫缺陷,发生各种致命性机会性感染,发生各种恶性肿瘤,免疫功能全面崩溃,病人出现各种严重的综合病症,从而导致死亡。

(三)危害

AIDS 是一种在全球肆虐的特殊 STDs,病死率极高,迄今已造成 3400 多万例死亡,仍然属于一个全球主要公共卫生问题。近年来,国际社会共同努力抗击 AIDS 流行,在专项干预的同时,配合普及初等教育、减少贫困、促进性别平等、降低儿童死亡率和改善妇女健康等行动,已在部分地区有效地控制了 AIDS 的流行。

AIDS 的危害主要表现在:

1. **影响人口质量和人口结构**　撒哈拉以南非洲仍是受影响最重地区,几乎占到全球 HIV 新发感染总数的 70%。AIDS 目前无法治愈,发病后数年内就将死亡,这无疑增加了人口的死亡率并降低了人口平均期望寿命。根据 45 个国家的资料分析,相对于没有 AIDS 的情况,AIDS 流行率每提高 1 个百分点,预期寿命则下降 1 岁。根据联合国的估计,在四个受影响最严重的亚太国家,出生时预期寿命由于 AIDS 而从 2010—2015 年下降 1.2 岁。AIDS 的流行改变许多国家的人口结构。联合国的预测表明,AIDS 将降低撒哈拉非洲人口的老少比,从 2000 年的 15∶1 下降到 2050 年的 4∶1。从年龄结构的角度看,AIDS 的流行会使人口比例严重失衡,加剧人口老化速度,提高人口老化指数。受 HIV 侵袭的主要是 20~49 岁人群,该年龄段人群不但是物质再生产的主力军,同时也是人口再生产的主要承担者,这部分人口的流失会直接或间接地改变人口年龄结构。

2. 贫穷和不平等　　AIDS 的流行直接影响经济发展,据世界银行估计,AIDS 发病率高的国家人均收入每年要为此减少 1%。AIDS 对贫困人群的影响远大于对其他人群的影响。非洲、印度的研究都反映了穷人、受教育程度低者、非职业技术人群和女性承担了较大的 AIDS 相关经济负担。

3. 危害家庭　　AIDS 使家庭中青壮年失去了生产能力,而高额的医疗成本和医疗支出又使这些家庭更趋穷困。在有 AIDS 病人的家庭中,由于疾病和贫穷,导致了失业、失学、食物不足、儿童营养不良等,出现了大量以妇女和儿童为主的家庭。大量研究反映了受 AIDS 危害最大的是妇女和儿童;社会上对 AIDS 病人及感染者的种种歧视态度会影响其家庭,使得家庭成员背负其沉重的心理负担,由此容易产生家庭不和,甚至导致家庭破裂。

4. 偏见和歧视　　对 AIDS 病人的偏见和歧视阻碍了疾病的消灭进程。许多社会充斥着对 HIV 感染者、AIDS 病人及其家属的排斥态度。对 HIV 感染者的偏见和歧视剥夺了成千上万人充分发挥自己能力的机会,为人类发展添加了沉重的负担。同时,偏见和歧视更多针对于妇女,造成了妇女不敢或不愿前往医疗机构就诊,因对 AIDS 的恐惧而回避在医院分娩,进而造成了更多的产科不良事件和孕产妇死亡。

5. 卫生服务　　AIDS 的流行使原本就卫生资源贫乏的发展中国家处于卫生服务严重不足的状态,涉及诊断、治疗、医院床位、医务人员等诸多方面。在撒哈拉以南非洲国家,医院床位的 50% 以上被用于 AIDS 病人,而专业医务人员的大量离去使这一局面更趋恶化。

6. 社会经济和政治　　防治 AIDS 的花费将加重有关国家的财政负担。2014 年对欧洲 5 个国家进行的调查结果显示,每年对 HIV/AIDS 病例所消耗的治疗成本,德国、英国、法国、西班牙、意大利分别为 32 110 欧元、25 340 欧元、14 821 欧元、11 638 欧元和 6399 欧元。AIDS 也影响了国家政治经济的稳定,阻碍经济发展,削弱了安全体系。

二、流行概况

(一)全球流行概况

AIDS 是肆虐全球的一种致死性传染病。根据 WHO 在 2015 年 12 月的报道,2015 年全球范围内 HIV 新发感染人数约为 210 万(成年人约 190 万,15 岁以下儿童约为 15 万);HIV 感染者约为 3670 万(成年人约为 3490 万,其中女性约 1780 万,15 岁以下儿童约为 180 万);死于 AIDS 人数约为 110 万(成年人约 100 万,15 岁以下儿童约为 10 万)。全球有大约 54% 的 HIV 感染者需要治疗,他们中有许多人不知道自己的患病情况。

1. 地区分布　复杂多样的社会结构及经济动态导致 HIV 感染在地理上的分布不均。联合国艾滋病预防规划署数据表明,2014 年中亚、欧洲、北美、中东和非洲北部新发 HIV 感染者有 90% 来自易感人群和他们的性伴。亚洲、太平洋地区、拉丁美洲和加勒比地区易感人群和他们的性伴占新发感染者的近 2/3。2014 年在东欧和中亚新发感染者中注射毒品者占 51%,在太平洋地区占 13%;在拉丁美洲新发感染者中男男性接触者占 30%,在西欧、中欧以及北美占 49%,在亚洲和太平洋地区占 18%。

非洲东部和南部是全球成年人新发 HIV 感染者减少最多的地区。2015 年比 2010 年约减少 4 万人,下降了 4%。在亚洲、太平洋地区、非洲西部及中部也在逐年下降。拉丁美洲、加勒比地区、欧洲西部及中部、北美、中东和非洲北部成年人新发 HIV 感染率处于相对静态的趋势,而东欧和中亚每年的新发 HIV 感染者增加了 57%。

许多国家 AIDS 患病率在城市较高。城市生活压力及匿名性,为性行为和性网络提供了更多的机会,导致 HIV 感染风险的增加。

2. 人群分布　由于 HIV 主要存在于感染者的血液、精液、阴道分泌物、乳汁等体液中,可通过包括异性及同性的性接触传播、医源性传播和血液感染、母婴垂直传播三种途径传播。感染了 HIV 的妇女有 1/3 左右的可能性通过妊娠、分娩和哺乳把 HIV 传染给婴幼儿。虽然 15~24 岁少女和年轻女性仅占成年人口的 11%,因其 HIV 感染风险很高,在 2015 年全球成年人新发 HIV 感染病例中占 20%。在非洲撒哈拉以南,少女和年轻女性在新发 HIV 感染比例中占 25%。成年人中,女性占新发感染的 56%。由于性别歧视,受教育及生殖健康知识缺乏、贫困、暴力等原因是少女和年轻女性 HIV 感染风险增加的原因。

（二）我国流行概况

我国 1985 年发现首例 HIV 感染者,此后 AIDS 在我国的传播呈快速增长趋势。1998 年 6 月青海省报告发现 HIV 感染者,这意味着 AIDS 已经蔓延到我国内地的全部 32 个省、自治区和直辖市。截至 2016 年年底,全国各地所报告的存活的 HIV/AIDS 病人有 66.5 万例,死亡 15.9 万例。

1. 地区分布　2016 年底,有 15 个省、直辖市(云南、四川、广西、河南、广东、新疆、重庆、贵州、湖南、浙江、江苏、北京、湖北、辽宁和安徽)所报告的存活 HIV/ADIS 病人超过 1 万例,占全国总病例数的 83.5%;另有 9 个省、直辖市(山西、吉林、天津、甘肃、内蒙古、海南、青海、宁夏、西藏)所报告数量较少,占全国总病例数的 3.4%。

2. 人群分布　2016 年根据国家哨点监测数据,HIV 感染率在一般人群中较低,在孕产妇中维持在 0.1% 左右;但在一些高危人群中,感染率较高,在吸毒人群和 MSM 人群中分别为 6.0% 和 8.2%。

3. AIDS 流行特点

(1)全国 AIDS 流行整体呈低患病率的趋势,但在一些地区则为高患病率,不同地区流行趋势差异较大。

(2)HIV/ADIS 病人数量仍在增加,2010—2016 年期间,分别为 30.7 万、35.2 万、38.6 万、43.7 万、50.1 万、58.2 万和 66.5 万。接受抗反转录病毒治疗的人数也一直在稳步增长,帮助更多的

HIV/ADIS 病例延长生命。

（3）性传播为主要的传播方式，尤其在 MSM 人群中传播明显增加。每年新发现的 HIV 感染者/AIDS 病人中性传播导致的比例从 2006 年的 33.1% 增加到 2015 年的 94.5%；其中因男男同性接触导致的比例从 2006 年的 2.5% 增加到 2015 年的 28.25%。

三、预防策略与措施

全球 AIDS 战略目标是到 2030 年终结 AIDS 流行。截至 2015 年底，有超过 1500 万名 HIV 感染者接受抗反转录病毒治疗，新发 HIV 感染和死亡率下降，很多国家在消除母婴传播方面取得明显效果，HIV 应对措施已嵌入更广泛的卫生政策和发展计划。我国政府在 2017 年 1 月发布了中国遏制与防治艾滋病"十三五"行动计划，不仅明确了总体要求，还提出了具体的防治措施和保障措施。

（一）针对传染源的措施

我国目前主要采取的病例发现筛查措施主要有免费的自愿咨询和检测（voluntary counseling and testing, VCT）和医疗机构医务人员主动提供 HIV 检测咨询（provider-initiated HIV testing and counseling, PITC），在公安、司法、检验等部门必要时可采取强制检查等。

目前尚没有针对 AIDS 完全治愈的方法，但通过有效的抗反转录病毒药物可控制该病毒并帮助防止其传播，从而使 HIV 携带者以及面临重大风险者可以享有健康且有益的生活。2015 年底全球抗反转录病毒疗法覆盖率达 46%。

（二）针对传播途径的措施

改变不安全性行为，通过多种健康教育和健康促进活动，传播安全性行为知识，促进安全套的使用，可以有效控制 AIDS 传播。证据表明，安全套对 HIV 及其他 STDs 的防护率达 85% 以上。通过惩治贩毒、强制戒毒和教育相结合，减少吸毒者；通过美沙酮替代（减少静脉注射）和清洁针具交换（减少共用针具），降低吸毒危害，从而控制 HIV 感染经静脉吸毒传播。针对母婴传播，可持续向 HIV 感染的孕产妇和婴儿提供抗反转录病毒药物；对 HIV 感染产妇所分娩婴儿，以非母乳喂养为后续措施；在孩子满 18 个月时进行检测以评价阻断母婴传播的效果。

（三）针对易感人群的措施

加强宣传教育，重视在青少年中开展 HIV 健康教育，强化学校 AIDS 防控工作。近年来，学校特别是高等院校的 AIDS 防控工作出现了一些新情况和新问题，一些地方学生 AIDS 疫情上升较快，传播途径以男性同性性传播为主。学校需要进一步扩大预防 AIDS 教育工作的覆盖面，注重效果和针对性，加强 AIDS 自愿咨询检测的宣传和行为干预的服务工作，切实保障学生身体健康。

自愿性男性包皮环切术、HIV 暴露前预防和 HIV 暴露后预防都是目前研究的热点，预防效果仍在探讨之中。

（四）监测工作

AIDS 监测系统包括 HIV/AIDS 病例报告系统、HIV/AIDS 血清学监测系统、HIV 相关行为学监测系统和 AIDS 抗病毒治疗药物的耐药监测系统。

（戴江红）

思考题

1. 控制性传播疾病的流行，未来面临的机遇与挑战是什么？

2. 为什么说抗反转录病毒药物在预防 HIV 传播方面具有巨大潜力？

第二十五章

结核病

Chapter 25   Tuberculosis

Tuberculosis has become a major public health problem globally. In 1993, the World Health Organization declared a global emergency of tuberculosis. Currently, tuberculosis still causes more than 1. 5 million deaths a year worldwide even the effective chemotherapy has been available for more than 60 years. China has the third highest tuberculosis burden in the world. Tuberculosis is an airborne disease mainly caused by *Mycobacterium tuberculosis* and transmitted through droplets and aerosols. The vast majority of healthy people with tuberculosis has latent infections and do not get sick. A small percentage will get sick if their immune systems are temporarily or permanently compromised(e. g. when people are infected with HIV) . Treatment for tuberculosis involves several drugs and takes six to eight months. Many high burden countries have implemented the national tuberculosis control program with the strategy of directly observed treatment, short course(DOTS) .After 30 years' efforts against tuberculosis, globally, tuberculosis incidence begins to reverse. One of the major challenges to global tuberculosis control is the epidemics of drug-resistant tuberculosis.

结核病是当前全球重要的公共卫生问题。1993 年,WHO 宣布全球处于结核病紧急状态。尽管有效的结核病化疗问世已有半个世纪,但目前每年仍有 150 多万人死于结核病。2015 年,在全球 30 个结核病高负担国家中,中国位居年结核病新发病人数的第三位。结核病主要由结核分枝杆菌所致,经空气中的飞沫传播。大部分健康人在感染了结核杆菌后呈潜隐感染,少数感染者发病,发生活动性肺结核等。机体在免疫低下时(如 HIV 感染、糖尿病和营养不良等) 容易发生结核病病变。结核病治疗采用数种药物复合化疗,疗程至少 6~8 个月。许多结核病高负担国家已经实施了现代结核病控制策略。经过将近 30 年的努力,全球结核病发病率上升趋势已经出现逆转,当前结核病控制面临的重要挑战之一是耐药结核病流行。

第一节   概述

结核病(tuberculosis)是一种以呼吸道传播为主的慢性传染病,数千年来严重危害了人类健康,迄今仍是全球重要的公共卫生问题。Hippocrates 在公元前 4 世纪首次描述了结核病,把结核病称为"消耗病",这一名称直观地描述了结核病病人罹病后的消耗性症状和体征,几乎所有这类病人最后都死于结核病。1720 年,英国医生 Benjamin Marten 首次提出结核病可能是由肉眼看不到的小生物引起的,进而指出与结核病病人接触可能引起健康人患上此病。1882 年 3 月 24 日,德国科学家罗伯特·科赫(Robert Koch)在关于"结核病的病因学"的报告中首次报告了结核杆菌是结核病的病原菌,并可以从肺结核病人传播给健康人。1921 年 Calmette 和 Guerin 培育出减毒的牛型结核菌——卡介苗,可用于特异性免疫预防。1944 年链霉素的问世启动了结核病的化学治疗,其后,伴随着异烟肼、利福平、吡嗪酰胺和乙胺丁醇等高效抗结核药物的临床应用,结核病的病死率得到了有效的控制,成为一种可治愈的传染病。结核病化疗方案也已从单一药物的长期治疗(2 年左右),发展到多种药物的联合治疗,并大幅度缩短了疗程,形成了当前的标准化短程化疗(6~9 个月)。1995 年起,在 WHO 和全球结核病遏制联盟(Stop-TB Partnership)的倡导下,国际抗结核病与肺部疾病联盟等组织和各国政府的共同努力下,结核病高负担国家和地区已全面实施了以直接督导下的短程化疗(directly observed treatment,short course,DOTS)为核心的现代结核病控制策略,2006 年起逐步实施遏制结核病控制策略(Stop TB Strategy),取得了结核病控制的巨大成就。2012 年的 WHO 会议上,与会的卫生部部长们呼吁 WHO 在 2014 年确立 2015 年后的结核病防制策略和与之相适应的结核病控制目标。全球结核病项目组通过与各个国家、WHO 成员国和地区的官方机构和合作伙伴沟通,制定了终止结核病策略(END TB strategy)的基本框架。愿景是"一个没有结核病的世界;没有因结核病而死亡、忍受痛苦和折磨的病人"。目标是消除结核病的全球流行。目前,全球结核病控制正朝着这个方向稳步发展。

一、感染和发病

结核病的病原体为结核杆菌,属分枝杆菌,主要包括结核分枝杆菌(M. tuberculosis)、牛分枝杆菌(M. bovis),非洲型分枝杆菌(M. africanum)和田鼠分枝杆菌(M. microti),以结核分枝杆菌对人的感染率和致病率最高,约占 90%,牛型较少(约占 5%)。

结核杆菌典型的形态为直或微弯曲的细长杆菌,革兰染色阳性,但不易着色,具有抗酸性,用姜-尼氏(Ziehl-Neelsen)染色法抗酸性强,借此能与痰液等标本内的其他杆菌相区别。结核杆菌为需氧菌,生长缓慢,培养时间需 8 天至 8 周,临床初次分离培养时常用罗氏改良培养基和小川培养基。

结核杆菌侵入机体的门户主要是呼吸道。它可以通过血行或淋巴播散侵袭机体的所有脏器和组织,而肺是被结核杆菌侵袭的最常见器官,在各类结核病人中,最多见的也是肺结核病,约占结核病病人的 80% 以上,而且只有肺结核病才具有传染性。结核菌通过呼吸道进入肺泡进行繁殖,称为"原发感染"。原发感染的结核菌沿淋巴管进入到血流中,再经血循环到达各个脏器和组织,如肠、肾、骨、关节、淋巴等,叫做"血行播散"。机体感染结核杆菌后是否发病受到细菌毒力、侵入机体的菌量以及机体自身免疫力的影响。大部分感染者可能一生都不发病,此时,结核杆菌蛰伏于体内,称为潜隐感染(latent infection)。只有约 5%~10% 的感染者会在一生中的某一阶段发展为活动性结核病。处于潜隐感染的感染者没有结核病的临床表现,也不会传播结核病,其体内的结核杆菌常处于休眠静止状态;但当机体因各种原因导致免疫力下降时,处于休眠状态的结核杆菌就会重新滋生繁殖,引起发病,这一过程称为复燃(reactivation)或"内源性发病",大部分成年人的发病多为潜隐感染后的复燃。少部分感染者因感染的菌量大、毒力强、或重复多次感染,在感染后很快发病,称为"外源性发病"。婴幼儿、HIV 感染者等各种免疫功能低下者容易发生活动性结核病。

结核杆菌潜隐感染如同蓄水池,当一个国家或地区的结核病控制达到了一定的效果后,是否能够进一步根除或消灭结核病,取决于人群潜隐感染率的高低。只有识别人群中的潜隐感染者,尤其是免疫力低下的高危感染者如 HIV/TB 双重感染者,及时进行预防性治疗,消除潜在的传染源,才有可能从根本上控制结核病发病,达到在全球范围内消除结核病的最终目标。

二、结核病的诊治与管理

结核病的临床症状因其累及的器官和系统而异。临床最为常见、对人群传播意义最大的是肺结核病。肺结核病早期无自觉症状,可在健康检查时发现;活动性肺结核常见的症状有咳嗽、咳痰、胸痛、咯血、疲劳、食欲减退、消瘦、发热、盗汗和月经不调等。

肺结核病的主要检查手段为痰细菌学检查和(或)胸部 X 线摄片。一般情况下进行痰涂片镜检;在有条件的地区,可进行痰培养检查。目前,《中国结核病防治规划实施工作指南》中规定肺结核病的诊断要点为:

1. 涂阳肺结核病人　凡符合以下三项之一者:

(1)初诊肺结核病人,直接痰涂片镜检 2 次痰菌阳性。

(2)1 次涂片阳性加 1 次痰培养阳性。

(3)虽一次涂片阳性,但经病案讨论会或主管专业医师确认,X 线胸片显示有活动性肺结核病变阴影。

2. 涂阴肺结核病人　主要诊断指征:

(1)初诊肺结核病人,直接痰涂片镜检 3 次痰菌阴性。

(2)X 线胸片显示与活动性肺结核病相符的病变。

肺结核病诊断的最直接证据是从病人的痰中培养分离结核杆菌。但鉴于结核病主要分布在较为贫困落后的地区,开展以细菌培养为依据的细菌学诊断存在诸多困难,而且,结核分枝杆菌培养耗时长达 4~8 周,因此,目前在高负担国家和地区结核病诊断仍以显微镜下的痰涂片诊断为主。但以分子生物学技术为基础的、准确、快速、安全、简便和成本效益合理的新型诊断方法已逐渐在一些资源相对充裕的国家实施。

对确诊的肺结核病人应当及时给予抗结核药物治疗,尤其对于痰涂片检查阳性的传染性肺结核病人,化疗可消除其传染性,从而控制结核杆菌在人群中的传播,化疗是控制结核病的最有效措施。

结核病化疗的原则是:早期、联合、适量、规律和全程用药。①早期:一旦诊断就应及时给予抗结核药物治疗。早期发现和治疗结核病,有利于药物渗透和分布,有助于聚集巨噬细胞吞噬结核杆菌,从而促进炎症的吸收和组织的修复。②联合:采取几种抗结核药物配伍联用,可以利用不同药物的杀菌、抑菌作用,同时作用于细胞内、外的结核杆菌,以提高药物的杀菌能力和防止耐药性的产生。目前结核病短程化疗采用的一线抗结核药物有:异烟肼(H)、利福平(R)、乙胺丁醇(E)、吡嗪酰胺(Z)和链霉素(S)。③适量:在治疗过程中,必须根据病人的体重,参照抗结核药物的用药剂量,给予适当的药量。药量不足,易导致结核杆菌的适应,即耐药性;药量过大,则会引起药物不良反应。

④规律:严格按照规定的抗结核治疗方案,包括药品种类、剂量、服药方法和服药时间等规律服用,不能随意更改化疗方案或间断服药。规律用药,可保持相对稳定的血药浓度,以达到杀灭结核杆菌的作用,并可避免诱发细菌的耐药性。⑤全程:有效的抗结核化疗方案包括强化期和继续化疗期,一般为6~9个月。一旦确定了化疗方案并开始治疗,卫生服务提供者就要采取有效的健康教育和经常性的督导等管理措施,以确保病人连续不间断地治疗,直至完成规定的疗程。

三、耐药结核病

在第一个抗结核药物诞生后不久就出现了耐药结核杆菌。20世纪50年代由国际防痨协会在17个国家开展的调查发现对链霉素和异烟肼的原发性耐药比例分别为3.7%和3%,同时耐这两种药的百分比为1%。60年代利福平问世后,耐利福平的结核杆菌也很快就出现了。随着抗结核化疗在全球的日益普及,由于化疗方案不合理或病人的治疗依从性差,使结核杆菌耐药问题日趋严重。耐药结核病的治疗效果很差,一旦在人群中传播,会严重阻碍结核病控制的进展,成为结核病防治工作中的一个难题。

1. 概念　耐药结核病(drug-resistant tuberculosis)是指结核病人感染的结核分枝杆菌对抗结核药物产生耐药性。耐药结核病尤其是耐多药结核病和广泛耐药结核病的出现使得结核病流行势态更为严峻。

耐多药结核病(multidrug-resistant tuberculosis,MDR-TB)是指结核病人感染的结核杆菌体外被证实至少对异烟肼和利福平耐药。异烟肼和利福平是一线抗结核药物中效力最强的两种药物,一旦结核分枝杆菌发生异烟肼和利福平耐药,常规化疗就很难发挥治疗效果。MDR-TB治疗需要采用二线抗结核药物,包括氟喹诺酮类、丙硫异烟胺、氯法齐明、卡那霉素、硫酸卷曲霉素和阿米卡星等药物。MDR-TB治疗成本高昂,大多数中低收入的结核病高负担国家难以负荷。更为严重的是,一旦耐多药结核菌在人群中出现传播和流行,可以改变全球的结核病流行谱,损害目前已经取得的结核病控制成就,严重影响控制和消灭结核病的长远目标。

广泛耐药结核病(extreme-drug resistant TB,XDR-TB)指病人感染的结核分枝杆菌除了对异烟肼和利福平耐药(即MDR-TB)外,还对任何氟喹诺酮类药物以及三种二线注射药物(硫酸卷曲霉素、卡那霉素和阿米卡星)中的至少一种具耐药性。在对MDR-TB的治疗中,如果二线抗结核药物使用或管理不当,结核分枝杆菌就有可能产生对二线药物的耐药性,由此形成广泛耐药。XDR-TB流行是当前全球结核病控制面临的最严峻挑战之一。

2. 分类　耐药结核病分为原发性耐药和获得性耐药两类。原发性耐药(primary resistance)发生于从未接受过抗结核药物治疗的结核病人,其感染的结核菌株对一种或多种抗结核药物耐药,一般是由耐药结核菌传播引起的,又称初始耐药。获得性耐药(acquired resistance)指病人感染的结核菌株最初对抗结核药物敏感、但在治疗过程中发展为耐药,多数是治疗不规律所致。另外还有继发性耐药,指以往经过抗结核药物治疗者中出现的耐药,其中既有原发性耐药又有获得性耐药的病人。

结核病是一种贫困相关疾病,其流行地区多为贫穷落后的发展中国家和地区,对结核病治疗过程中耐药性的发生缺乏监测手段,对既往的结核病治疗也缺乏完整的记录,因此,目前在全球的耐药结核病监测中又将耐药结核病分为发生于新病例的耐药和发生于有既往治疗史病例的耐药两种类型。

（1）发生于新病例的耐药（drug resistance among new cases，proxy for primary resistance）：指感染耐药结核分枝杆菌的结核病人，在直接询问时否认有先前的抗结核治疗史或抗结核治疗不足 1 个月，在具有完善的结核病治疗记录的国家没有关于这些病人的治疗记录。

（2）发生于有既往治疗史病例的耐药（drug resistance among previously treated cases，proxy for acquired resistance）：指感染耐药结核分枝杆菌的结核病人，在直接询问时承认既往有 1 个月或 1 个月以上的抗结核治疗史，在具有完善的结核病治疗记录的国家有关于这些病人的治疗记录。

合并耐药率（combined prevalence of drug resistance）指调查人群中不考虑既往治疗史时的耐药患病率。

3. 耐药结核病发生的机制和原因   耐药结核菌是从结核杆菌的染色体随机突变而来的。结核杆菌的自发突变导致对不同药物的耐药，但各药物防止耐药菌出现的能力各不相同，且各药物间在耐药上没有联系。因此，结核病短程化疗中采用两药和多药联合治疗，可以使耐某种药物的突变菌被化疗方案中的其他药物杀死，从而防止耐药的发展。

耐药性的发生与结核病人的治疗管理过程和病人本身诸多因素有关。从管理角度而言，有些国家的结核病控制规划中，缺乏政府对结核病控制的承诺，经费投入不足，又没有推行标准的短程化疗方案，药物供应的质量、数量和连续性得不到保证，使结核病控制工作不能有效地开展。在治疗过程中使用单种药物，药物浓度不够，以及对治疗失败病例没有妥善处理，使耐药结核病发生的危险性上升。就病人而言，其自身疾病特征和免疫状态，不遵守医嘱用药，不能坚持规律、适量、全程的治疗也是造成耐药的重要原因。

第二节   流行特征

一、流行概括

（一）全球结核病的流行概况

据 WHO 报告，2015 年，全球有新发结核病人 1040 万，结核病发病率约为 142/10 万。自 2000 年以来，结核病发病绝对数呈现缓慢下降趋势（平均每年下降 1.5%），累计下降 18%。2015 年全球因结核病死亡人数共有 180 万，其中约有 40 万为 HIV 感染者，结核病（HIV 阴性者）死亡率约为 19/10 万。与 20 世纪 90 年代相比，结核病死亡率下降了 50%。

自 20 世纪初以来，随着社会经济水平和医疗卫生服务的发展，结核病发病率在西方发达国家快速下降；50 年代结核病化疗问世后，结核病在发达国家的流行得到了有效控制。但是，80 年代后期，很多国家出现了结核病发病率回升趋势。据统计，1986—1999 年期间，42% 的发展中国家和 25% 的发达国家结核病疫情上升，其中美国 1985—1992 年结核病人数增加了 20%，荷兰 1987—1992 年增加了 19%。1993 年，WHO 在第 46 届世界卫生大会上发布了"全球结核病紧急状态宣言"，并呼吁"采取迅速行动与结核病危机进行斗争"。

结核病流行在不同地区差异明显。据 WHO 估计,非洲地区结核病发病率高达 330/10 万,而结核病病例负担最大的国家则在亚洲的印度、印度尼西亚和中国。全球 30 个结核病高负担国家多为低、中收入国家;2015 年,大约 87% 的结核病新发病例发生在这 30 个国家(表 25-1)。值得注意的是,由于发展中国家结核病登记系统较为薄弱,所报告的结核病发病和患病情况可能会低估结核病疫情。

表 25-1　2015 年 30 个高负担国家和全球估计的结核病负担

国家	人口数(千)	发病数(千)	死亡数(千)
安哥拉	25 000	93	18.2
孟加拉	161 000	362	73.2
巴西	208 000	84	7.7
柬埔寨	15 600	59	9.0
中非共和国	4900	19	4.9
中国	1 380 000	918	37.6
刚果	4620	18	4.7
朝鲜	25 200	141	15.0
民主刚果	77 300	250	67.0
埃塞俄比亚	99 400	191	28.9
印度	1 310 000	2840	517.0
印度尼西亚	258 000	1020	126.0
肯尼亚	46 100	107	16.2
莱索托王国	2140	17	6.0
利比里亚	4500	14	4.0
莫桑比克	28 000	154	55.0
缅甸	53 900	197	31.8
纳米比亚	2460	12	1.7
尼日利亚	182 000	586	237.0
巴基斯坦	189 000	510	45.6
巴布亚新几内亚	7620	33	3.8
菲律宾	101 000	324	14.4
俄罗斯	143 000	115	16.5
索马里	6450	20	4.1
南非	54 500	454	98.0
泰国	68 000	117	13.8
坦桑尼亚	53 500	164	55.0
越南	93 400	128	17.1
赞比亚	16 200	63	17.0
津巴布韦	15 600	38	8.0

(WHO,2016)

在发达国家中,大部分感染人口是老年人,为既往感染,因此发病人口也多为老年。但在发展中国家,感染人口以青壮年为多,发病也集中在生产能力最强的青壮年。在 2015 年报告的结核病病人中,15 岁以下儿童占 6.3%。结核病发病的男女性别比约为 1.7 : 1。在 HIV 高感染地区,育龄妇女结核病病例构成比高于 HIV 低感染区,且病例的平均年龄低于 HIV 低感染区。

结核病在贫困落后的国家和地区流行尤其严重。在高收入的发达国家,社会经济水平较低的移民人群结核病患病率较高。生活、居住和卫生条件低劣的难民营、监狱和无家可归者的栖居地也是结核病的高发地。在中低收入国家,贫困人口是结核病的主要高发人群,加之这一人群的医疗服务可及性较差,医疗负担重,其患病后的预后较差。严重影响了贫穷落后地区的结核病控制效果。结核病已成为因贫致病、因病返贫的重要原因,损害了人群健康和社会经济发展,影响了社会和卫生服务公平性。

结核病的另一个高发人群是 HIV 感染者。随着全球 HIV 感染及艾滋病病人的日益增多,由 HIV 引起的结核病患病与死亡的人数也日益增多。2015 年 960 万新发病人中,大约有 16% 为 HIV 感染者(表 25-2),HIV 合并结核病的病人中将近有 1/3 会死于结核病。

表 25-2 全球结核病与 HIV 并发情况

类别	1990	1995	2000	2009	2014
患病					
结核病人数(万)	753.7	876.8	1022.2	1400.0	1300.0
HIV 阳性者中的结核病人数(万)	31.5	73.8	141.0	160.0	110.0
HIV 合并结核病占总结核病人数百分比(%)	4.2	8.4	13.8	11.4	12.0
死亡					
结核病死亡人数(万)	253.0	297.7	350.9	130.0	94.0
HIV 阳性者中结核病人死亡数(万)	11.6	26.6	50.0	40.0	39.0
HIV 合并结核病死亡占总结核病人数百分比(%)	4.6	8.9	14.2	30.7	25.0

(修订自原寿基,1998;WHO,2010、2015)

全球结核病控制面临的重要挑战之一是耐药结核病流行。据 WHO 2016 年估计,全球在 2015 年新发生 48 万 MDR-TB 病人,约 19 万死于 MDR-TB,加上 10 万利福平耐药结核(RR-TB)病人,共计 58 万 MDR/RR-TB 病人。这些病人中的 87% 分布在 30 个 MDR/RR-TB 高负担国家,其中 15 个为欧洲国家。MDR/RR-TB 病例负担最重的 3 个国家依次为印度 13 万、中国 7 万、俄罗斯 6 万。在全球所有报告的新发结核病人中,MDR/RR-TB 平均约占 3.9%;在有既往抗结核治疗史的病人中,这一比例可达 14%(表 25-3)。MDR-TB 疫情在不同国家和地区差异很大,东欧和中亚国家具有最高的 MDR-TB 比例;在新病人中,MDR-TB 比例在白俄罗斯、爱沙尼亚、哈萨克斯坦、吉尔吉斯斯坦和摩尔多瓦共和国等地区最高。此外,耐药结核病中最为严重的 XDR-TB 病例报告也在日趋增多。截至 2015 年,全球已经有 105 个国家和地区报告至少发现了一例 XDR-TB 病例,其中 14 个国家在最近的一年里报告了超过 10 个以上的 XDR-TB 病例;XDR-TB 总数约为 9 万例。同时,根据 83 个国家和 5 个特别行政区的常规监测或调查数据,在接受二线抗结核药物敏感性检测的 MDR-TB 病例中,XDR-TB 占 9.7%。

表 25-3 2015 年 30 个 MDR/RR-TB 高负担国家和全球估计的 MDR/RR-TB 负担

国家	新病人中的 MDR/RR-TB （%）	有既往治疗史病人 中的 MDR/RR-TB （%）	2015 年估计的 MDR/RR-TB 例数 （千）
安哥拉	2.8	21	4.1
阿塞拜疆	13	29	2.5
孟加拉	1.6	29	9.7
白俄罗斯	37	69	3.5
中国	6.6	30	70
朝鲜	2.2	16	6.0
民主刚果	3.2	14	10
埃塞俄比亚	2.7	14	6.2
印度	2.5	16	130
印度尼西亚	2.8	16	32
哈萨克斯坦	25	43	8.8
肯尼亚	1.3	9.4	2.0
吉尔吉斯斯坦	32	56	5.0
莫桑比克	3.7	20	7.3
缅甸	5.1	27	14
尼日利亚	4.3	25	29
巴基斯坦	4.2	16	26
巴布亚新几内亚	3.4	26	1.9
秘鲁	5.9	21	3.2
菲律宾	2.6	29	17
摩尔多瓦	32	69	3.9
俄罗斯	22	53	60
索马里	8.7	47	3.1
南非	3.5	7.1	20
塔吉克斯坦	14	77	1.9
泰国	2.2	24	4.5
乌克兰	25	58	22
乌兹别克斯坦	24	63	10
越南	4.1	25	7.3
津巴布韦	3.2	14	1.8
高负担国家小计	4.3	22	520
全球	3.9	21	580

（WHO,2016）

（二）我国结核病的流行概况

中国是世界上仅次于印度和印度尼西亚的结核病高负担国家。据 WHO 统计，2015 年我国新发结核病人 92 万，估计发病率 67/10 万；因结核病死亡人数（HIV 阳性者除外）约为 3.5 万，死亡率（HIV 阳性者除外）为 2.6/10 万，结核病死亡位居传染病死亡第二位。

新中国成立初期，我国大城市的结核病患病率约为 3500/10 万，农村约为 1500/10 万，结核病死亡率高达 200/10 万，为居民主要死因之一。"十痨九死"，结核病因其高病死率而令人们谈"痨"色变。20 世纪 50~60 年代，随着人们生活和健康水平的提高，通过卡介苗免疫接种和有效的抗结核化疗，结核病的患病率和死亡率分别降至 2000/10 万和 40/10 万。近三十年来，在政府的承诺和支持下，我国的结核病控制取得了显著成效，结核病发病率、患病率和死亡率都呈下降趋势（表 25-4），结核病人发现率也已达到 STOP-TB Partnership 设定的 70% 目标。由于我国人口基数大、增长快，实际发生的结核病病例数虽有一定下降，但结核病病例负担仍位居全球第三。

表 25-4　1990—2010 年患病率、死亡率及其趋势

类别	病人分类	率（1/10 万）			2000 年与 1990 年比较[*]		2010 年与 2000 年比较[*]	
		1990 年	2000 年	2010 年	下降幅度（%）	年递降率（%）	下降幅度（%）	年递降率（%）
患病[#]	活动性肺结核	523	367	459	42.6	5.4	1.5	0.2
	涂阳肺结核	134	122	66	27.6	3.2	60.9	9
	菌阳肺结核	177	160	119	29.9	3.6	44.9	5.8
死亡	结核病	20.4	9.8	4.1	52	7.1	58.2	8.3
	肺结核	19.1	8.8	3.9	53.9	7.5	55.7	7.8

[#]1990 年和 2000 年患病率为全人口，2010 年患病率为 15 岁及以上人口

[*] 计算历年患病率下降幅度及年递降率时，均对较早的患病率根据人口结构进行了标准化，比较结果为标化率的改变幅度，并非由前三列数据直接计算得出

（数据来源：全国结核病流行病学抽样调查资料）

与 2000 年相比，2010 年城镇人口活动性肺结核患病率略有下降，农村患病率有所升高。全国结核病流行病学调查发现，农村的活动性结核病患病率两倍于城市；地区分布呈现为西部最高，中部地区高低交错过渡，东部最低。广西、四川、贵州、云南、西藏、重庆、新疆和青海省（区、市）的大部分地区患病率较高。乡村的患病率高于城镇；与 2000 年相比，2010 年城镇人口活动性肺结核患病率略有下降，乡村患病率有所升高。

结核病已成为我国当前重要的公共卫生问题。63.8% 的结核病病人年龄在 15~54 岁之间，处于最具生产能力的年龄段。结核病患病率呈随年龄上升趋势，在 75~79 岁达到峰值。各年龄组患病率均为男性高于女性，男女性别比约为 2:1，但在 34 岁以下组中差异不明显，35 岁及以上人群中性别差异逐渐增加。男性在 40 岁以后患病率持续上升，以 75~79 岁年龄组为最高；女性患病率变化趋势与男性相似，自 45 岁及以上患病率缓慢上升，到 70~74 岁组达到峰值。

我国结核病控制面临的一个严峻考验是 MDR-TB 流行。从病例负担角度而言，我国的 MDR-TB 病例负担位居全球 30 个 MDR-TB 高负担国家的第二位。据 2007—2008 年全国结核病耐药性基

线调查报告,在调查的涂阳肺结核病人中,总 MDR-TB 率为 8.32%,其中初治肺结核总 MDR-TB 率 5.71%,有既往治疗史的复治肺结核总 MDR-TB 率为 25.64%;总 XDR-TB 率为 0.68%,初治和复治涂阳肺结核病人中分别为 0.47% 和 2.06%。根据 WHO 估计,我国 2015 年新发 MDR-TB 病人约 6 万例。MDR-TB 分布以农村为主,青壮年病人比例较高,耐药结核病的性别分布相似。

综上所述,我国的结核病流行特点为:高感染率、高患病率和高耐药率。我国的耐药结核病流行尚未得到有效控制,结核病控制任务仍然十分艰巨。

二、流行过程及其影响因素

(一)流行过程

1. 传染源 痰涂片阳性的肺结核病人是结核病的主要传染源。儿童肺结核以原发为主,大部分为涂片阴性,传染性小。传染性大小主要取决于病人的排菌数量,可通过痰涂片检查来定量判断。涂片检查是一个既可定性、又可定量的检查方法,每毫升痰内含 10 万个结核菌,则在 10 个视野内可找到 1 条结核菌。根据痰涂片观察的视野数和发现的抗酸杆菌条数,结核病诊断可以分为痰涂片阴性,可疑和阳性(+~++++)。

据估计,一个未经治疗的涂阳肺结核病人,每年平均可能感染传播给 10~15 人。

活动性肺结核病人的排菌状态并非固定。原来未排菌的病人,当结核病灶恶化进展、破坏肺组织,穿破支气管与外界相通后,就可处于排菌状态。因此,应当连续地进行痰涂片检查,以免漏掉间歇性排菌病人。有空洞形成的病人,其痰中含有大量的结核菌,是重要的传染源。化学药物治疗直接作用于结核菌,2~3 周后痰菌量明显减少,痰菌开始阴转,并且病人咳嗽症状迅速消失,排菌状态显著改变。这说明化疗开始后排菌病人的传染性迅速下降或消失,不再造成新的传播。化疗不仅可以治愈病人即减少传染源数,而且能缩短其传染期。

结核病牛作为人类结核的传染源,主要是经牛奶传播。自从巴斯消毒法被广泛应用以来,经牛奶传播的病例已较少见,加上中国人很少饮用生牛奶,在人类感染的结核菌株中比例很小,其流行病学意义不大。

已经发现 30 余种非结核分枝杆菌,尤其是堪萨斯、鸟和胞内分枝杆菌可能致病,在热带地区人群感染率较高,称为非典型分枝杆菌感染。这些分枝杆菌一般存在于土壤和水体中。

2. 传播途径 经空气传播是结核病的主要传播途径。95% 以上的结核菌的原发感染灶是在肺部,而且是通过称为"微滴核"的飞沫传播。肺结核病人在谈话和咳嗽时从呼吸道排出含有结核菌的飞沫,大飞沫迅速落下,小飞沫与空气接触后水分急剧蒸发形成飞沫核(微滴核),小于 5μm 的含菌微滴核可进入易感者肺泡造成感染。微滴核弥散的距离远近与传染性有关。换言之,距离传染源越近受感染的可能性就越大。微滴核的量与传染源呼出气体速度有关,但 1 次咳嗽可使具有传染性的微滴核增加到 3500 个,而 1 次喷嚏可排放高达 100 万个微滴核。加强室内通风,可有效减少微滴核,紫外线直接照射也能迅速杀灭微滴核中的结核杆菌。

病人排出的飞沫下落干燥后附着于尘土上,再随风形成漂浮于空气中的带菌尘埃,人们吸入后也可能造成感染。虽然含有结核菌的大尘埃颗粒或 5μm 以上的微滴核一般不会造成感染,但动物实验发现,菌尘气溶胶可以造成豚鼠感染,因此,仍需注意结核菌通过再生气溶胶传播的可能性。

结核菌经食物进入消化道,很容易被大量胃酸杀死,一般不会造成感染。当结核菌大量或少量反复进入消化道时,可在肠壁淋巴滤泡形成病灶,造成感染。食物载体主要是牛奶,未经充分加热引起感染。这种情况在我国较少见。

3. 易感人群　人群对结核杆菌普遍易感,人群中易感者的比例是结核病流行的重要影响因素。易感者在接触传染源后是否感染与接触时间长度和暴露程度有关。接触时间越长、传染源传染性越强、与传染源接触越密切则获得感染的可能性越大。拥挤、通风不良的居住环境可以增加易感者与传染源接触的密切程度和暴露危险性。易感者的年龄也可影响其感染的危险性,一般认为易感者发生感染的危险性随年龄而增长。在非 HIV 高感染地区,成年男性感染结核杆菌的危险性高于女性,可能与男性有更多的机会接触传染源有关。免疫功能紊乱或缺陷(如 HIV 感染)、营养不良、接触矽尘、糖尿病、重度吸烟和过度劳累等,均能增加对结核菌的易感性。与结核病人接触的医务人员为结核病的高发人群,他们的发病属于医院内感染。

(二)影响流行过程的因素

1. 自然因素　季节影响不明显,但冬春季略多,潮湿环境容易感染,居室通风不良等有利于结核菌传播。

2. 社会因素　生活水平、居住条件、人口流动和卫生服务等因素对结核病的流行有着重要影响。贫困是结核病发生的一个重要危险因素。贫困常常伴随着营养不良、居住条件差、劳动强度大等,同时,贫困人群的医疗服务可及性和公平性都处于较低水平,不能及时获得结核病诊断和治疗,造成了结核病在贫困人群中的肆虐流行。

(三)全球结核病流行的原因

1. HIV 和艾滋病的蔓延和流行　HIV 和结核的合并感染是一种致命的结合,促进了艾滋病和结核病的进行性发展。HIV 削弱了机体的免疫系统,使感染者更容易感染结核杆菌,更容易发生结核病内源性复燃,也更容易发展为活动性结核病;而结核病的发生发展又造成了全球约 15%~30% 的艾滋病人死亡。在非洲,HIV 感染已成为过去 30 年间导致结核病发病率上升的最主要原因。与大多数病人不同,伴有免疫抑制的 HIV 感染阳性者,由于其在感染后 2~3 个月内即可发生活动性结核病,因此容易发生诊断延误和不规范治疗,最终导致 HIV 和结核杆菌合并感染者中耐多药结核病高发,且容易在 HIV 感染者中发生耐药结核杆菌的传播。WHO 关于全球艾滋病和结核病并发情况的报告表明,HIV 的感染流行是全球结核病控制遇到的最严重的挑战。

2. 发展中国家人口的迅速增长和加速流动　发展中国家的人口增长很快,人口的城市化流动和国际流动使结核病的传播范围扩大,流动人口构成中以青壮年为主,他们是结核病发病和死亡的高发人群,且其中相当部分为贫困人口。据估计,目前约有 2 千万人因战争、自然灾害、经济崩溃等原因流离失所,更有约 4 千万人因贫困和城市化流动而居无定所。传染性结核病病人生活在难民营、贫民窟等居住条件拥挤、卫生状况恶劣的地方,成为结核病传播的重要传染源。因此,流动人口中新发生的结核病人数将会大幅度上升,从而加重结核病控制工作的负担。

3. 耐多药结核病的产生　不完善的结核病控制过程是导致 MDR-TB 发生的主要原因。而感染耐多药结核杆菌的病人如果不能获得及时有效的治疗,则可向其他易感者直接传播 MDR-TB。20 世纪 90 年代初期,纽约市医院发生了多起 MDR-TB 暴发,而这些暴发源自同一个菌株(W 株)在病人中的连续传播,该菌株耐 7~9 种抗结核药物,大量病人最后死于 MDR-TB,还有许多医务人员成为这一高度耐药菌株的潜隐感染者。结核病是一种贫困性疾病,如果没有面向贫困病人的结核病控制策略,或没有实施规范的 DOTS 策略,则许多结核病人会因为贫困等原因在接受短时间的治疗后,因症状缓解或消失,自认为已经痊愈而中止治疗。实际上这类病人体内的结核杆菌并未被全部杀灭,待体内药物浓度降低时,处于休眠状态的结核菌逐渐产生对药物的适应性,并且又开始滋生繁殖。病人病情再度恶化,不得不再次求医诊治,在接受短暂的治疗后又中止治疗,从而导致耐多药菌株的出现。这类未彻底治愈的病人,仍具有很强的传染性,传播的多为耐多药菌株。

第三节　预防策略与控制措施

结核病是一种可治愈、可预防的疾病,我们需要正视当前全球结核病流行的严重状态,积极采取行动,在全球范围内有效控制结核病。

一、结核病控制策略

为了在全球有效地控制结核病流行,WHO 要求各国政府应用现代医疗卫生组织与技术制订和推行国家结核病控制规划(National Tuberculosis Control Program,NTP),并强调国家结核病控制规划的核心是推行 DOTS 策略。DOTS 策略的基本要素包括 5 个方面:

1. 政府承诺　控制结核病是各国政府的责任,政府应将结核病列为重点防治疾病,加强对结核病控制工作的领导和支持,要提供足够的人力和经费,以满足开展现代结核病控制策略的需要。

2. 以痰涂片检查为发现肺结核病人的主要手段　主要是对有咳嗽、咳痰 2 周以上的肺结核可疑症状者,进行痰涂片检查。该方法简便易行,一旦发现抗酸杆菌就可以确诊传染性肺结核病。

3. 推行医护人员面视下的短程督导化疗　对涂片阳性的传染性肺结核病人应由国家提供免费抗结核药物,并实施在医护人员面视下的短程化疗。

4. 定期不间断地提供抗结核药物　国家对于抗结核药物实行有效的管理和供应,以保证病人的需要。

5. 监测系统　国家应建立和健全结核病人的登记报告制度和评价监控系统,及时地反馈信息,指导和改进工作。

DOTS 策略的推行和实施,大幅度提高了病人的治愈率和发现率,同时可以防止耐药菌株的产生。我国从 1992 年开始在 13 个省实施现代结核病控制(DOTS 策略)项目;到 2000 年,该项目共诊断了 180 万活动性肺结核病人,为 130 万涂阳肺结核病人提供了免费治疗,治愈率达到了 85% 以上,被 WHO 评价为"全世界最成功地实施 DOTS 策略的项目之一"。

2001 年起,在第三个结核病控制十年规划的指导下,我国全面推行现代结核病控制策略。至

2005 年,我国的结核病发现率已达到 WHO 要求的 70%目标,DOTS 策略覆盖率已达 100%,病人治愈率也在 85%以上。

然而,DOTS 策略的制定主要基于 20 世纪 90 年代结核病流行特征,在当前全球结核病疫情变化和耐药结核病流行日趋严重的情况下,DOTS 策略表现出较大的局限性,如强调传染性严重的涂阳肺结核病人是发现、治疗与管理的主要对象,只提供如痰涂片检查这样的最基本的服务等。因此,WHO 和全球结核病遏制联盟于 2006 年倡导将 DOTS 策略向遏制结核病策略(The Stop TB Strategy)转化,宗旨是在提高 DOTS 质量的基础上全面提升结核病控制工作的力度和深度。遏制结核病策略由 6 部分内容组成:

(1)继续高质量的 DOTS 扩展和加强

其内涵为:

– 政府承诺并提供不断增长的、可持续的财政投入。

– 通过有质量保证的细菌学检查来发现病例。

– 在适当的督导管理和病人支持下进行标准化治疗。

– 有效的药品供应和管理体系。

– 有效的监控和评价体系并能开展效果评价。

(2)应对 TB/HIV、MDR-TB 和其他挑战。

(3)贡献于卫生体系的改革。

(4)吸纳所有的卫生服务提供者参与结核病控制。

(5)发挥社区和病人作用。

(6)促进科学研究。

当前,结核病高负担国家已逐步开始将遏制结核病策略纳入国家结核病控制规划的工作当中。2014 年 5 月 19 日,第 67 届世界卫生大会采纳了 WHO 的"2015 年之后肺结核预防、治疗和控制的全球战略和目标",这项战略称为"终止结核病策略"(The END TB Strategy)。策略的目标是与 2015 年相比,2035 年结核病死亡率下降 95%、发病率下降 90%,并且不再由于结核病而造成家庭灾难性支出。"终止结核"策略可以概括为三个支柱、四个原则和十个要素。其中三个支柱包括:整合以病人为中心的关怀和预防措施;大胆的政策和支持系统;加强的研究和创新。2017 年 2 月 1 日,国务院办公厅印发《"十三五"全国结核病防治规划》(以下简称《规划》),《规划》提出,到 2020 年,结核病防治服务体系进一步健全,实现及早发现并全程规范治疗结核病人,人民群众享有公平可及、系统连续的结核病防治服务,结核发病和死亡人数进一步减少。《规划》从病人及早发现、规范治疗管理、关怀救助、重点人群防治、服务体系建设等 5 个方面明确了一系列具体的量化指标。

二、预防措施

(一)针对传染源的措施

1. 病例发现　痰涂片阳性的肺结核病人是结核病的主要传染源。及时发现肺结核病人、尤其是传染性肺结核病人,并治愈病人是防止结核病传播和预防耐药结核病产生的最有效措施。

（1）病例发现的途径：考虑到结核病控制的成本效益，WHO 建议结核病发现遵循因症就诊的被动发现原则。70%～80%的涂阳肺结核病人可能出现肺结核可疑症状，所以建立通畅的因症就诊渠道是发现结核病人的主要途径。我国的结核病疫情严重，为了有效控制结核病的传播，在各区、县均设立了结核病防治机构，负责结核病人的诊断、治疗和管理。因症就诊、转诊和因症推荐是实施DOTS 策略地区发现肺结核病人的主要方式。各级结防专业机构在认真做好因症就诊病人发现的同时，还要加强与医疗保健单位的合作，并有计划地采用因症推荐方式提高病人发现率。

鉴于我国的结核病流行现状和医疗卫生服务水平，国家结核病控制项目还建立了因症推荐机制。因症推荐是指对具有肺结核病可疑症状者及疑似肺结核病人，由乡镇防痨医生、村干部或村医生组织或介绍病人到结防机构进行检查，包括集中推荐和日常推荐。

此外，还可在结核病高危人群和高流行地区实施重点人群检查（主动发现），包括对未经彻底治疗的既往病人、流动人口或移民、排菌病人的密切接触者、儿童青少年中结核菌素反应强阳性者以及结核病暴发流行的集体或人群等高发病人群的检查和重点行业对象的定期检查等。对 HIV 阳性的成人和青少年，WHO 建议要对其建立临床路径从而加强筛查。

（2）病例发现的方法：痰结核菌检查是发现传染源的重要手段，也是在资源贫乏地区结核病诊断的基本方法，具有较高的特异性。为了获得满足诊断要求的痰标本，除了收集病人就诊时的即时痰外，还应要求病人次日带"清晨痰"和"夜间痰"进行检查。医务人员应告诉病人留取合格痰标本的方法，保证病人提供的痰标本为从肺深部咳出的黏性或脓性痰。

除了做直接涂片镜检，有条件的地方可同时做培养检查。痰培养比涂片镜检更敏感，但通常需数周时间。结核病细菌学诊断为肺结核病诊断的金标准，痰涂片镜检阳性包括其他分枝杆菌的感染，但后者在病人中的比例一般很低。

X 线检查是结核病重要的筛查方法，也是影像学诊断方法。但痰涂片检查仍然是传染性结核病病人诊断的依据。

随着新的诊断技术的发展，越来越多的国家修改策略，包括使用 Xpert MTB/RIF 发现儿童及肺外结核病。一些资源足够的国家，如南非、斯威士兰和摩尔多瓦，甚至将 Xpert MTB/RIF 用来作为所有疑似结核病人的诊断工具。但对一些资源有限、不能负担将 Xpert MTB/RIF 用于所有疑似病人的国家，也修改了诊断程序，如对疑似病人先使用胸片 X 线进行初筛，然后对胸片异常病人使用 Xpert MTB/RIF 进行诊断。

2. 治疗　有效的抗结核药物和规范的督导化疗能使 90%的病人获得治愈。积极发现和治愈传染性病人是目前阻断结核病传播、防制耐药结核病发生的最有效的方法。

（1）结核病督导化疗的形成和发展：在化疗问世前，传染性结核病人中的 60%以上在 5 年内死亡（1 年内死亡占其中的 40%），约 20%的病人"自愈"，剩下约 20%的病人成为慢性传染源。化疗问世后，在没有督导的情况下，实际治疗成功率只有 40%～65%，病死率下降到约 10%，剩下约 30%～40%的病人成为慢性传染源。这意味着比自然转归情况下，有更多的慢性传染源存在。而有督导的化疗，可治愈 85%以上的传染源，只剩下约低于 5%的病人成为慢性传染源，因而可加速结核病疫情下降。

为了保证病人不间断地服用抗结核药物,英国从1970年研究短程疗法。许多研究证实:只有在较短期间(6~9个月)内,医生督促病人服下每剂抗结核药物,才能达到满意的治疗效果。因此,不住院病人化疗应当在医务人员督导下进行,为了保证督导的顺利进行,还应当以短程为主。

(2)短程督导化疗的实施方法:实施短程督导化疗,要求病人在服用每剂药物时,必须在医务人员的直接面视下进行(送药到手,看药入口),因而必须简化治疗方法,缩短治疗期限,减少服药次数,日前的治疗有每日或隔日服药1次的全间歇化疗方法。

对涂阳新发结核病病例的治疗方案由持续2个月的强化期和持续4个月的继续期组成。强化期通常包含可以迅速杀灭结核杆菌的异烟肼(H)、利福平(R)、乙胺丁醇(E)、吡嗪酰胺(Z)和链霉素(S)。大多数涂阳结核病人在2个月内痰菌可以转阴。继续期药物可以清除残余的结核杆菌,并防止恶化与复发。

目前我国的DOTS策略对肺结核病人制定了统一的标准化疗方案,详见相关专业书籍。

(3)药物预防性治疗:预防性治疗是感染后发病前的治疗,90%以上的新发结核病人来自潜隐感染者,预防性治疗可以预防感染的内源性复燃和既往结核病的复发,防止感染发展到临床疾病或出现严重并发症。

预防性治疗主要针对有发病危险因素的感染者。目前WHO推荐的预防性治疗方案主要采用异烟肼治疗,方案视对象年龄和有无HIV感染等而定。对HIV阳性的成人和青少年,WHO建议不论其是否具有咳嗽、发热、体重降低、盗汗症状,都应该进行异烟肼预防性治疗。

预防性治疗花费较大。目前,只有发达的高收入国家对有高发病风险的潜隐感染者开展异烟肼为主的预防性治疗,包括HIV感染者、来自高感染率国家的移民、糖尿病病人、肺结核病人的接触者和医务人员中的新感染者等。而结核病高感染率国家主要为发展中国家,HIV和TB合并感染的高危人群主要分布在非洲亚撒哈拉沙漠地区、南亚和部分特定人群,这一人群是最迫切需要获得预防性治疗的人群。预防性治疗面临的挑战除了较高的成本外,还包括对结核潜隐感染的诊断和治疗方案的优选等。要在全世界范围内控制和消灭结核病,必须有效控制潜隐感染。因此,如何控制人群结核病潜隐感染,预防结核病发病,已成为结核病控制领域的重要议题之一。

(二)针对传播途径的措施

对传染性结核病人应该加强结核病防治知识宣传教育,教育病人咳嗽、喷嚏或大笑时用手帕掩捂口鼻,与健康人谈话时应戴口罩。要加强室内通风,良好的通风是减少空气中结核杆菌的最有效措施之一。室内每小时与户外通风6次可减少99%的微滴核。紫外线照射具有高效杀灭空气微滴核中细菌的作用。太阳光是最便宜的紫外线来源,所以病人居室应有较大的窗户。要防止院内感染,医务人员或家属等在与病人面对面接触时可戴口罩。只有紧贴口鼻的滤菌口罩才可以滤去1~5μm的传染性微滴核,一般口罩保护作用不完全。

对MDR-TB甚至XDR-TB病人,要在资源许可的条件下,提供传染期隔离,并积极治疗,防止耐药结核病在人群中的流行和传播。

(三)针对易感人群的措施

1. 加强宣传教育、提高民众自我保护意识 健康教育是结核病控制措施中最为经济有效的方法。特别要在结核病感染和发病的高危人群中开展健康教育,提高人群的健康状态和免疫水平,普及结核病相关健康知识,及时识别结核病人,避免接触传染源,在医院内要强化院内感染控制措施,提高人群的自我保护、预防结核病的意识。

2. 预防接种　卡介苗(Bacille Calmette-Guerin,BCG)是法国巴斯德研究所医学家 Calmette(卡氏)和兽医学家 Guerin(介氏)于 1907—1920 年间以牛型结核杆菌经 230 代以上传代后培育出来的结核病疫苗。1921 年首次以口服法接种于新生儿,获得良好免疫效果。1928 年该株细菌被卡、介二氏命名为卡介菌(BCG),以其制备的活疫苗称卡介苗,习惯上仍用 BCG。1929 年瑞典医生 Mantous 提出皮内法接种,沿用至今。

卡介苗的接种对象为新生儿和婴儿,由于结核不存在母传被动免疫,因此,应尽早(一般为出生后 24 小时内)对新生儿进行接种,最迟在 1 岁以内。卡介苗接种后 2~3 个月结核菌素试验阳性率可达 90% 以上,一般可维持 5~10 年。

迄今为止,卡介苗是被最广泛应用同时又是最具争议性的疫苗。每年,全球大概有 100 万儿童接种卡介苗。大多数国家将卡介苗列入了国家免疫扩展计划,仅对新生儿或出生早期婴儿第一次到达公共卫生机构时接种一次卡介苗。

尽管卡介苗是全球使用最广泛的疫苗之一,但大样本非随机化研究(病例对照和队列研究)提示卡介苗仅能够保护婴幼儿免于结核病的严重类型(如粟粒性肺结核和结核性脑膜炎),但不能预防结核菌感染,而且也不能预防成人继发性结核。我国由于结核感染率高,BCG 可以降低儿童中严重类型肺结核的发生率,因此,BCG 接种仍是我国结核病控制措施之一,在较长时间内仍应坚持对新生儿接种 BCG。最近,丹麦一项基于人群的回顾性队列研究结果显示,卡介苗虽然对成人肺结核有一定的保护效应,但其效果随着时间推移而下降。

目前,世界各国都在致力于研究新的结核病疫苗,但是,新疫苗的诞生还需假以时日。近期内,卡介苗免疫计划仍将是发展中国家免疫规划的重要部分,因此,有必要最大可能地发挥卡介苗免疫的效益,从而更好地保护儿童,使其免于罹患严重类型的结核病。

(徐 飚)

思考题	1. 耐药结核病流行的主要因素有哪些? 2. DOTS 策略和 END-TB 策略的基本要素是什么?

第二十六章

地方病

Chapter 26　Endemic Diseases

Endemic diseases are a class of diseases that constantly present in people living in a particular place without imported cases from external sources. Epidemiology of endemic diseases studies the distribution and causes of endemic diseases, formulates the strategy and measures to prevent and control the diseases, and evaluates the effectiveness of interventions. There are five major endemic diseases in China nowadays. The endemic diseases related to earth chemistry are discussed in some details, which include the distribution of these diseases in China and prevention and control methods such as surveillance and intervention.

地方病(endemic disease)是呈地方性分布的一类疾病。全球分布广,以经济欠发达的国家和地区较为严重。我国是地方病流行较严重的国家。地方病流行病学研究地方病的分布及其病因和影响因素,并针对其制定有效的防制策略和措施。其最终目的是控制乃至消除地方病的发生和流行。

第一节　概述

地方病的概念有多种,如"地方病是只局限在某个地方发生的疾病";"一种疾病在某一地区经常发生而不需自外地输入新病例,这种疾病称为地方病"。目前,地方病的定义是:由于自然因素或社会因素的影响,在某一地区的人群中发生,不需自外地输入,并呈地方性流行特点的疾病。这些概念的共同之处是均强调疾病发生的地方性。

一、地方病的判断依据及分类

1. 判断一种疾病是否属于地方病的依据请参见第二章。

该依据中最重要的是疾病的地方性,也就是在病区的人群发病,不在病区则不发病。但对于潜伏期长的地方病,如地方性砷中毒,由于砷在体内的滞留和远期毒性效应,在病区居住时可能没发病,离开后才发病,但一定有在病区居住史。

2. 根据病因,地方病可分为如下四类:

(1)地球化学性地方病:是地壳化学结构、水文地质、火山爆发等原因使土壤、地表或地下水中某些元素缺乏或过多引起的疾病,如碘缺乏病、饮水型地方性氟中毒等。

(2)自然疫源性地方病:是指某些地区的自然界存在某疾病病原体或病原体贮存宿主,在自然条件下该病在野生动物或禽畜间流行,人们因生产、生活与患病动物或携带病原体的媒介昆虫等接触而感染发病,如血吸虫病、鼠疫、布鲁菌病等。

（3）与特定生产、生活方式有关的地方病:如我国西南某些地区居民有在室内敞烧高氟煤的习惯,煤中的氟通过燃烧而污染了室内空气,进而污染室内存放的粮食和蔬菜等。居民长期吸入含氟超标的空气和摄入污染了氟的食物而致病。

（4）病因未明地方病:主要包括克山病、大骨节病、趴子病等。这类地方病,一旦查清病因,亦即归入上述三类中。

二、我国几种主要的地方病

针对地方病对我国居民健康的危害程度,国家曾纳入重点防治管理的地方病有 8 种,分别是碘缺乏病、地方性氟中毒、地方性砷中毒、大骨节病、克山病、血吸虫病、鼠疫和布鲁菌病。自 1998 年,血吸虫病、鼠疫和布鲁菌病从重点地方病防治管理范围分别纳入到寄生虫病和传染病防治管理范围（表 26-1）。

表 26-1 全国 5 种主要地方病病区范围及病例数

病名	1994 年度			2014 年度		
	流行县数	受威胁人口数（百万）	现患病例数（千）	流行县数	受威胁人口数（百万）	现患病例数（千）
碘缺乏病	1807	727.9（病区县人口数）	7998.62（地方性甲状腺肿）187.52（地方性克汀病）	2795（工作县数）	1319.6（工作县人口数）	4576.13（地方性甲状腺肿）89.71（地方性克汀病）
地方性氟中毒						
饮水型	1066	75.68	27 521.70（氟斑牙）1310.90（氟骨症）	1055	61.89	18 160.90（氟斑牙）1272.72（氟骨症）
燃煤型	199	32.94	18 430.60（氟斑牙）1419.30（氟骨症）	173	32.65	14 537.19（氟斑牙）1881.94（氟骨症）
克山病	323	55.38	55.14	327	61.89	37.97
大骨节病	321	36.13	1088.64	378	37.72	611.19
地方性砷中毒	—	—	—			
饮水型	—	—	—	47	0.46	15.17
燃煤型	—	—	—	12	0.89	18.63

（1994 年度全国地方病防治工作年报表,卫生部地方病防治司;2014 年度全国地方病防治工作调查表,国家卫生和计划生育委员会疾病预防控制局）

由于碘缺乏病在世界上分布最广,且人体摄入的碘仅可提供 2~3 个月使用,故持续性防制非常重要。因此,本章在第二节中重点讲述碘缺乏病,在第三节中讲述其他四种地方病。

第二节 地方性碘缺乏病

碘作为人体不可缺少的营养素之一,当机体摄入不足时,会出现一系列的障碍。以往,人们对碘缺乏造成影响的认识基本上只限于地方性甲状腺肿（地甲肿）和地方性克汀病（地克病）。1983 年，Basil Hetzel 教授提出了碘缺乏病（iodine deficiency disorders，简称 IDD）的概念，已经被广泛接受并使用。IDD 是由于自然环境碘缺乏造成机体碘营养不良所表现的一组疾病的总称，包括地方性甲状腺肿、地方性克汀病、地方性亚临床克汀病、胎儿流产、早产、死产、先天畸形等。地方性甲状腺肿是碘缺乏病最明显的表现形式，而地方性克汀病是碘缺乏病最严重的表现形式。

全球大多数国家都有不同程度的 IDD 流行。在人类出现以前，地球上的熟土层中含有足够的碘元素。地球进入 1.8 万年前的第四季冰河期，大部分陆地布满了冰层；此后，冰层融化，地球表层的成熟土壤被冲刷带入海洋，后来重新形成的土壤含碘少，只相当于原来的 1/10，造成了全球的广泛性缺碘。又由于人体甲状腺贮存的碘量约为 5~10mg，仅可供 2~3 个月内合成甲状腺激素之用。而人体只有这一个贮存碘的器官，短期内摄入大量的碘，既不会被利用也不会被过量贮存，只能由尿排出。因此，在缺碘的地区需长期持续补充碘，终止补碘半年 IDD 即可再度流行。

一、病因学

（一）IDD 的病因

已经明确为碘缺乏。碘主要来自食物和水。当外环境中缺碘时，人体摄入量不足，导致缺碘。

（二）碘缺乏病的影响因素

许多因素对 IDD 的发生、发展有影响。

1. 致甲状腺肿物质   是指能够作用于甲状腺、阻断甲状腺激素的合成或者增加肾脏对碘化物的排出而引起甲状腺肿的物质。通常摄入致甲状腺肿物质的剂量远不能达到诱发甲状腺肿的水平，只有在碘相对缺乏的情况下，其作用才发挥出来，甚至可成为 IDD 流行的重要原因。

致甲状腺肿物质通常来自于食物、饮水和药物三个方面。食物有胡萝卜、甘蓝、大豆粉、洋葱、大蒜、核桃和木薯等。饮水主要是含硫的有机物、污染水的微生物和水中的化学元素如钙、氟、锂等。药物有硫脲化合物、甲巯咪唑、过硫酸盐、氨鲁米特、钴等。

2. 营养因素   主要包括蛋白质，维生素 A、维生素 C、维生素 B_1、维生素 B_2、维生素 B_{12} 和微量元素锌、硒等，这些营养物质不足时，可以加重 IDD 的流行。

3. 环境污染物   铅、汞、铀、铬、锰、氟、铁、铜、镁、锌等都能影响甲状腺的形态和功能。有机氯农药与多氯联苯竞争性地置换血中甲状腺结合球蛋白上的甲状腺激素，使甲状腺激素的运输过程出现障碍，引起甲状腺肿。饮水中硝酸盐含量的增加也可能导致 IDD 流行加重。

4. 遗传因素   多基因遗传可能对地方性克汀病的发生起一定作用。遗传因素与致甲状腺肿物质、营养因素等一样，只是起辅助作用。

二、主要流行特征

（一）地区分布

IDD 是世界上分布最广、威胁人口最多的一种地方病。其分布与地理位置和地形、地貌关系密切。山越高、沟越深、地势越陡，河流冲刷越明显的地区 IDD 流行越严重。流行较重的地区为亚洲的喜马拉雅山区、欧洲的阿尔卑斯和比里牛斯山区、南美的安第斯山区、非洲的刚果河流域、大洋洲的巴布亚新几内亚、北美洲的五大湖盆地等。全球共有 22 亿人口生活在缺碘地区。

我国是世界上 IDD 分布广泛、病情严重的国家之一。我国内地除上海市外,全国 31 个省级单位,包括新疆生产建设兵团,都有流行。内陆多于沿海,乡村多于城市。

（二）时间分布

新中国成立初期全国地方性甲状腺肿病人人数达两千万人;1959—1983 年,地方性甲状腺肿患病率为 8.3%~12.85%,1983 年地方性克汀病患病率为 0.66%。经过在病区实行以食盐加碘、投服碘油等综合防治措施,到 1988 年,地方性甲状腺肿的患病率约为 2%,除新疆、西藏等西部省份外,其他省市区已得到控制。1994 年我国开始实行《食盐加碘消除碘缺乏危害管理条例》,至 1995 年全国基本普及了加碘盐。并于 1995 年、1997 年、1999 年、2002 年、2005 年、2011 年、2014 年开展了七次大规模的 IDD 流行状况调查。其 8~10 岁儿童触诊法甲状腺肿率依次为 20.4%、9.6%、8.0%、5.1%、4.0%、2.4%、2.6%。2005 年已达到"儿童甲状腺肿患病率低于 5.0%"的消除标准。2006 年以来,国家卫生和计划生育委员会组织开展了对中西部新疆等 11 个省(区、市)104 个 IDD 高危县的重点调查,在新疆、宁夏等 5 个省份确诊新发地方性克汀病病人 326 例。2010 年后没有发现地方性克汀病;除西藏、青海、新疆 3 省(自治区)尚未达到消除 IDD 阶段目标外,其他省份均已达到儿童甲状腺肿消除标准目标。

（三）人群分布

IDD 的高危人群是 0~2 岁婴幼儿、儿童及孕妇和哺乳期妇女。胎儿和新生儿及婴儿期严重的碘缺乏可发生地方性克汀病。地方性克汀病病人分布不均,且呈现家族多发性和村寨聚集性。任何年龄均可能发生地方性甲状腺肿,但一般在青春期开始发病,随着年龄的增长患病率增加,中年以后减少。重病区发病年龄提前。10 岁之前地方性甲状腺肿发病无年龄差别,从青春期开始呈女性多于男性。病情越严重的地区,地方性甲状腺肿的男女患病率差别越小。

三、碘缺乏病的防制

（一）监测

为了及时了解人群的碘营养状况,积极推进因地制宜、分类指导和科学补碘的防控策略,国家卫生和计划生育委员会根据需要于 2016 年颁布并更新了全国碘缺乏病监测方案。

1. 目的　以县级区划为单位观察重点人群尿碘、盐碘水平以及甲状腺肿大率等情况,及时掌握县级人群碘营养状况及病情的消长趋势,为适时采取针对性防治措施和科学调整干预策略提供依据。

2. 监测人群　在监测点居住半年以上常住人口中的 8~10 岁儿童、孕妇和新生儿。

3. 抽样方法　每个监测县按东、西、南、北、中划分 5 个抽样片区,在每个片区各随机抽取 1 个乡镇/街道(至少包括 1 个街道),每个乡镇/街道各抽取 1 所小学校,每所小学抽取 8~10 岁非寄宿学生 40 人(不足 40 人可在邻近的学校补齐)。每个监测县在所抽取的 5 个乡中,每乡抽取 20 名孕妇(人数不足可在邻近乡镇补齐)。

4. 监测内容

（1）基本情况：监测县、乡的人口，上一年度经济收入情况等信息。

（2）必测项目：①8~10岁儿童尿碘、盐碘含量，对抽到的学生的尿样和学生家中食用盐样中的碘含量进行检测。②8~10岁儿童甲状腺肿大情况，对抽到8~10岁儿童采用B超法测量甲状腺容积，计算甲状腺肿大率。③孕妇尿碘、盐碘含量，对抽到的孕妇尿碘及其家中盐碘含量进行检测。④地方性克汀病搜索（高危地区县、市、区、旗），搜索条件为以县级为单位，历史上曾有地方性克汀病流行，本年度孕妇或8~10岁儿童尿碘中位数低于100μg/L即可启动。孕妇或8~10岁儿童尿碘中位数在100μg/L以上后，终止高危地区地方性克汀病搜索。在搜索县查阅县级医院、乡（镇、街道办事处）卫生院的门诊日志、住院病历，搜索疑似病例；在搜索乡（镇、街道办事处）、村（居委会）开展疑似病例线索调查。由各省（区、市）专家诊断组进行病例确诊后，将本地区开展搜索的范围和发现的线索、疑似、确诊地方性克汀病病人数及有关情况录入数据库。如该县（市、区、旗）次年还是高危地区县，则不实施地方性克汀病搜索，如第3年仍是高危地区县，则需再次开展地方性克汀病搜索工作。

（3）选择项目：收集新生儿甲状腺功能减退症，筛查促甲状腺激素（TSH）结果；甲状腺功能减退症，筛查复检新生儿甲状腺功能和抗体检测结果；孕妇甲状腺功能和抗体检测结果。

5. 相关术语和定义

（1）合格碘盐食用率：食盐中碘含量符合本地区碘含量最新标准的盐样份数占检测盐样份数的百分率。

（2）甲状腺容积：采用B超检测仪测量的甲状腺左叶容积与右叶容积之和。

$$甲状腺容积=0.479×（甲状腺左叶长度×左叶宽度×左叶厚度+甲状腺右叶长度×$$
$$右叶宽度×右叶厚度）/1000$$

其中，甲状腺容积的单位为ml，甲状腺长度、宽度和厚度的单位为mm。

（3）8~10岁儿童甲状腺肿大率：采用B超检查出的8~10岁儿童甲状腺肿大人数占受检8~10岁儿童人数的百分比。

8~10岁儿童甲状腺肿大率（%）=（8岁儿童甲状腺容积大于4.5ml的人数+9岁儿童甲状腺容积大于5.0ml的人数+10岁儿童甲状腺容积大于6.0ml的人数）/检查人数×100%。

（4）碘缺乏病高危地区：历史上曾有地方性克汀病流行，且碘盐覆盖率小于80%的地区，或有确诊新发地方性克汀病病例的地区。

（二）预防

1. 碘盐　碘盐补碘的人群干预效果已被国际社会所公认。自开始以碘盐的方式补碘以来，凡坚持开展的国家和地区甲状腺肿患病率都大幅度下降，有的国家还宣布消灭了地方性甲状腺肿。

碘盐的含碘量应根据每人每天碘需要量、病区缺碘程度、每人每天食盐量以及当地致甲状腺肿物质危害程度等因素而定。一般认为每人每天摄入100~200μg碘即可防止地方性甲状腺肿的发生。2011年原卫生部颁布的食用盐中碘含量的平均水平（以碘离子计）为20~30mg/kg，采用稳定性较好的碘酸钾。

2. 碘油　碘油是用植物油与碘化氢加成反应而制得的有机碘化物,也称碘化油。通常用于难以推广碘盐的边远地区,作为碘盐干预的辅助措施,应用的对象主要是育龄妇女、孕妇、哺乳期妇女及 0~2 岁婴幼儿等特殊人群。

3. 其他措施　包括碘化饮水、碘化食品和调味品等,提倡合理营养,改善饮食结构等。

（三）碘预防的副作用

碘摄入量与甲状腺疾病呈现 U 字形的关系,即碘摄入量过低或过高都会导致甲状腺疾病。2001年,世界卫生组织提出了依据学龄儿童尿碘评价碘营养状态的流行病学标准。根据这个标准,首次提出人类适量碘摄入、超足量碘摄入和过量碘摄入的定义和剂量范围:尿碘中位数 100~199μg/L 为适量碘摄入;200~300μg/L 为超足量碘摄入;>300μg/L 为碘过量。碘预防的副作用主要表现为过量碘致甲状腺功能亢进症、碘致甲状腺肿、碘中毒和碘油丸油脂酸败中毒等。

第三节　其他几种主要地方病

一、地方性氟中毒

地方性氟中毒（endemic fluorosis）简称地氟病,是在特定自然环境中,人体通过饮水、空气、食物、茶等介质摄入过量氟而导致的全身慢性中毒病变。主要临床表现为氟斑牙（dental fluorosis）和氟骨症（skeletal fluorosis）。根据氟的来源不同分为饮水型、燃煤型和饮茶型。饮水型是因地下水、地表水含氟量过高,饮用后人体摄入过高的氟化物引起的。燃煤型系由病区居民在室内长期使用无烟道的土炉灶燃烧高氟煤,释放大量氟化物使空气、食物污染而导致人群慢性中毒。饮茶型是由于长期饮用砖茶或用砖茶泡成的奶茶或酥油茶,引起的慢性氟中毒,因为茶叶有很强的富集氟的能力,砖茶通常是由老茶叶发酵压制而成,含氟量极高。

（一）主要流行特征

饮水型氟中毒遍及五大洲 50 多个国家,其中印度和中国流行最为严重。我国除上海市、贵州和海南省外,其他各省（市、区）均有病区分布。燃煤污染型氟中毒目前重病区主要集中在我国的云南、贵州、四川 3 省交界的山区和重庆东部、湘西、鄂西的山区。饮茶型氟中毒分布在有饮砖茶习惯的少数民族居住的地区,包括四川、西藏、青海、甘肃、新疆、内蒙古、宁夏等省区。

该病由于主要影响骨骼,而且需长时间作用,因此其发生与季节年份无明显相关。婴幼儿发生氟斑牙较轻,主要表现为白垩样改变。恒牙氟斑牙发生在 7~8 岁以前一直生活在高氟环境的儿童。氟斑牙的发生无明显的性别、种族差异。氟骨症主要发生在成年,16 岁以后特别是 30 岁以后明显增加。通常男女无明显差别,但不少地区女性多于男性,特别是重症病人多为女性,可能与生育哺乳有关。在四川饮茶型氟中毒病区男性多于女性,与男性饮茶量较大有关。

（二）防制

燃煤型氟、砷中毒的防制需改炉改灶,改变主要食物干燥方式等措施;饮水型氟、砷中毒的防制需采取改换低氟、低砷水源或利用理化方法除氟、除砷。

1. 监测

(1)病因及影响因素监测:对燃煤型氟中毒主要监测炉灶使用及相关健康生活行为形成情况,包括改良炉灶合格率和正确使用率,以及与食用玉米和辣椒相关的健康生活行为正确率。对饮水型氟中毒进行生活饮用水氟含量监测。对饮茶型氟中毒监测砖茶饮用情况和饮用水氟含量监测。

(2)病情监测:三种类型氟中毒地区均开展病情监测,包括:①监测氟斑牙病情[8~12岁儿童氟斑牙患病(检出)率]及尿氟监测;②氟骨症病情[成人临床氟骨症与X线氟骨症患病(检出)率]及尿氟监测(人群尿氟水平)。

2. 预防   预防和控制本病的根本措施就是控制氟源,减少摄氟量。另外,减少氟的吸收,促进氟的排泄,增强人体的抗病能力等,也可起到预防地方性氟中毒的作用。

(1)饮水型氟中毒的预防:降低饮水氟含量,使之符合饮水卫生标准是根本、有效措施。其方法一是改换水源,常用低氟水源包括深层地下水、低氟地面水、天然降水;二是饮水除氟,在一些无低氟水源的病区,应开展饮水除氟。目前主要采用的方法有铝盐混凝沉淀法、活性氧化铝吸附过滤法、羟基磷灰石及骨炭过滤法、电渗析法等。同时要做好改水降氟工程的管理和保持。

(2)燃煤污染型氟中毒的预防:该型氟中毒防制总原则应坚持以改良炉灶、改善住宅建筑条件为主要措施,以降低空气和食物氟污染使食物的干燥保存过程中避免接触烟气,降低(防止)食物的氟污染;同时开展健康教育干预,减少总摄氟量等综合防制措施。

(3)饮茶型氟中毒的预防包括:①研制、生产、销售含氟量符合国家标准的低氟砖茶;②茶叶降氟,主要采用物理方法降氟,茶叶颗粒越小越有利于茶氟的浸出,第一泡中茶氟浸出率高达65%以上,因此可以将砖茶尽可能捣碎用80℃热水洗茶一次,然后再加水熬煮;③开展健康教育,改变饮茶习惯。

二、地方性砷中毒

地方性砷中毒(endemic arseniasis),简称地砷病,是居住在特定地理条件下的居民,通过饮水、食物摄入或吸入过量的无机砷而引起的以皮肤色素脱失、着色、角化及癌变为主的全身性慢性中毒性疾病。

(一)主要流行特征

全球许多国家有地砷病的流行,包括智利、墨西哥、美国、加拿大、印度、中国等。我国新疆等15个省(区、直辖市)有地砷病病区或高砷区的存在。其中贵州和陕西为燃煤污染型地砷病病区,主要是由敞灶燃烧高砷煤引起的。其余为饮水型病区或高砷区,呈条带状、块片状、灶状和点状分布。在一个病区,相邻两户井水砷含量可不一样。该病没有多发季节和多发年。

任何年龄摄入过多的砷均可患病。新疆重病区病人年龄范围在3~67岁。燃煤污染型病区患病年龄范围在6个月~83岁。由于砷中毒潜伏期相对长,随着年龄的增长,机体内砷的蓄积量和累积性损害增加,所以该病的检出率随着年龄的增加而上升。性别分布结果不相一致,但多数为男性患病高于女性,基本反映了砷摄入量的不同。病区农民、牧民、教师等同样发病。无民族差异,但呈明显的家庭积聚性。

（二）防制

地方性砷中毒防制的核心内容与饮水型和燃煤污染型氟中毒类似，不同的是砷的诊断、病区确定与划分标准、具体去砷方法及监测高砷煤矿管理情况。此处不再赘述，具体参见地方性砷中毒监测方案及相关地方病学书籍。

三、克山病

克山病（Keshan disease）亦称地方性心肌病（endemic cardiomyopathy），是一种病因未明的、以心肌坏死为主要病理改变的坏死性心肌病。本病于 1935 年首先在我国黑龙江省克山县被报道，因地名而命名。根据心功能状态和发病过程，克山病分为急型、亚急型、慢型和潜在型四种。目前病因尚不清楚，一方面是地球化学说，认为微量元素（主要是硒）、氨基酸、维生素缺乏或失衡等引起早期心肌损伤；另一方面是生物病因学说，包括自然疫源性虫媒学说、肠道病毒传染学说和真菌毒素中毒学说。

（一）主要流行特征

1. 地区分布　我国病区从东北至西南形成一条较宽阔的地带。病区多为大山脉两侧半山区或丘陵地带。地貌多为侵蚀区，地表水土流失严重，致使硒等元素贫乏。日本和朝鲜北部山区也有过类似本病的报告。

2. 时间分布　呈年度多发和季节性特点。

（1）年度多发：急型、亚急型克山病发病波动大，有高发年（可呈暴发）、平发年和低发年。我国北方 1959—1990 年急型、亚急型病例出现过三次发病高峰。自 20 世纪 90 年代全国监测点每年仅检出少数亚急型病人，且绝大部分发生在四川和云南。

（2）季节性发病：北方严寒地区急型克山病多发生在冬季，从 10 月至次年 2 月，尤其集中在 12 月至次年 1 月，称为"冬季型"，病区流传着"头场雪、三九天、过小年"为克山病发病的"三关"。西南地区则在炎热的夏季多发，集中在 6~9 月，7~8 月为发病高峰，称"夏季型"。介于东北与西南之间的陕西、山西、山东等地为 12 月至下一年 4、5 月高发，以 2~4 月为高峰，称"冬春型"。

3. 人群分布　生育期妇女和儿童为高发人群。我国东北、西北重病区急型克山病多见于生育期妇女，西南地区的亚急型克山病几乎全部发生于儿童，尤以 2~7 岁儿童。北方急型克山病女性发病比同龄男性多 1~2 倍以上，高时可达 4~7 倍。病人绝大多数是自产自给的农业人口，同一地区的非农业人口则极少发病。有家庭多发现象，尤其在生活条件差、多子女、贫困及"外来户"家庭。

（二）防制

1. 监测　运用哨点监测，每年一次收集、分析、汇总、评价克山病的病情和动态变化趋势，以及发病相关因素的资料。从 2009 年开始，以"病例搜索"结合"重点调查"的思路，探索适用于克山病监测的经济高效方法。监测主要内容有克山病患病情况、克山病发病情况、现有病例的病情转归；克山病发病相关因素的变化；监测点人群及环境硒水平监测。

2. 预防

（1）硒预防

1）硒片：亚硒酸钠片每片含硒 1mg，口服剂量 5 岁以下 0.5mg/次，5~10 岁 1.0mg/次，10 岁以上 2.0mg/次，每周一次。从克山病高发季节前 1~2 个月开始服药，至高发季节过后停止服药。有条件的病区人群可常年服用。

2）硒盐：为每吨食盐加 15g 亚硒酸钠制成，作为食用盐供病区居民常年食用。

3）硒粮：在主要粮食作物的抽穗期，按每亩 0.6~1.0g 亚硒酸钠喷施亚硒酸钠水溶液，提高粮食的硒含量。

4）高硒食品：天然食品中以海产类食物含硒量最高，陆生动物次之。家畜肾脏含硒量较高。此外，家禽的蛋和鱼虾等水产品也含有较高的硒。

（2）膳食预防

1）大豆及其制品：将大豆粉按 10% 比例混入玉米粉中，或者每人每日摄入一块 275g 豆腐，可预防克山病。

2）平衡膳食：力求合理膳食，特别是婴儿。

（3）综合性预防：在我国广大病区的长期防病实践中，其有效性得以证明和共识。主要包括：①保护水源、保证水质、不喝生水；②改善居住条件，做到防寒、防烟、防潮、防暑；③搞好室内外卫生，修好畜圈、厕所，管好粪便，并与常年积肥结合起来；④注意保管粮食以防发霉、污染；⑤消除发病诱因，控制感染，防止过度疲劳、精神刺激、暴饮暴食。

四、大骨节病

大骨节病（Kashin-Beck disease）是一种地方性、多发性、变形性骨关节病。主要病变是发育期儿童的关节透明软骨变性、坏死及继发的骨关节炎，严重者可导致矮小畸形，终生残疾。该病是 1855—1902 年由俄国军医 Kashin 与 Beck 首次报道，因此命名卡辛-贝克病。其病因尚不十分清楚，集中在粮食真菌毒素中毒、饮水有机物中毒和地球化学说三方面。大骨节病曾一度严重影响我国病区居民健康水平和生活质量，经过多年的努力，至 2015 年监测结果显示，全国总体病情已基本达到控制水平，部分病区疾病已经消除，但还需监测和预防。

2000 年以后采用不定点监测方式。每一次监测的监测点不固定，随机抽取一定比例各省重病村形成集合，用以估计全国病情。监测内容主要包括：①该病患病率、临床分度患病率等；②儿童 X 线和临床病情动态，此项工作反映当前病情活跃程度。目前因地制宜地采取退耕还林、还草还牧、换粮、补硒、异地育人、集中办学和搬迁等行之有效的综合防制措施。由于篇幅有限，其详细的流行状况及防制情况请参考有关专业书籍。

（赵亚双　孙殿军）

思考题

1. 简述地方病的定义及分类。

2. 地方病的判断依据有哪些?

3. 为什么在碘缺乏地区要长期补碘?

4. 如何预防地方性氟中毒的发生?

5. 克山病的一级预防措施有哪些?

推荐阅读

［1］Rothman KJ. Epidemiology：An Introduction ［M］. 2nd ed. Oxford：Oxford University Press，2012.

［2］Gordis Leon. Epidemiology：with STUDENT CONSULT Online Access ［M］. 5th ed. Amsterdam：Elsevier，2013.

［3］Robert H. Friis，Thomas Sellers. Epidemiology for Public Health Practice ［M］. 5th ed. Sudbury：Jones & Bartlett Publishers，2014.

［4］Wolfgang Ahrens，Iris Pigeot. Handbook of Epidemiology ［M］. 2nd ed. New York：Springer Science+Business Media，2014.

［5］Fos PJ. Epidemiology Foundations：The Science of Public Health ［M］. San Francisco：Jossey-Bass，2010.

［6］Aschengrau A，Seage GR. Essentials of Epidemiology in Public Health ［M］. 3rd ed. Sudbury：Jones & Bartlett Publishers，2013.

［7］李立明，王建华. 流行病学：第1卷［M］. 3版. 北京：人民卫生出版社，2015.

［8］李立明，曹务春. 流行病学：第2卷［M］. 3版. 北京：人民卫生出版社，2015.

［9］李立明，沈洪兵. 流行病学：第3卷［M］. 3版. 北京：人民卫生出版社，2015.

［10］施侣元，李立明. 现代流行病学词典［M］. 北京：人民卫生出版社，2010.

［11］李立明，詹思延. 流行病学研究实例（英文版）［M］. 北京：人民卫生出版社，2008.

［12］李立明，詹思延. 流行病学研究实例：第4卷［M］. 北京：人民卫生出版社，2006.

［13］钱宇平，李立明. 流行病学研究实例：第3卷［M］. 北京：人民卫生出版社，1996.

［14］钱宇平. 流行病学研究实例：第2卷［M］. 北京：人民卫生出版社，1991.

［15］钱宇平. 流行病学研究实例：第1卷［M］. 北京：人民卫生出版社，1984.

［16］詹思延. 流行病学进展：第12卷［M］. 北京：人民卫生出版社，2010.

［17］梁万年. 流行病学进展：第11卷［M］. 北京：人民卫生出版社，2007.

［18］谭红专. 现代流行病学［M］. 2版. 北京：人民卫生出版社，2009.

中英文名词对照索引